国际经典心血管病译著

Manual of Valvular Heart Disease

心脏瓣膜病临床指南

原著 [美] Craig R. Asher [美] Brian P. Griffin 主译 苗 齐

Wolters Kluwer

中国科学技术出版社
·北 京·

图书在版编目（CIP）数据

心脏瓣膜病临床指南 /（美）克雷格 • R. 阿舍（Craig R. Asher），（美）布莱恩 • P. 格里芬（Brian P. Griffin）原著；苗齐主译. —北京：中国科学技术出版社，2021.2

书名原文：Manual of Valvular Heart Disease

ISBN 978-7-5046-8933-7

Ⅰ. ① 心… Ⅱ. ① 克… ② 布… ③ 苗… Ⅲ. ① 心脏瓣膜疾病—诊疗—指南 Ⅳ. ① R542.5-62

中国版本图书馆 CIP 数据核字（2020）第 258672 号

著作权合同登记号：01-2019-3842

策划编辑	王久红　焦健姿
责任编辑	丁亚红
装帧设计	华图文轩
责任印制	李晓霖

出　版	中国科学技术出版社
发　行	中国科学技术出版社有限公司发行部
地　址	北京市海淀区中关村南大街 16 号
邮　编	100081
发行电话	010-62173865
传　真	010-62179148
网　址	http://www.cspbooks.com.cn

开　本	889mm×1194mm　1/16
字　数	493 千字
印　张	20.25
版　次	2021 年 2 月第 1 版
印　次	2021 年 2 月第 1 次印刷
印　刷	天津翔远印刷有限公司
书　号	ISBN 978-7-5046-8933-7/R・2655
定　价	198.00 元

版权声明

This is translation of *Manual of Valvular Heart Disease*.

ISBN: 9781496310125

译校者名单 Translators List

主　译　苗　齐

译校者　（以姓氏笔画为序）

马国涛　刘兴荣　刘剑州　刘鑫裴　张伯瀚

张超纪　梁　湄

内容提要 Abstract

本书引进自世界知名的 Wolters Kluwer 出版社，是一部全面介绍当代心脏瓣膜病理论及应用技术操作的经典教科书。书中所述均基于真实病例及术者经验，配有高清临床图像及手绘插图说明所描述的临床诊治技术操作，并提供了与每一项诊治技术有关的最新临床数据，使得手术步骤阐释浅显易懂。本书内容实用、阐释简明、图片丰富，既可作为心脏外科医生、心脏专科麻醉医生和相关专业医学生的临床指导书，又可作为心脏科医生和心胸重症监护医生更好地了解和掌握心脏瓣膜病患者管理新技术的参考书。

Foreword by Translators 译者前言

随着科学技术的不断进步，心脏瓣膜病的研究进展成就卓著，心脏瓣膜病的解剖、病理及自然病程目前已被阐明，同时心脏影像学技术、早期低风险的经皮介入操作技术及更加微创的手术方式也极大促进了心脏瓣膜手术的发展，拓展了心脏瓣膜病诊治技术的应用范围。对该领域前沿知识与技术的了解和掌握将有利于临床医务工作者更好地帮助心脏瓣膜病患者有效改善预后、获得更佳的生存结局。

Wolters Kluwer 出版社的这部 *Manual of Valvular Heart Disease* 由美国克利夫兰心脏中心的两位世界知名心脏外科医生领衔，每章均由该领域公认的专家撰写，是一部实用性极强的心脏瓣膜病理论及应用技术操作指南。书中每一章都配有临床图像和插图来说明所描述的临床诊治技术，并提供与每一项诊治技术有关的最新临床数据，全面展示了心脏瓣膜病检查的解剖及组织学基础、在疾病诊治中的作用，以及检查过程中可能遇到的困难、常见并发症和解决办法。本书可满足心脏外科医生、心脏专科麻醉医生和相关专业医学生的临床需要。心脏科医生和心胸重症监护医生也可以通过本书更好地了解和掌握心脏瓣膜病患者的管理策略与技术，具有很高的实用价值。

为了让国内同行更好地领悟心脏瓣膜疾病临床诊治技术的精华，本书的翻译团队在工作之余花费很多时间精心推敲，反复斟酌原文和译文，认真翻译、审校。在所有参与翻译、出版的工作人员共同努力下，本书才得以呈现在读者面前。在此，感谢北京协和医院心脏外科梁湄、刘鑫裴和张伯瀚提供了翻译初稿；感谢张超纪、刘兴荣、马国涛、刘剑州提供的专业审校。此外，还要感谢中国科学技术出版社的编辑团队对本书进行了精心整理、润色，尽最大限度呈现了原著精髓。总之，没有团队精益求精的努力与合作，本书的中文版本不可能如此顺利与读者见面。

尽管在翻译过程中我们反复斟酌，希望能够准确表述原著者的本意，但由于医学技术发展日新月异，加之中外语言表达习惯有所差别，部分术语名词的翻译可能还需更多专家同道共同商榷，中文翻译版中可能存在一些表述欠妥或失当之处，敬请广大读者批评指正！我们衷心希望本书能够帮助读者进一步理解心脏瓣膜病临床诊治技术的发展。

北京协和医院

原书前言 Foreword by Authors

自听诊器的雏形被发明以来，心脏瓣膜病就引起了众多临床医生的关注。多年来，医学生在早期学习阶段都会面临分辨确认心脏瓣膜病变杂音的挑战。进入 20 世纪后，针对心脏瓣膜病的药物疗法、随机试验和非手术疗法的发展明显滞后于冠状动脉粥样硬化性心脏病等其他心脏疾病，但心脏瓣膜病的解剖、病理及自然病程已被阐明，心脏瓣膜手术的发展也日益普遍。

如今，时代已然变化。21 世纪以来，心脏瓣膜病的研究进展成就卓著，已迅速成为医学发展中最激动人心的一部分。心脏瓣膜病的复兴，很大程度上归功于多种多样的心脏影像学技术、更加早期和低风险的经皮介入操作技术，以及更加微创的手术方式选择。心脏瓣膜病专科在美国各大医疗中心全面发展，心脏瓣膜病相关内容在越来越多的高影响因子同行评议文献、专业课程和网站、专业协会发布的指南，以及诸多资格考试（如基础心脏病学、介入和超声学考试等）的参考中比重日益提高，这些都进一步凸显了心脏瓣膜病的重要性。因此，管理心脏瓣膜病患者的临床医务工作者（如心脏科医生、心胸外科医生、心脏专科麻醉医生和相关专业医学生）及辅助科室人员（如医技人员、超声技师、护士和助理医师）都应该了解和掌握该领域的前沿知识与技术。

克利夫兰心脏中心是居全美领先地位的心脏瓣膜病诊治中心。依靠这一专业优势，我们组织本中心的专家教授共同编撰了这部易于查阅参考的著作。全书共 23 章，包含大量图表、要点总结、指南建议，涵盖了与心脏瓣膜病密切相关的自体和人工瓣膜、小儿和成人的介入和手术方式（包括普通心脏超声、三维超声、CT、MRI 等心脏影像学，心导管检查的血流动力学、公式、病例及图谱）等内容。

我们真心希望这部 *Manual of Valvular Heart Disease* 能作为教学培训参考，帮助更多医务工作者为患者提供最新、最优质的服务。作为本书的负责人，我们对参编人员各自家庭及克利夫兰中心各位同道为我们提供的坚定动力、耐心包容和灵感启迪表示感谢。此外，还要感谢为本书出版做出贡献的诸位杰出同仁。

Graig R. Asher, MD

Brian P. Griffin, MD

Contents 目 录

第一篇 自体瓣膜病及（人工）瓣膜病

第二篇 特殊情况

第三篇 经皮介入和直视瓣膜手术

第四篇　影像学和心导管检查

第五篇　超声心动图和心导管病例

第六篇　心导管血流动力学图谱

第一篇　自体瓣膜病及（人工）瓣膜病

Native and Prosthetic Valve Diseases

第1章 主动脉瓣狭窄

Aortic Stenosis

Divya Gumber，Eoin Donellan，Patrick Collier　著
刘鑫裴　译
张超纪　校

一、概述

主动脉瓣狭窄是一种常见的可治疗的心血管疾病，随着人口老龄化，主动脉瓣狭窄的发病率逐步升高。其往往始于主动脉局灶性增厚和硬化（主动脉局灶性增厚或钙化），逐渐进展为以主动脉瓣增厚和钙化为特征的梗阻性的主动脉瓣狭窄，其结果导致心室功能异常，引起相应临床表现，如不及时处理可导致死亡。主动脉瓣硬化的发病率具有年龄相关性，发病率为9%（研究对象平均年龄为54岁）～42%（研究对象平均年龄为81岁）。主动脉瓣狭窄的发病率同样具有年龄相关性，65岁以上人群为1%，75岁以上人群为2.5%，而85岁以上人群可达8%。

二、病因学

主动脉瓣狭窄最常见的病因是年龄相关的主动脉瓣退行性钙化病变（病例超过50%），其次是先天性主动脉二叶瓣畸形（病例占30%～40%）和感染性或风湿性疾病（病例不足10%）。在70岁以下需要手术处理的人群中，最常见的病因是主动脉二叶瓣畸形（图1-1），这与先天性主动脉二叶瓣畸形在人群中发病率较高（0.9%～2%）以及具有二叶瓣畸形的患者起病多较早有关。

追溯因主动脉瓣狭窄接受主动脉瓣膜手术人群的病因构成发现，近年来退行性钙化占全部病因的构成比明显升高，感染性或风湿性疾病所占比例相应降低。这一改变趋势可能与多种因素相关，包括不断改进的风湿热Ⅰ级和Ⅱ级预防的实施、普通人群预期寿命的提高、患者转诊制度的转变，以及外科医生也更倾向于使用更先进、更安全的技术手段为高龄高危患者进行手术治疗。

需要特别注意的是，放射性心脏病所致的主动脉瓣狭窄尽管很罕见，但这一病因的诊断对患者的治疗和预后有着重要的意义。放射性心脏病可导致全心炎，通过心脏间质细胞的改变而使组织更易出现纤维化和钙化，主动脉瓣下帘增厚常提示放射性心脏病的可能（图1-2）。既往放射线暴露史可增加围术期发病率及死亡率，其显著程度远非标准化手术风险评分所能

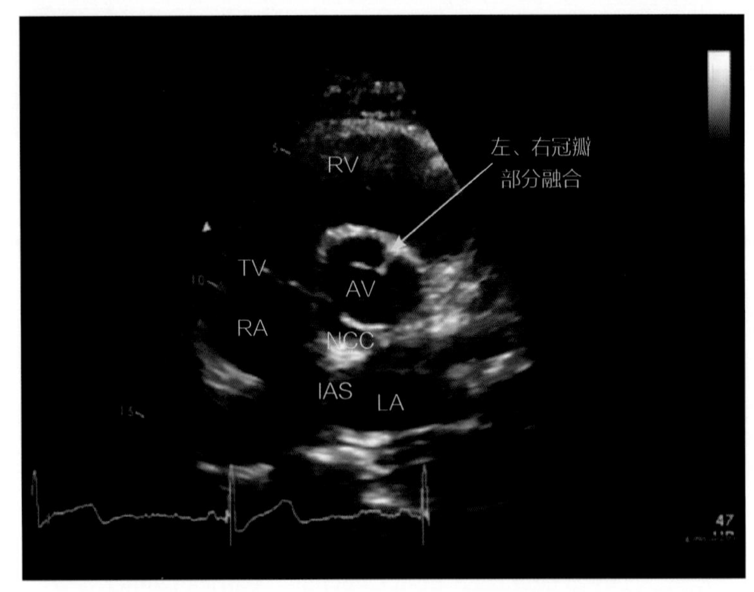

◀图 1-1　**主动脉二叶瓣畸形在经胸心脏超声下的表现**

左、右冠瓣叶融合是主动脉二叶瓣畸形最常见的形式。右冠瓣通常是最靠前的瓣叶（即最靠近胸壁的瓣叶），无冠瓣则是最靠后的瓣叶，后方紧邻室间隔。AV. 主动脉瓣；IAS. 室间隔；LA. 左心房；NCC. 无冠瓣；RA. 右心房；RV. 右心室；TV. 三尖瓣

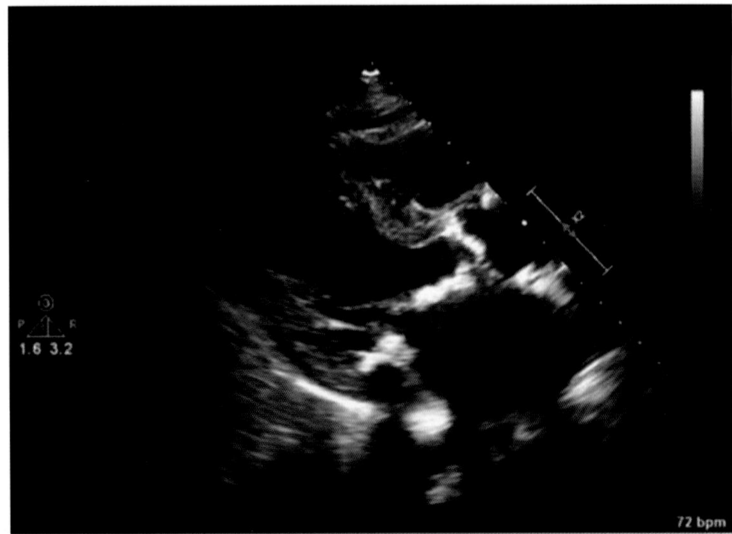

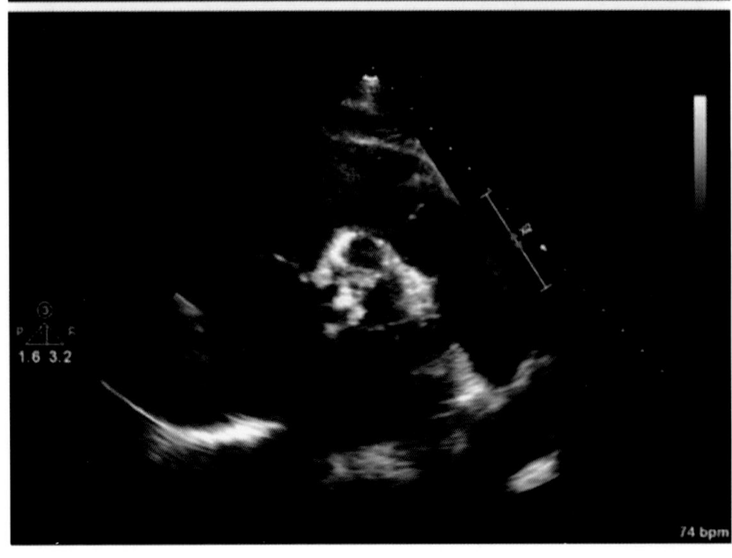

◀图 1-2　**放射性心肌病所致主动脉瓣狭窄超声图像**

可见主动脉瓣下幕帘显著增厚，伴有重度二尖瓣钙化、二尖瓣狭窄，高度提示这一罕见但不容忽视的病因诊断

预测（对再次手术者而言尤甚）。因此，对放射性心脏病所致主动脉瓣狭窄的手术干预应当尽可能推迟，任何此类手术干预都应以减少再次手术的可能性为目标。

主动脉瓣下狭窄是一种先天性疾病，可能在以后的生活中表现出来。常见原因是瓣下隔膜型狭窄或隧道型狭窄，瓣下隔膜可导致左心室流出道固定性梗阻；隧道型狭窄可能为局部血流动力学异常继发的适应性改变，这种狭窄程度随着年龄的增长而加重。主动脉瓣下狭窄继发的左心梗阻性病变称为Shone综合征。食管超声是鉴别主动脉瓣下狭窄与肥厚性心肌病的首选的检查方法。主动脉瓣下狭窄形成的高速前向血流可导致继发性的主动脉瓣损伤，患者即使接受了瓣下手术治疗，术后仍可出现主动脉瓣狭窄的复发。故这种反流即使为轻度也应考虑手术切除隔膜的必要性。如需要可同时进行主动脉瓣膜成形或置换术。

先天性主动脉瓣上狭窄是Williams综合征的特征之一。这一综合征最早由Williams描述，比主动脉瓣下狭窄更为罕见，大约每20 000个新生儿中发生1例。通常由于*ELN*基因的缺失或常染色体的不完全显性突变而导致弹性蛋白原表达下调，使得本应占主动脉结构约50%的弹性蛋白纤维由代偿性增生的平滑肌细胞所替代，进而导致主动脉瓣狭窄。

单瓣叶主动脉瓣狭窄是先天性主动脉瓣狭窄较罕见的病因（成人中发病率约为0.02%），婴儿期的充血性心力衰竭常因此引起，其诊断往往依赖术后病理或尸体剖检报告。该病变常常伴随有其他畸形，包括主动脉缩窄（37%）、房间隔缺损（12%）、动脉导管未闭（5%）和主动脉瘤（5%）。其病理特征与二叶瓣畸形有较多共同点，包括瓣膜功能异常、主动脉扩张、主动脉夹层和营养不良性钙化，也因此被分为二叶瓣畸形的一个亚型。在大多数成人病例中，对单叶瓣畸形引起的主动脉瓣狭窄和关闭不全需要手术治疗，手术时可考虑瓣膜修复术。而相比较而言，更加罕见的四叶瓣畸形（成人中发病率约0.01%）则更易导致主动脉瓣反流，瓣膜狭窄则此种情况较少见。

三、遗传学

主动脉瓣膜病变进展的普遍特征是主动脉瓣钙化，病因包括遗传和非遗传因素。非遗传因素主要包括经典的心血管风险因素，如年龄、性别、糖尿病、高血压、肥胖、血脂异常、吸烟等。主动脉瓣钙化最强的基因学证据来自一项针对6900名欧洲遗传背景的白种人群的2 500 000种基因突变的单核苷酸多态性研究。研究发现，脂蛋白A [Lp（a）] 等位基因（*rs10455872*）的突变与CT发现主动脉瓣钙化高度相关。这一发现已在数千名拥有不同人种学背景的人群中得到了证实。这一突变在总人群中的发生率为7%，除与主动脉钙化相关外，更可使主动脉瓣狭窄的发病率升高50%。这一基因学发现为脂蛋白A水平导致主动脉瓣狭窄的机制研究提供了支持。然而，脂蛋白A水平是否可作为靶点，降低主动脉瓣疾病的发病率或延缓其进展仍未可知。

对有主动脉二叶瓣钙化病的家系中进行连锁研究发现，可能存在与主动脉瓣膜钙化加速进展相关的基因标记，即位于9号染色体长臂34-35号位点（9q34-35）上*NOTCH1*受体基因的一个无义突变。在一个主动脉瓣膜病家系中发现了*NOTCH1*的框移突变支持了这一发现，表明了*NOTCH1*受体单倍剂量不足是主动脉瓣膜功能异常和钙化的遗传学病因。*NOTCH*信号减低与主动脉瓣膜钙化的分子通路有关，它可导致骨形态发生蛋白2和RUNX2（一种成骨细胞特异性基因的转录调节因子）高表达，最终导致主动脉瓣钙化。

如前所述，主动脉瓣上狭窄是Williams综合征的特征性表现之一，其病因是7号染色体长臂上包括弹性蛋白基因在内大约26个基因的半合子缺失突变，致使患者出现独特的“小精灵型”表现，即在陌生人面前举止异常兴奋、发育迟缓、语言能力增强和一过性的高钙血症。

四、病理学

退行性主动脉瓣疾病的病理机制复杂，涉及遗传、环境等多种因素。尽管如此，目前大多数关于退行性主动脉瓣病变的理论都会引起对机械应力增加的异常病理反应，包括转化生长因子β激活、细胞因子修饰、单核细胞浸润和肌纤维母细胞介导的基质重塑。这些病理改变与粥样硬化性血管病变中的炎症性内膜重塑有许多相同之处，如低密度脂蛋白胆固醇、脂蛋白A和钙质沉积。以上机制中，何为始动因素何为促进因素尚未阐明，但可以明确的是，持续慢性炎症终将使主动脉瓣膜增厚、钙化，导致主动脉瓣叶的顺应性增加和弹性减低。

五、自然病程

尽管未被明确证实，主动脉瓣狭窄很可能由最初的主动脉瓣粥样硬化进展而来。根据美国心脏学会/美国心脏病学会（AHA/ACC）2014年指南，主动脉瓣粥样硬化与狭窄间的界限是出现轻度的血流受阻，即主动脉瓣血流加快，界值为主动脉峰值血流速度达到或超过2m/s（图1-3）。据估计，每年约有不足2%的主动脉瓣硬化进展为主动脉瓣狭窄。除了较低概率会进展为狭窄，主动脉瓣粥样硬化还与心血管事件的发病率与死亡率高度相关。冠状动脉事件发生率增加68%（HR=1.68；95%CI 1.31～2.15），脑卒中发生率增加27%（HR=1.27；95%CI 1.01～1.60），心血管事件死亡率增加69%（HR=1.69；95%CI 1.32～2.15），全因死亡率增加36%（HR=1.36；95%CI 1.17～1.59）。

主动脉瓣狭窄一旦发生，就将随时间不可逆地进展。中度主动脉瓣狭窄的进展速度为每年瓣口面积平均减少0.1cm^2，大概相当于跨瓣血流速度增加0.3m/s，平均跨瓣压差增加7mmHg。然而主动脉瓣狭窄的进展速度可有明显的个体差异，在老年和瓣叶严重钙化的患者当中往往较快。故而对于无症状性轻至中度主动脉瓣狭窄的患者，推荐进行规律的临床-心脏超声评估。重度主动脉瓣狭窄若无症状，其症状迅速进展的可能性则较高，50%～70%的患者将在2年内发生心血管不良事件。因此，无症状性重度主动脉瓣狭窄需要相当频繁地监测疾病的进展。而对于合并二叶瓣畸形的患者，出现重度主动脉瓣狭窄仍是最常见的手术指征。

六、病理生理学

最新的ACC/AHA瓣膜病指南首次引入了更加详细的疾病进展分期系统。A期为“风险期”，包括有发生主动脉瓣狭窄的高危因素（主动脉瓣粥样硬化或二叶瓣畸形）的无症状患者。B期为“进展期”，包括所有进展中的无症状主动脉瓣狭窄（如主动脉峰值血流速度2.0～2.9m/s的轻度狭窄和主动脉峰值血流速度3.0～3.9m/s的中度狭窄）（图1-3）。C期包括无症状的重度主动脉瓣狭窄（LVEF≥50%的为C_1亚型，LVEF＜50%的为C_2亚型）。重度主动脉瓣狭窄定义为，主动脉峰值血流速度≥4m/s，平均跨瓣压差≥40mmHg，估测主动脉瓣口面积≤1cm^2，或有效瓣口面积指数≤0.6cm^2/m^2（图1-3）。这些界值并不是完全重叠的关系，事实上，血流速度正常的情况下，0.8cm^{2}大小的瓣口面积才能导致40mmHg的平均跨瓣压差。使用1cm^{2}这一偏大的界值的原因是，主动脉瓣口面积＜1cm^{2}的患者预后往往较差（因此，为增加患者的手术获益，有人将瓣口面积0.8～1.0cm^{2}之间的患者归类为中重度主动脉瓣狭窄）。“极重度”主动脉瓣狭窄指主动脉峰值血流速度≥5m/s，或平均跨瓣压差≥60mmHg，这一定义反映出人们对于“更严重的病变其预后也更

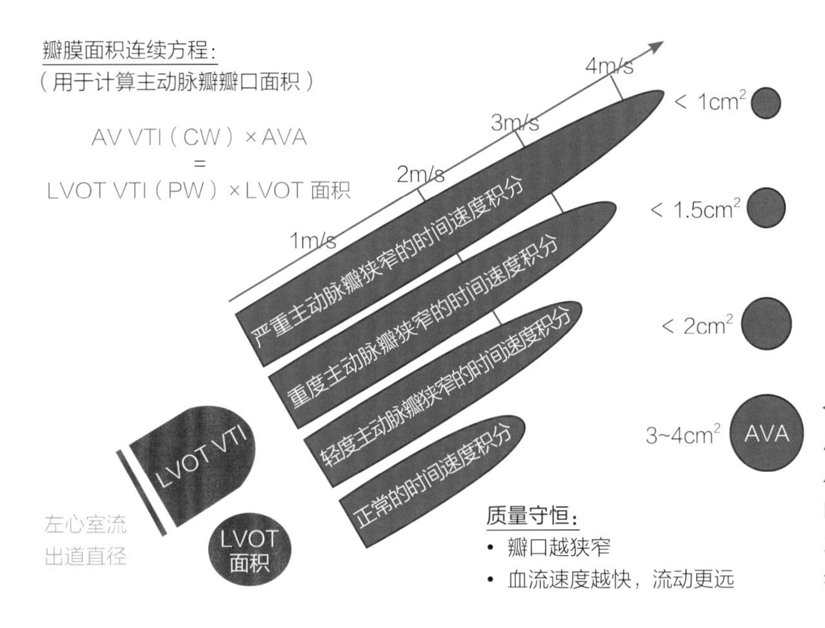

◀**图 1-3　主动脉瓣口面积连续方程中的质量守恒定律**

AVA. 主动脉瓣口面积；AV ATI. 主动脉瓣时间速度积分；CW. 连续波多普勒；LVOT VTI. 左心室流出道时间速度积分；LOVT . 左心室流出道；PW. 脉搏波多普勒

差”的认识。D 期指有症状的重度主动脉瓣狭窄，其又分为 3 种亚型：D_1 亚型为高跨瓣压差的症状性重度狭窄（血流速度正常）；D_2 亚型为低排量、低压差的症状性重度狭窄（因伴有 LVEF 下降而导致的低排量、低流速、低压差）；D_3 亚型为 LVEF ≥ 50% 的低排量、低压差的症状性重度狭窄（因小而肥厚的左心室每搏输出量下降而导致的低排量、低流速、低压差）。

对跨瓣压差升高的 D_1 亚型狭窄而言，只表现为主动脉瓣狭窄性病变。相对而言，低排量、低压差狭窄则是由瓣膜、心室、心肌共同导致的系统性疾病，通常其跨瓣压差进展缓慢，但由于伴有心室收缩（D_2）或舒张（D_3）功能障碍，其临床结局常常较差。在疑似 D_2 或 D_3 亚型狭窄的人群中，有 30% 经后续检查诊断为“假重度”狭窄，其瓣膜结构实际上只存在轻或中度狭窄。

更详细的解释是，真正的 D_2 型狭窄是指这样一种情况：估测主动脉瓣口面积≤ 1cm² 或有效瓣口面积指数≤ 0.6cm²/m²，而同时跨瓣压差低于预计值（即跨瓣压差＜ 40mmHg），原因是 LVEF 下降（＜ 50%）导致的心排血量不足（每搏指数＜ 35ml/m²）。其可通过多巴酚丁胺负荷超声心动图与“假重度”狭窄鉴别，后者实际上是原发心肌功能异常，由后负荷匹配不佳合并轻 - 中度主动脉瓣狭窄所致，降低的流量不能完全开启硬化的主动脉瓣膜，在流量增加时这一现象可得到纠正。这种“假重度”狭窄无法通过外科手术或介入治疗得到改善。D_2 的诊断需要在药物纠正后的心排血量基础上，同时出现峰值流速≥ 4m/s 和估测瓣口面积≤ 1cm²。经食管超声心动图和 CT 平扫也可更直观地鉴别解剖情况，即主动脉瓣膜钙化严重（Agatston 评分＞ 1000）者更可能诊断为 D_2（图 1-4）。瓣口面积重度减少与跨瓣压差中度升高的矛盾的另一种可能原因是左心室流出道直径测量值偏低（这种误差在二叶瓣畸形中并不少见）。这一误差将导致主动脉瓣口测值偏低。经食管超声和 CT 平扫中左心室流出道显示清晰，可矫正这一误差。

D_3 亚型又称“矛盾性低排量、低压差的重度症状性主动脉瓣狭窄”。尽管 LVEF ≥ 50%，仍存在低排量（每搏分数＜ 35ml/m²），其可能是左心室腔体积下降的同时后负荷增加所致。该亚型发生率在不同的研究中差异很大，在重度主动脉瓣狭窄中构成比在 5% ～ 25% 波动。多巴酚丁胺负荷超声心动图在 D_3 中的应用仅见于一个小规模的队列研究，目前未被指南推荐，尚有待大样本研究确定。

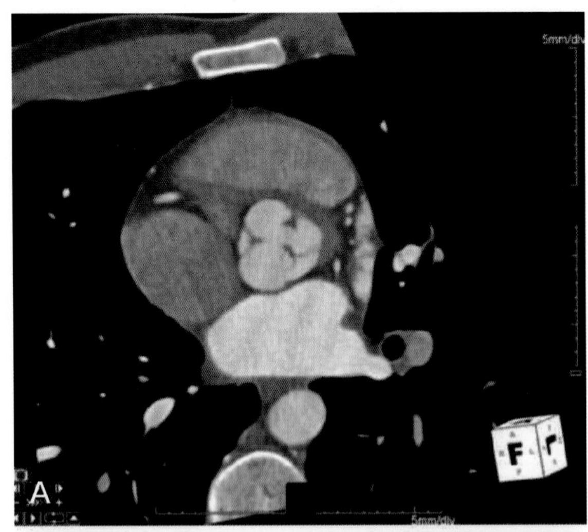

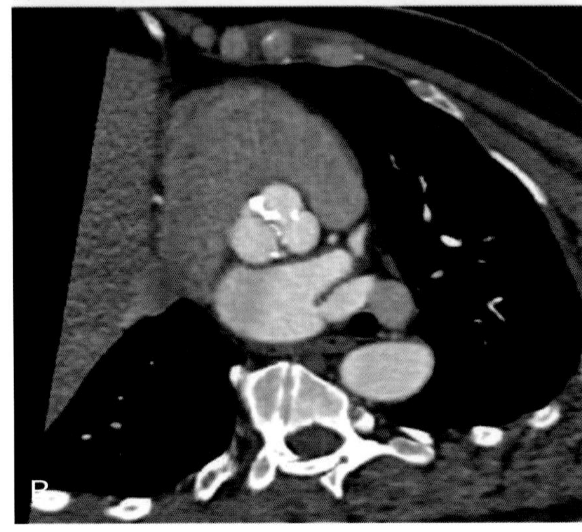

▲ 图 1-4　经 CT 鉴别主动脉瓣膜钙化

A.CT 在主动脉瓣狭窄术前评估中的应用。部分主动脉二叶瓣反流的患者，特别是不伴有瓣膜钙化的，也可选择行主动脉瓣成形术。B. 瓣叶钙化是主动脉瓣狭窄进展的重要决定因素，瓣膜钙化越严重者，病变进展也越快

七、临床表现

主动脉瓣狭窄的典型症状多出现在疾病的较晚阶段（对应前述 D 期）。尽管如此，我们仍建议所有定期随访的主动脉瓣狭窄患者随时汇报新发症状。此种症状包括乏力、精力不足、活动耐量下降、气短、心绞痛、晕厥和（或）容量超负荷（充血）症状。如果没有手术干预，有关症状与预后的关系如下：心力衰竭 2 年内死亡率可达 50%；晕厥 3 年内死亡率可达 50%；心绞痛 5 年内死亡率可达 50%。

主动脉瓣狭窄导致的晕厥常于劳累时发作，可能与外周血管阻力降低时相对固定的心排血量不能代偿有关。另一个可能的原因是心室内压力升高和心律失常导致继发的血管舒张反应。主动脉瓣狭窄可因供需不匹配导致与冠状动脉疾病无关的心绞痛症状，尤其见于左心室肥大严重的情况。部分主动脉瓣狭窄患者可并发结肠血管发育异常导致的消化道出血，其原因与狭窄的主动脉瓣旁湍流所致的蛋白酶 ADAMTS13 增加，进而导致压力相关性血管性血友病因子（vWF）耗竭有关，一般可于瓣膜置换术后缓解。

重要的是，主动脉瓣狭窄多为检查偶然发现，并无临床症状。一旦患者被诊断为主动脉瓣狭窄或主动脉瓣狭窄高危人群，均推荐每年对其进行随访和查体。在主动脉瓣狭窄最初发现，或在其后的随访中被发现时，患者可能无法完全理解，更可能不会遵医嘱汇报症状进展，这体现了主动脉瓣狭窄疾病进展的渐进性和早期症状（如乏力、精力不足、活动耐量下降）的隐匿性。因为有无症状是疾病分期和临床决策的关键，完善的病史询问在患者评估中至关重要。此外，在未主诉任何临床症状的主动脉瓣狭窄患者当中，超过 20% 的患者可通过运动耐量试验发现活动耐量受限的症状，表现为较差的试验结果。多种活动耐量的测量方法（代谢当量测定）可为确定主动脉瓣狭窄，尤其为无症状性严重狭窄（C 期）的临床诊断提供一个客观的参考指标。

对于计划接受外科干预的患者，重点进行有关症状、体征、并发症及患者“脆弱性”（frailty）的评估。“脆弱性”的表现包括日常生活能力丧失（进食、沐浴、穿衣、交通、便溺等活动需要帮助）、步速缓慢、握力减退和肌肉容积下降。

八、体格检查

主动脉瓣狭窄常常在常规查体中因心脏听

诊杂音而被发现。诊断和评估瓣膜病变严重程度需要参考包括听诊和触诊等更详细的体格检查结果。

主动脉瓣狭窄有特征性的脉搏波改变，包括基线低平、升支切迹和脉压降低（在严重病变中，可表现为达峰时间延长）。心尖搏动可增强或轻度移位，心底部（主动脉瓣区，右侧第二肋间）可触及收缩期震颤。主动脉瓣狭窄时，左心室收缩压达峰时间延长（受主动脉跨瓣压和动脉收缩压的影响）可引起主动脉瓣关闭延迟，导致单第二心音或第二心音逆分裂（正常情况下，第二心音因为肺动脉瓣第二心音延后而分裂）第二心音逆分裂还见于左束支传导阻滞，但在合并纤维钙化性疾病时可因主动脉第二心音减轻或不可闻及而不表现出来。经典的主动脉瓣狭窄杂音 表现为收缩期递增递减的喷射样杂音，通常响亮而粗糙，呼气相和前倾坐位明显。向两侧颈动脉传导。杂音在紧握双手（增加后负荷）与 Valsalva 动作（降低前负荷）时可减弱，在蹲踞和抬高双腿时增强（增加前负荷时可增强），借此可与肥厚型心肌病的功能性杂音和二尖瓣反流的全收缩期杂音鉴别。

主动脉瓣狭窄特异性（灵敏度低）的查体表现为颈动脉波动减弱和延迟，以及第二心音缺如和收缩晚期杂音。第四心音（只在窦律时出现，因左心室顺应性下降，左心房高压而导致的舒张晚期高调杂音）或心力衰竭症状的出现，提示疾病进展。相对而言，仅在主动脉瓣区闻及较弱的收缩期喷射样杂音，在颈动脉处不可闻及，第二心音和脉搏波形正常，提示典型的主动脉粥样硬化。

体格检查亦可发现与主动脉瓣狭窄可能病因有关的线索。感染性心内膜炎合并主动脉瓣狭窄可于手部体查发现有触痛的 Osler 结节、无痛性的 Janeway 损害，斑片样出血和（或）杵状指改变。风湿性心内膜炎常合并二尖瓣狭窄，听诊可闻及第一心音减弱，舒张早期开瓣音，舒张期长杂音，房颤和（或）肺动脉高压的体征。第一心音末尾喷射样杂音之前出现的收缩期咔嗒音可于先天性瓣膜性主动脉瓣狭窄闻及，该杂音实际是狭窄但柔软的畸形主动脉瓣叶开放的声音。主动脉瓣下狭窄可并发主动脉瓣关闭不全导致喷射性血流损伤，导致舒张早期递减杂音。而瓣上狭窄，如前所述，可发现 Williams 征特征性的“小精灵面容”（宽额头、宽眼距、下颏突出）。

九、辅助检查

对主动脉瓣狭窄的术前患者而言，实验室检查对发现潜在的血液病肝肾功能异常等在内的各种并发症至关重要。尽管最新指南未推荐进行常规生物标记物化验，目前已有研究讨论多种生物标记物对疾病风险分层和预后的提示意义，其中最受关注的是 B 型钠尿肽（BNP）。在 LVEF 正常的无症状性主动脉瓣狭窄中，BNP 水平升高提示着有 Ⅰ 级证据支持的主动脉瓣置换术指征的可能性较大。同样地，BNP 水平也是经导管主动脉瓣膜植入术（TAVI 手术）或主动脉瓣膜置换术后全因死亡率一个很强的独立危险因素。由于粥样硬化的风险因素也与主动脉瓣疾病相关，发现主动脉瓣退行性病变的患者也应进行血脂、血糖水平的相关化验。

心电图可用于确诊心律失常、评估左心室肥大和发现潜在的传导系统疾病（在主动脉瓣狭窄患者中很常见）。主动脉瓣狭窄亦可能由胸部 X 线片（chest X-ray，CXR）首次发现，或直接表现为严重的主动脉瓣钙化，或间接表现为心影增大或肺充血。CXR 同样可用于诊断肺部并发症。

CT 在术前检查中更加重要，主要用于主动脉瓣钙化评分或再次手术患者术前评估（评估纵隔组织与胸骨的距离以设计手术入路、评估升主动脉钙化范围、程度以决定阻断钳的位置等）（图 1-4）。另有经导管瓣膜置换术专用的

CT、磁共振检查用以评估瓣膜尺寸和血管入路。与介入冠状动脉造影相比，CT血管成像具有高阴性预测值的优势，更适合用于严重冠状动脉疾病的排除诊断，对具有冠状动脉疾病中-低危险因素的人群尤为如此（例如无粥样硬化危险因素的40岁以下男性和未绝经女性）。CT检查也可用于急性主动脉夹层、巨大主动脉瓣赘生物或梗阻性人工瓣膜血栓形成患者的术前评估。心动过速（特别是房颤）和（或）严重的冠状动脉钙化可对CT诊断的准确性造成干扰。

十、心脏超声

心脏超声可用于主动脉二叶瓣畸形患者亲属的筛查，对有症状或有体征主动脉瓣狭窄疾病的诊断、病因的明确、疾病严重程度分级、血流动力学和预后的评估，以及手术时机的选择等。对于已明确诊断为主动脉瓣狭窄的患者，轻度狭窄人群应至少每3～5年复查心脏超声，中度狭窄人群应至少每1～2年复查心脏超声，无症状的重度狭窄人群应至少每6～12个月复查心脏超声。定期随访中的主动脉瓣狭窄患者如出现症状改变和（或）出现新的体格检查异常，则应立即复查心脏超声以明确症状（体征）变化是否与瓣膜病变进展有关，或是压力超负荷所致心室病变，抑或有其他原因。

心脏超声可以进行瓣膜形态评估及瓣膜狭窄程度的分级，经胸心脏超声亦可对心脏进行更为全面的评估，如是否合并的其他瓣膜疾病（特别是二尖瓣、三尖瓣病变）、左心室肥大、左心室功能异常（常见舒张障碍，偶见收缩障碍）和其他相关异常如主动脉扩张、左心房扩张、肺动脉高压和右心室病变等。

峰值血流速度的测定以及速度比值、跨瓣压差和瓣口面积（有效瓣口面积指数）的计算，可帮助评估主动脉瓣狭窄的严重程度。测定峰值血流速度时，应采用多个声窗，原因是多普勒法测定血流速度对角度有很强的依赖性（事实上，测定峰值压差常用胸骨右缘和胸骨上切迹切面而非标准心尖切面）。使用Pedoff非成像探针也有助于测定峰值血流速度，但同时须注意射流束的形态、时相及主动脉瓣形态，以避免测到多普勒频谱的伪影（例如二尖瓣和三尖瓣的反流束、限制性室间隔缺损或动脉狭窄导致的罕见波形）。速度比值是指左心室流出道（用脉冲多普勒测得）与主动脉瓣膜（用连续多普勒测得）血流形态[最大流速、平均流速或时间速度积分（VTI）]的比值，该比值低于0.25视为重度狭窄。主动脉瓣口面积可通过主动脉瓣面积连续方程计算，方程基于闭合系统中固定的血流量建立，瓣口面积等于左心室流出道截面积乘以左心室流出道VTI与主动脉VTI之比（图1-3）。

血流动力学测量可在静息时进行，也可做激发试验。激发试验可鉴别假性重度主动脉瓣狭窄（实际上是中度狭窄）。心肌收缩力储备受损（多巴酚丁胺作用下每搏输出量升高≤20%）并非主动脉瓣置换术的禁忌证，但提示手术治疗预后较差，药物治疗预后更差。

除现有的经典超声学指标外，新的尚在研究中的心脏超声学指标，如左心室整体纵向应变被认为是左心室射血分数正常的严重主动脉瓣狭窄病死率的独立预后因素，其在预后评估中的作用越来越被重视。

十一、心导管术

目前，重度主动脉瓣狭窄患者行心导管术最常见的原因是评估冠状动脉病变的严重程度，以决定是否同期进行瓣膜置换和冠状动脉搭桥术。在一些罕见情况下，经多种非侵入性影像学检查仍无法明确主动脉瓣狭窄的严重程度。当非侵入性检查结果不明确（尤其在有症状的患者中）或非侵入性检查与临床表现、体格检查相互矛盾时，应考虑行心导管血流动力学检查（尽管导管通过钙化瓣膜会增加脑血管栓塞的风险）。心导管术中回拉法测量的跨瓣压差一般比超声下实时测量得到的结果偏小。主动脉瓣口面积可用Gorlin方程计算得出，其中心排血量用 Fick 法或热稀释法测定。对于心排血量偏低的患者，可在给予多巴酚丁胺的同时复测心排血量和跨瓣压差。对于症状非常明显，考虑主动脉瓣狭窄严重程度可能被低估的患者，尽管临床上很少应用，仍可考虑在运动负荷下行心导管术评估血流动力学情况。

十二、药物治疗

简而言之，目前尚无任何药物被证明可改变主动脉瓣狭窄的自然病程。尽管如此，指南推荐对常见并发症，如高脂血症、糖尿病、高血压等进行药物治疗。降压药物治疗应从小剂量开始，视效果逐渐加量，对严重主动脉瓣狭窄患者尤其应注意。对于严重主动脉瓣狭窄合并严重失代偿性心力衰竭的患者，在主动脉瓣置换术前应用降低后负荷的药物可能获益。尽管实验室模型和回顾性研究表明，他汀类降脂药物可能防止疾病进展，但后续进行的 3 项大样本随机对照试验未能证实其获益，也未能证明其对疾病血流动力学或对轻 - 中度狭窄患者的临床结局有任何影响。依据指南，对风湿热和感染性心内膜炎的易感人群均推荐进行预防治疗。

十三、手术 / 介入治疗

表 1-1 总结了 2014 年 ACC/AHA 指南推荐的开胸 / 介入主动脉瓣置换术的指征及证据等级。本指南推荐，开胸主动脉瓣膜置换术的指征是低至中危手术风险的患者。经导管主动脉瓣膜置换术适用于有开胸手术禁忌证且预期生存期＞ 12 个月的患者，或者可作为具有中 - 高危手术风险的患者的备选手术方案。手术风险的评定应由专业心脏瓣膜团队评估。经皮球囊主动脉瓣成形术可作为 D 期主动脉瓣狭窄（有症状的严重主动脉瓣狭窄）的患者行经导管或开胸主动脉瓣膜置换术前的过渡术式。

表 1-1　2014 美国心脏学会（ACC）/ 美国心脏病学会（AHA）指南对开胸 / 介入主动脉瓣置换术的推荐及证据等级

主动脉瓣膜置换术推荐适用于以下情形（Ⅰ级推荐，B 级证据）
- D_1 期（有症状的，高跨瓣压差型重度主动脉瓣狭窄）
- C_2 期（无症状的，LVEF ＜ 50% 的重度主动脉瓣狭窄）
- 同时需行其他心脏手术的 C 期或 D 期（重度主动脉瓣狭窄）

主动脉瓣置换术在以下情形下是可行的（Ⅱa 级推荐，B 或 C 级证据）
- 主动脉瓣狭窄非常严重而手术风险低的 C_1 期（无症状，重度主动脉瓣狭窄）
- 运动负荷试验异常的 C_1 期（无症状，重度主动脉瓣狭窄）
- 多巴酚丁胺负荷下的 D_2 期（有症状的低心排血量、低压差的重度主动脉瓣狭窄）
- D_3 期（有症状的低排量、低压差的重度主动脉瓣狭窄，LVEF 正常）
- 同时需行其他心脏手术的 B 期（中度主动脉瓣狭窄）

主动脉瓣置换术在以下情形下可考虑（Ⅱb 级推荐，C 级证据）
- 进展迅速且手术风险低的 C_1 期（无症状重度主动脉瓣狭窄）

要点总结

- 尽管主动脉瓣狭窄患病率很高，主动脉瓣狭窄的评估仍较复杂，其严重程度不可用单一指标评价。
- 需考虑多种因素，包括瓣膜的解剖和生理学数据（如主动脉瓣面积、钙化、瓣膜顺应性、跨瓣压差、跨瓣血流）及其他患者因素（左心室功能、左心室重塑、后负荷、体型、并发症等）。
- 主动脉瓣狭窄的治疗效果显著，但在可预见的未来仍需有创(手术或心导管术)治疗。
- 目前经导管主动脉瓣置换技术的成功进展为未来的研究提供了强大的支持，也将继续催生更加广泛的研究领域，如多种影像学技术和心脏诊疗团队。

- 针对重度主动脉瓣狭窄，更优化的风险分层方法有待研究，以明确开胸手术、导管手术、保守治疗分别能使哪些人群获益最大。

推荐阅读

［1］ Aronow WS, Ahn C, Kronzon I, et al. Prognosis of congestive heart failure in patients aged > or = 62 years with unoperated severe valvular aortic stenosis. *Am J Cardiol.* 1993;72:846–848.

［2］ Baliga RR. From clinical observation to mechanism—Heyde' s syndrome. *N Engl J Med.* 2013;368:579.

［3］ Clavel MA, Ennezat PV, Maréchaux S, et al. Stress echocardiography to assess stenosis severity and predict outcome in patients with paradoxical low-flow, low-gradient aortic stenosis and preserved LVEF. *JACC Cardiovasc Imaging.* 2013;6:175–183.

［4］ Coffey S, Cox B, Williams MJ. The prevalence, incidence, progression, and risks of aortic valve sclerosis: a systematic review and meta-analysis. *J Am Coll Cardiol.* 2014;63:2852–2861.

［5］ Dorn GW Ⅱ . Shared genetic risk for sclerosis of valves and vessels. *N Engl J Med.* 2013;368:569–570.

［6］ Ennezat PV, Maréchaux S, Iung B, et al. Exercise testing and exercise stress echocardiography in asymptomatic aortic valve stenosis. *Heart.* 2009;95:877–884.

［7］ Garg V, Muth AN, Ransom JF, et al. Mutations in NOTCH1 cause aortic valve disease. *Nature.* 2005; 437:270–274.

［8］ Herrmann S, Fries B, Liu D, et al. Differences in natural history of low- and high-gradient aortic stenosis from nonsevere to severe stage of the disease. *J Am Soc Echocardiogr.* 2015;28（11）:1270.e4–1282.e4.

［9］ Kusunose K, Goodman A, Parikh R, et al. Incremental prognostic value of left ventricular global longitudinal strain in patients with aortic stenosis and preserved ejection fraction. *Circ Cardiovasc Imaging.* 2014;7:938–945.

［10］Lindman BR, Breyley JG, Schilling JD, et al. Prognostic utility of novel biomarkers of cardiovascular stress in patients with aortic stenosis undergoing valve replacement. *Heart.* 2015;101:1382–1388.

［11］Lindroos M, Kupari M, Heikkila J, et al. Prevalence of aortic valve abnormalities in the elderly: an echocardiographic study of a random population sample. *J Am Coll Cardiol.* 1993;21:1220–1225.

［12］Nishimura RA, Otto CM, Bonow RO, et al. 2014 AHA/ACC guideline for the management of patients with valvular heart disease: a report of the American College of Cardiology/American Heart Association Task Force on Practice Guidelines. *J Am Coll Cardiol.* 2014;63:e57–e185.

［13］Otto CM, Pearlman AS, Gardner CL. Hemodynamic progression of aortic stenosis in adults assessed by Doppler echocardiography. *J Am Coll Cardiol.* 1989;13:545–550.

［14］Pellikka PA, Sarano ME, Nishimura RA, et al. Outcome of 622 adults with asymptomatic, hemodynamically significant aortic stenosis during prolonged follow-up. *Circulation.* 2005;111:3290–3295.

［15］Thanassoulis G, Campbell CY, Owens DS, et al. Genetic associations with valvular calcification and aortic stenosis. *N Engl J Med.* 2013;368:503–512.

第2章 主动脉瓣反流

Aortic Regurgitation

Roger Byrne，Dermot Phelan 著
梁　湄 译
刘剑州 校

一、概述

主动脉瓣反流（aortic regurgitation，AR）是瓣膜性心脏病的常见形式之一，但临床上对其严重程度和疾病管理方面的准确评估仍具有难度。尽管主动脉舒张压很高，当主动脉瓣关闭时，正常3个瓣叶与相邻瓣叶重叠2～3mm，形成一个密封结构，可防止血液回流。如果瓣叶或周围主动脉根部被破坏，可能引起瓣叶对合异常，导致AR。

急性AR的病因和临床表现与慢性AR明显不同。通过查体和超声心动图诊断急性AR有一定困难，因此需要充分认识其特殊的临床及影像学特征。

慢性的重度AR会造成左心室容量和压力负荷增加，引起代偿性心室扩张和心肌肥厚，最后导致不可逆性收缩功能障碍。

进行主动脉瓣置换术（aortic valve replacement，AVR），仍是大多数严重主动脉瓣关闭不全患者的唯一有效的治疗手段。因为药物治疗效果有限，仅少数患者适合瓣叶成形。对于长期慢性的AR，手术时机的选择需要权衡手术与保守治疗的利弊，同时尽量避免不可逆的收缩功能障碍。

目前先进的超声心动图成像利用三维（3D）成像和二维（2D）成像可以提高诊断准确性，可发现通过早期干预而获益的患者。此外，多模态成像，包括心脏磁共振（cardiac magnetic resonance，CMR）成像和心脏计算机断层扫描（cardiac computed tomography，CCT）正越来越多地应用于AR的评估。

二、病因

主动脉瓣反流的病因可分为两大类：原发性（瓣叶异常）和继发性（主动脉根部异常）（图2-1）。常见的原发性病因包括主动脉瓣二叶瓣（bicuspid aortic valve，BAV）畸形等先天性瓣叶异常，以及变性/钙化改变、心内膜炎、风湿病等获得性瓣膜病变。常见的继发性病因通常包括与年龄、动脉粥样硬化或长期高血压有关的退行性变；遗传性主动脉病变，如Marfan综合征或Loeys-Dietz综合征。此外，原发性和继发性混合的病因导致通过多种发病机制AR的发生，其中包括主动脉夹层和钝性胸部外伤。临床上，AR病因又可分为导致慢性AR或急性AR病因（表2-1）。

三、病理生理学

1. 慢性AR

AR的主要血流动力学效应为，在舒张期血液从主动脉回流到左心室，而使左室舒张末期容积（LV end-diastolic volume，LVEDV）（前负荷）增加。LVEDV的增加导致室壁应力增加。

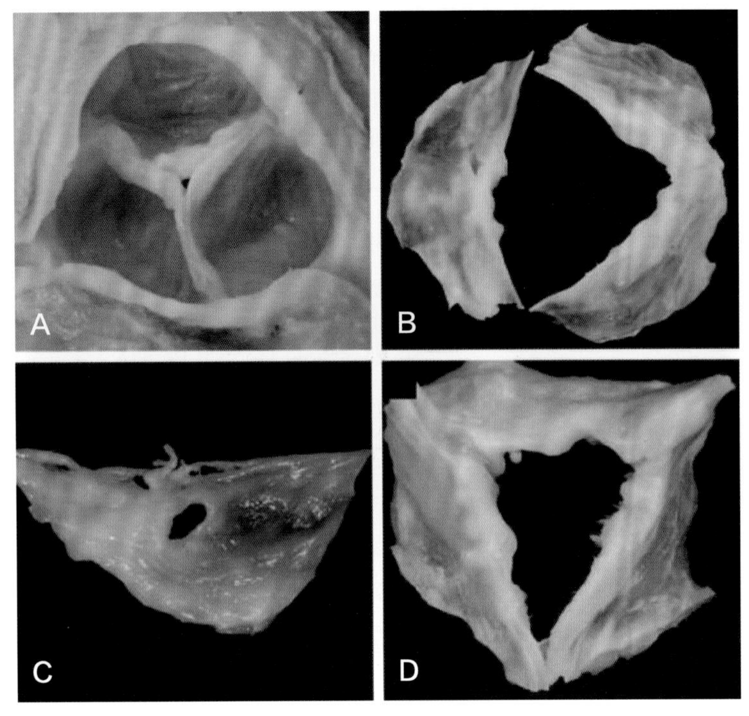

◀ **图 2-1　正常与重度 AR 的主动脉瓣解剖结构比较**

A. 正常主动脉瓣。年轻人正常主动脉瓣的头侧视图。每个瓣叶大小和交界间的距离大致相等；B. 继发于主动脉根部扩张和二叶主动脉瓣的AR。切除的瓣膜显示二叶主动脉瓣，右侧为融合的瓣叶较大。游离缘轻度增厚，无钙化；C. 愈后期心内膜炎继发的反流。瓣叶出现较大的因感染性心内膜炎引起的中央型穿孔；D. 伴有反流的三叶主动脉瓣。主动脉瓣表现出明显的瓣叶增厚和挛缩。纤维组织牵拉导致的瓣叶回缩造成瓣膜中心性对合不良。两个交界的融合也会导致瓣膜狭窄。在右侧瓣叶的游离缘有大量的赘生物（引自 E.Rene Rodriguez 和 Carmela D.Tan 在 www.e-heart.org 上的报道）

在收缩期，反流的血容量与正常前向的每搏输出量（stroke volume，SV），均被射入压力增高的主动脉中。前向 SV 的增加导致收缩压升高（后负荷增加），同时舒张压降低（由于主动脉舒张压下降），表现为典型的脉压增宽。相反，在二尖瓣反流（mitral regurgitation，MR）中，反流的 SV 回流入低压的左心房，因此，MR 仅以容量负荷增加为特征，而 AR 则以容积和压力负荷均增加为特征。拉普拉斯定律指出，室壁的应力与腔室压力 × 半径成正比，与室壁厚度成反比。因此，为了维持正常的室壁应力，心肌发生代偿性肥厚。尽管 LVEDV 增加，为了保持室壁应力接近正常，尽量维持室壁厚度与管腔半径的比值不变。

在大多数 AR 患者中，病程是慢性的，其特征是通过腔室扩张和偏心性肥厚使左心室慢性代偿。最终，心肌细胞达到最大肌节伸展程度，以至于进一步的容量增加导致收缩力降低（Frank-Starling 机制）。与此同时，由于心肌间质纤维化，左室顺应性进行性降低，最终导致慢性失代偿状态。

AR 患者出现心绞痛症状的原因有 3 个方面：①主动脉舒张压降低，左室舒张末期压 (left ventricular end-diastolic pressure，LVEDP) 升高，导致冠状动脉灌注压降低；②反射性心动过速导致舒张时间缩短；③心肌肥厚降低了冠状动脉血流储备。三者均可致氧供需比例失衡，从而发生心绞痛。

左心室扩张可引起二尖瓣环扩张，导致功能性 MR，进一步增加左心室压和肺毛细血管楔压（pulmonary capillary wedge pressure，PCWP），最终可能增加肺动脉压，并最终损害右心功能。

慢性容量负荷增加的结果是心肌肥厚、室腔扩大、LVEDP 升高，左心室射血分数（left ventricular ejection fraction，LVEF）和心排血量逐渐降低。

2. 急性 AR

急性 AR 时，左室容量的突然增加引起 LVEDP 的急性升高，导致左心室压及 PCWP 升高，引起肺水肿。

血压升高和室壁应力增加引起后负荷的急性增加，导致 SV 和 LVEF 的急性降低，从而引

表 2-1　主动脉瓣反流病因

总体分类	病　因	表　现	急　性	慢　性
原发性（瓣膜功能异常）	先天性 退行性变	主动脉瓣二叶瓣、四叶瓣、单叶瓣畸形		√
		与年龄相关的增厚、钙化		√
		黏液样变性		√
		膜性主动脉瓣下狭窄（反流束导致的瓣叶损害）		√
		人工瓣膜失功	√	
	感染性 / 炎症性改变	细菌性心内膜炎	√	√
		非细菌性心内膜炎	√	√
		风湿性心脏病		√
	创伤性	医源性（经皮主动脉球囊扩张术后、心脏导管术后）	√	
		外伤性破裂	√	
	肿瘤	乳突状纤维肉瘤		√
	毒性	药物：芬氟拉明、苯丁胺、麦角碱		√
		放射性心脏病		√
		神经性厌食		√
继发性（主动脉根部异常）	遗传相关	马方综合征、Loeys–Dietz 综合征、Ehlers–Danlos 综合征、特纳综合征、家族性胸主动脉瘤综合征		√
	退行性变	年龄、高血压、动脉粥样硬化		√
	感染性	梅毒螺旋体、沙门菌、金黄色葡萄球菌或分枝杆菌感染		√
	炎性	巨细胞动脉炎、大动脉炎、风湿性关节炎、脊柱关节病、反应性关节炎		√
	创伤性	A 型主动脉夹层、瓣叶撕裂、瓣环破坏	√	
	其他	干下型心室间隔缺损导致瓣叶脱垂		√

起低血压和心源性休克。代偿性的反射性心动过速有助于维持心排血量。

由于 LVEDP 的迅速升高和主动脉舒张压的迅速下降，左心室与主动脉之间的舒张压得以迅速平衡。主动脉和 LVEDP 之间的舒张压差（即心肌灌注压）的下降可引起心内膜下低灌注和心肌缺血。这种迅速的压差下降也会导致舒张早期杂音听诊短暂，舒张早期二尖瓣提前关闭，舒张晚期出现 MR（由于 LVEDP 的急剧升高）。因此，急性 AR 可能难以通过听诊以及彩色和频谱多普勒超声心动图来识别。由于左心室没有足够时间扩张以增加 SV，因此急性 AR 不会出现慢性AR的典型临床表现，如脉压增宽、周围血管征等。此外，快速左心室扩张可使二尖瓣环扩张，引起功能性 MR，进一步增加左心室压和 PCWP。急性 AR 通常是一种血流动力学的急症，及时诊断和快速干预可挽救生命。既往主动脉瘤、马方综合征或 BAV 的病史可有助于诊断。

四、遗传学

最常见的先天性心脏畸形是主动脉瓣二叶

（BAV）畸形，人群发病率为 0.5% ～ 2%。即使患有 BAV 病家族中具有正常三叶主动脉瓣的个体，也可能存在与基因 *NOTCH1* 相关的主动脉瓣钙化或胸主动脉瘤的风险。这可能是通过动脉硬化和主动脉根部扩张导致的混合性主动脉瓣病。

年轻的 AR 患者如有主动脉根部扩张，可疑有遗传性主动脉病变。最常见的一种结缔组织疾病是马方综合征（常染色体显性遗传），具有由 Ghent 标准定义的特征性表现。心血管特征包括主动脉根部在瓣膜窦水平扩张、AR 和 MR，以及二尖瓣脱垂。*FNB1* 基因突变在 2/3 以上的病例中被证实。在具有马方综合征表型的患者中也发现了 *TGFBR2* 突变。发现 *FBN1* 突变的患者有更广泛的骨骼受累，而 *TGFBR2* 突变的患者具有更严重的主动脉表型。马方综合征患者也可能出现晶状体异位和细长指（趾），这些症状在 Loeys-Dietz 综合征（Loeys–Dietz syndrome，LDS）不存在。

Loeys–Dietz 综合征是一种以血管、骨骼病变为特征的常染色体显性遗传结缔组织病。它是由 *TGFBR1*、*TGFBR2*、*SMAD3*、*TGFB2* 或 *TGFB3* 基因突变引起的。患者表现为眼距增宽和悬雍垂裂，而在血管型（或心脏瓣膜型）Ehlers-Danlos 综合征中未见。

血管型 Ehlers-Danlos 综合征是一种常染色体显性遗传病，它是由 *COL3A1* 基因突变引起的。通常中动脉受累，动脉破裂是最常见的猝死原因。瓣膜相关并发症出现在成年期。心脏瓣膜型 Ehlers-Danlos 综合征非常罕见并且临床表现相对较轻，由 *COL1A2* 突变引起。

此外，对 91 例孤立型 AR 患者进行了 HLA-B27（human leukocyte antigen-27）研究，发现 88% 的 AR 合并严重心脏传导系统疾病男性患者中存在 HLA-B27。

五、自然病程

1．慢性 AR

慢性 AR 病情进展可有不同，但大多数患者病程进展缓慢。Bonow 等对 104 例重度 AR 伴 LVEF 正常的无症状患者进行了研究。结果发现，在 11 年的随访中，每年因死亡、确诊或无症状左心室功能障碍而结束随访的患者低于 5%，猝死率仅为 0.4%；随访结束时，58% 的患者仍无症状，且左心室收缩功能正常。Borer 等对平均随访时间 7.3 年的 104 例患者中也发现相似的结果，每年失访率为 6.2%，失访通过 LVEF 或根据休息到运动时的壁应力进行调整的 LVEF 的变化来预测；在 5 年内，75% 的患者没有发生死亡、临床症状或左心室功能障碍。Dujardin 等调查研究了 246 例中重度 AR 患者，平均随访 7 年。与前两项研究不同，这些患者并非都是左心室收缩功能正常的无症状患者，其 10 年死亡率为 34%；生存率的独立预测因子分别为年龄、心功能分级、并发症指数、心房颤动、左心室收缩末期直径和 LVEF；较高的纽约心脏协会（New York Heart Association，NYHA）心功能分级较高或左心室舒张末期直径（LV end-diastolic diameter，LVEDD）＞ $25mm/m^2$ 的患者预后不良。综上所述，这些研究表明左心室功能正常的无症状患者通常预后良好，而 LVEF 持续下降患者可能需要手术干预。

在左心室功能正常、代偿期 AR 无症状患者中，每年症状进展率低于 6%，而每年发展为左心室功能不全的患者占 3.5%。无症状患者每年发生猝死的风险很低（＜ 0.2%）。一旦发生左心室功能不全，在 3 年内就可能出现症状（每年＞ 25%）；一旦出现症状，死亡率将增加到每年 10% 以上。

2．急性 AR

急性重度 AR 通常是外科急症，其预后取决于患者基础情况、病因和早期干预。

六、临床表现

1．慢性 AR

慢性 AR 通常耐受性良好，患者可多年无症状经常于常规体检中被发现。症状的出现通常是由于肺淤血和心排血量减少。初始的症状包括劳累时呼吸困难和运动耐力下降，随着左心室收缩功能开始下降，通常出现端坐呼吸和阵发性夜间呼吸困难症状。尽管如前所述，由于心肌灌注压降低导致心内膜下缺血而致阻塞性冠状动脉疾病，但出现心绞痛（又称为夜间心绞痛）少见。

2．急性 AR

急性 AR 表现为突然的血流动力学不稳定（呼吸困难、晕厥、精神状态改变）或明显的心源性休克症状和体征。如伴发胸痛，应高度怀疑主动脉夹层，并作为心源性休克鉴别诊断的内容之一。

七、体格检查

（一）慢性主动脉瓣关闭不全

1．外周脉搏检查

AR 的特征是水冲脉和脉压增宽。这是由于收缩期左心室压力快速上升，随后在舒张期又快速下降（由主动脉血液回流引起）所致。最佳检查方法为抬高手臂触摸桡动脉的搏动。由此产生了许多用于描述 AR 的经典体征（表 2-2），但 Babu 等于 2003 年发表的一篇综述指出只有 4 个体征具有足够的原始文献支持，总的来说，几乎没有公开证据支持它们在诊断 AR 中的意义。而且值得注意的是，这些体征不是 AR 特有的，在其他疾病如贫血、甲亢危象、

表 2-2　慢性主动脉瓣反流中由脉压增宽引起的各种体征

体　征	描　述
Austin Flint 杂音	低音，舒张末期隆隆样，常伴有收缩前加重。最好在心尖听诊，病人左侧卧位在呼气时最明显。灵敏度 52% ～ 100%，特异性不详（6 项研究，90 例）
Corrigan 征	水冲脉，即颈动脉脉冲（或其他脉冲）的快速上升下降。腕关节抬高时桡动脉的触诊。如果脉冲幅值增大，则为阳性。敏感性 100%，特异性 16%（1 项研究、1 例患者）
Duroziez 征	听诊器轻压引起的间歇性股动脉收缩期和舒张期杂音。敏感性 0%，特异性 35% ～ 100%（1 项研究，5 例患者）
Hill 征	腘动脉收缩压 - 肱动脉收缩压≥ 20mmHg：此体征是下肢间接（血压计）血压测量的假象。敏感性 75% ～ 100%，特异性 71% ～ 100%（2 项研究，14 例患者）
Traube 音	在股动脉远端压迫时，可在股动脉处听见“枪击音”
de Musset 征	每次心跳时点头（灵敏度低）
Müller 征	悬雍垂的搏动
Becker 征	动脉搏动可见于视网膜动脉
Rosenbach 征	搏动的肝脏
Gerhardt 征	脾大
Mayne 征	臂抬高明显扩张，舒张压＞ 15mmHg
Lincoln 征	腘窝的搏动
Sherman 征	足背脉冲异常明显，年龄＞ 75 岁
Landolfi 征	瞳孔交替收缩和扩张
Lighthouse 征	额头红肿
Quincke 征	甲下毛细血管床搏动（低敏感度）

脚气病、大动静脉瘘和动脉导管未闭中也会出现。重度 AR 患者也可在颈动脉触摸到双峰脉搏。相反，在失代偿性 AR 中，由于左心室收缩功能和前向 SV 降低，导致脉压变窄。

2. 触诊

发生重度 AR 时，心尖抬举性搏动，向左下方移位（由于左心室的离心性肥大）。于胸骨左缘第二肋间可触及舒张期震颤；如果 SV 明显增加而致主动脉血流增加，则可触及收缩期震颤。

3. 听诊

（1）心音：听诊存在以下类型的心音。

- S_1：可柔和，较早出现，强度减弱。一般与 LVEDP 升高导致 MV 提前关闭相关。
- S_2：柔和（A_2 减弱，P_2 可正常或被舒张期杂音掩盖），由于射血时间延长可出现心音分裂（狭窄分裂或矛盾分裂）。
- S_3：由于舒张早期 LV 快速充盈增加而出现。如果存在，提示左心室容量超负荷 / 收缩功能下降。
- S_4：可能由于心房收缩使血流迅速进入未顺应且肥大的左心室而产生。
- 收缩期喷射音：可能与 BAV 的二叶瓣突然打开有关。

（2）杂音：慢性 AR 的经典杂音是吹风样杂音，高频音调，逐渐减弱。舒张早期杂音在 A_2 后立即开始，在胸骨左缘第 3、4 肋间最清晰，并向心尖传导。如果杂音微弱，则通过以下方法增强：①使用听诊器的隔膜；②让患者坐位并前倾（使心脏底部靠近胸壁）；③深呼气（增加左心血流）；④双手同时握力实验 20 ～ 30s（增加外周阻力）；⑤下蹲（增加外周阻力和静脉回流）；⑥将双侧手臂血压袖带充气至收缩压以上（增加外周阻力）；⑦使用血管加压药（增加外周阻力）。

AR 的严重程度通常与杂音的持续时间成正比，除了轻度慢性 AR 和晚期极重度 AR（其他体征会出现）。典型地，向胸骨右缘传导的舒张期杂音提示主动脉扩张，可引起继发性 AR；而在胸骨左缘的杂音则提示原发性 AR。通过瓣膜的前向流量增加引起短暂收缩期杂音，从心脏底部传导到颈部。

相对少见的，音调低的、类似二尖瓣狭窄杂音（Austin Flint 杂音），是舒张中晚期隆隆样杂音，可在心尖部听到，通常伴有收缩期前加重。在这种情况下，舒张期主动脉瓣反流冲击二尖瓣前叶，阻碍其打开，导致功能性二尖瓣狭窄。如果存在混合性 AV 疾病，也可能存在主动脉瓣狭窄的杂音。

（二）急性 AR

急性重度 AR 与慢性重度 AR 的体格检查有显著差异（表 2-3）。其主要临床特征是心源性休克。其他显著特征包括以下内容。

1. 外周脉搏检查

急性 AR 可无典型的高动力循环的征象。如果怀疑主动脉夹层，应测量四肢血压。

2. 触诊

心尖搏动正常，因为左心室未扩张。

3. 听诊

（1）心音：听诊存在以下类型的心音。

- S_1：MV 提早关闭，致 S_1 减低或消失。
- A_2：通常柔和。
- P_2：增强，继发于毛细血管后肺动脉高压。
- S_3：常见，反映心脏失代偿。

（2）杂音：存在舒张早期短暂、低调、柔和的杂音。这是由于左心室和主动脉舒张压的快速平衡限制了主动脉反流的流量和持续时间所致，在非常严重的急性 AR 中可能听不到任何杂音。

八、诊断

1. 实验室检查

除了评估左心室容积和 LVEF 外，还需要对

表 2-3　严重慢性与急性主动脉瓣反流临床及血流动力学特征比较

病变类型	慢性 AR	急性 AR
临床表现	无症状	肺水肿，心力衰竭
收缩期主动脉压	增高	正常或轻度降低
舒张期主动脉压	降低	正常或轻度降低
脉压	增高	正常或轻度降低
心率	正常或轻度增快	增快
心排血量	正常	降低
最大脉压点	偏移	正常
杂音	舒张期渐弱	短且安静，可能听不到
左心室大小	明显扩张	正常，接近正常
左心室舒张末压力	正常	明显增高
主动脉压力	快速血流：增强的左心室收缩性（Frank － Starling 定律） 收缩压增加与前向血流增加有关 反流引起的舒张期主动脉压力快速下降 脉压增宽 持续反流引起舒张末期主动脉瓣和左心室压力的接近均衡	前向血流减少引起的主动脉收缩压降低 脉压窄于正常
左心室压力	左心室舒张末期容积（LVEDV）随左心室顺应性增加而增加，左心室舒张末期容积（LVEDV）随 LVEDP 正常或接近正常而增加 左心室收缩压可能正常或升高，因为舒张容积增加和左心室收缩性增强	左心室舒张压的急剧升高伴左心室舒张压显著升高，由左心室舒张压增加引起，而左心室顺应性没有增加
左心房压力	左心房压力和波形通常是正常的。如果与 LVH 相关（与主动脉瓣狭窄相似），可能有显著的波动	左心房压力升高。a 和 v 波小，在 x 和 y 轴下降的最低点小于正常值

收缩功能不全进行早期识别，以对患者进行更密切的随访，或进行早期干预。有症状者 B 型利钠肽（BNP）水平高于无症状患者。在有无症状且左心室功能正常的重度 AR 患者中，BNP 是评价症状、左心室功能不全或死亡风险的独立标志物。BNP 分界值≥ 130 pg/ml 视为高危组。

2．心电图

心电图在慢性 AR 中的变化反映了由于容量和压力超负荷，左心室发生的适应性形态学改变，典型表现为左心室肥大（LVH）。

（1）特征性发现包括侧壁胸前导联（V_5、V_6）中的 LVH。由于血液是优良的电导体，随着血容量的增加，扩张的左心室会放大电信号跨壁传导，导致 QRS 波高电压（所谓的 Brody 效应）。扩张的左心室腔更靠近胸壁，这也有助于振幅的增加。

（2）一般来说，无 ST-T 波的改变，然而，如果伴随有左心室功能不全，可能发生非特异性 ST-T 改变。

（3）电轴左偏和左心房扩大通常与慢性 AR 有关。很少有负向 U 波在左心室容量超负荷和其他心脏疾病中被报道。

（4）传导异常并不常见，一般只发生在慢性 AR 病程晚期，即左心室功能不全时，常表现为房性或室性早搏。

3．胸部 X 线检查

X 线检查通常不具特异性的，包括 5 个方面的表现。

（1）心胸比增高，胸部X线检查无左心室增大的特定征象，但左心室向左下方扩大。因此，垂直直径明显大于横向直径。

（2）AR患者中左心房一般不增大，除非有明显的左心室功能不全。如果在轻度AR中出现左心室增大，则提示合并二尖瓣疾病。

（3）升主动脉扩张提示继发性非瓣膜性AR。

（4）主动脉瓣的钙化提示混合性主动脉瓣病变。

（5）主动脉壁中的线性钙化是梅毒性主动脉炎的典型影像学表现。

九、超声心动图

经胸超声心动图（transthoracic echocardiography，TTE）是对疑似AR患者进行初步评估时的首选检查。2D和多普勒超声心动图可证实AR的存在并评估其发病机制和严重程度（表2-4）。超声心动图还可通过量化左心室大小、收缩功能、LVEDP［二尖瓣E波减速时间短、二尖瓣过早关闭和（或）舒张期MR都提示LVEDP增大］、左心房大小和肺动脉压来提供有关AR血流动力学效应的重要信息。而且这些数据提供了重要的预后信息。有症状AR患者拟进行主动脉瓣置换术，术前左心室收缩功能及收缩末期大小（end-systolic dimension，ESD）或容积是影响术后生存和功能恢复的重要因素。LVEF正常的有症状患者远期生存率明显高于收缩功能低下的患者。超声心动图还对AR相关疾病的病理学进行评估，如主动脉扩张或夹层，与二尖瓣狭窄，以及感染性心内膜炎或风湿性瓣膜病等其他相关的瓣膜病变。

1．二维超声心动图定性评价AR

（1）主动脉瓣膜形态。

①可以判断原发（瓣膜）病因（如二叶瓣、

表2-4　超声心动图评价瓣膜反流

病变类型	轻　度	中　度	重　度
定性			
瓣膜形态	正常 / 异常	正常 / 异常	异常 / 连枷样 / 缺损
彩色多普勒反流	小的中心性反流	中等	大的中心性反流 / 偏心反流
反流束CW信号	不完全 / 减弱	强	强
降主动脉舒张期血流逆转			全舒张血流逆转（舒张末期流速＞20 cm/s）
舒张期二尖瓣反流			可能不存在
半定量			
VC宽度	＜0.3		＞0.6
压力减半时间（ms）	＞500		＜200
定量			
ERO（cm^2）	＜0.1	0.1～0.29	≥0.3
R Vol（ml）	＜30	30～59	≥60
RF（%）	＜30	30～49	≥50
血流束宽度 / LVOT宽度（%）	＜25	25～64	≥65
LV（LA）大小			增大

VC. 收缩静脉；ERO. 有效反流孔面积；R Vol. 反流体积；RF. 反流分数；LV. 左心室；LA. 左心房；LVOT. 左心室流出道

脱垂、穿孔、赘生物或风湿性病变）。

② 连枷瓣样改变或瓣叶大的缺损引起重度 AR。

（2）主动脉根部形态。

① 可以判断继发性病因：如主动脉扩张或夹层。

② 提示非重度 AR 瓣膜手术的次要适应证，如瘤样主动脉扩张或心内膜炎。

（3）彩色多普勒：在标准彩色多普勒混叠速度为 50 ～ 60 cm/s 时，计算近端血流等速面面积（PISA），可帮助诊断中重度 AR。

（4）连续波（CW）多普勒信号：AR 的密度和压力减半时间（pressure half time，PHT）有助于定量 AR。如果包络的密度等于或大于正向流频谱包络，则表明存在重度 AR。

（5）胸主动脉降支或近端腹主动脉舒张血流逆转：评估主动脉弓和腹主动脉舒张期血流逆转的持续时间可以对 AR 的严重程度进行快速半定量估计。严重的舒张血流逆转，一种与收缩期舒张速度 - 时间积分（VTI）相似的 VTI 和高舒张末期速度＞ 20 cm/s 都提示严重的 AR。

（6）左心室大小与左心室收缩期功能（LVEF）。

① 慢性重度 AR 几乎总是与左心室扩张相关。根据左心室大小决定是否具有瓣膜手术指征。2014 年美国心脏病学会 / 美国心脏协会（ACC/AHA）瓣膜病指南通过线性测量将严重左心室扩张定义为 LVESD ＞ 50 mm 或 LVESD 指数＞ 25 mm/m^2。左心室线性尺寸应在胸骨旁长轴垂直于左心室长轴，通过二维超声心动图显示二尖瓣叶尖水平进行测量。

②使用 3D 采集或 2D 双平面圆盘叠加法进行左心室体容积测量，以明确左心室是否扩张；或者如果不可用 / 不可靠，2D 双平面方法也应该用于确认 LV 是否扩张，并可作为随访跟踪左心室扩张随时间推移进展的检测的手段。2015 年美国超声心动图学会 / 欧洲心血管影像协会超声心动图心腔定量评价欧洲心血管影像学会指南将左心室扩张定义如下。

- 2D 线性尺寸：LVEDD ≥ 59 mm 或 LVESD ≥ 40 mm（男性）；LVEDD ≥ 53 mm 或 LVESD ≥ 35 mm（女性）。
- 2D 容积：LVEDV ≥ 75 ml/m^2（男性）；LVEDV ≥ 62 ml/m^2（女性）。

通常建议通过 2D 双平面盘法测量左心室容量可评估左心室大小，优于直接测量线性尺寸（仅代表正常形状左心室中的尺寸）。

- 3D 体积：LVEDV ≥ 80 ml/m^2（男性）；LVEDV ≥ 72 ml/m^2（女性）。

（7）左心房大小

通过 2D 双平面法测算左心房收缩末期容积指数＞ 34 ml/m^2（不分性别），则提示左心房扩张。

2．AR 严重程度的半定量评估

（1）反流束最小截面宽度（VCW）：定义为最窄的反流流速宽度（胸骨旁长轴观或经食管超声心动图 135° 三腔观切面进行测量）＞ 0.6cm 表明严重 AR（图 2-2）。

（2）压力减半时间：PHT 通常是通过从心尖五腔观或心尖三腔观进行反向血流的 CW 多普勒信号测量而获得的，是测量舒张期房室压力梯度减半速度的方法。压力梯度快速降低（PHT ＜ 200 ms）表明 LVEDP 和主动脉舒张压的快速平衡，提示存在严重 AR。压力梯度缓慢降低（PHT ＞ 500 ms），提示为轻度 AR。然而，PHT 受多种变量（全身血管阻力、主动脉顺应性、左心室顺应性、收缩压、慢性反流）影响，这些都限制了这种测量方法的效用。下述情况 AR 的 PHT 会缩短：① 进展加重的左心室舒张功能障碍；② 血管扩张剂的使用；③ 主动脉顺应性扩张。

3．2D 超声半定量评价 AR

几种重要的定量测量方法被用来评估 AR 的严重程度。这些指标包括反流量、反流分数和有效反流口面积（effective regurgitant orifice area，EROA）。有多种计算方法。我们将简要讨论超声心动图的两种主要方法：连续法和

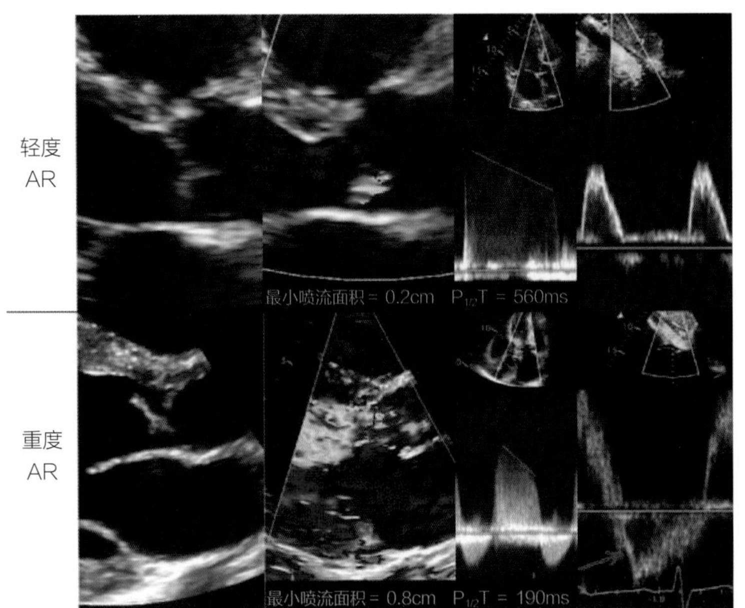

◀**图 2-2 使用定性和半定量参数比较轻度和重度主动脉瓣反流（AR）**
轻度 AR 显示瓣膜轻度硬化、流颈窄、压力减半时间（$P_{1/2}T$）平缓、腹主动脉早期舒张期血流逆转。重度 AR、心内膜炎导致瓣膜穿孔破裂，在二维成像上可显示中心连接处缺失。同时还可见近端血流汇聚和流颈宽，连续波多普勒上密集的血流束，$P_{1/2}T$ 陡峭，腹主动脉全舒张期反流（红色箭）。AR. 主动脉瓣反流

PISA（proximal isovelocity surface area, 近端等流速面面积）法（图 2-3）。EROA ≥ 0.3 cm^2，每搏反流量≥ 60 ml、反流分数≥ 50% 均提示有重度 AR。

4．连续法

连续法是基于质量守恒原理：通过反流瓣膜的总血流量等于正向流量与反流的流量之和。反流量的计算基于对通过主动脉瓣的 SV 和通过二尖瓣（假设 MV 无反流）的 SV 的计算，即 AR 反流量为从总流量中减去通过二尖瓣的 SV。但测量中一个很小的误差就会对计算产生很大的影响，所以这种方法在临床上很少使用。反流口液压方程按下列公式计算。

- 血流率 = 横截面面积（CSA）× 速度
- 血流量 =CSA × VTI

反流量（ml/beat）= 总 Q（总 SV）－外周 Q（前向 SV）= 关闭不全瓣膜总血流量 － 正常瓣膜总血流量 =LVOT 流量 － 二尖瓣流入血流量 =（LVOT CSA × VTI）－（MV CSA × VTI）*

反流分数（%）=（反流的主动脉 SV/ 主动

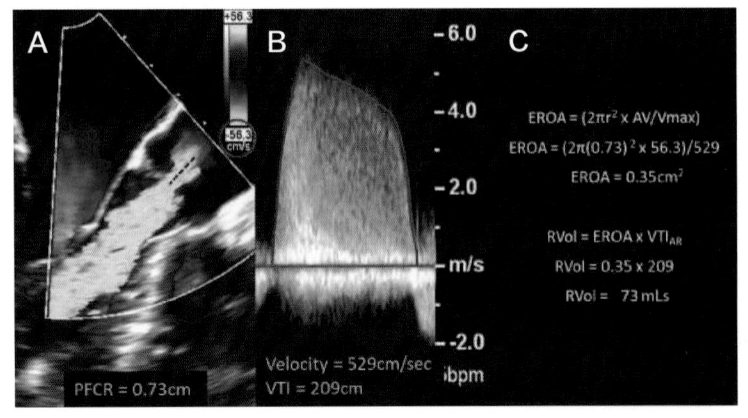

◀**图 2-3 主动脉反流的定量评估**
A. 近端等速度表面积半径或近端流动汇聚区是从第一次混叠速度到瓣叶的测量；B. 连续波多普勒用于计算 VTI；C. 有效反流孔面积（EROA）和反流体积（RVol）的计算。AV. 混叠速度；PFCR. 近端流动汇聚区；VTI. 速度时间积分

* 注：由于二尖瓣是马鞍形的，所以可以得到更精确的二尖瓣瓣环横截面积。用它的小轴半径（长轴"三腔"MV 半径）和大轴半径来测量。（"双室"双腔 MV 半径）用椭圆面积公式计算：MV CSA=3.14×（小轴半径）×（大轴半径）。肺动脉瓣 SV（RVOT CSA×VTI）也可作为主瓣。在此计算中，假设没有或只有微量的肺动脉瓣反流。它的作用受到准确计算右心室流出道 CSA 的难度的限制

脉总 SV）× 100%

RF =（反流 SV/LVOT SV）× 100%

5. 近端等流速面面积（PISA）法

量化 AR 的 PISA 法是能量守恒原理的另一种应用，它是基于血流经过一狭窄瓣口时，反流瓣膜上游的血液加速会导致血流通过反流口时流速显著加快的现象而产生的。如果 AR 相当严重，彩色多普勒将显示近端血流汇聚（PFC）区域。失真速率用来定义图像颜色由红色变为蓝色处的半球速率。与连续法不同，MR 的存在不会影响定量 AR 的严重程度。在升主动脉扩张的患者中，血流汇聚区可能占据主动脉瓣瓣叶周围＞ 220°，可导致对 EROA 和反流量的低估。

（1）根据质量守恒原理：半球表面的流量 = $2\pi \times r^2 \times V_r$，式中 r = PISA 半径；V_r = 失真速率。

（2）根据反流口液压公式，如在（1）中：反流瓣口血流量 = ERO × 反流流速峰值；由此可得，ERO = 血流速 / 主动脉瓣峰值。

（3）结合以上两个公式可得如下公式。

反流口面积（cm^2）或 ERO = 2π ×［r（cm）］^{2} ×［失真速率（cm/s）］/［流速峰值 (cm/s)］

ERO = 每搏反流量（ml）/AR_{CW} VTI（cm）

由此可得，每搏反流量（ml）=ERO × AR_{CW} VTI

反流分数（%）=（反流量 /LVOT SV）× 100%

6. 最新的心脏力学方法

可用以评估局部和整体收缩功能的最新成像方法，例如，整体纵向应变峰值比 LVEF 更易识别那些将出现后续症状和（或）左心室功能不全的患者。在 Olsen 等的一项研究中，对 64 例慢性严重 AR 患者进行斑点追踪超声心动图检测，结果显示，心肌收缩应变力、收缩应变率和舒张早期应变率的降低可预测术后症状或左心室功能不全的发生，也可预测保守治疗期间症状的进展或左心室功能的恶化。其临床应用可能受到以下情况的限制：随着左心室大小的增加（LVEDVI ＞ 97ml/m^2），LVEF 和所有变形参数都降低。

7. 3D 超声心动图

3D 超声心动图是心血管超声检查的一项重大创新，应该作为所有检查的标准。与标准 2D 超声心动图相比，3D 超声心动图对左心室大小、质量和收缩功能的定量具有优越性，可重复性更高。可以直接测量解剖学反流孔口区域（anatomic regurgiant orifice area，AROA）和缩流面积，用于 AR 定量。对于主动脉瓣区域和椭圆 LVOT 的面积测量，3D 优于 2D。3D 也应用于继发性 AR 或混合性主动脉瓣疾病的主动脉根部测量。按照目前的惯例，主动脉瓣容量 3D 图像应于右冠状动脉尖瓣位于 6 点钟位置的下方显示。

三维超声心动图定量评估 AR，具体如下。

（1）解剖反流口面积：直接量化解剖学反流口的大小，而不使用彩色多普勒。通过采集的 3D 容积进行多平面格式变换，以获得 AROA 的正面观，然后通过直接平面测量法来测算面积（图 2-4）。由于测量可能受增益设置的影响，因此此技术受到限制。注意，理论上，AROA 比 EROA 大。

（2）缩流面积（vena contracta area，VCA）：3D 超声心动图（TTE 和 TEE）可以使用 AR 喷射的 3D 彩色全容积采集直接测量 VCA，通过离线状态多平面格式变换获得缩流的正面观。然后可以通过平面测量法测量 VCA。由于 VCA 的测量没有任何流量或几何假设，因此它适用于偏心射流或非圆形反流口。使用多心动 3D 容积采集以提高空间分辨率易于产生拼接伪影。与 2D 采集相比，非多心动周期 3D 采集可以部分地克服这一点，但代价是已经相对低的空间和时间分辨率更差。

（3）近端等流速表面积：基于 3D -PISA 的 EROA 能够测量无几何形状假设的条件下测量的

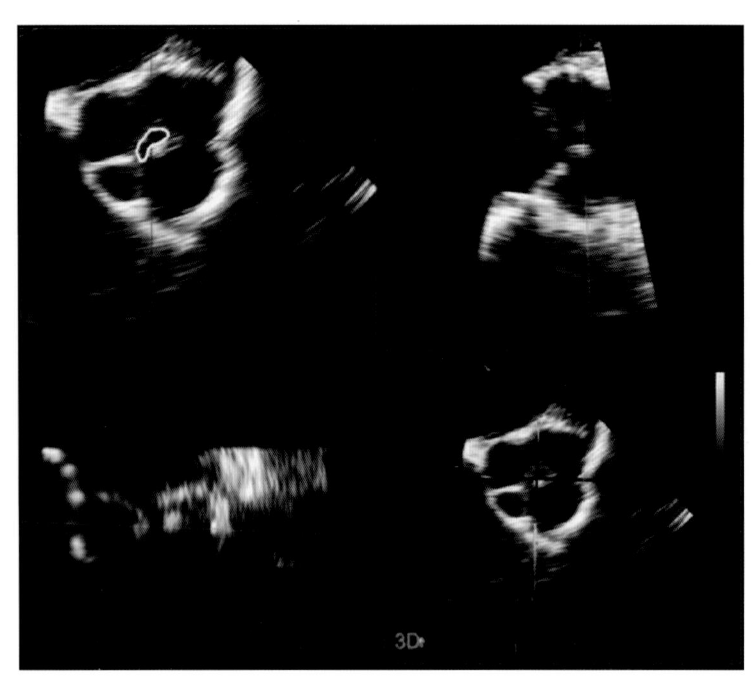

◀ **图 2-4 使用多平面重构对四尖瓣主动脉瓣进行三维重建**
在瓣叶尖端发现解剖孔区域，表明存在严重的主动脉瓣关闭不全

PFC 的 3D 表面积；这对于非半球形 PISA 特别重要。实际上，最近的技术进步允许计算每个单一舒张期的 PISA，然后求和，并且除以舒张期的数量，以提供更精确的 AR 评估，尤其在非完全舒张喷射流时更适用。

（4）反流量和反流分数：测量的 3D- AROA 或 3D- VCA 或基于 3D- PISA 的 EROA 都可以与 AR VTI（从 2D CW 多普勒获得）一起使用来计算反流量，与前面描述的 2D 技术完全相同。

每搏反流量（ml）= ROA×AR_{CW}VTI

与标准 2D 技术相比，3D 测量的使用可以提高 PISA EROA 计算的准确性。3D 超声心动图还可以更好地了解 PFC 形状的变化。

此外，3D 全容积采集可用于测量 3D 左心室 SV（和左心室射血分数），从而计算反流分数（RF）：RF（%）=（反流量 / 左心室 SV）×100%。

（5）直接测量：一种新方法是使用 3D 彩色多普勒来测量二尖瓣流入和左心室流出 SV，并使用该差值来获得反流量。该方法整合了整个主动脉和二尖瓣口的流速，以计算没有 LVOT 或二尖瓣环几何假设的 SV。需要花费大量时间来量化通过每个瓣膜的 SV。在该技术可用于临床 AR 或 MR 量化之前，仍需要进一步研究。

8．经胸超声心动图分析慢性 AR

无论有无彩色多普勒，都要首先观察胸骨旁长轴，心尖五腔和心尖三室图像，以识别 AR 的存在及其机制。接下来，应注意重度 AR 的一些特异性征象。如果没有特异性征象，那就需要使用多个参数（包括 M 型和 3D）来系统评价总体的严重程度，并且尽可能使用定量指标测量。请注意，根据定义没有特异性征象并不意味着 AR 并不严重，如果图像质量不是最理想的，那么建议使用 TEE。

慢性 AR 严重程度的特异性征象如下。

（1）可以看到急性和慢性中重度 AR 的二尖瓣前叶的扑动（M 型或 2D）。在重度 AR 中，也可以看到二尖瓣的过早闭合。之后可以在彩色 M 型或 2D 彩色多普勒上看到舒张期 MR（可归因于显著升高的 LVEDP）。

（2）EROA ≥ 0.3cm^2，每搏反流量≥ 60ml，反流分数≥ 50%（通常为 PISA 法测量）是重度 AR 的指征。

（3）胸降主动脉或腹主动脉近端的舒张逆向血流和舒张末期速度＞ 20 cm/s 表明严重的 AR。

（4）LVOT 射流宽度 ≥ LVOT 宽度的 ≥ 65%表明严重的 AR。

（5）VCW > 0.6 cm 表明严重的 AR。

9．经胸超声心动图分析急性 AR

在急性 AR 中，LVEDP 和主动脉舒张压在舒张期迅速平衡。因此，通过彩色和光谱多普勒超声心动图可能难以发现急性 AR。在左心室大小和收缩功能正常的心源性休克患者中如果高度怀疑急性 AR 时，则应尽快寻找急性 AR 的超声心动图的特异征象。

急性 AR 严重程度的特异性征象包括以下 3 个方面。

（1）急性和慢性中重度 AR 的二尖瓣前叶的扑动（M 型或 2D）。

（2）二尖瓣提前闭合，以及之后由 LVEDP 显著升高引起的舒张期 MR。

（3）胸降主动脉或腹主动脉近端舒张期逆向血流。

10．超声心动图评估主动脉瓣反流的适应证

超声心动图适用于 AR 的初步诊断，以量化 AR 的严重程度和左心室收缩功能作为基线资料，并随时发现变化的征象和症状，也可用于随访主动脉瓣患者术前、术后情况（表 2-5）。即使在没有症状的情况下，慢性 AR 的预后与左心室重塑的程度和速度密切相关。多变量分析显示，对于存在 AR 但左心室收缩功能正常的患者，死亡或症状发展的独立预测因子包括：① 年龄；② 左心室收缩末内径（LVESD），收缩末内径，ESD 变化率；③ 静息下的 LVEF，以及 LVEF 下降率。因为具有显著慢性 AR 无症状患者可能经历不良结果，包括猝死，所以连续超声心动图监测适用于

表 2-5 超声心动图评估主动脉瓣反流（AR）的指征

临床表现	指 征
初步诊断	
存在主动脉瓣关闭不全的体征或症状	经胸超声心动图（TTE）适用于有 AR 症状或体征的患者（A ～ D 期），用于准确诊断反流原因，反流严重程度，左心室大小和收缩功能，以及决定瓣膜的临床结果和瓣膜处理时机
主动脉窦或升主动脉扩张，或伴有主动脉瓣二叶瓣	TTE 适用于扩张的主动脉窦或升主动脉或二尖瓣主动脉瓣（A 期和 B 期）的患者，以评估 AR 的存在和严重程度
体征或症状变化	
既往轻度或中度 AR	新发的呼吸困难或心绞痛可能表明 AR 的严重程度进展，建议复查 TTE
	如果 AR 轻微（症状的严重程度不一致），则需要进一步明确其他病因
既往存在严重 AR	症状发作是手术的指征（Ⅰ类）。术前复查 TTE 以确定主动脉瓣，主动脉和左心室的状态
随访	
轻度 - 中度 AR	每年临床评估
	2 年，复查超声心动图
严重的 AR	6 个月，临床表现和超声心动图评估
生物瓣膜术后	基线术后 TTE 年度临床评估 10 年后每年 TTE
机械瓣膜置换术后	术后定期复查 TTE 每年评估临床表现 如果临床状态发生变化，请重复 TTE

评估左心室扩张和功能障碍，从而及时发现需要外科手术的患者。

十、负荷超声心动图

负荷（运动）超声心动图对于慢性严重 AR 患者的诊断效果不如 MR 患者。它最常用于症状不明确或描述的症状严重程度与静息超声心动图显示的 AR 严重程度之间存在差异的患者（症状与严重程度不一致）。

1. 负荷超声心动图评价 AR 的适应证

（1）对于无症状的重度 AR，负荷超声心动图可客观评估心脏功能。

（2）对于无症状的重度 AR，其中左心室大小和功能不符合手术标准，以下征象预示预后不良。

① 缺乏收缩储备，定义为在运动时 LVEF 下降，对隐匿性收缩功能不全的预测，在 MR 患者中使用比 AR 患者更准确。在 AR 中，随着运动增加，后负荷显著增加，导致射血分数下降。左心室功能障碍患者在术后 LVEF 增加表明术后左心室功能改善的可能性更大。

② 可诱发的左心室扩张。

③ 进展的 AR。

④ 评估 RVSP（右心室收缩压）增加至 > 60 mmHg。

2. 负荷超声心动图评价 AR 的禁忌证

（1）有症状的重度 AR 患者。

（2）LVEF 下降的患者。

（3）左心室重度扩张的患者。

以上患者应考虑进行手术，而不是行负荷超声心动图进行评价 AR 的严重程度。

十一、经食管超声心动图

关于 TEE 和 TTE 在测量 AR 严重程度方面的比较，有价值的数据很少。经胸和经食管成像的组合通常用在需要精确评估左心室大小和收缩功能以及主动脉瓣的最佳可视化时，特别是在经胸图像质量不理想或病理学复杂的病例中，如心内膜炎、主动脉夹层或人工瓣膜功能障碍的患者。

TEE 对即使是微弱的 AR 也非常敏感，并且可以很容易测量缩流。TTE 比 TEE 更优于通过 CW 多普勒测量 AR 射流的 VTI，这是因为在 TEE 存在超声波束与射流方向不能精确对准的技术难题。通过 PW 多普勒判断降主动脉逆向血流，TTE 和 TEE 都可使用。

评估主动脉瓣置换术后患者的 AR 较为困难，一般来说，如果短轴视图中有 10% 以下的缝合环，则表明轻度反流；10%～20% 表示中度反流；超过 20% 表明重度反流，尤其是当反流与人工瓣膜振动有关时。这显然是一个粗略的评估，因为导致 10% 缝合环反流的宽孔与导致 > 20% 缝合环的线性孔比起来，前者会引起更严重的 AR。

使用 3D-TEE 可提供更多数据。通过实时或离线操作对主动脉瓣正面观进行成像可以改善定位精确度，如穿孔和瓣周反流。与 2D VC 或常规多普勒方法相比，通过平面测量法测算的 VCA 可以提高 AR 的定量准确度。

实时 3D 峰值和集成 PISA 测量也可以改善定量准确度。3D-TEE 可通过平面测量法直接测算 LVOT 和主动脉瓣环面积，这是拟经导管主动脉瓣置换术（TAVR）所必需的。与心脏 CT 相比，3D-TEE 平面测量方法可低估横截面积 10%，而 2D-TEE 的圆形计算方法可低估 13%～26% 的面积。

据报道，TTE 诊断主动脉夹层的敏感性和特异性分别只有 60%～80% 和 60%～90%；而 TEE 的敏感性为 95%～99%，特异性为 92%～97%。

十二、心脏磁共振成像（CMR）

1. 心脏磁共振成像的临床应用

心脏磁共振成像（CMR）用于评估中度或

重度 AR（B、C、D 期）患者中具有 1 级适应证用于评估收缩期和舒张期左心室容积；还可在患者超声心动图图像效果不佳时，评估其 AR 的严重程度。除此之外，CMR 还可用于评估通过超声心动图的临床评估与 AR 严重性不一致的患者。相位对比成像既可测量收缩期前向血流量又可测量舒张期反向血流量。反流分数是反向血流量与前向血流量的比值（图 2-5）。还可以评估降主动脉近端中舒张期逆向血流的存在。CMR 反流强度的测量比超声心动图测量更稳定、更精确。此外，CMR 是评估左心室容积（和尺寸）和 LVEF 的黄金标准。由于其优异的信噪比和对比度噪声比，CMR 还可以准确评估主动脉瓣形态，并且无须使用电离辐射即可对主动脉根和升主动脉尺寸进行准确的定量测量。尽管与超声心动图相比，在评估左心室大小和功能方面更精准，但是对于严重 AR 患者，CMR 不能准确地评估左心室进行性增大和射血分数值进行性恶化。

2．CMR 对 AR 的定量评估

（1）解剖反流口面积：可以使用短轴稳态自由进动（SSFP）或快速梯度回忆（GRE）成像来直接对 AROA 进行平面计量。除非孔口非常大，否则该技术受到空间分辨率、部分体积效应和（或）钙伪影问题的限制。

（2）缩流宽度和面积：当质子通过反流孔进入左心室时，质子的去相位产生一个流动空隙，可见作为反流的舒张射流，最好在 MRI 电影成像中看到。使用快速 GRE 电影成像比现在更常用的 SSFP 电影成像（由短重复和回波时间引起的对流动的较低灵敏度）更好地可视化该流动空白。这允许定性评估射流起源、方向和射流严重性。可以使用长轴 GRE 线来测量流动空隙宽度，类似于静脉收缩宽度。流动空隙区域也可以测量，类似于静脉收缩区域，使用恰好在主动脉瓣下方的短轴 GRE 线或使用穿透平面相衬成像。

（3）反流量和反流分数：反流量和反流分数可以使用直接和间接方法获得。但是，使用 CMR 对 AR 进行量化的一个重要的临床局限性是，使用标准超声心动图指南来划分 AR 严重性的反流性体积和反流分数截止值是否可用于 CMR 测量，目前尚不清楚。

（4）直接法

① 相位对比成像是通过位于主动脉瓣正上方的成像切片的直通相位编码速度（和流动）成像可以直接测量前倾量、反流量、SV 和反流分数。最常用的相序是一维单向技术，具有良

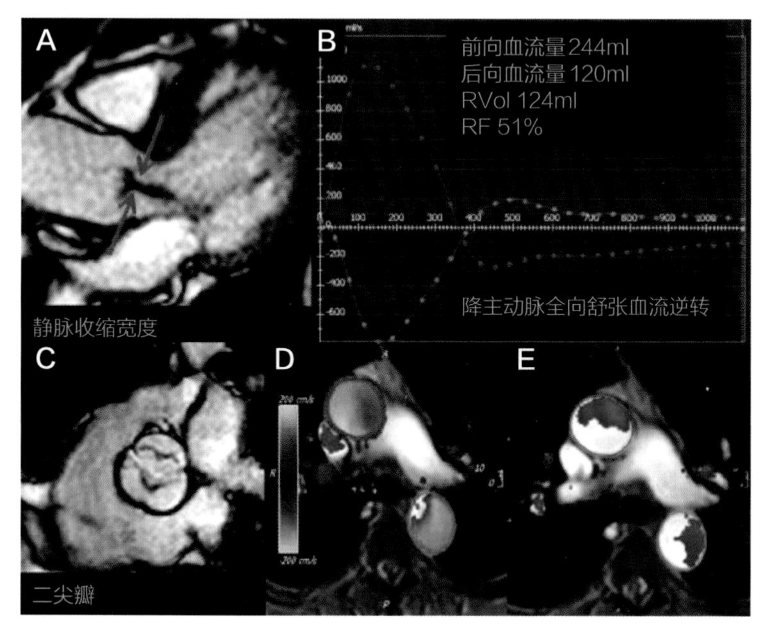

◀图 2-5　心脏磁共振评估主动脉瓣关闭不全

A. 在舒张期使用 SSFP（steady-state free precession）成像，在左心室流出道视图中看到的由于去相质子引起的流动空隙产生了静脉收缩；B. 在中期（红色）和胸主动脉（绿色）中的流量量化，伴有全向舒张血流逆转，两者均与严重主动脉瓣反流一致；C. 主动脉瓣水平的 SSFP 图像，显示收缩期双尖瓣主动脉瓣的清晰解剖学定义；D. 在肺分叉水平的升主动脉（红色）和降主动脉（蓝色）中向前流动的收缩期；E. 上升（蓝色）和下降（红色）区段中看到的具有流动反转的舒张期

好的再现性。

② 如果流动不与切片位置正交，并且在心脏收缩期间瓣膜朝向左心室顶点的移动允许血液流入成像平面和瓣膜之间的间隙中，可能会出现严重低估脑卒中和反流量的情况。这种血液可能在心脏舒张期间返回到心室并且不会流过成像平面，因此在测量时会丢失。能够加剧此种趋势的几个因素包括心脏收缩期间的主动脉扩张、扩张的主动脉根部（导致成像平面和瓣膜之间的体积更大），以及左心室的剧烈纵向收缩（常见于显著的 AR）。未来的 CMR 能力可能包括阀门跟踪以相应地移动成像平面。

（5）间接方法

反流量根据以下差异计算：① 左心室 SV 和右心室 SV，通过右心室和左心室的一组屏蔽短轴或长轴电影图像的平面测量获得。② 使用相衬成像的主动脉流出量和二尖瓣流入量。

如果存在其他共存的瓣膜病变或心内分流，则间接方法不准确。RF 可以计算为：反流分数（%）=（反流量 / 左心室 SV）×100%。

十三、心脏 CT

CT 具有良好的空间分辨率，使用 CT 评估瓣膜形态和升主动脉很容易。如果存在显著瓣膜中央型的对合失败，则可以通过面积测量直接测量 AROA。此外，CT 提供了最快速和准确的诊断主动脉夹层的方法。随着时间分辨率的不断改进，瓣叶的动态成像成为可能。以增加的辐射为代价，进行主动脉瓣的回顾性 ECG 门控 4D 采集。可以评估瓣膜运动和形态。在主动脉瓣狭窄患者中，可测量主动脉瓣和 LVOT 区域，这对计划实施 TAVR 手术十分有用。4D 动态 CT 可用于评估疑似瓣叶功能障碍的机械瓣叶运动。

理论上，反流量和反流分数可以通过类似于 CMR 的间接方法测量，原理是计算左心室和右心室 SV 之间的差异。实际中，这需要改变静脉造影剂施用以确保两个心室的同时显影，这会导致更高的辐射暴露。鉴于技术、时间分辨率的限制及电离辐射的使用，如果患者没有 CMR 检查禁忌，目前临床上我们很少使用 CT 技术进行瓣膜血流评估。

十四、心脏导管技术

通常，在所有超过 50 岁的拟行主动脉瓣置换患者中，术前都有行冠状动脉造影评估冠状动脉解剖指征。对于血流动力学不稳定，拟行急诊手术的急性严重 AR 患者，冠状动脉造影不是必须的。当超声心动图和临床表现不相符时，或者行心脏核磁 CMR 有禁忌时，侵入性主动脉造影对于评估 AR 的程度可能是有用的。主动脉造影在 LAO 位置进行，猪尾导管在主动脉瓣叶上方约 2cm 处进行。流量注射器设置通常设置为约 60 ml 对比度，20 ～ 25 ml/s。主动脉造影可以评估主动脉瓣运动和瓣叶的数量，主动脉病变（动脉瘤或夹层）和反流严重程度。AR 严重程度的评估基于与注射后两个完整心动周期的主动脉根部的造影剂相比的量。半定量血管造影 AR 分级系统类似于 MR。由于舒张期主动脉和左心室压力的快速平衡，主动脉造影可能低估急性 AR 严重程度。心内压力测量也可能有用。表 2-3 列出了慢性和急性 AR 的选定血流动力学发现。

1. *半定量评估*

1 级（轻度）：左心室少量显影，每次搏动都会清除。

2 级（中度）：左心室轻度显影（主动脉根部），1 次搏动清除。

3 级（中重度）：左心室对比密度等于主动脉根，逐渐清除。

4 级（重度）：第一次心跳就有显著显影，密度＞主动脉根密度，缓慢清除。

2. *血管造影和对右心研究定量评估*

需要估计左心室造影、SV 和前向 SV。

（1）血管造影左心室 SV 可通过使用单个平面（通常为 30° RAO）或双平面（30° RAO 和 60° LAO）进行左心室造影来估计。然后可以计算舒张末期和收缩末期容量。血管造影 SV = EDV－ESV。

（2）心排血量是通过 Fick 技术（金标准）或者热稀释法测量的（若无三尖瓣反流）。前向 SV= 心排血量 / 心率。反流量（ml /beat）= SV 血管造影－前向 SV（假设没有 MR、其他共存的反流性瓣膜病变或心内分流）。

反流分数（%）=（血管造影流量－前向流量）/ 血管造影流量。

1 级（轻度）：反流分数＜ 20%；

2 级（中等）：反流分数 20% ～ 40%；

3 级（中度 - 重度）：反流分数 40% ～ 60%；

4 级（严重）：反流分数＞ 60%。

十五、治疗

1．急性主动脉瓣关闭不全

在急性严重 AR 中，尤其是有心源性休克或肺水肿的证据时，不应延迟手术。大量研究表明，如果这些患者接受及时的主动脉瓣置换术治疗，他们的住院时间和长期存活率都有所改善。药物治疗的目的是维持血流动力学稳定，以及在进行紧急手术前，最大限度增加前向心排血量并尽量减小进展为主动脉夹层可能。严重的急性原发性瓣膜 AR 的主要原因包括 A 型主动脉夹层、感染性心内膜炎、钝性胸外伤、心导管术 / 球囊瓣膜切开术的医源性并发症。急性人工瓣膜 AR 的原因包括瓣膜血栓形成或心内膜炎。

（1）外科手术：对于主动脉夹层或胸部创伤引起的急性 AR，应立即进行外科评估。手术方式取决于 AR 病因。例如，在 A 型主动脉夹层中，可以尝试通过瓣膜修复联合升主动脉置换来保留主动脉瓣。

（2）药物治疗。

① 血管扩张药：静脉使用硝普钠等血管扩张药，通过减少外周血管阻力来降低左心室后负荷，进而减少反流量。

② β 受体拮抗药：可谨慎使用此类药物治疗由 A 型主动脉夹层引起的 AR。其可降低动脉 d*P*/d*t*。重要注意的是，β 受体拮抗药不应用于治疗其他非夹层原因导致的急性 AR，因为抑制代偿性心动过速可能导致心排血量明显减少。此外，舒张期延长会加剧急性 AR 的病情恶化。在极少数情况下，有必要使用控制心率的强心苷（如地高辛）。

③ 对于心脏衰竭的血流动力学支持，可暂时应用正性肌力药物支持。

④ 如果急性 AR 与心内膜炎有关，应在获得所有培养标本后立即开始抗生素治疗。

（3）经皮介入治疗。

① 主动脉内球囊反搏是急性重度 AR 的绝对禁忌证。增加主动脉舒张压将增加主动脉瓣反流量，从而升高左心室充盈压力并降低前向输出量。

② 与重度的主动脉瓣狭窄不同，经导管主动脉瓣植入不被批准用于治疗重度 AR。

2．慢性主动脉瓣关闭不全

根据临床表现和超声心动图检查结果，慢性 AR 可分为 4 个阶段（表 2-6）。

（1）药物治疗：主要目的是缓解症状和治疗相关疾病，如高血压和心力衰竭。

① 使用血管扩张药（二氢吡啶类钙通道阻滞药，血管紧张素转换酶（抑制药 / 血管紧张素受体阻滞药或肼屈嗪）用于减轻左心室后负荷。一般适用于重度慢性 AR，伴有临床症状、左心室功能障碍或高血压。一般用于择期行外科 AVR 的患者。

② 在主动脉根部扩张（＞ 4.5 cm）引起的轻度至中度继发性 AR 中，可谨慎使用 β 受体拮抗药可谨慎使用以降低血管壁压力。需要注意的是，相对心动过缓可能会使 AR 恶化。在低 LVEF 时，可以考虑使用 β 受体拮抗药。

表 2-6　2014 AHA/ACC 瓣膜性心脏病患者管理指南

分期	定义	瓣膜解剖结构	瓣膜血流动力学	血流动力学的影响	临床症状
A	存在 AR 风险	二尖瓣主动脉瓣（或其他先天性瓣膜异常） 主动脉瓣硬化 风湿性发热史或风湿性心脏病 IE	AR 严重程度：无或有迹象	无	无
B	AR 进展	三叶瓣、二叶瓣轻中度钙化（或其他先天性异常） 主动脉窦扩张 风湿性瓣膜病变 先前患 IE	**轻度 AR：** 喷射宽度＜ 25%LVOT 缩流＜ 0.3cm RVol ＜ 30ml/beat RF ＜ 30% ERO ＜ 0.10cm^2 血流造影 1 级 **中度 AR：** 喷射宽度 25% ～ 64% LVOT 缩流 0.3 ～ 0.6cm RVol 30 ～ 59ml RF 30% ～ 49% ERO 0.10 ～ 0.29cm^2 血流造影 2 级	左心室收缩功能正常 左心室容积正常或左心室轻度扩张	无
C	无症状的重度 AR		**重度 AR：** 喷射宽度≥ 65%LVOT 缩流＞ 0.6cm 腹主动脉近端全舒张期血液反流 RVol ≥ 60 ml/beat RF ≥ 50% ERO ≥ 0.3 cm^2 血流造影 3 ～ 4 级 此外，诊断慢性重度 AR 需要左心室扩张证据	C_1：LVEF 正常（≥ 50%）和轻中度左心室扩张（LVESD ≤ 50 mm） C_2：左室收缩功能异常伴 LVEF 降低（＜ 50%）或重度左心室扩张（LVESD ＞ 50 mm 或指数化的 LVESD ＞ 25 mm/m^2）	无；运动测试是确认症状状态的合理方法
D	有症状的重度 AR	钙化性瓣膜病 二尖瓣（或其他先天性异常） 主动脉窦或升主动脉扩张 风湿性瓣膜病变 以前的 IE 有异常的小叶闭合或穿孔	**重度 AR：** 喷射宽度≥ 65% LVOT 缩流＞ 0.6 cm 腹主动脉近端全舒张期血液反流 RVol ≥ 60 ml/beat RF ≥ 50% ERO ≥ 0.3 cm^2 血流造影 3 ～ 4 级 此外，诊断慢性重度 AR 需要左心室扩张证据	收缩期正常可发生有症状的重度 AR（LVEF ＞ 50%），轻中度左心室功能不全（LVEF 40% ～ 50%），或重度左心室功能不全（LVEF ＜ 40%） 左心室中度至重度扩张	劳力性呼吸困难或心绞痛，或有更严重的心力衰竭症状

AR. 主动脉反流；IE. 感染性心内膜炎；LVOT. 左心室流出道；RVol. 回流量；RF. 反流分数；ERO. 有效的回流孔径；LVEF. 左心室射血分数；LVESD. 左室收缩末期内径（经 Elsevier 许可，改编自 Nishimura RA, Otto CM, Bonow RO, et al. 2014 AHA/ACC Guideline for the Management of Patients With Valvular Heart Disease: Executive Summary. A Report of the American College of Cardiology/American Heart Association Task Force on Practice Guidelines. *J Am Coll Cardiol.* 2014;63(22):2438–2488

③ 如果慢性 AR 是心内膜炎所致，应在获得所有培养标本后立即开始抗生素治疗。

（2）经皮介入治疗。

① 主动脉内球囊反搏是重度 AR 的绝对禁忌证。

② 与重度主动脉瓣狭窄不同，经导管主动脉瓣植入不被批准用于治疗重度 AR 患者。

（3）外科手术：对于具有适应证的患者，主动脉瓣手术仍然是 AR 的唯一明确治疗方法。尽管原发主动脉瓣修复技术发展较快，特别是在 BAV 的年轻患者中，但一些专业治疗中心的经验尚未在一般社区层面进行推广。因此，主动脉瓣修复的应在经过验证的专科心脏治疗中心实施。在这些专科心脏中心，78％的患者在主动脉瓣修复后 10 年内无须再次手术。对于主动脉根部扩张引起 AR，瓣叶无明显增厚、变形、钙化的患者，保留瓣膜的主动脉窦和升主动脉替换手术（改良 David 手术）是一项切实可行的策略。绝大多数需要手术治疗慢性重度 AR 患者需要行主动脉瓣置换手术，应根据患者的情况个性化选择机械瓣膜或生物瓣膜（表 2-7）。

① AR 手术时机。

- AR 严重程度：重度 AR 需手术治疗；中度 AR 只有在患者因另一个主要适应证而接受心脏或主动脉手术时才接受手术治疗。
- 临床表现：无论左心室大小或收缩功能如何，有症状的严重慢性 AR 是手术的指征。症状包括心绞痛，劳力性呼吸困难和心力衰竭

表 2-7　2014 年美国心脏病学会（ACC）/ 美国心脏协会（AHA）重度主动脉瓣关闭不全的主动脉瓣膜置换和人工瓣膜选择建议（摘要）

建　议	推荐类别	证据水平
AVR 适用于有症状的严重主动脉瓣反流患者，而不考虑左室收缩功能（D 期）	Ⅰ	B
AVR 适用于无症状的慢性严重 AR 和左心室收缩功能障碍（LVEF ＜ 50%）患者（C_2 期）	Ⅰ	B
AVR 适用于严重主动脉瓣反流患者（C 或 D 期）为治疗症状实施心脏手术时	Ⅰ	C
AVR 对无症状的重度主动脉瓣反流患者是合适的，左室收缩功能正常（LVEF ≥ 50%），但有严重的左室扩张（LVESD ＞ 50mm）（C_2 期）	Ⅱ a	B
对于正在接受其他心脏手术的中度主动脉瓣反流（B 期）患者，AVR 是合理的	Ⅱ a	C
无症状主动脉瓣闭锁不全，有重度 AR 和正常左心室收缩功能的 LVEF ≥ 50%（C_1 期），但如果手术风险低，则进展性严重左心室扩张（LVEDD ＞ 65 mm）	Ⅱ b	C
瓣膜介入和人工瓣膜类型的选择应该是一个共同的决策过程	Ⅰ	C
对于任何年龄的有抗凝禁忌的，或者不能遵医嘱或者不愿意接受抗凝治疗的患者，建议使用生物瓣膜	Ⅰ	C
对于＜ 60 岁且没有抗凝禁忌证的患者，AVR 或 MVR 建议使用机械瓣	Ⅱ a	B
70 岁以上的患者建议使用生物瓣	Ⅱ a	B
年龄在 60 － 70 岁的患者使用生物瓣膜或机械瓣膜都是合理的	Ⅱ a	B
当由经验丰富的外科医生手术时，存在 VKA 抗凝禁忌或不配合抗凝处理的年轻患者中，可通过肺自体移植物替换动脉瓣（Ross 置换术）	Ⅱ b	C

注意：对于主动脉根部扩张伴 AR 严重的患者，主动脉直径≥ 50mm 的进展通常被认为是主动脉根部和主动脉瓣手术的指征（马方综合征或二叶化主动脉瓣患者应考虑下限≥ 45mm 的主动脉瓣，特别是如果扩张速度加快）。LVEF. 左心室射血分数；LVEDD. 左心室舒张末期内径；MVR. 二尖瓣置换术；VKA. 维生素 K 拮抗药；AVR. 主动脉瓣置换术；LVESD. 左心室收缩末期内径（经 Elsevier 允许，引自 Nishimura RA, Otto CM, Bonow RO, et al. 2014 AHA/ACC Guideline for the Management of Patients With Valvular Heart Disease: Executive Summary: A Report of the American College of Cardiology/American Heart Association Task Force on Practice Guidelines. *J Am Coll Cardiol*. 2014;63（22）:2438–2488.）

的其他表现。

● 左心室大小和收缩功能：无症状的慢性重度AR患者指征，LVEF＜50%；LVEF正常（＞50%）但有左心室扩张（LVESD＞50 mm或LVEDD＞65mm）。ESD值的证据强于EDD值。需注意的是，2014年ACC / AHA瓣膜指南中没有建议的左心室容量截断值来定义手术指征。

● 需要进行其他心脏外科手术：如果患者因其他适应证接受心脏手术，则应考虑对所有中度或重度AR患者进行主动脉瓣手术，无论其症状、左心室大小或收缩功能如何。

②预后：左心室舒张末期直径和舒张末期容积通常在术后即刻减少。对于先前存在左心室收缩功能不全的患者，术后射血分数倾向于增加。由于前负荷降低，手术后射血分数也可能降低。在主动脉瓣手术后的数月至数年内，术前左心室收缩功能不全的患者可能会持续改善射血分数。射血分数的增加程度与舒张末期直径的减少相关。严重的术前症状或运动耐量降低的患者，以及严重或长期左心室功能障碍的患者往往手术病死率较高，左心室收缩功能恢复较差。

要点总结

- 主动脉瓣叶（原发性 ）或周围主动脉根部（继发性）异常可能造成瓣叶对合不良，主动脉瓣关闭不全，导致反流。
- 急性AR的病因和临床表现与慢性AR显著不同。由于左心室舒张末期压和主动脉舒张压的快速平衡，急诊AR可能很难通过听诊或彩色频谱多普勒超声心动图来进行鉴别。需要引起临床高度关注。
- 慢性重度AR导致左心室的容积和压力负荷增加，导致代偿性心室扩张和离心肥大，最终导致可能不可逆性收缩功能障碍。
- 慢性重度AR通常耐受性良好，死亡率低，直至症状进展，此时死亡率显著增加至每年＞10%。
- 慢性AR的二维超声心动图定量较为困难，评估应以定性、半定量和定量的方式进行。慢性重度AR几乎与左心室扩张无关。
- 如果条件允许，应在所有AR患者中进行彩色和多普勒三维超声心动图（经胸超声心动图和经食管超声心动图）检查。
- 急性AR的特异性超声心动图标志包括前二尖瓣前叶扑动、二尖瓣提前闭合及随后的舒张期二尖瓣反流（同时出现AR），以及腹主动脉近端或胸降主动脉的舒张逆向血流。
- 使用心脏磁共振和更少见的有创血管造影或心脏CT的多模块成像，主要可用于通过超声心动图或在次优超声心动图声窗的情况下进一步评估症状严重程度不一致的患者的AR。缺乏量化AR的黄金标准限制了任何一种方式相对于另一种方式的绝对优越性。
- 关于主动脉瓣置换时机的决定是基于AR的严重程度、症状的存在、左心室的血流动力学效应，以及患者是否正在接受其他心脏或主动脉手术。
- 对继发性AR患者的主动脉组织进行组织病理学和遗传学分析，方便以后行家族性遗传病筛查，如马方综合征和Loeys-Dietz综合征。

推荐阅读

[1] Babu AN, Kymes SM, Carpenter Fryer SM. Eponyms and the diagnosis of aortic regurgitation: what says the evidence? *Ann Intern Med*. 2003;138(9):736–742.

[2] Bergfeldt L. HLA-B27-associated cardiac disease. *Ann Intern Med*. 1997;127(8, part 1):621–629.

[3] Bergfeldt L, Insulander P, Lindblom D, et al. HLA-B27: an important genetic risk factor for lone aortic regurgitation and severe conduction system abnormalities. *Am J Med*. 1988;85(1):12–18.

[4] Bonow RO, Carabello BA, Chatterjee K, et al. 2008 Focused update incorporated into the ACC/AHA 2006 guidelines for the management of patients with valvular heart disease: a report of the American College of Cardiology/American Heart Association Task Force on Practice Guidelines (writing committee to revise the 1998 Guidelines for the Management of Patients With Valvular Heart Disease): endorsed by the Society of Cardiovascular Anesthesiologists, Society for Cardiovascular Angiography and Interventions, and Society of Thoracic Surgeons. *Circulation*. 2008;118(15):e523–e661.

[5] Leon MB, Piazza N, Nikolsky E, et al. Standardized endpoint definitions for transcatheter aortic valve implantation clinical trials: a consensus report from the Valve Academic Research Consortium. *Eur Heart J*. 2011;32(2):205–217.

[6] Meredith EL, Masani ND. Echocardiography in the emergency assessment of acute aortic syndromes. *Eur J Echocardiogr*. 2009;10(1):i31–i9.

[7] Murphy-Ryan M, Psychogios A, Lindor NM. Hereditary disorders of connective tissue: a guide to the emerging differential diagnosis. *Genet Med*. 2010;12(6):344–354.

[8] Myerson SG. Heart valve disease: investigation by cardiovascular magnetic resonance. *J Cardiovasc Magn Reson*. 2012;14:7.

[9] Ng AC, Delgado V, van der Kley F, et al. Comparison of aortic root dimensions and geometries before and after transcatheter aortic valve implantation by 2- and 3-dimensional transesophageal echocardiography and multislice computed tomography. *Circ Cardiovasc Imaging*. 2010;3(1):94–102.

[10] Nishimura RA, Otto CM, Bonow RO, et al. 2014 AHA/ACC guideline for the management of patients with valvular heart disease: executive summary: a report of the American College of Cardiology/American Heart Association Task Force on Practice Guidelines. *J Am Coll Cardiol*. 2014;63(22):2438–2488.

[11] Olsen NT, Sogaard P, Larsson HB, et al. Speckle-tracking echocardiography for predicting outcome in chronic aortic regurgitation during conservative management and after surgery. *JACC Cardiovasc Imaging*. 2011;4(3):223–230.

[12] Pizarro R, Bazzino OO, Oberti PF, et al. Prospective validation of the prognostic usefulness of B-type natriuretic peptide in asymptomatic patients with chronic severe aortic regurgitation. *J Am Coll Cardiol*. 2011;58(16):1705–1714.

[13] Shiga T, Wajima Z, Apfel CC, et al. Diagnostic accuracy of transesophageal echocardiography, helical computed tomography, and magnetic resonance imaging for suspected thoracic aortic dissection: systematic review and meta-analysis. *Arch Intern Med*. 2006;166(13):1350–1356.

第3章 二叶化主动脉瓣疾病

Bicuspid Aortic Valve Disease

Gian M. Novaro，Craig R. Asher　著
刘鑫裴　译
刘兴荣　校

一、概述

二叶化主动脉瓣（bicuspid aortic valve, BAV）疾病是成人中最常见的先天性心脏疾病。其并发症多见，可并发瓣膜疾病，如主动脉瓣狭窄、反流、感染性心内膜炎，或导致BAV相关主动脉疾病，可致升主动脉扩张、主动脉动脉瘤和主动脉夹层。由于临床表现和分型多样，BAV疾病的监测和临床决策具有一定挑战性，更需同时考虑瓣膜和主动脉两方面 。最近进行的研究使我们能够更好地理解本疾病的临床转归，从而改善了对手术时机的把控，也加深了我们对BAV疾病生物学和遗传学方面的理解。

二、流行病学

BAV作为成人最常见的心脏畸形，人群中发病率为0.5%～2%，明显于男性中多见，男女比例至少为3∶1。最近进行的一项队列研究发现BAV可能具有种族差异，其在非洲裔美国人中非常少见。

三、相关疾病

大多数的BAV为独立疾病，但在某些人群中，可合并心脏疾病和其他先天性疾病（表3-1）。最常见心脏并发症为升主动脉（主动脉根部、升主动脉及主动脉弓）扩张，见于50%～60%的病例。

最常见的非心脏先天性并发症是主动脉缩窄。主动脉缩窄的患者中50%～75%患有BAV。此外，还有多种先天性疾病可与BAV共存，包括室间隔缺损、动脉导管未闭、房间隔缺损、主动脉窦动脉瘤和冠状动脉畸形。多种遗传综合征中可见BAV，如Shone综合征、Turner综合征（30%合并有BAV）、Loeys-Dietz综合征（20%合并有BAV）和Williams综合征。

四、病因学和遗传学

BAV的病因尚未明确，但目前证据大多倾向于基因异常导致的瓣膜发育早期的异常，此为遗传学说。与之相对立的是血流动力学说，认为BAV是因瓣膜发育时期异常的过瓣血流减少影响瓣膜发育所致。主动脉瓣和升主动脉由重塑的心内膜垫发育而来，这一过程伴随着神经嵴细胞的迁移。发育早期瓣膜和流出道的形成需要由分子信号通路调控。这一时期受到干扰就可能导致原始瓣叶形成和分隔过程发生异常。

家系研究表明BAV具有家族遗传性，提示遗传因素在BAV病因中占主导地位。BAV的家族聚集性表现为一级亲属中发病率约9%，24%～37%患者家系中至少有一个亲属患病。这些研究表明，BAV可能是一种外显率降低和表现度不一致的常染色体显性遗传病。

除BAV外，BAV家系中先证者亲属也很可能出现包括升主动脉畸形在内的其他遗传性心脏疾病。尽管如此，大多数BAV仍为散发病例。尽管多数研究证实BAV发病具有遗传基础，但就其确切的基因缺陷尚未形成共识。动物实验和人类研究中得到了多个可能与BAV相关的基因突变，包括*NOTCH1*、*NOS3*、*KCNJ2*、*GATA5*、*HOXA1*、*NKX2.5*、*ACTA2*、*TGFB1*、*TGFB2*、*FGF8*、*AXIN1*和*UFD1L*。此外，家系连锁研究发现，BAV可能与染色体18q、5q和13q有关。

因其具有明显的遗传异质性，BAV疾病可能是由多种基因外显和表达模式以及环境因素决定的多基因疾病。

表3-1 二叶化主动脉瓣及相关疾病

合并心血管疾病
升主动脉和主动脉弓扩张
升主动脉动脉瘤
升主动脉夹层
冠状动脉左侧优势
左主干偏短
肺动脉干根部扩张
头颈动脉瘤或动脉夹层
颅内动脉瘤
合并先天性畸形
主动脉缩窄
室间隔缺损
动脉导管未闭
主动脉窦动脉瘤
房间隔缺损
主动脉弓中断
可见BAV的遗传综合征
Shone综合征
Turner综合征
Williams综合征
左心发育不全综合征
Loeys-Dietz综合征
Andersen-Tawil综合征

五、瓣膜解剖（分型）

正常主动脉瓣为三叶瓣（三尖瓣），由3个小叶（尖瓣）组成，它们的命名来自于对应的冠状动脉（左冠状动脉瓣、右冠状动脉瓣和无冠瓣）。BAV因发育缺陷导致3个瓣叶中某两个相融合，形成2个不对称瓣叶的结构，并形成2个交界区。较大的融合瓣叶常有融合嵴或假交界，即2个瓣膜保持融合状态未能分开而形成的纤维隆起。BAV的解剖变异容易描述，主要取决于哪两个瓣膜相融合（图3-1）。

BAV最常见的形态为左右冠状动脉瓣融合（1型，RL型，见于70%～85%的病例），形成水平联合，瓣叶呈一前一后分布。RL型是主动脉缩窄中最常见的二叶瓣畸形种类。第二常见的形态为右冠状动脉瓣与无冠瓣相融合（2型，RN型，见于15%～25%的病例），形成垂直联合，瓣叶呈一左一右分布。RN型BAV通常导致严重的瓣膜功能异常。而左冠瓣与无冠瓣融合（3型，LN型）很少见，仅见于不足5%的病例。超过90%的BAV两个瓣叶大小不等，较大的均为融合瓣膜。瓣膜大小对称且无融合嵴的BAV，即所谓“单纯二叶瓣”非常罕见。

Sievers和Schmidtke提出了一种瓣膜分类方案，其主要包含3种分类方式：首先用数字表示融合数目，然后表明瓣叶融合位置和瓣膜功能异常的种类。例如，“Sievers 1，L/R，S型”是指BAV有1个融合嵴，左右冠瓣融合，且主动脉瓣狭窄；而“Sievers 0，L/R，N型”是指BAV无融合嵴，左右冠瓣融合，且主动脉瓣膜功能正常。

六、二叶瓣畸形相关的主动脉疾病

我们现已充分认识到BAV与升主动脉扩张有关。以前曾认为BAV相关主动脉扩张是由狭窄后扩张所致，现在则认为主要原因是遗传因素。在BAV患者生命早期即可发现不伴有瓣膜狭窄的主动脉扩张，而且BAV患儿较匹配的对照组儿童直径增长速度更快，这些都支持遗传因素是BAV相关主动脉扩张的主要病因。

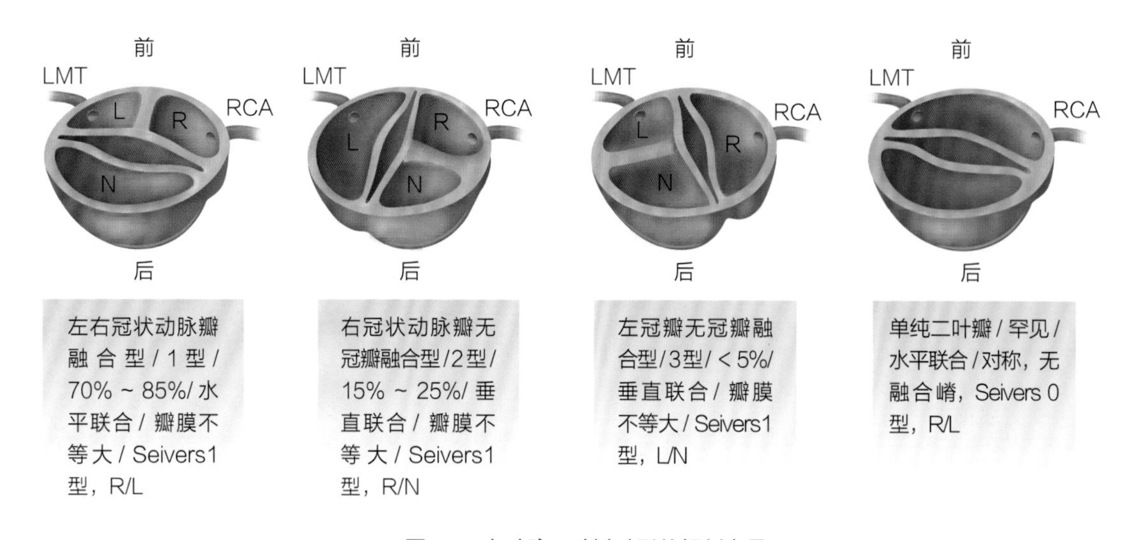

▲ **图 3-1　主动脉二叶瓣畸形的解剖变异**

LMT. 左冠状动脉主干；RCA. 右冠状动脉；L. 左冠瓣；R. 右冠瓣；N. 无冠瓣

在成年的 BAV 患者中，50% ～ 60% 的病例合并主动脉扩张。成年 BAV 患者的升主动脉在所有层面（瓣环、动脉窦、中段）都较其正常对照组直径更宽大。没有瓣膜功能障碍的及瓣膜置换术后的 BAV 患者也可发生主动脉扩张。主动脉扩张亦在 BAV 先证者的一级亲属中多见。

尽管不是主要原因，血流动力学改变认为可能与原发 BAV 的主动脉病变有关。即使是功能正常的二叶化主动脉瓣，其在心动周期中发生褶皱、弯曲、变形都会引起血液湍流，使升主动脉壁承受的剪切应力增加。在主动脉壁张力增加最明显的区域可发现更严重的中膜基质破坏。BAV 中的偏心血流模式因瓣膜位置不同而各异，利用四维血流磁共振测定技术可发现，RL 型 BAV 所致的湍流束朝向升主动脉右前方（右手侧血流），而 RN 型 BAV 产生的湍流束朝向主动脉后壁或邻近主动脉弓处（左手侧血流）。在少部分人中 2 种不同的 BAV 亚型分别与 2 种不同的主动脉扩张相关，即分别表现为主动脉中段扩张和主动脉远端、弓部扩张。

因为并非所有 BAV 都发展成主动脉扩张，单凭血流动力学改变不足以完全解释主动脉病变的发生发展。组织学研究表明，BAV 相关主动脉病变与主动脉壁的特殊的内在变化有关，后者降低了主动脉瓣结构的完整性。BAV 患者常出现主动脉中膜病变，包括血管平滑肌细胞凋亡、弹力纤维断裂、基质金属蛋白酶活性增加和中膜撕裂。这些改变的模式与主动脉瓣结构正常的主动脉扩张明显不同。主动脉中膜的退行性改变被认为是由基质金属蛋白酶和其内源性抑制因子在组织中浓度的失衡所致。特别是，基质金属蛋白酶 2 的升高可导致金属蛋白酶 1 的抑制因子升高。此外，在 BAV 主动脉中发现原纤维蛋白 1（FBN1）的含量降低，而这种蛋白的功能异常与马方综合征有关。因此，人们猜测转化生长因子 β（TGFβ）的信号异常可能也与 BAV 的主动脉病变相关。

根据 BAV 三种不同的形态学种类，各自所致的主动脉扩张（图 3-2）也有所不同。尽管尚未形成普遍认同的分类标准，主动脉扩张主要分为 3 种不同模式。

1 型：为最常见的模式（主动脉管部或升主动脉扩张，窦管交界处直径＞头壁动脉起始处），主要为主动脉管部大弯侧的扩张，主动脉根部可有轻度扩张。这一型最常与左右冠状动脉瓣融合、主动脉瓣狭窄、高龄有关。

2 型（主动脉弓部扩张，窦管交界处直径＜头壁动脉起始处）：包括升主动脉中段扩张，伴有

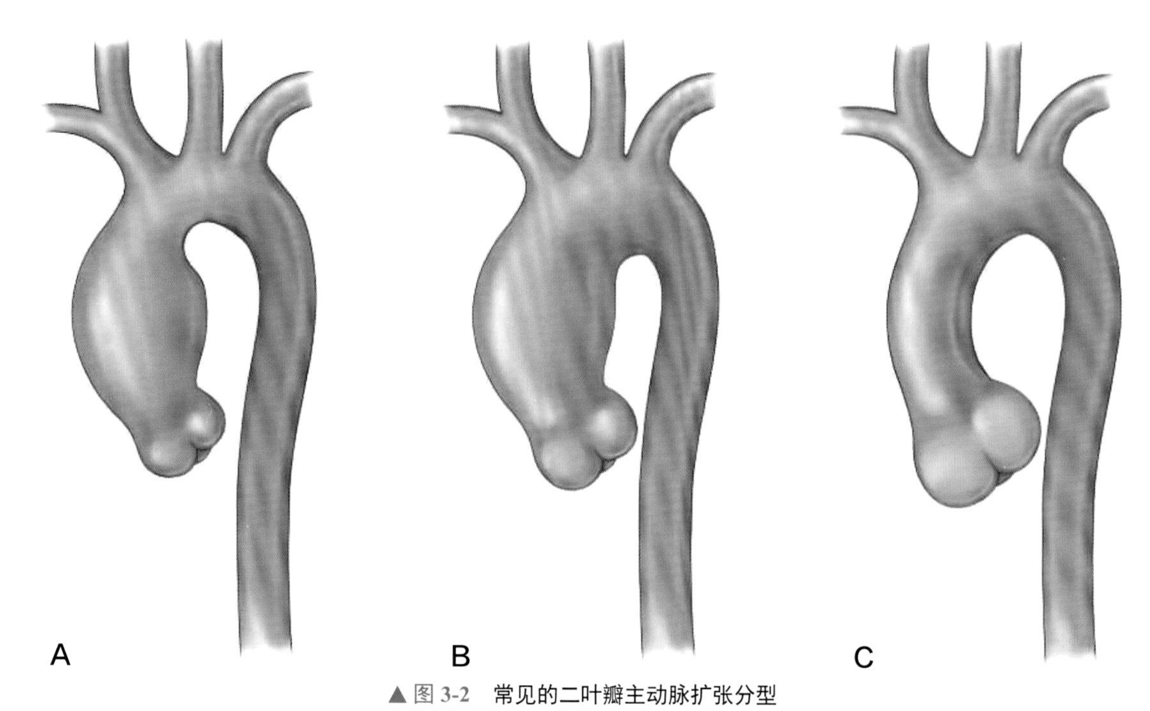

▲图 3-2　常见的二叶瓣主动脉扩张分型

A.1 型，升主动脉扩张，窦管交界直径＞头壁动脉起始处；B.2 型，弥漫性或弓部扩张，窦管交界直径＜头壁动脉起始处；C. 3 型，主动脉根部扩张

不同程度的主动脉弓部扩张。最常见于右冠状动脉瓣与无冠瓣融合。

3 型（主动脉根部扩张）：最少见，只有主动脉弓、主动脉窦部扩张。此型最常见于年轻人。

另一种利用层次聚类分析确定的分类标准将主动脉扩张分为 4 种不同模式：第一类为局限于主动脉根部的扩张；第二类为升主动脉扩张；第三类为累及弓部的升主动脉扩张；第四类为主动脉根部和升主动脉扩张，主动脉弓则逐渐变细。有 3/4 的 BAV 患者被归为第三类或第四类。这些分型突出了 BAV 主动脉病变表型的多样性，并强调了对主动脉进行手术修复的必要性。

七、心脏超声

现代的超声心动图可以常规可靠地对 BAV 进行诊断，经胸超声心动图的诊断准确率超过 90%。融合嵴在舒张期看起来非常类似正常的瓣膜交界，可对 BAV 与正常三叶主动脉瓣的鉴别造成困难。为明确诊断，必须由短轴切面在收缩期观察到两瓣膜间持续存在的融合嵴。同样在收缩期，瓣环可呈椭圆形的“鱼嘴样”改变。长轴切面下可见收缩期瓣膜穹隆和舒张期偏心对合线。

通过经胸超声心动图，必须观察主动脉弓和近 - 中段升主动脉以检查有无扩张迹象。通常，将换能器向上移动 1 ～ 2 个肋间可更清楚地观察到主动脉远端。右胸骨旁切面和胸骨上窝切面同样可用于检查主动脉扩张。当经胸检查的显像不充分时，可能需经食管超声心动图来进一步明确瓣叶的解剖位置和观察升主动脉。为了更加清晰地观察升主动脉和主动脉弓，常常使用计算机断层扫描（CT）和磁共振成像（MRI）。

八、自然病程和临床表现

BAV 的临床表现具有多样的特点，最终取决于主动脉瓣功能以及是否存在主动脉及其瓣膜的并发症。出现 BAV 临床表现的时间不一，从婴儿期或青春期因严重瓣膜病变起病到成年时检查偶然发现不等。尽管如此，大多数患者在其一生中会发展出至少一种并发症。

1．主动脉瓣狭窄

迄今为止，主动脉瓣狭窄是BAV最常见的并发症。尽管不常见，但主动脉瓣狭窄可在婴儿期发生，并可在高达2%的青少年中发现。BAV畸形是65岁以下的成年主动脉瓣狭窄患者的主要病因。在美国，BAV畸形在所有主动脉瓣狭窄的患者中占1/2，在70岁以下接受主动脉瓣置换术的患者占比高达60%。

主动脉瓣狭窄的发病机制是在临床、遗传和解剖学因素的共同影响下的一个活跃的钙化过程所致。同正常的三叶主动脉瓣类似，BAV瓣叶的钙化过程包括由细胞介导的炎症反应、脂蛋白浸润和成骨环境共同参与的高度受控的过程。而BAV的钙化过程出现得更早，这可能是因为异常瓣叶的弯曲折叠导致的机械应力增加，并因此形成湍流所致，所以BAV的瓣尖钙化在中年常见。临床并发症因素也与BAV主动脉瓣狭窄的进展有关，包括高胆固醇血症、脂蛋白水平升高、吸烟、高血压、女性等。解剖学特点也与主动脉瓣狭窄有关。多个研究表明，2型BAV（右冠瓣无冠瓣融合型）与儿童和成人的主动脉瓣狭窄关系性更强，主动脉瓣狭窄的进展速度也更快。

2．主动脉反流

主动脉瓣反流较主动脉瓣狭窄少见。尽管不同程度的主动脉瓣反流患病率很高，但单独出现的严重主动脉瓣反流仅见于15%以上的患者中。BAV患者的反流可由原发的瓣叶畸形所致，也可能继发于主动脉根部的扩张。BAV瓣叶可能因过长而导致脱垂（常见于融合嵴远端裂缺的融合瓣膜）；可能因纤维化而短缩；也可能因为心内膜炎而被破坏。随着年龄的增长，主动脉根部在窦管交界处可能发生扩张导致瓣叶对合不良，继发主动脉瓣反流。此外，婴儿期或儿童期接受球囊主动脉瓣成形术也可能导致瓣膜反流。

3．感染性心内膜炎

心内膜炎是BAV较严重的并发症，并可能是瓣膜病变的首发表现。心内膜炎可导致瓣叶撕裂或穿孔等瓣膜结构性破坏，或导致主动脉根部脓肿形成。当瓣膜发生损伤时，其结果肯定是主动脉关闭不全，需要外科手术干预的可能性很高。在队列研究中发现，BAV占自体瓣膜心内膜炎总数的15%左右，被认为是重要的潜在危险因素。在较早期的研究中，由于存在偏倚，心内膜炎的发病率往往被高估，但近期研究认为发病率较低，风险约为2%。因此，最新的美国心脏学会/美国心脏病学会（AHA/ACC）心脏瓣膜病指南也不再推荐BAV患者进行感染性心内膜炎的预防。

4．主动脉病变

BAV最危险的并发症是升主动脉瘤形成及其可能继发的急性主动脉夹层。BAV无疑是升主动脉扩张和主动脉夹层的独立危险因素，研究表明，BAV可见于5%～10%的主动脉夹层患者，在年轻（40岁以下）的夹层患者中所占比例接近20%。

升主动脉扩张和动脉瘤形成是急性主动脉夹层最好的预警因素。BAV的夹层几乎全部发生于升主动脉。BAV的主动脉扩张速度通常难以预测，但快于较正常主动脉瓣者，直径一般以每年0.2～1.2mm的速度增加，合并动脉瘤时可达每年1.9mm。BAV升主动脉扩张的速率与马方综合征主动脉根部扩张的速率相似。与马方综合征不同的是，约40%的BAV不发生主动脉进行性扩张。

主动脉快速扩张的最佳预测因素是年龄增加、主动脉瓣功能障碍、血压升高和主动脉基础直径较大。主动脉夹层的最佳预测因素包括较大的主动脉直径、夹层家族史、主动脉反流和主动脉壁僵硬。

尽管以往认为BAV相关夹层的风险很高（早期研究发现风险为正常的9倍高），近期的研究结果显示风险明显低于早期报道，但仍高于正常人群。在一项当代BAV研究中，主动脉夹层在随访过程中的发生率为 10 例 /10 000 人年；在另一项研究中发生率为 3.1 例 /10 000 人年，年龄校正后，与总人群对比相对风险（*RR*）为 8.4。在这些研究中，主动脉夹层的发生与主动脉基线直径明显相关。主动脉基线直径＜ 4.5cm 的人群随访过程中无人发生主动脉夹层。两项注册研究中，发生夹层时患者的主动脉直径平均数分别为 5.4cm 和 5.2cm。

尽管主动脉影像学和预防性手术的现代临床实践可能降低了夹层发病率，但这反而突出了与 BAV 相关的主动脉病变的严重性。在一项基于人群的 BAV 研究中，25 年内发生主动脉瘤的风险为 23%，接受主动脉手术的风险为 26%（图 3-3）。

与正常的三叶主动脉不同的是，BAV 患者即使在主动脉瓣置换术后升主动脉仍有发生扩张和夹层的风险。一项对主动脉瓣置换手术患者的研究表明，术后 15 年发生主动脉并发症的风险与手术当时主动脉直径明显相关。手术时主动脉直径＜ 4.0cm 的人群中，86% 的患者术后 15 年未发生主动脉并发症。相对地，手术时主动脉直径 4.5 ～ 4.9cm 的人群中，该比例只有 43%。另一项研究表明，在主动脉根部扩张患者和主动脉瓣关闭不全患者中，主动脉瓣膜置换术后不发生主动脉并发症的比率明显较低。鉴于该亚组研究的患者年龄较小，这一发现尤其值得关注。

九、药物治疗和监测

目前尚无针对 BAV 疾病的长期药物疗法推荐。已在研究中证明应用他汀类药物并不能减缓钙化的主动脉瓣狭窄的进展速度。故 2014 年 AHA/ACC 心脏瓣膜病指南没有推荐使用他汀类药物治疗主动脉瓣狭窄。

尽管理论上应用肾素 - 血管紧张素 - 醛固酮系统抑制系统（ACE 抑制药）可以阻止主动脉瓣狭窄的进展，但一个关于依普利酮的小规模随机对照研究并未发现任何受益情况。对 BAV 并发主动脉瓣反流者，扩血管药物治疗仅推荐用于治疗合并的高血压。而心内膜炎的预防性治疗也如前所述，不再被推荐。

药物疗法最大的作用体现在 BAV 相关的主动脉疾病中。当合并主动脉病变发生时，需要合适的药物来控制高血压，特别是 β 受体拮抗药、ACE 抑制药类和血管加压素受体抑制药（ARB）等。参照马方综合征的疗效，β 受体拮抗药被可降低主动脉壁应力、减缓主动脉病变的进展。同样根据几项小规模的马方综合征研究结果推断，ARB 类药物被发现可减缓主动脉根部扩张速度。因此，当合并高血压时，可选择一种理论上能够获益的药物进行治疗。目前已有一项评价 β 受体拮抗药和 ARB 类药物在 BAV 相关主动脉病变中的疗效的研究正在进行中。

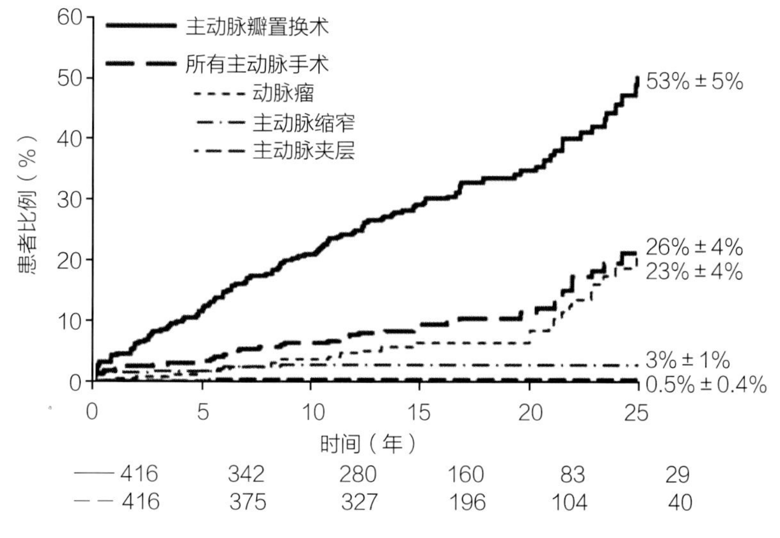

◀图 3-3　主动脉二叶瓣畸形诊断后 25 年的自然病程

接受主动脉瓣置换术患者和并发主动脉疾病的患者比例（引自 Michelena HI, Prakash SK, Della Corte A, et al. Bicuspid aortic valve. *Circulation* 2014; 129; 2691-704.）

关于BAV疾病的定期影像学复查和监测，影像学检查的频率应根据瓣膜功能异常（狭窄或反流）的程度和疾病症状的变化决定，例如，中度狭窄或反流的患者可每年复查。

考虑瓣膜疾病和主动脉病变的综合风险，BAV患者在参与体育活动过程中应接受医生指导，需要考虑瓣膜疾病和主动脉病变的综合风险。针对BAV患者首要的威胁是主动脉夹层，因此，对主动脉直径＞4.0cm的患者，高强度运动、身体对抗性运动、剧烈的长收缩性运动均不宜进行。所有BAV患者均应避免剧烈举重运动。如主动脉直径＜4.0cm且瓣膜功能正常，则可允许参与竞技性或高强度体育运动。BAV患者的一级亲属亦推荐进行筛查。超声心动图是很好的筛查手段，以期排查是否有BAV或者主动脉疾病。

对主动脉直径＞4.0cm的患者，无论瓣膜功能如何，均推荐每年复查以监测升主动脉情况。首次发现主动脉病变时，应行CT或MRI检查作为基线资料。当主动脉直径达到4.5～5.0cm时，每6～12个月就需行心脏影像学复查。除关注主动脉直径的绝对数值外，还应高度关注直径的增长速率（≥0.5cm/y，视为高危）和主动脉截面积与升高的比值（＞$10cm^2/m$视为高危）亦需特别注意。对于主动脉直径＜4.0cm的BAV患者，复查频率可为每2～3年一次。

根据2014年AHA/ACC瓣膜疾病指南表示，对合并主动脉疾病的BAV患者的家庭成员进行影像学筛查是“非常恰当的”。而对所有BAV患者的一级亲属进行筛查的成本效益，则尚未明确。

妊娠对多数BAV女性患者是安全且可耐受的。然而AHA/ACC 2008年成人先心病诊疗指南指出，考虑到并发症高风险，合并严重主动脉瓣狭窄或升主动脉直径＞4.5cm的患者应建议其避免妊娠。此外，该指南还推荐对BAV孕妇进行胎儿超声心动图检查以早期评估是否存在心脏畸形。

十、手术治疗——瓣膜和主动脉

总体而言，合并主动脉重度狭窄、重度反流的BAV患者出现临床症状、左心室功能减低或左心室径线异常，均应考虑行主动脉瓣置换术。依据2014年AHA/ACC心脏瓣膜病指南，BAV患者主动脉瓣膜手术的具体手术指征与正常三叶主动脉瓣瓣膜病患者相同。接受主动脉瓣置换术的患者中，BAV患者的平均年龄较正常三叶主动脉瓣患者年轻约20岁。在基于BAV人群的研究中，25年内需行主动脉瓣置换术的比例为53%（图3-3）。

单纯合并融合瓣膜脱垂导致的重度主动脉瓣反流，无瓣叶钙化的BAV患者可考虑行主动脉瓣成形术。尽管瓣膜成形的远期结果不明确，瓣膜成形技术仍是部分BAV患者的一种治疗选择，特别是那些同期行保留瓣膜的主动脉根部置换术的患者。特别是对于BAV合并主动脉瓣狭窄的儿童患者，由经验丰富的外科医生进行的球囊主动脉瓣成形术仍不失为一个好的选择。因为要同时考虑到瓣膜与主动脉的情况，手术时机的选择富有挑战性，据估计有20%～30%的患者在瓣膜手术的同时需手术处理主动脉。

ACC/AHA临床工作组的澄清声明，更新了有关BAV患者的主动脉手术（根部替换或升主动脉替换）的内容。这一声明在明确2010年胸主动脉疾病指南和2014年心脏瓣膜病指南之间的差异（表3-2）。

表3-2　ACC/AHA临床工作组对于BAV患者合并主动脉扩张手术治疗的澄清声明

1级推荐——主动脉直径≥5.5cm的无症状患者
2a级推荐——主动脉直径≥5cm＋有1个危险因素（直径变化率≥0.5cm/y、主动脉夹层家族史或猝死家族史）或身材矮小（主动脉截面积/身高＞$10cm^2/m$，或用基于体表面积的指数界值评估）或由经验丰富的手术团队评估决定
2a级推荐——主动脉直径＞4.5cm并且同期需行主动脉瓣置换术者

要点总结

- 主动脉瓣二叶化畸形（BAV）在人群发病率为 0.5% ～ 2%，男性多见，男女比例至少为 3 ∶ 1。在非洲裔美国人中较白人少见。
- 50% ～ 60% 的 BAV 患者合并主动脉瓣狭窄，并且易合并多种先天性和遗传疾病，BAV 最常见合并的先天性疾病包括主动脉缩窄、动脉导管未闭和房室间隔缺损。
- BAV 具体的病因不明，但目前的证据主要指向异常遗传因素导致的瓣膜发生早期病变。BAV 的遗传性在家系研究中得到了证实，其家族聚集性表现为，BAV 患者的一级亲属中发病率约为 9%。
- BAV 最常见的形态学类型是左右冠状动脉瓣融合（占 70% ～ 85%），形成水平联合，瓣叶呈一前一后分布。其次为右冠状动脉瓣无冠瓣融合（占 15% ～ 25%），形成垂直联合，瓣叶呈一左一右分布。左冠瓣无冠瓣融合少见（不足 5%）。
- BAV 患者的主动脉扩张目前认为主要是遗传因素所致，血流动力学因素也可能有促成作用。
- 尽管尚未有普遍接受的分类标准，BAV 主动脉扩张主要分 3 型。

  1 型：包括主动脉管部凸侧的扩张，主动脉根部可有轻度扩张（窦管交界处直径＞头壁动脉起始处）。

  2 型：包括升主动脉中段扩张，伴有不同程度的主动脉弓部扩张（弥漫性或弓部扩张，窦管交界处直径＜头壁动脉起始处）。

  3 型：最少见，包括主动脉弓、主动脉窦部扩张（主动脉根部扩张）。
- BAV 的临床表现多样，主要与主动脉瓣功能和主动脉相关。目前为止最常见的并发症是主动脉瓣狭窄，BAV 在主动脉瓣狭窄患者中占半数，在 70 岁以下接受主动脉置换术的患者中占 60%。BAV 最危险的并发症是主动脉动脉瘤形成和急性主动脉夹层。
- 目前尚无针对 BAV 疾病的长期疗法推荐。研究已发现，应用他汀类药物并无减缓主动脉钙化狭窄进展的作用。当主动脉病变发生时，需要合适的药物来控制高血压，特别是 β 受体拮抗药、ACE 抑制药和 ARB 类药物。
- BAV 患者需行影像学检查评估升主动脉情况，例如超声心动图结果不理想或主动脉直径为 4.0 ～ 4.5cm，则需行 CT 或 MRI 整体评估升主动脉、主动脉弓和降主动脉情况。
- 总体而言，合并主动脉重度狭窄、重度反流的 BAV 患者出现临床症状、左心室功能减低或左心室径线异常，均应考虑行主动脉瓣置换术。
- ACC/AHA 临床工作组的澄清声明最近更新了有关 BAV 患者的主动脉手术（根部替换或升主动脉替换）的内容（表 3-2）。

推荐阅读

[1] Biner S, Rafique AM, Ray I, et al. Aortopathy is prevalent in relatives of bicuspid aortic valve patients. *J Am Coll Cardiol*. 2009;53:2288–2295.

[2] Cripe L, Andelfinger G, Martin LJ, et al. Bicuspid aortic valve is heritable. *J Am Coll Cardiol*. 2004;44:138–143.

[3] Michelena HI, Desjardins VA, Avierinos JF, et al. Natural history of asymptomatic patients with normally functioning or minimally dysfunctional bicuspid aortic valve in the community. *Circulation*. 2008;117:2776–2784.

[4] Michelena HI, Prakash SK, Della Corte A, et al. Bicuspid aortic valve: identifying knowledge gaps and rising to the challenge. From the International Bicuspid Valve Consortium (BAVCon). *Circulation*. 2014;129:2691.

[5] Sievers HH, Schmidtke C. A classification system for the bicuspid aortic valve from 304 surgical specimens. *J Thorac Cardiovasc Surg*. 2007;133:1226–1233.

[6] Siu SC, Silversides CK. Bicuspid aortic valve disease. *J Am Coll Cardiol*. 2010;55:2789–2800.

[7] Svensson LG, Kim KH, Lytle BW, et al. Relationship of aortic cross-sectional area to height ratio and the risk of aortic dissection in patients with bicuspid aortic valves. *J Thorac Cardiovasc Surg*. 2003;126:892–893.

[8] Tzemos N, Therrien J, Yip J, et al. Outcomes in adults with bicuspid aortic valves. *JAMA*. 2008;300:1317–1325.

[9] Verma S, Siu SC. Aortic dilatation in patients with bicuspid aortic valve. *N Engl J Med*. 2014;370:1920–1929.

[10] Wojnarski CM, Svensson LG, Roselli EE, et al. Aortic dissection in patients with bicuspid aortic valve-associated aneurysms. *Ann Thorac Surg*. 2015;100:1666.

第4章 二尖瓣狭窄

Mitral Stenosis

L. Leonardo Rodriguez　著
张伯瀚　译
马国涛　校

一、概述

一直以来，二尖瓣狭窄的主要病因仍是风湿性疾病。然而，这种病因在美国正逐年减少，因此也应注意引起二尖瓣狭窄的其他原因（表4-1）。

一般来说，二尖瓣狭窄一般进展缓慢，从症状出现发展至病情加重大约需要7年的时间。一旦出现衰弱症状，在无干预的情况下10年生存率＜15%。

二、临床表现

1．症状

（1）二尖瓣狭窄患者常有很长一段时间没有明显症状。大多数患者在40－50岁时才开始出现症状。

（2）主要症状是劳力性呼吸困难，随病情加重出现夜间阵发性呼吸困难和端坐呼吸。一般而言，慢性二尖瓣狭窄患者能够耐受较高的左心房压力。肺血管阻力非常高的患者可能永远不会出现阵发性呼吸困难。

（3）一些诱发因素如运动、妊娠、感染、情绪紧张或心房颤动伴有快速的心室反应等，会增加跨瓣压差，升高左心房压力，使症状恶化。伴有快速心室反应的房颤是典型的恶化因素，即使在具有中度二尖瓣狭窄的患者中也可造成肺水肿。

（4）咯血可能提示左心房压力升高致小支气管静脉破裂。咯血现在相对少见，但它可能表现为突发的大量出血；与急性肺静脉淤血有关的血痰，急性肺水肿时伴有粉红色泡沫痰，以及由于肺梗死引起的单纯咯血（罕见）。冬季患有急性支气管炎时咯血也是一种常见表现。

（5）左心房扩张和血液淤滞，特别是在合并房颤的情况下（持续性或阵发性），容易形成血栓导致栓塞事件。栓塞事件可涉及脑血管（最常见），冠状动脉或外周循环。增厚和变形的瓣膜可能导致心内膜炎发生。扩张的左心房压迫喉返神经可引起的声音嘶哑，又称为Ortner综合征。

（6）长期存在的二尖瓣狭窄伴肺动脉高压，可逐渐出现右心衰。严重二尖瓣狭窄的患者可出现心绞痛，可能反映心排血量低。乏力是心排血量下降的常见表现，在肺动脉高压患者中，它可能继发于右心室需氧量增加。

2．体格检查

（1）视诊和触诊：患者可能有双颧部潮红，现已相对少见。肺血管阻力升高而仍保持窦性心律的患者，颈静脉可能显示出明显的a波。

右心衰竭时可见颈静脉压升高。心排血量低的晚期病例中，会发生外周发绀。当心排血量低时，颈动脉搏动的幅度很小。心尖搏动位置通常正常，可触及心尖搏动和闻及第一心音。

表 4-1　二尖瓣狭窄的病因

风湿病	最常见的
钙化	常见于老年人、肾衰竭者、放射性物质暴露者
手术后	小瓣环成形术环
先天性	降落伞形二尖瓣、瓣上环等
炎症后	狼疮、类风湿关节炎
心内膜炎	残留的瓣叶增厚、限制、硬化
浸润性	黏多糖贮积症

在 1/3 的患者中，可在侧卧位时触及心尖舒张期震颤。合并肺动脉高压的患者，胸骨旁可触及右心室抬举性搏动并可感知到 P_2，约 60％的患者可见右心室抬举性搏动。

（2）听诊：主要听诊结果如图 4-1 所示。

① 除了伴有明显二尖瓣反流外，S_1 通常增强。二尖瓣开瓣音（opening snap，OS）是二尖瓣狭窄最具特征的听诊标志。然而，随着二尖瓣逐渐钙化、活动度下降，OS 可能会消失。在患有中度至重度二尖瓣反流的患者中也可能听不到 OS。OS 应与 S_3 奔马律（表 4-2）相鉴别。

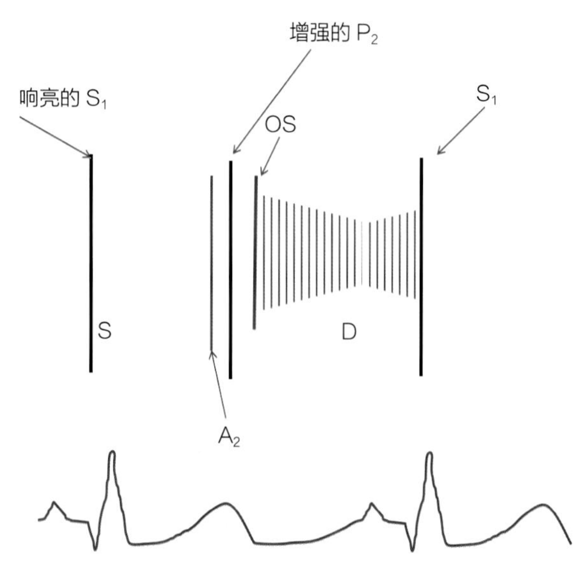

▲图 4-1　二尖瓣狭窄的听诊表现

第一心音增强，合并肺动脉高压患者可闻及增强的 P_2，OS 随后是舒张期隆隆声，伴有收缩前期亢进。在轻度二尖瓣狭窄的患者中，隆隆声可能仅在心脏舒张初期和心房收缩后（最大舒张压差）出现。D. 舒张期；OS. 开瓣音；S. 收缩期

② 二尖瓣狭窄的典型杂音是一种低调的舒张中期隆隆样杂音，在患者处于左侧卧位时用听诊器钟形头听诊最为明显。窦性心律患者中更常出现收缩前加强（尽管在房颤患者中也可能存在），并且与二尖瓣狭窄的严重程度无关。短暂运动可能会因更高的心排血量和心率增加跨瓣压差，从而加重二尖瓣狭窄的杂音。杂音的长度比其响度与二尖瓣狭窄的严重程度更为相关，杂音越长，从 S_2 到 OS 的时间间隔越短，二尖瓣狭窄越严重。

③ 在充血性心力衰竭、肺动脉高压和主动脉瓣狭窄的情况下，通过二尖瓣的流量减少，可能使舒张期杂音减低。在这些情况下，S_1 增强可能是发现二尖瓣狭窄的唯一线索。

④ 可以出现类似二尖瓣狭窄听诊杂音的其他情况包括左心房黏液瘤和三房心。黏液瘤扑动声可能被误认为 OS，并且瓣膜的肿瘤阻塞瓣膜导致舒张期杂音。但黏液瘤的听诊表现会随着体位改变而变化，是其主要鉴别点。

其他需要鉴别的可造成舒张期隆隆样杂音的情况包括较大的房间隔缺损或室间隔缺损、三尖瓣狭窄（在胸骨左缘听到杂音，通常随着吸气而增加），以及主动脉瓣反流引起的 Austin-Flint 杂音（通常先有 S_3）。严重二尖瓣狭窄的患者也可能在 S_3 之后出现短暂的舒张期隆隆声，但响亮的全收缩期杂音才是其主要听诊表现，不难鉴别。

表 4-2　开瓣音和第三心音之间的鉴别

项　目	开瓣音	S_3
与第二心音的关系	非常接近 A_2	舒张早期
特点	更短，音调更高	更长，音调更低
部位	胸骨左缘	心尖

三、病因（表 4-1）

1．高达 50％的风湿性二尖瓣狭窄患者并没有明确的风湿热病史。虽然风湿热的发病率

在男性和女性之间大致相等，但风湿性二尖瓣狭窄在女性中的发病率是男性的 2 ～ 3 倍。

瓣叶增厚和纤维化伴交界融合是特征性的发现。交界和腱索融合及腱索缩短导致狭窄的发展。在瓣叶、腱索和瓣环上发生钙沉积，导致瓣膜活动度下降。由于这些变化，二尖瓣变成漏斗状，孔径减小。

2．非风湿性二尖瓣狭窄的原因包括老年人广泛的环状钙化、先天畸形、放射性心脏病、狼疮，以及对二尖瓣狭窄患者行限制性瓣叶修复术。此外，累及二尖瓣的心内膜炎治愈后发生的瓣膜增厚也可导致二尖瓣狭窄。

钙化性二尖瓣狭窄在老年人群中越发多见，且常并不总与慢性肾病有关，但也见于患有主动脉瓣狭窄的老年患者。钙化二尖瓣狭窄中二尖瓣的形态不同于风湿性疾病。其交界是分离的，梗阻的原因是二尖瓣环的严重钙化减少了瓣叶的活动度，并减小了瓣环面积。这些患者的治疗与风湿性二尖瓣狭窄患者不同，球囊瓣膜成形术没有作用，并且手术治疗难度更高。

四、病理生理学

1．二尖瓣口的正常面积为 4 ～ 6cm^2。当瓣膜面积＜ 2 cm^2 时，左心房和左心室之间形成压力梯度。随着瓣口面积减小，左心房压和跨瓣压差都将增加（图 4-2）。尽管跨瓣压差是评价二尖瓣狭窄严重程度的有效指标，但它受心排血量和舒张期充盈期持续时间的影响（随着血流的平方而增加）。二尖瓣口面积与血流因素基本无关，因此跨瓣压差对二尖瓣狭窄严重程度的评价更可靠。狭窄的严重程度不仅需要根据瓣口面积和跨瓣压差来评估，同时还需考虑症状和运动耐量。二尖瓣狭窄合并二尖瓣反流相较于单纯病变可预测的症状性损害更为严重。目前美国心脏病学会 / 美国心脏协会（ACC / AHA）在心脏瓣膜病的指南中定义了二尖瓣狭窄的 4 个分期（表 4-3）。

2．左心房压力增加传递到肺血管系统，导致肺淤血。肺静脉压的被动增加可能会使肺血管阻力增加（反应性肺动脉高压）。肺血管阻力增加的患者不易发生肺水肿。如果狭窄可以得到缓解，这种肺动脉高压通常是可逆的。然而，在长期、严重的二尖瓣狭窄中，可能发生不可逆的肺血管系统闭塞性改变。严重的肺动脉高压可导致右心室功能障碍和右心衰竭。

3．由于前负荷降低或风湿性心肌炎，多达 1/3 的患者可见左心室射血分数减低。在患有右心室扩张的重度肺动脉高压的患者中，心室相互作用也可能导致左心室功能障碍。

4．在重度二尖瓣狭窄中，低心排血量可能导致外周低灌注。长期受抑制的心排血量导致全身血管阻力反射性增加和后负荷增加，导致左心室功能进一步受损。

五、辅助检查

1．心电图

窦性心律患者和常见左心房扩大（二尖瓣型 P 波）。存在肺动脉高压时可见右心室肥大的迹象。心房颤动很常见，并且纤颤波通常较粗。

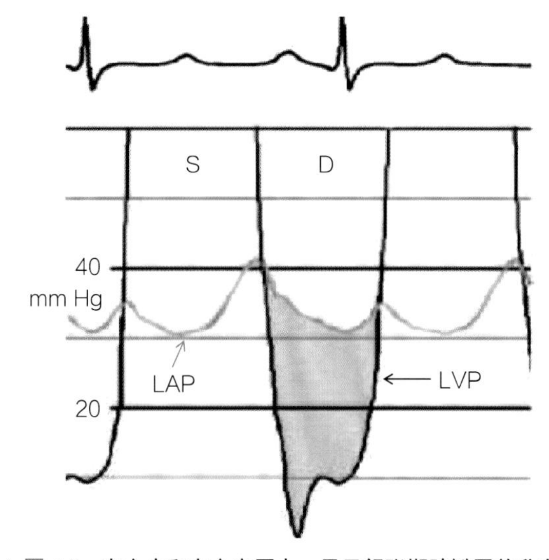

▲ 图 4-2　**左心房和左心室压力，显示舒张期跨瓣压差升高**
这是二尖瓣狭窄的血流动力学标志。D. 舒张期；LAP. 左心房压力；LVP. 左心室压力；S. 收缩期

表 4-3　2014 年美国心脏病学会 / 美国心脏协会指南中提出的二尖瓣狭窄的分期

	瓣膜解剖学	瓣膜血流动力学	血流动力学后果
A 期	有二尖瓣风险的患者	二尖瓣的轻度舒张圆顶	左心房大小正常
B 期	进展二尖瓣狭窄	瓣口流速增快，瓣口面积＞ $1.5cm^2$	左心房轻度扩张，静息肺动脉压正常
C 期	重度但无症状的二尖瓣狭窄	重度二尖瓣狭窄，瓣口面积≤ $1.5cm^2$（特重度二尖瓣狭窄，瓣口面积≤ $1.0cm^2$）	左心房重度扩张，肺动脉收缩压升高
D 期	重度的症状性二尖瓣狭窄	同 C 期	与 C 期相同 + 运动耐量降低和劳力性呼吸困难

2．胸部 X 线片

左心房明显扩大时右心缘可见双边影。在肺动脉下方可以看到凸起，代表左心耳。钡剂造影中左主支气管的信号增高和食管向后移位也反映了左心房扩大。肺静脉压升高可能出现 Kerley B 线。可见右心室扩大（侧位片上的胸骨后间隙减少）。可见二尖瓣钙化或罕见的左心房钙化（McCallum 斑）。

3．超声心动图

超声心动图在二尖瓣狭窄评估中起着至关重要的作用，可用于初步诊断，确定疾病严重程度，评估左心室和右心室的功能，肺动脉高压的存在与否，以及伴随瓣膜病变的识别。此项检查对于评估和选择拟行经皮球囊二尖瓣成形术的患者也是至关重要的。

（1）M 型超声心动图：目前已较少依赖 M 型超声心动图进行诊断，常见发现包括高回声和二尖瓣偏移减少。后瓣叶的前向运动和前叶的 E-F 斜率下降是二尖瓣狭窄的 M 型超声心动图标志。然而，E-F 斜率下降也可见于多种其他情况，并且与二尖瓣狭窄的严重程度没有直接关系。

（2）二维（2D）超声心动图：二尖瓣狭窄的形态学诊断可以依靠 2D 成像。典型的二维（2D）超声心动图表现包括在胸骨旁长轴切面中瓣叶运动受限和呈圆顶状弓向心室侧（曲棍球棒样表现）（图 4-3）。二尖瓣后叶移动性比前叶受损更重，有时完全固定。在短轴切面中，二尖瓣可显示出与鱼嘴状的交界融合。瓣叶增厚，在老年患者中常有钙化。腱索也存在增厚和缩短。

（3）多普勒超声心动图：是对狭窄严重程度无创评估的重要部分。使用连续频谱（CW）多普勒测量二尖瓣血流的平均跨瓣压差可用以评估狭窄的严重程度。在轻度狭窄时，跨瓣压差＜ 5mmHg。中度狭窄则是 5 ～ 10mmHg。跨瓣压差＞ 10mmHg 表明重度二尖瓣狭窄。但是，应始终注意跨瓣压差受流量影响。

（4）估计二尖瓣口面积。

① 平面法测量瓣口面积可以在胸骨旁短轴切面中进行。初始的定位最初是从胸骨旁长轴切面完成的，将二尖瓣口置于扫描平面的中心。然后将换能器旋转 90°，以获得短轴切面。在舒张期瓣膜开口最大时于二尖瓣瓣叶尖端处获得测量值。必须从基部到心尖仔细扫描，以找到二尖瓣的尖端。

② 质量较差的 2D 图像和增厚、钙化的瓣下结构可导致直接测量难以获得准确的结果。扫描平面的不正确定位会在瓣膜上产生倾斜切面，导致瓣口面积过高。在垂直位心脏图像中，可能无法获得二尖瓣的适当短轴切面。在瓣周的纤维化或钙化时测得的瓣口面积可能过低。最正确的测量方法对于避免误差非常重要。对于有交界切开术史的患者，平面测量法不太可靠。虽然平面法仍然是通过超声心动图评估二尖瓣口面积（mitral valve area，MVA）的首选

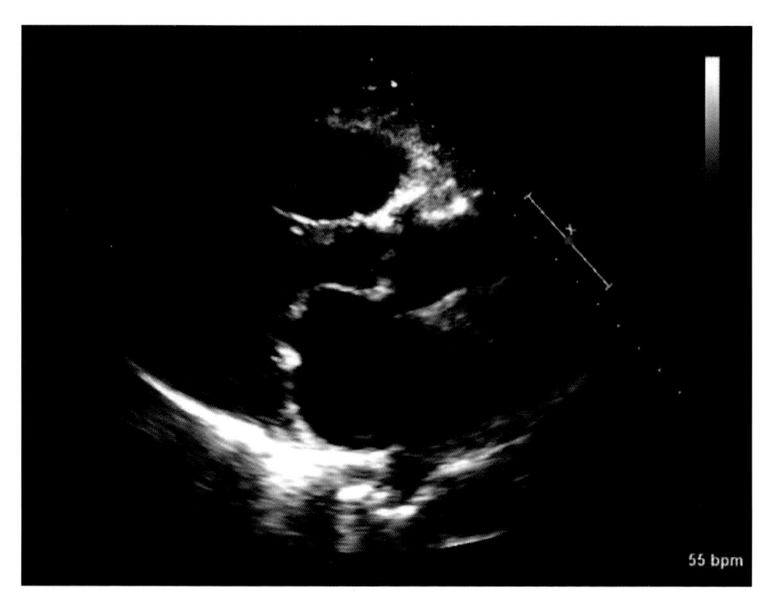

◀图 4-3　二尖瓣舒张期圆顶。胸骨旁长轴切面

方法，但它需要足够的专业技术和经验才能准确评估。

③ 应用压力半衰期法估计 MVA。二尖瓣口越小，跨瓣压差降低所需的时间越长，即压力半衰期延长（压力下降到起始值的一半所需的时间，这相当于速度降低到峰值速度的 70% 的时间［峰值速度 / $\sqrt{2}$］）。在计算中须利用二尖瓣流入 E 波的斜率。因为压力半衰期更易于获得，所以压力半衰期法是估计 MVA 最常用的方法。

经验性利用压力半衰期估测 MVA：MVA（cm^2）= 220/ 压力半衰期

如果没有执行计算的软件包，可以通过将减速时间乘以 0.29 来计算压力半衰期。如果存在房颤，则获得 5 ～ 10 次连续心脏搏动并取平均值。

须注意压力半衰期方法的局限性。

- 如果左心房血流动力学和房室顺应性快速变化时，例如在球囊瓣膜成形术后立即进行，则压力半衰期法是不准确的。
- 如果存在窦性心动过速（E-A 融合）并且在 E 波速度衰减的非线性斜率的情况下，压力半衰期方法可能难以应用。严重的主动脉瓣关闭不全也会使 LV 在舒张期充盈，从而降低压力半衰期，并可能导致得到的 MVA 过高。

i. 连续性方程计算如下。

$$MVA=LVOT_{\text{area}}\times VTI_{LVOT}/VTI_{MV}$$

其中 LVOT 是左心室出口梗阻，VTI 是速度时间积分。

然而，如果存在超过轻度二尖瓣或主动脉瓣关闭不全，则连续性方程将不准确且不应使用。

ii. 二尖瓣狭窄的近端会聚法计算如下。

$$MVA=2\pi r^2\times\frac{V_{\text{nyqst}}}{V_{\text{Max}}}\times\frac{\alpha^\circ}{180^\circ}$$

其中 r 是心房侧舒张期血流会聚的半径，V_{Max} 是舒张期二尖瓣 CW 的速度，α 是瓣叶所对的角度。如果角度测量无法测得，则可以经验性使用 115° ～ 120° 。

（5）三维超声心动图（3DE）：提供 3D 数据集以确定 MVA，有条件时应积极使用。该方法能够在二尖瓣尖端水平处正确对准切面。利用实时 3D 经食管超声，在经皮球囊二尖瓣成形术时可以直接观察左心房或左心室侧的二尖瓣，并且在每次球囊充气之前和之后可以观察瓣叶交界。交界分离程度（单侧或双侧）似乎具有预后价值。

（6）负荷超声心动图：静息状态下检查结果与症状或临床表现不一致时，负荷超声心动图是评估症状患者的有用诊断工具（ACC/AHA Ⅰ类）。跨瓣压差可以在使用仰卧自行车运动期间或使用跑步机运动之后进行评估。可在负荷前和负荷中测量三尖瓣反流速度以估计肺动脉压力。运动期间肺动脉压升高与房室联合顺应性密切相关。

（7）经食管超声心动图：经食管超声心动图（transesophageal echocardiography，TEE）被用于排除左心房血栓并评估瓣膜成形术前二尖瓣反流的严重程度。如果存在左心房血栓，则应进行至少1个月的抗凝再重复TEE以确认血栓是否缓解。如果经胸超声心动图（transthoracic echocardiography，TTE）数据不理想时（ACC/AHA Ⅰ类），也可行TEE，但如果TTE数据已足够，则不常规进行TEE。在一些导管实验室中，TEE通常用于球囊瓣膜成形术中指导。

（8）对于无症状患者应用超声心动图随访。MVA＞1.5cm^{2}患者每3～5年推荐1次复查超声心动图，MVA 1.0～1.5cm^{2}每1～2年1次，MVA＜1.0cm^{2}患者推荐每年1次超声心动图。

4．心导管检查

心导管检查的指征是超声结果和临床表现不一致，或者超声心动图检查结果反复变化或不理想。如果产生症状的主因是劳累并且与静息血流动力学严重程度不成比例，则可以利用运动激发试验获得相关检查数据。心导管检查中获得的血流动力学结果可用于评估狭窄的严重程度和直接测量肺动脉压力。同时须测量左心室舒张末期压力、左心房压力［直接测量或更常见的是肺毛细血管楔压（pulmonary capillary wedge pressure，PCWP）作为替代］、心排血量（Fick方法或热稀释法）、心率和舒张期充盈时间（每搏秒数）。同时监测左心室（LV）压力和PCWP（或左心房压力），即能获得跨二尖瓣压差。PCWP/LV压差经常高估二尖瓣狭窄的真实严重程度，一部分原因是在于PCWP的相移。因此，理想的情况应该向左重新调整，以解释左心房压力传递到肺静脉床的延迟。使用Gorlin公式计算MVA。

（1）Gorlin公式如下。

MVA＝心排血量/舒张期充盈时间×心率/37.7×二尖瓣跨瓣压差平方根

Gorlin得出37.7的经验常数，即Gorlin常数（44.3）乘以0.85（二尖瓣的校正因子）来计算速度损失和瓣口收缩的系数。

（2）Hakki等提出的Gorlin公式的简化版本，该公式已经过验证，能够得出合理的近似瓣口面积。Hakki方程式如下。

MVA＝心排血量/平均二尖瓣梯度平方根

（3）须密切注意心导管检查实验室的缺陷。如果患者患有肺静脉闭塞性疾病，则不应使用PCWP。应进行血氧测定以确认导管置入是否正确。心排血量测定的金标准是Fick原则，其中心排血量是O_2消耗除以动静脉O_2分压差。热稀释法有时不准确，特别是对于患有严重三尖瓣反流的患者。在瓣膜成形术后，明显的二尖瓣反流或房间隔缺损都可能导致对二尖瓣血流的估计不准确。

六、治疗

二尖瓣狭窄患者的管理应结合症状，狭窄程度和瓣膜是否适用经皮球囊二尖瓣成形术。其他需要考虑的方面包括是否存在心房颤动和肺动脉高压。

1．无症状且轻度二尖瓣狭窄（瓣口面积＞1.5cm^{2}并且平均跨瓣压差＜5mmHg）的患者无须特殊治疗，根据目前的AHA指南，不需要预防心内膜炎。对于风湿性瓣膜病患者，应根据指南预防风湿热。风湿热的二级预防应在最后一次发作后应用至少使用10年或直至患者年龄为40岁（以较长者为准）。

2．仅有轻度劳力性呼吸困难症状的患者可用利尿药和限盐治疗，以降低左心房压力。研究表明，窦性心律二尖瓣狭窄患者无须应用药物控制心率。然而，当因运动症状明显恶化时，可考虑使用β受体拮抗药控制对窦心心律患者的心率（Ⅱb类）。在孕妇中，美托洛尔是β受体拮抗药的首选。

3．心房颤动可明显加剧症状，心脏复律或控制心室率对于维持舒张期充盈时间非常重要。栓塞是二尖瓣狭窄非常危险的并发症，在高达20%的患者中都有发生，而年龄和心房颤动是其主要的危险因素。

（1）洋地黄和β受体拮抗药是控制心室率的首选药物。

（2）对于心房颤动（阵发性、持续性或永久性）患者，必须使用华法林抗凝，因为他们有更高的血栓栓塞风险。具有既往栓塞史或已知左心房血栓（ACC/AHA Ⅰ类）的患者中也同样。是否应该在窦性心律患者中启动抗凝治疗仍然存在争议，但是对于在TEE上具有致密的自发性回声或心房重度扩张的患者应积极考虑抗凝。国际化标准比率（international normalized ratio，INR）的目标通常为2.0～3.0。目前，在二尖瓣狭窄患者中使用新型口服抗凝药尚无相关研究，因此不应使用。曾有报道1例患有二尖瓣狭窄和房颤患者服用达比加群后出现左心房巨大血栓。

（3）可行肺静脉消融术结合球囊瓣膜成形术以治疗心房颤动。

4．经皮球囊瓣膜成形术这项技术对患有重度二尖瓣狭窄的患者的治疗具有相当大的影响，并且是拥有理想的解剖结构且无明确禁忌证的患者的首选方案。理想的解剖结构定义为柔韧且相对薄的瓣膜，其具有少量钙化并且瓣下结构受累不重。

（1）目前已能通过超声心动图评分以帮助筛选适用于经皮瓣膜成形术的患者。该评分有活动性、瓣叶增厚、瓣膜下增厚和钙化四个组成部分，每一个方面都可分为0～4分，总分为4，表示轻度风湿性受累；总分为16，表示瓣膜纤维化并且固定，整个瓣叶及瓣下组织受累和严重的钙化。一般而言，广泛的瓣下病变意味着瓣膜成形术的治疗效果较差。具有广泛或不对称二尖瓣钙化的患者在对于经皮球囊瓣膜成形术的疗效更差。总超声心动图评分＞11与手术效果不良、瓣口面积的增加不满意、更高的心力衰竭和再狭窄发生率以及更高的死亡率相关。对于分数较高的患者，若无明确手术高危因素，则外科手术是更好的选择。

（2）当超声心动图评分为8或更低时，球囊瓣膜成形术效果一般较为理想。

（3）有人提出校正评分，能够更好地预测球囊瓣膜成形术后的即刻成功率。该评分包括初始瓣口面积、舒张期二尖瓣瓣叶移位、交界面积比值和瓣膜下增厚（表4-4）。

（4）经皮球囊瓣膜成形术的过程涉及通过经房间隔穿刺将球囊尖端导管放置在二尖瓣上，使球囊扩张以分开瓣叶交界。进行一次或多次球囊扩张，直到二尖瓣跨瓣压差显著改善或二尖瓣反流恶化。

① 瓣口面积增加1cm^2，通常主要是由于

表4-4　包括交界形态学的新评分

项　目	评　定	评分
二尖瓣面积＜1.0 cm^2	通过平面测量法	2
最大瓣叶移位≤1.2cm（圆顶高度）	四腔心切面，舒张期瓣环到二尖瓣尖端	3
交界面积比值＞1.25	短轴切面；平面法测量瓣膜内侧半侧和外侧半侧；较大/较小半区的比值	3
瓣膜下增厚	无或轻度与广泛增厚	3

注意：低，0～3分；中，5分；高，6～11分（引自Nunes MCP et al. *Circulation*.2014；129:886.）

融合的瓣叶交界的分离。平均瓣扣面积通常增加一倍，跨瓣压差减少 50%～60%。超过80%的病例可获得理想的初始结果，定义为瓣膜面积≥ 1.5cm^2，二尖瓣反流低于中度。

② 中度、重度二尖瓣反流或左心房血栓是经皮球囊瓣膜成形术的禁忌。严重的主动脉瓣或三尖瓣疾病或冠状动脉疾病的存在是该手术的相对禁忌证。经皮二尖瓣成形术的主要并发症包括手术死亡率（0.5%～4%）、心包积血（0.5%～10%）、栓塞（0.5%～5%）和重度反流（2%～10%）。

（5）经皮球囊瓣膜成形术或外科手术治疗适用于有中度或重度症状的患者［纽约心脏病协会（NYHA）Ⅱ级或更高］（表 4-5）。如果解剖结构理想，则气囊瓣膜成形术优于外科手术。无症状的患者，有重度的二尖瓣狭窄和静息或运动时肺动脉高压的证据，瓣膜条件允许的话，也应考虑进行经皮治疗。外科手术适用于更严重的症状（心功能Ⅲ～Ⅳ级）。虽然现行指南不包括显著的肺动脉高压（肺动脉收缩压＞ 60mmHg），但在考虑机械治疗的适应证时，应将其与症状以及心功能下降同样纳入考虑。

极少数情况下，对于无症状二尖瓣狭窄患者，可能需要进行经皮介入或手术治疗。适应证包括 5 个方面。

① 患有重度二尖瓣狭窄（MVA ＜ 1.0cm^2）并且对球囊瓣膜成形术有较理想的解剖结构。

② 新发房颤和理想的瓣膜形态（Ⅱb）。

③ 接受其他心脏手术。

④ 抗凝治疗但反复栓塞，可考虑进行外科手术干预同时左心耳结扎（Ⅱb 级指征）。

⑤ 在备孕但患有重度二尖瓣狭窄的女性中，瓣膜成形术是一种选择。对于无症状的重度二尖瓣狭窄（MVA ≤ 1.5cm^2，C 期），瓣膜形态理想的患者，建议在妊娠前进行经皮二尖瓣球囊切开术（Ⅰ类）。

（6）在瓣膜成形术中可以利用 TEE 辅助，同时排除左心房和左心耳血栓以及显著的二尖瓣反流。如果存在血栓形成，至少要进行 1 个月抗凝治疗，并在瓣膜成形术前行 TEE 检查，以确认血栓消失。TEE 还可以帮助引导球囊定位并评估每次球囊充气后的跨瓣压差和二尖瓣反流的程度。超声心动图评分难以准确地预测术后二尖瓣反流。使用实时 3D 超声可以评估交界分离水平，双侧交界分离是手术成功的另一指标，常提示更好的预后。在术后 24 ～ 48h

表 4-5　根据 2014 年 ACC / AHA 指南对二尖瓣狭窄患者进行干预的适应证

Ⅰ类

经皮二尖瓣球囊成形术（PMBV）适用于有症状的二尖瓣狭窄患者，有良好的解剖结构且没有禁忌证。

二尖瓣手术适用于有严重症状的患者（纽约心脏病协会Ⅲ / Ⅳ级），其患有严重的二尖瓣狭窄，其手术风险不高，并且不是先前 PMBV 的候选者或失败者。

对于接受其他心脏手术的严重二尖瓣狭窄患者，需要同时进行二尖瓣手术。

Ⅱ a类

对于那些有严重二尖瓣狭窄，且存在有利的解剖结构、没有禁忌证的有症状患者，PMBV 是合理的。

对于那些有症状的重度二尖瓣狭窄患者，他们本可以接受 PMBV，但因有其他手术指征（三尖瓣反流、冠心病），故二尖瓣手术是合理的。

Ⅱ b类

重度二尖瓣狭窄和瓣膜形态良好的无症状患者，在没有禁忌证的情况下，新发房颤的患者可考虑使用 PMBV。

症状严重的重症二尖瓣狭窄患者，如果具有次优的瓣膜解剖结构，不适合手术或手术风险高，则可考虑使用 PMBV。

对于接受其他心脏手术的中度二尖瓣狭窄（二尖瓣面积 1.6 ～ 2.0cm^2）的患者，可考虑同时进行二尖瓣手术。

对于在接受充分抗凝治疗时出现复发性栓塞事件的严重二尖瓣狭窄（有症状或无症状）患者，可考虑进行二尖瓣手术和左心耳切除术。

内压力半衰期法通常不可靠。术后超声心动图还应协助评估心包积液或心脏压塞。

（7）瓣膜再狭窄率取决于患者的年龄和瓣口面积的即时手术增量。美国国家心肺血液研究所登记数据显示，各级心功能的患者治疗后 4 年存活率为 84%。高龄、超声评分较高、NYHA 心功能分级较高、房颤、初始 MVA 较小、肺动脉压较高、大量三尖瓣反流均与长期预后较差有关。这些变量确定患有较严重疾病的人群更需要包括瓣膜成形术在内的干预措施。更为严重的术后二尖瓣反流、更低的术后 MVA、交界未分离均与远期不良预后有关。

七、外科手术治疗

闭式交界分离术是最早用于治疗二尖瓣狭窄的手术方法。它通过正中开胸（没有心肺分流术），心房切开，再通过使用瓣膜扩张器或手指插入来进行瓣叶分界。该方法在美国很少使用，并且已经被直视下二尖瓣切开术取代。这种手术是在体外循环下直接观察二尖瓣，清除钙化灶以及分离融合的交界和腱索。在老年患者中，很少进行交界分离术，患者通常接受二尖瓣置换术。研究表明，在理想患者中进行球囊瓣膜成形术与开放式交界切开术，术后即刻和中期随访时瓣口面积和症状改善程度相等。

二尖瓣修复更加困难，但是可在混合有二尖瓣狭窄或二尖瓣反流的选定病例上施行二尖瓣交界切开术时同时行二尖瓣修复术。在这些情况下，二尖瓣狭窄一般不重。有几个因素倾向于进行二尖瓣置换，包括合并其他瓣膜病（如主动脉瓣狭窄或主动脉瓣反流）、广泛的纤维化和钙化，或合并二尖瓣反流。

对于患有持续性房颤的患者，可行瓣膜手术结合 Maze 术（外科手术或使用消融导管）。还应处理左心耳以减少未来的心脏栓塞风险。左心耳切除术应优于结扎术，因残留部分很可能与左心房腔联通。

已经接受球囊瓣膜成形术或外科手术治疗的二尖瓣狭窄患者应进行基线超声心动图检查，最好在术后 72h 以后。另外应至少每年进行一次临床随访检查，如果有症状则检查应更频繁。在许多治疗中心，患者每年接受随访超声心动图已成为常规，尽管部分无症状患者检查次数可能会更少。

要点总结

- 在美国，尽管风湿性心脏病发病率逐渐下降，它仍是二尖瓣狭窄（二尖瓣狭窄）的主要病因，同时应注意其他病因，如老年人群中瓣环 / 瓣叶的钙化性疾病越来越多。
- 风湿性二尖瓣狭窄患者很长时间没有症状，大多数患者在 40 － 50 岁出现症状。最常见的症状是劳力性呼吸困难和运动耐量下降。
- 风湿性二尖瓣狭窄的听诊标志是开瓣音（OS），以及一种舒张中期低调隆隆样杂音。重度二尖瓣狭窄的杂音持续时间较长，而 A_2（主动脉第二心音）与 OS 的间隔更短。
- 典型的风湿性二尖瓣狭窄的 2D 超声表现是瓣叶的圆顶状改变、瓣叶活动度下降、瓣叶及瓣下结构增厚及钙化、交界融合，以及瓣叶开放时的鱼嘴样表现。
- 二尖瓣瓣口面积（MVA）可以通过平面测量和压力半衰期测量。连续性方程或近端收敛方法获得。每种方法都有局限性。如果有条件，应使用三维超声心动图引导的面积测量法。

- 当临床和超声心动图数据之间存在不一致或超声心动图信息测量不佳时应进行心导管检查，以评估二尖瓣狭窄严重程度。使用 Gorlin 或 Hakki 方程确定 MVA。使用肺毛细血管楔压作为左心房压力的替代指标具有局限性，并且因获得的跨瓣压差常过高，而高估了狭窄的严重程度。
- 对于有症状的二尖瓣狭窄的医疗管理主要是应用利尿药，以及对房颤患者和部分窦性心律患者应用 β 受体拮抗药和抗凝治疗。目前的指南不建议对口腔科手术患者进行抗生素预防，但风湿热的二级预防应该持续至最后一次发作后 10 年或直到患者 40 岁（以较长者为准）。
- 2014 年美国心脏病学会 / 美国心脏协会心脏瓣膜病指南将重度二尖瓣狭窄定义为 MVA ≤ $1.5cm^2$ 和特重度二尖瓣狭窄，MVA ≤ $1.0cm^2$。
- 经皮二尖瓣球囊成形术（PMBV）适用于有症状的重度二尖瓣狭窄且解剖结构有利、无禁忌证的患者（1 级推荐）。
- 外科手术适用于症状较重（纽约心脏病协会Ⅲ / Ⅳ级），重度二尖瓣狭窄，手术风险不高，并且不适合 PMBV 患者（Ⅰ类推荐）。

推荐阅读

[1] Chandrashekhar Y, Westaby S, Narula J. Mitral stenosis. *Lancet*. 2009;374:1271.

[2] Cheriex EC, Pieters FA, Janssen JH, et al. Value of exercise Doppler-echocardiography in patients with mitral stenosis. *Int J Cardiol*. 1994;45:219–226.

[3] Gorlin WB, Gorlin RJ. A generalized formulation of the Gorlin formula for calculating the area of the stenotic mitral valve and other stenotic cardiac valves. *Am Coll Cardiol*. 1990;15:246–247.

[4] Leavitt JI, Coats MH, Falk RH. Effects of exercise on transmitral gradient and pulmonary artery pressure in patients with mitral stenosis or a prosthetic mitral valve: a Doppler echocardiographic study. *J Am Coll Cardiol*. 1991;17:1520–1526.

[5] Muñoz S, Gallardo J, DiazGorrin J, et al. Influence of surgery on the natural history of rheumatic mitral and aortic valve disease. *Am J Cardiol*. 1975;35:234–242.

[6] Reyes VP, Raju BS, Wynne J, et al. Percutaneous balloon valvuloplasty compared with open surgical commissurotomy for mitral stenosis. *N Engl J Med*. 1994;331:961–967.

[7] Sagie A, Freitas N, Padial LR, et al. Doppler echocardio graphic assessment of long-term progression of mitral stenosis in 103 patients: valve area and right heart disease. *J Am Coll Cardiol*. 1996;28:472.

[8] Schlosshan D, Aggarwal G, Mathur G, et al. Real-time 3D transesophageal echocardiography for the evaluation of rheumatic mitral stenosis. *JACC Cardiovasc Imaging*. 2011;4:580.

[9] Thomas JD, Wilkins GT, Choong CY, et al. Inaccuracy of mitral pressure half-time immediately after percutaneous mitral valvotomy: dependence on transmitral gradient and left atrial and ventricular compliance. *Circulation*. 1988;78:980–993.

[10] Wilkins G, Weyman A, Abascal M, et al. Percutaneous balloon dilatation of the mitral valve: an analysis of echocardiographic variables related to outcome and the mechanism of dilatation. *Br Heart J*. 1988;60:299–308.

第5章 二尖瓣反流

Mitral Regurgitation

Serge C. Harb，Brian P. Griffin　著
梁　湄　译
张超纪　校

一、概述

1．二尖瓣解剖

二尖瓣（mitral valve，MV）由前叶和后叶两个瓣叶组成（图 5-1）。

（1）前叶的形状为三角形，较后叶更大、更厚，占瓣膜关闭面积的比例更大。前叶表面分为前区和后区。前叶由基底部与二尖瓣瓣环相连，二尖瓣瓣环又通过纤维性的主动脉下帘与主动脉瓣相连。

（2）后叶为新月形，与前叶相比，其与瓣环连接的面积更大。后瓣又根据其游离缘的裂缝分为 3 段，第 1 段为前外侧段，第 2 段为中间段，第 3 段为后内侧段。

（3）前后两叶于前交界和后交界处交汇。二尖瓣瓣环为一个 C 形纤维环，位于左心室基底部，二尖瓣瓣叶附着于此。二尖瓣瓣环的三维结构呈三维马鞍结构，两端交界处为最低点。

（4）二尖瓣腱索是细长的纤维结构，连于瓣叶与左心室的两个乳头肌之间。正常腱索的形态和数量各不相同，通常用其所连接的瓣膜区域来命名，具体包括以下 4 种。

① 一级腱索（游离缘腱索）：与瓣膜游离缘相连，在瓣膜对合时防止瓣膜脱垂起主要作用。

② 二级腱索（粗糙带腱索或支柱腱索）：与瓣膜的心室面相连，作用为支撑瓣膜结构，防止瓣叶波浪样活动。

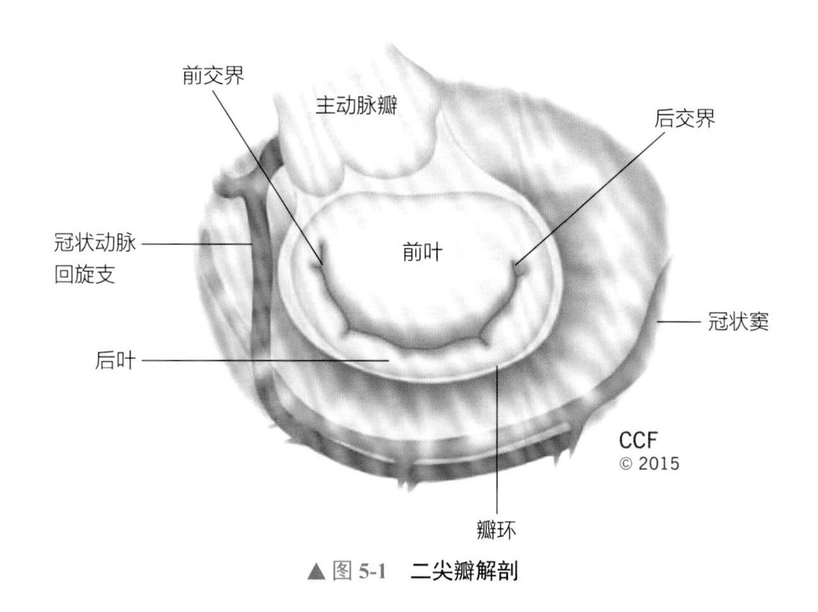

▲图 5-1　二尖瓣解剖

③ 三级腱索（基底腱索）：连于瓣环和瓣下结构，也起支撑瓣膜结构的作用。

④ 交界区腱索：与一级腱索不同，与前后交界的游离缘相连。

（5）乳头肌（前外侧乳头肌和后内侧乳头肌）由心尖到左心室腔的中 1/3 部分的心室游离壁发出，前外侧乳头肌通常有前后两个头，而后内侧乳头肌通常有前、中、后三个头。

乳头肌的解剖变异包括起点、形状、头的数目，各会导致相应的病理学结果。例如，乳头肌前移可导致瓣膜松弛、瓣膜多余长度增加，可能导致二尖瓣收缩期前向运动（SAM 征）。

后内侧乳头肌通常由冠状动脉后降支单独供血，而前外侧乳头肌有左前降支和左旋支双支供血。由于血液供应的差异，急性心肌梗死后，后内侧乳头肌较前外侧乳头肌更易断裂。

2．外科分段

由 Carpentier 提出的二尖瓣瓣叶的解剖分段法有助于描述二尖瓣病变的具体位置。后叶被游离缘的天然裂缝分成 3 段，故而 Carpentier 分段法将后叶分为相应的 3 段（由外向内依次为 P_1、P_2 和 P_3），将前叶（本身没有裂缝）也分为 3 段（A_1、A_2 和 A_3），分别与 P_1、P_2、P_3 相对应（图 5-2）。

多数情况下，经胸超声心动图足以看清二尖瓣的全部 3 个段及前后交界；而在某些情况下，特别是术前患者，则需要其他超声技术（三维超声和经食管超声心动图）来进一步明确二尖瓣的解剖。

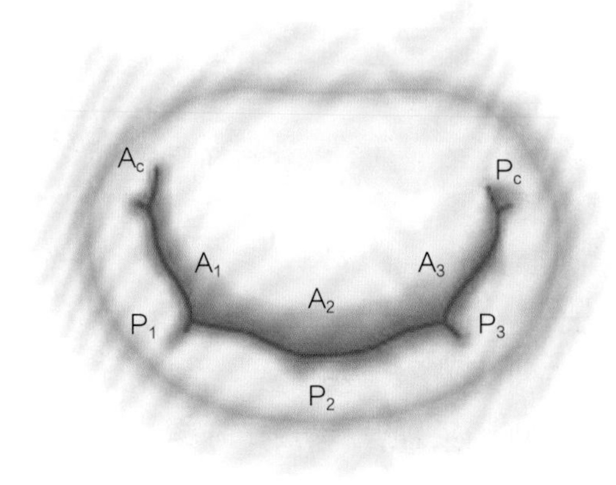

▲图 5-2　二尖瓣的解剖分段

Ac. 前交界；Pc. 后交界

二、病理生理学

1．二尖瓣病理解剖

根据解剖学特点二尖瓣反流的病理包括以下 4 种类型（图 5-3）。

（1）瓣叶畸形：进一步分型如下。

①瓣叶活动度增大，多见于瓣膜脱垂或瓣叶、腱索、乳头肌断裂。本型中二尖瓣反流束背向受损瓣膜。

②瓣叶活动度正常，见于心内膜炎导致的瓣叶穿孔或先天性二尖瓣疾病（瓣叶裂隙、双孔二尖瓣）。本型中反流束可为中心或偏心。

③瓣膜因卷曲和瘢痕形成而活动受限，见于风湿性瓣膜病，结缔组织病，缺血性二尖瓣反流（IMR）及恢复期心内膜炎。本型中二尖瓣反流束指向受损瓣膜。

（2）二尖瓣环畸形。

① 左心房或左心室增大导致瓣环扩张，使得瓣膜对合不全。

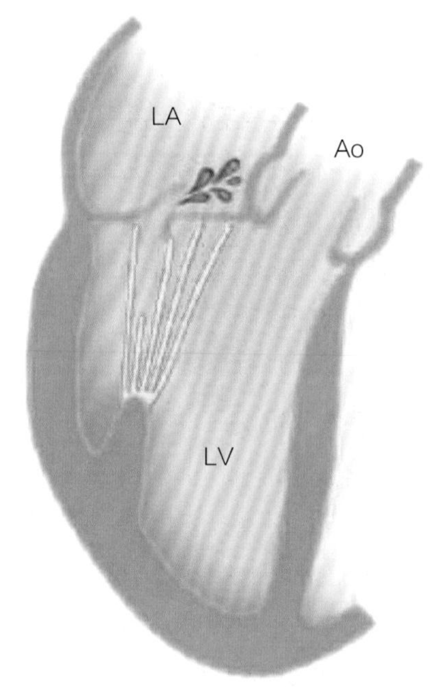

▲图 5-3　二尖瓣反流的病理解剖

Ao. 主动脉；LA. 左心房；LV. 左心室

② 二尖瓣瓣环钙化导致瓣环运动受限，瓣环括约功能受限。

（3）腱索病变。

① 腱索延长或因黏液瘤样变性导致严重的腱索断裂（连枷运动），见于二尖瓣脱垂。

② 腱索纤维化或钙化，可能见于风湿性心脏病。

（4）乳头肌病变。

① 乳头肌移位或肥厚，导致收缩期二尖瓣前叶前移，见于肥厚型心肌病。

② 乳头肌断裂，可继发于心肌梗死。

③ 乳头肌功能异常，通常见于缺血性损害。

（5）左心室病变：左心室病变可通过以下两个主要途径导致二尖瓣反流。

① 左心室下后壁瘢痕形成导致二尖瓣后叶运动受限，见于心肌梗死。

② 左心室球形重塑，收缩力减低，二尖瓣瓣下结构改变（瓣叶牵拉），见于扩张性心肌病。

2. 二尖瓣反流对心脏的影响

二尖瓣反流导致左心室容量负荷增大，从而导致一系列代偿性改变，随疾病不同阶段而变化。二尖瓣反流的影响取决于反流量的大小和反流进展的时间长短。

（1）急性二尖瓣反流：由于反流量的影响，左心室前负荷（左心室舒张末容量）突然增加。心室利用前负荷储备，通过 Frank-Starling 机制增加总搏出量。正常左心室（来不及做出适应性改变）的顺应度限制了舒张末期容积，使其仅轻度增加，因而，左心室充盈压显著升高。而由于大部分血液被射入阻力较小的左心房中，使得左心室后负荷减低。左心室前负荷增加、后负荷减低导致左心室射血分数和总搏出量增加。然而，因为大量血液反流入左心房，心排血量反而下降。急性二尖瓣反流主要影响肺静脉回流，导致肺水肿。尽管大部分患者需行急诊手术，仍有部分最终迁延为慢性。

（2）慢性二尖瓣反流：慢性二尖瓣反流的自然病程可分为 3 个阶段：早期（代偿期），大部分患者不表现任何临床症状；过渡期，疾病进展，发生左心室重塑；最终进入失代偿期，以出现临床症状为标志。疾病进展可以是隐匿的，提示在临床中早期发现左心室病变并在左心室发生不可逆损伤之前进行手术干预至关重要。

① 代偿期：慢性的容量超负荷导致左心室进行性增大，肌原纤维增生，心室向心性肥大。在代偿期中，心室收缩力和射血分数均正常，总搏出量因舒张末期容积增加而增加。

② 过渡期：代偿机制逐渐失效，心室发生结构性和功能性重构。二尖瓣反流量进行性增大，左心室收缩功能进行性减退，室壁压力进行性升高。射血分数降至 60% 以下，但通常维持在 50% 以上。这一阶段，大部分患者仍无临床症状，故较难发现。在这些患者中，B 型钠尿肽升高或异常的心脏超声表现可能提示潜在的心室功能障碍。若在过渡期行手术干预，当二尖瓣反流的低阻通道被手术关闭后，左心室必须将全部血液经高阻力的主动脉搏出，故将可能导致反常性恶化。

③ 失代偿期：左心室发生显著的进行性扩张，导致心肌抑制状态（左心室舒张末期压力增加）和室壁压力增加（后负荷增加），使得射血分数降低到 50% 以下。这些失代偿性的改变可能导致较差的手术预后。

三、临床表现

二尖瓣反流的临床表现、症状、体征、心电图改变和影像学表现主要取决于二尖瓣反流进展的速度。

1. 急性二尖瓣反流

（1）临床表现：急性重度二尖瓣反流患者常出现心源性休克，表现为突然产生并迅速进展的肺水肿（迅速进展为端坐呼吸）和低血压（出现外周血管收缩、苍白、出汗等灌注不足表现）。患者常于心脏科急诊就诊，病情危重并需要立即进行药物治疗或手术处理。当急性二尖瓣反流发生于慢性反流加重的基础上时，患者的临床症状可能不如此明显，可表现为原有症状如气短、劳力性呼吸困难、乏力等的加重。

（2）心脏体征：动脉脉搏通常增快，脉压下降（心排血量下降），心脏搏动则增强。听诊可闻及收缩期杂音，由于房室压力迅速平衡，这一杂音往往短而弱，此外常可闻及第三心音。

（3）心电图：心电图改变缺乏特异性，但有时能够反映急性二尖瓣反流的病因（如急性心肌梗死）。

（4）胸部X线片：典型改变为双侧肺水肿，心影正常。

2．慢性二尖瓣反流

（1）临床表现：慢性二尖瓣反流即便为重度，也可能数年无临床表现。在发生以下情形时，才出现症状。

① 反流量进行性增加，左心室进行性扩张导致左心衰竭。随着左心室容积不断增大，左心室收缩力减弱，最终左心室代偿机制失效而发展为充血性心力衰竭。往往最先表现为活动耐量下降和劳力性呼吸困难，随着二尖瓣反流的进展，再出现其他症状。

② 左心房增大导致房颤。阵发性或永久性房颤在二尖瓣反流患者中很常见，可能为慢性二尖瓣反流的首发症状。

③ 肺动脉高压。左心房压力慢性进行性升高可能影响肺循环，导致继发的肺动脉高压，进一步可进展为右心衰竭，表现为颈静脉膨隆、下肢水肿和肝淤血、肝大。

（2）心脏体征。

① 左心室增大可致心尖搏动左移。

② 心音改变。S_1 可消失（由于二尖瓣不能正确闭合），常可闻及 S_3［左心室增大和（或）左心衰竭］。

③ 心脏杂音。通常为全收缩期杂音，心尖部听诊最明显，向腋下传导。其杂音具体特征（时相、时长、音调、响度、位置和传导）取决于反流的病因。可通过以下特点同其他收缩期杂音相鉴别。

- 几乎不受呼吸影响。
- 蹲距和握拳（增加后负荷使反流加重）时明显。

杂音等级与二尖瓣反流的严重程度关系不明显，两者关系在原发二尖瓣反流中比继发二尖瓣反流中明显。

（3）心电图：尽管没有特异性，慢性二尖瓣反流常见的心电图改变包括左心房增大、房颤心律和左心室肥大，继发右心衰竭时也可见右心室肥大。

（4）胸部X线片：典型表现为心影增大（从左心房至左心室扩大），进展为左心衰竭时可见肺水肿。

四、二尖瓣反流的病因分类

二尖瓣反流的分类见图5-4。

1．急性二尖瓣反流

急性二尖瓣反流存在两种机制。

（1）非缺血性病因：主要影响瓣叶及腱索。

① 二尖瓣腱索断裂导致瓣叶连枷样运动。可为自发，亦可见于二尖瓣脱垂、感染性心内膜炎、创伤或风湿性心脏病。

② 感染性心内膜炎导致瓣叶穿孔。

（2）缺血性病因：主要影响乳头肌。

① 急性心肌梗死导致的乳头肌断裂，更常见于后降支单独供血的后内侧乳头肌。需注意，急性心肌梗死也可导致腱索断裂。另外，创伤导致乳头肌断裂也有报道。

② 心肌梗死继发乳头肌坏死（未断裂）也可导致急性二尖瓣反流。

③ 急性缺血性损伤可导致一过性的左心室功能异常或左心室扩张，使得乳头肌移位，从而导致二尖瓣反流。通常情况下，这种二尖瓣

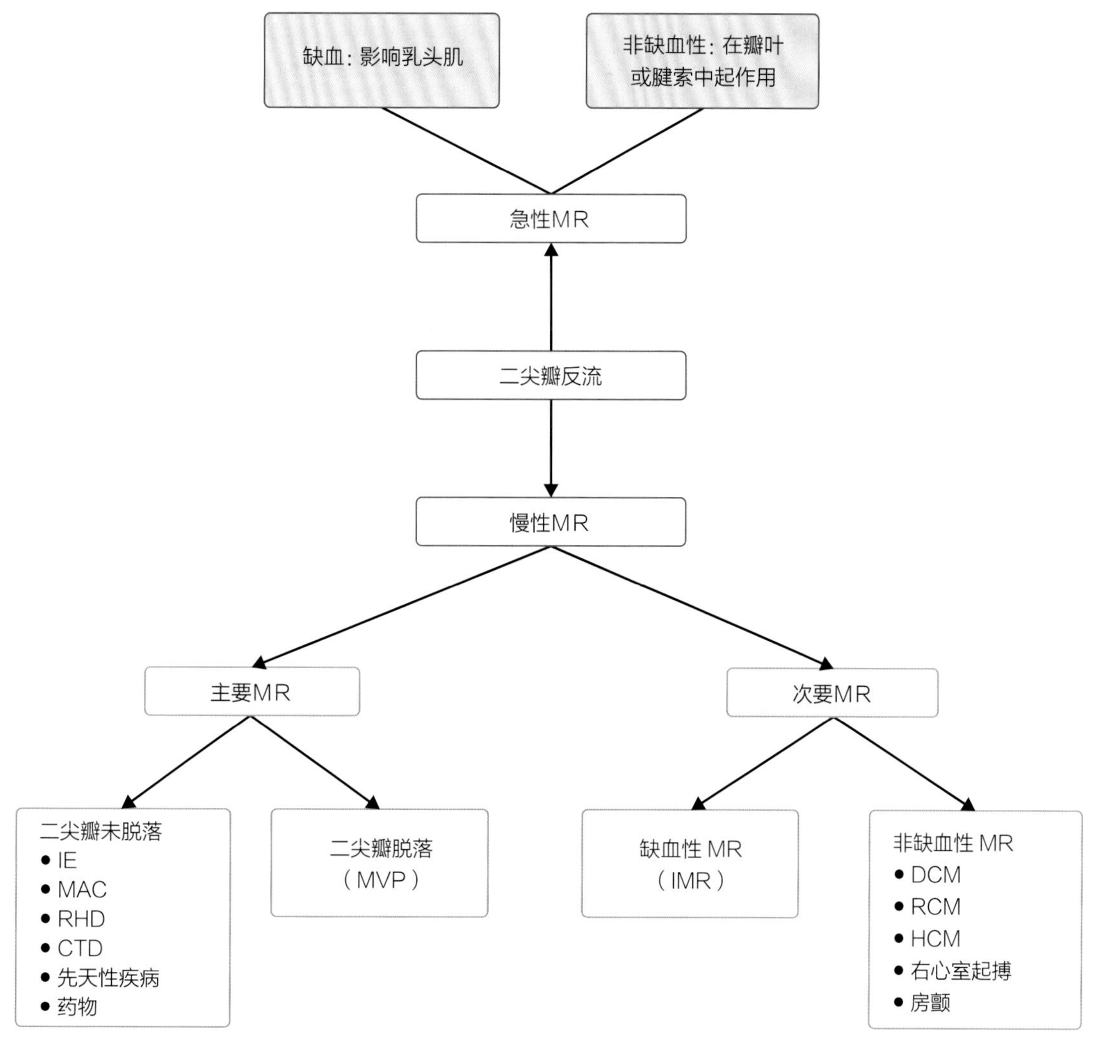

▲ 图 5-4 二尖瓣反流的病因分类

CTD. 结缔组织病；DCM. 扩张性心肌病；HCM. 肥厚型心肌病；IE. 感染性心内膜炎；MAC. 二尖瓣瓣环钙化；MR. 二尖瓣反流；RCM. 限制性心肌病；RHD. 风湿性心脏病

反流在缺血纠正后可缓解，故被称为"可逆性缺血性二尖瓣反流"。

2. 慢性二尖瓣反流

原发性和继发性慢性二尖瓣反流的鉴别临床意义重大。

（1）原发性二尖瓣反流：瓣膜关闭不全由至少一个二尖瓣结构（瓣叶、腱索、乳头肌、瓣环）病变导致，包括如下病因。

① 二尖瓣脱垂：又称二尖瓣黏液瘤性退变，是发达国家二尖瓣反流患者的主要病因。

② 感染性心内膜炎：感染性瓣膜损伤导致瓣膜功能不全。

③ 二尖瓣瓣环钙化：老年人常见，二尖瓣瓣环钙化发生率随年龄而增加，常导致轻到中度的二尖瓣反流，很少导致重度反流。

④ 风湿性心脏病：患者在发展中国家更常见，通常导致成人二尖瓣狭窄。二尖瓣反流常见于儿童。

⑤ 结缔组织病累及瓣膜（如系统性红斑狼疮）：在原发病进展过程中瓣膜反复发生炎症反应，可导致瓣膜瘢痕形成、瓣叶缩短、对合不良。

⑥ 先天性二尖瓣反流：如先天性瓣叶缺损。

⑦ 药物作用：主要是抑制食欲药物（特别是芬氟拉明和苯丁胺的复方制剂），也包括麦角

衍生物和帕金森病治疗药物。药物致病机制可能与血清素活性增加导致瓣膜纤维化有关。

（2）继发性二尖瓣反流：其二尖瓣大体解剖往往正常，故也称功能性二尖瓣反流。但曾有研究发现，该病患者二尖瓣组织学和生化指标存在异常。常见原因是左心室扩张导致的二尖瓣瓣环扩大和（或）左心室重构导致的乳头肌移位。

继发性二尖瓣狭窄是最常见的心脏瓣膜病，其中缺血性心脏病约占 1/3，故将病因分为缺血性和非缺血性二尖瓣反流。

① 缺血性二尖瓣反流包括心肌梗死后慢性二尖瓣反流、急性心肌梗死导致急性二尖瓣反流和心肌缺血导致的可逆性二尖瓣反流等一系列疾病。

② 非缺血性二尖瓣反流指任何非缺血性心肌疾病引起的二尖瓣反流，包括扩张性心肌病、限制性心肌病和肥厚型心肌病。非缺血性二尖瓣反流也可继发于右心室起搏和房颤。

- 扩张性心肌病：此病引起二尖瓣反流的原因是乳头肌移位引起的瓣环扩张，乳头肌随着左心室的球形重塑而发生移位。二尖瓣反流又能增加左心室前负荷，进一步加重左心室扩张，而再导致二尖瓣反流加重，这被称为“二尖瓣反流导致的二尖瓣反流”。

- 限制型心肌病：限制型心肌病的二尖瓣反流机制取决于病因，如在心肌淀粉样变时，瓣膜本身可发生淀粉样物质沉积。此外，严重的左心房扩张（在淀粉样变中常见）可导致瓣环扩张。相对而言，Loeffler 心内膜炎（嗜酸性粒细胞增多症）的二尖瓣反流是由腱索瘢痕形成和纤维化所致。

- 肥厚型心肌病：肥心病二尖瓣反流由多因素导致：左心室形状改变、收缩期二尖瓣前叶前向移动（SAM 征）和瓣叶、腱索的解剖异常。

- 右心室起搏：右心室起搏导致左右心室收缩不同步，这可能导致乳头肌收缩异常，而导致重度二尖瓣反流。

- 房颤：尽管通常情形是二尖瓣反流导致心房增大继发房颤，但持续的房颤本身也可导致二尖瓣反流，其机制为，长期持续性房颤导致左心房增大，使得二尖瓣瓣环扩张。扩张的二尖瓣瓣环导致瓣膜对合不良，从而导致功能性二尖瓣反流。此类患者的心律失常转复后，心房和瓣环的扩张可一定程度上缓解，瓣膜反流可减轻。

五、二尖瓣脱垂

1. *流行病学*

二尖瓣脱垂是发达国家慢性原发性二尖瓣反流最常见的病因，约占 50%。其发病率在不同研究因所使用的诊断标准不同而有差异，依据目前的定义，二尖瓣脱垂总发病率在 2.4%，男女发病率相当。

2. *定义*

二尖瓣脱垂是指一个或两个瓣叶在收缩期进入左心房。按照目前心脏彩超的诊断标准，胸骨旁或心尖长轴切面下 1 ～ 2 个瓣叶在收缩期的高度超过瓣环附着点连线 2mm 及以上即可诊断为二尖瓣脱垂。之所以采用长轴切面是因为受二尖瓣“马鞍形”三维结构的影响，在其他切面下正常二尖瓣叶在收缩期也可超过瓣环平面。

3. *病理学*

二尖瓣黏液瘤样变性导致的二尖瓣脱垂，其特征是黏多糖类物质异常聚集，导致瓣叶冗余、腱索延长、易断裂。其多种病理改变主要分为两个不同的方向，但也有一定的重叠和交叉。

（1）经典二尖瓣脱垂或 Barlow 病：常见于年轻患者，特征是严重的黏液瘤样变性；瓣叶显著增厚（≥ 5mm），弥漫性瓣叶面积增加，多段脱垂；腱索延长、增厚和瓣环扩张。

（2）非经典二尖瓣脱垂或纤维弹性组织缺乏：常见于高龄患者，主要特征是腱索断裂（结缔组织缺乏所致）导致瓣叶移位。通常只有一个段受累（P_2常见）。瓣叶较薄，瓣叶面积中度增加，瓣环轻度扩张。

注意假性二尖瓣脱垂。当二尖瓣瓣叶尺寸与左心室腔容积不相匹配时可出现假性二尖瓣脱垂。见于左心室体积偏小的情况，如房间隔缺损或见于形态学发育异常的成年人。瓣叶不增厚但在某些声窗可见脱垂，随时间可恢复正常。

4．分类

二尖瓣脱垂分为散发性、家族性和结缔组织病相关性二尖瓣脱垂。

（1）散发性二尖瓣脱垂：许多二尖瓣脱垂为散发病例，无家族病史，亦未发现结缔组织疾病。可伴有其他瓣膜，特别是三尖瓣的黏液瘤样变性和脱垂。

（2）家族性二尖瓣脱垂：可能属于外显率可变的常染色体显性遗传。在有多个患者的扩展家系研究中发现了3个位点，分别位于11、13和16号染色体。

（3）结缔组织病相关二尖瓣脱垂：马方综合征、Ehlers-Danlos综合征、Loeys-Dietz综合征，以及成骨不全综合征中常见二尖瓣脱垂。

5．临床特征

（1）症状：大部分患者无明显临床症状，多因心脏听诊发现异常后由超声心动图确诊。当二尖瓣脱垂并发明显反流时，可出现二尖瓣反流的症状。二尖瓣脱垂患者常出现不典型胸痛，机制不清。其他症状如乏力、体位性低血压、心悸、呼吸困难、惊恐发作和焦虑，在二尖瓣脱垂患者中相对常见，故被称为“二尖瓣脱垂综合征”。然而，与正常人群相比，应用最新的诊断标准的研究证明，上述症状在真性二尖瓣脱垂中并不多见。

（2）体格检查：典型的二尖瓣脱垂听诊表现为非喷射性咔嗒音和二尖瓣反流杂音。

① 咔嗒音由冗余的瓣叶和腱索伸展产生，出现于收缩中晚期，受体位影响。

② 心脏杂音仅在合并二尖瓣反流时出现。在二尖瓣反流的早期常为收缩晚期杂音，而在重度二尖瓣反流时，为全收缩期杂音。杂音的响度和传导取决于反流束的朝向，如往往在背部容易听诊到由前叶脱垂所致的向后向反流产生的杂音。

③ 诊断性操作：某些操作可使二尖瓣脱垂的听诊表现发生特征性改变。

站立、Valsalva动作等减少回心血量和左心室容积的操作，可使脱垂提前发生，导致收缩期咔嗒音出现提前、反流杂音持续时间延长。

相反地，增加回心血量的动作如卧位或抬高双腿，增加后负荷的动作，如蹲踞、握拳使脱垂延后，导致收缩期咔嗒音延后出现，杂音持续时间缩短。

6．并发症

二尖瓣脱垂本身通常为良性病变，但也可伴发严重并发症，男性较女性多见。并发症分为心律失常性和心律正常性并发症。

（1）心律失常性并发症。

① 心脏性猝死（SCD）：二尖瓣脱垂发生心脏性猝死的概率不高，但仍高于常人。心脏性猝死可能为室颤所致，有研究认为室颤的直接原因是二尖瓣反流，而并非二尖瓣脱垂本身。危险因素包括重度二尖瓣反流、瓣膜组织黏液瘤样变性和左心室功能减低。目前尚无明确的风险分层标准，心脏电生理检查对高危人群的重要性也未明确。

② 心电图改变：二尖瓣脱垂可发生多种心电图改变：T波低平或倒置、QT间期延长和运动后ST段压低。以上改变均曾有报道，但未被全部研究证实。

③ 心律失常：心律失常尤其常见于合并二尖瓣反流的二尖瓣脱垂患者，但未合并瓣膜反流者是否比正常人更易出现心律失常尚为未知。

（2）非心律失常性并发症。

① 二尖瓣反流：二尖瓣瓣叶和腱索黏液瘤

样变性导致瓣膜对合不良、二尖瓣反流。大多数二尖瓣脱垂患者合并有轻度二尖瓣反流；约2% ~ 7% 发生重度二尖瓣反流。一旦二尖瓣反流发生，就将随时间进展，并需要定期密切监测。

② 感染性心内膜炎：二尖瓣脱垂是感染性心内膜炎的高危因素，然而二尖瓣脱垂患者中感染性心内膜炎的绝对发病率并不高。最新的指南并未推荐对二尖瓣脱垂的患者预防性使用抗生素，除非患者曾有过感染性心内膜炎病史。二尖瓣脱垂患者发生感染性心内膜炎的危险因素包括年龄（> 45 岁）、男性、收缩期心脏杂音和瓣膜组织严重黏液瘤样变性。

③ 脑血管事件（CVA）：复杂性二尖瓣脱垂（出现二尖瓣反流或房颤）或合并其他疾病的患者发生脑血管事件的风险升高，单纯二尖瓣脱垂的年轻患者风险则较低。

六、缺血性二尖瓣反流

1．定义

如前所述，尽管急性心肌缺血、心肌梗死可导致二尖瓣反流，但缺血性二尖瓣反流一般是指慢性心肌梗死后二尖瓣反流，是继发性二尖瓣反流中最常见的形式。缺血性二尖瓣反流的病因与心房而非瓣膜本身有关，故被认为是继发性或功能性的反流。

2．发生机制

二尖瓣反流涉及复杂的病理生理过程，包括左心室重塑导致乳头肌移位和二尖瓣瓣环扩张（图 5-5），左心室和乳头肌收缩不协调，以及左心室收缩功能下降导致二尖瓣闭合所需的压力增大。以上各因素所占比重取决于冠心病累及的范围。

（1）下壁心肌梗死：常由右冠状动脉或左回旋支病变所致，后下壁运动异常，对后内侧乳头肌造成牵拉，使得后叶活动受限，导致反流束向后的二尖瓣反流。

（2）前壁心肌梗死：常由左前降支病变所致，

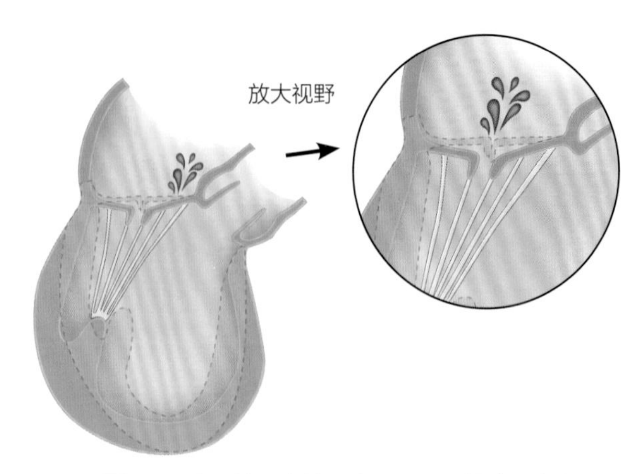

▲图 5-5　缺血性二尖瓣反流（IMR）的病理生理
图示左心房形态扩大，导致二尖瓣瓣环扩张和乳头肌移位，腱索牵拉，限制二尖瓣瓣叶的关闭。所有这些改变导致了二尖瓣反流

左心室形状发生变化（主要为球形重塑）和左心室收缩功能减低，导致乳头肌移位，瓣叶牵拉方向改变，二尖瓣闭合不全。

3．缺血性二尖瓣反流的动力学

缺血性二尖瓣反流的严重程度取决于不同的血流动力学状态，例如运动、高血压危象和其他可能导致左心室壁收缩运动和形态改变的因素，可使二尖瓣反流加重。在这种情况下行负荷超声心动图负荷试验可发现反流加重。相反，手术间内测量可因使用麻醉和镇静药物使左心室后负荷减轻、强心药使左心室收缩功能增强而低估缺血性二尖瓣反流的严重程度。因此，缺血性二尖瓣反流应在术前正常容量负荷下进行评估。

4．预后

缺血性二尖瓣反流预后较差，主要是因为病死率影响（缺血性心肌病即使仅合并轻度二尖瓣反流，也影响预期寿命），以及发生心力衰竭的风险增加。事实上，研究表明心肌梗死后继发二尖瓣反流者死亡率更高，缺血性二尖瓣反流也是心肌梗死患者心力衰竭加重的重要预测因素，对心肌梗死发作时左心室射血分数正常者也同样如此。因为冠状动脉旁路移植术对生存期影响很小，所以尚不清楚二尖瓣反流本身是否与这些不良预后有关。

缺血性二尖瓣反流的远期预后研究表明有

效反流面积（ERO）≥ $20mm^2$ 者预后更差。因此，2014年瓣膜病指南以 $20mm^2$ 取代了以前的 $40mm^2$ 作为界定重度继发性二尖瓣反流的界值。

七、扩张性心肌病所致非缺血性二尖瓣反流

1．概述

扩心病的非缺血性二尖瓣反流是功能性（继发性）二尖瓣反流最常见的形式，严重扩心病患者总会出现不同程度的二尖瓣反流。

2．病理生理

功能性二尖瓣反流是指原发的心室病变导致二尖瓣反流，二尖瓣本身结构正常。其病理生理机制包括：① 左心室扩大继发瓣环扩张导致瓣膜中心对合不全；② 左心室重塑、乳头肌移位导致瓣叶牵拉移位，其中二尖瓣牵拉移位是功能性二尖瓣反流最佳的预测因素。

功能性二尖瓣反流的反流束多变，在收缩早期达峰，在收缩中期开始减弱，在收缩晚期形成一个较小的峰。这些改变与二尖瓣跨瓣压力的变化有关，与反流面积的改变同时发生。

值得注意的一点是，进展期心力衰竭的患者中，合并功能性二尖瓣反流的患者心室血栓的发生率较低，也许与其较快的血流速度有关。

3．预后

功能性二尖瓣反流可导致扩心病患者预期寿命缩短。对功能性二尖瓣反流患者而言，右心室功能不全可能是其预后不良的预测因素。一项研究表明，右心室收缩功能（以三尖瓣瓣环收缩期位移表示）是全因死亡率和总住院日的独立保护因素。

4．治疗

尚无证据证明二尖瓣手术可延长扩心病所致非缺血性二尖瓣反流患者的寿命。故2014年的瓣膜病指南对功能性二尖瓣反流患者实施心脏手术仅作了一般推荐。功能性二尖瓣反流治疗应当更强调针对心肌病的合适药物方案，对某些适宜的患者可进行心脏再同步化治疗。

八、风湿性二尖瓣反流

1．概述

风湿热可导致多种心脏疾病，二尖瓣损害多见。

2．急性期表现

急性期中，风湿热导致的瓣膜炎症，最常见的早期表现就是二尖瓣反流。急性风湿热的二尖瓣反流多因二尖瓣脱垂所致，与多累及后叶且导致瓣膜面积增大的黏液瘤样病变不同，急性风湿热引起的二尖瓣脱垂瓣膜面积增大并不明显。超声心动图还可发现瓣叶增厚和疣状赘生物。

3．慢性期表现

风湿热急性期过后的数年，瓣膜病变往往因病损瓣膜的瘢痕形成和钙化而加重。

几乎所有的风湿性心脏病均会累及二尖瓣，但二尖瓣病变的类型和严重程度依年龄及急性风湿热的起病时间有关，30岁以下的患者倾向于发生单纯性二尖瓣反流，而中年患者通常发展为二尖瓣狭窄。相对而言，老年患者则更易发生复杂二尖瓣病变。

4．处理方式

风湿性心脏病二尖瓣反流患者的手术指征与非风湿性心脏病患者的相同，将在后文单独讨论。风湿性心脏病的特殊性在于，其常常导致进行性的瓣叶和腱索结构纤维化和增厚。

瘢痕形成可影响瓣膜成形手术效果的耐久性，约20%的患者10年内需再次手术。相比较而言，二尖瓣置换术的远期效果与瓣膜置换相似，而再次手术风险相对较低。

九、结缔组织病相关性二尖瓣反流

遗传性或自身免疫性结缔组织疾病都可累及二尖瓣，导致二尖瓣脱垂。多种结缔组织病可出现二尖瓣脱垂，包括Ehlers-Danlos综合征、

马方综合征、成骨不全综合征、类风湿关节炎（特别是结节性的）和系统性红斑狼疮（systemic lupus erythematosus，SLE）。

SLE 特有的病变是疣状心内膜炎，也叫 Libman-Sacks 心内膜炎，特点为瓣膜边缘形成的小结节样至大疣状不等的赘生物，这些赘生物由纤维蛋白、血小板血栓、免疫复合物、苏木素小体和单个核细胞组成。SLE 合并抗磷脂抗体（antiphospholipid，aPL）综合征的患者较不合并 aPL 者明显更易发生瓣膜损害。

疣状心内膜炎通常无临床症状。当病变范围较大时，瓣膜病变愈合的过程可导致瓣膜纤维化和畸形，进而导致二尖瓣功能失常和瓣膜反流。疣状赘生物也可脱落导致栓塞。此外，SLE 瓣膜病损的基础上也可发生感染性心内膜炎。

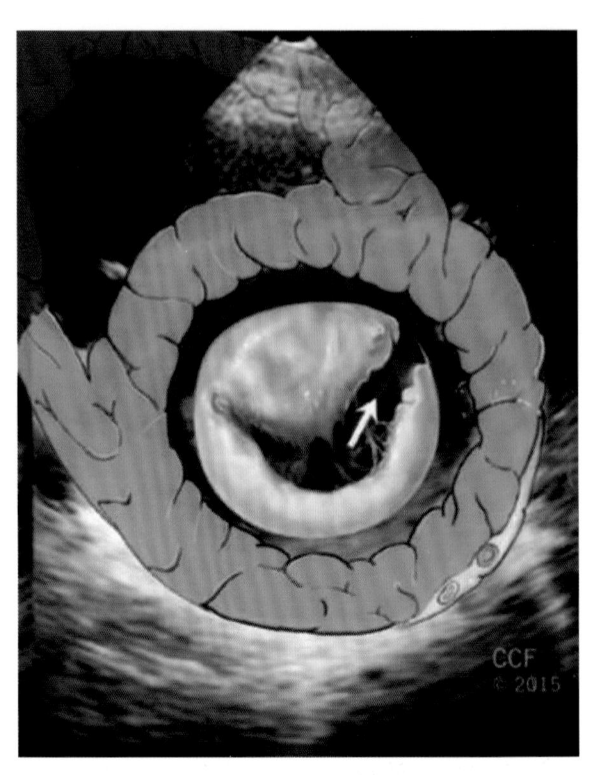

▲图 5-6　二尖瓣裂隙

十、先天性二尖瓣反流

先天性二尖瓣畸形可为独立疾病，也可能合并其他先天性心脏病，如单纯的二尖瓣裂缺和先天性二孔型二尖瓣。

1. 单纯二尖瓣裂隙

裂隙是指二尖瓣瓣叶分裂，几乎总累及前叶，也有累及后叶的病例报道。先天性二尖瓣裂隙常合并房间隔缺损，单纯性二尖瓣前叶裂隙（图 5-6，箭示裂隙）并不常见。单纯二尖瓣裂隙可导致二尖瓣重度关闭不全，但手术效果常显著。二尖瓣成形术直接将裂隙缝合即可，优于二尖瓣置换。如果未在早期型二尖瓣成形术，瓣膜边缘将会增厚萎缩，瓣膜成形将会变得复杂，在这种情况下，可考虑行心包补片修复术。

2. 二孔型二尖瓣畸形

二孔型二尖瓣畸形（图 5-7）是一种非常罕见的先天性畸形，其右侧房室瓣处为双孔，两个孔分别具备腱索和乳头肌结构。绝大多数二孔型二尖瓣都伴随有其他畸形，其临床表现和所需瓣膜手术方式取决于心脏畸形和合并二尖瓣反流或狭窄的程度。单纯的二孔型二尖瓣通常无临床症状，也不必手术处理。

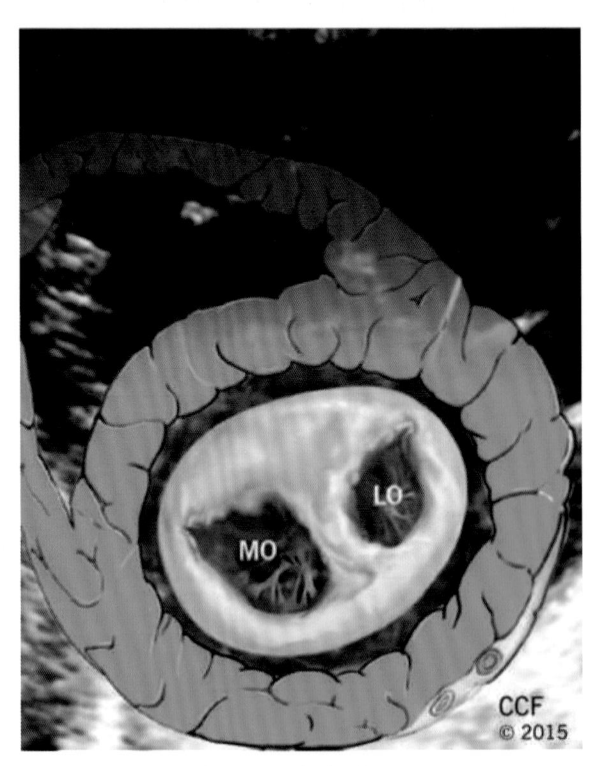

▲图 5-7　双孔型二尖瓣畸形
LO. 外侧孔；MO. 内侧孔

十一、心脏超声

超声心动图对评估二尖瓣反流至关重要，主要用于病因的诊断、机制的认识、反流严重程度的评估，以及在需要的情况下评估手术和介入技术等各种干预手段的可行性。超声心动图数据对临床决策、手术方案和术后随访都十分关键。

1．二尖瓣反流的诊断和病因

二尖瓣反流通过彩色多普勒超声心动图发现收缩期反流束进入左心房，可诊断二尖瓣反流。集中二尖瓣反流所致最常见的超声表现如下。

（1）二尖瓣脱垂：心尖或胸骨旁长轴可见一个或两个瓣叶收缩期脱入左心房，高度高于瓣环附着点连线2mm以上（图5-8）。需注意，二尖瓣脱垂导致反流束的方向取决于脱垂的瓣叶，通常反流束方向背向脱垂瓣叶，即前叶脱垂反流束朝后，后叶脱垂反流束超前。双瓣叶脱垂时，可见中心反流或混合反流（正向和逆向）。通常可通过评估反流束的来源和瓣膜脱垂的区域来明确瓣膜的解剖异常。因此，二尖瓣脱垂最常见来自P_2的反流束，也最易手术修复，而来自前叶的反流束，特别是合并有前叶腱索断裂时，手术修复最难。经食管三维超声心动图常可实现对病变的准确定位，在经胸超声心动图结果不满意时推荐应用，对计划行手术或介入操作者尤其如此。

（2）二尖瓣连枷运动：连于瓣尖的腱索发生断裂，导致某个瓣叶（或瓣叶的某一段）在收缩期脱入左心房。同二尖瓣脱垂一样，反流束常背向病变瓣膜。

（3）心内膜炎：瓣叶可见赘生物，或有瓣叶穿孔等其他瓣膜损伤证据。远离瓣膜对合缘处产生的偏心反流可诊断瓣叶穿孔。穿孔在超声心动图中常难以发现，明确诊断的最佳方法是经食管超声心动图。

（4）缺血性二尖瓣反流：常具有冠心病的特征（如室壁运动不协调、瘢痕形成）。下后壁心肌梗死可见后叶运动受限，前壁心肌梗死可见左心室球形重塑、收缩功能减低和二尖瓣结构的改变。

① 二尖瓣瓣尖tenting：二尖瓣瓣叶tenting的面积可通过经胸超声心动图，在胸骨旁长轴中，由瓣环平面和二尖瓣瓣叶之间的面积来衡量。瓣叶tenting的面积是瓣膜成形失败的独立危险因素。

② 二尖瓣形态更加凹向心室（正常瓣膜为凸向心房）。

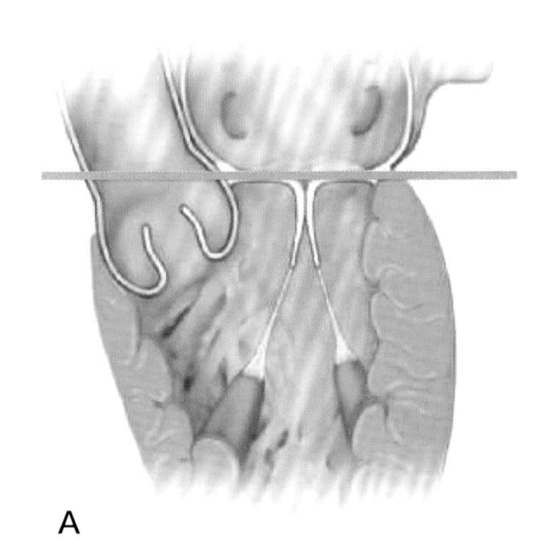

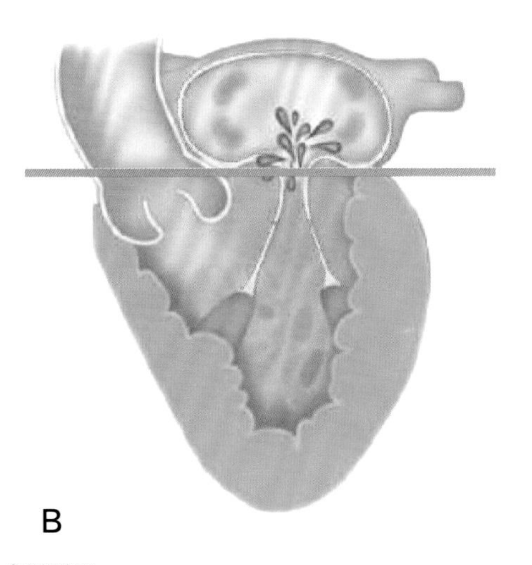

▲图5-8　二尖瓣脱垂

A. 正常小叶对合处在瓣环水平（呈直线）；B. 双叶脱垂（对合处在瓣环水平线以上）

③ 二尖瓣前叶牵拉。

④ 瓣环扩张。

继发性非缺血性二尖瓣反流：有明确的左心室基础病变（如左心室扩张或肥厚型心肌病）。超声心动图也可发现相关的左心室重塑和二尖瓣结构改变。

2．二尖瓣反流的分度

2014年瓣膜疾病指南提出了原发性（表5-1）和继发性（表5-2）二尖瓣反流的四级分度法：A级（二尖瓣反流高风险）、B级（进展期二尖瓣反流）、C级（无症状重度反流）和D级（有症状的重度反流）。据此，二尖瓣反流的严重程度可通过评估瓣膜本身（解剖结构和血流动力学）、其对心脏的影响（左心室功能、左心室体积、肺动脉压力）和患者的临床症状表现三方面进行评估。二尖瓣反流的分级涉及多个心脏超声学指标（表5-1和表5-2）。

（1）彩色多普勒。

① 射流束面积：小反流是指占反流束面积占左心房面积＜20%；大反流是指反流束面积占左心房面积＞40%且反流束进入肺静脉。

注意：如此评估反流程度对中心反流可靠，但可能低估偏心反流的严重程度。而在血压偏低（镇静、休克）的情况下，后负荷减低也会导致反流的严重程度被低估。另外，当反流束观察不理想时，应采用其他影像学方法（TEE、心脏MRI等）。

② 射流紧缩面：指穿过瓣膜的射流束最窄处的宽度。射流紧缩面越宽，二尖瓣反流越重。射流紧缩面＜0.3cm通常视为轻度反流，≥0.7cm视为重度反流。

注意：超声的横向分辨率较低可能会导致反流程度被高估。

（2）脉冲多普勒。

① 肺静脉检查：二尖瓣反流同样可以影响肺静脉血流。正常情况下，肺静脉血流无论在心室收缩期还是舒张期都是正向的，仅在心房收缩期产生轻微的负向血流。而当二尖瓣反流出现时，收缩期正向血流减弱，收缩期期频谱低钝，重度反流时可出现收缩期负向血流（图5-9）。

注意：房颤和左心室功能减低时，也可出现收缩期正向血流减弱，影响判断。

② 二尖瓣频谱：重度二尖瓣反流时，二尖瓣频谱表现为E波峰值流速＞1.2m/s。E/A＜1可除外二尖瓣重度反流。

（3）连续多普勒。

射流束灰度和波形可用于评估二尖瓣反流的严重程度。早期达峰的三角形波提示左心房压力升高，多见于急性重度二尖瓣反流。更严

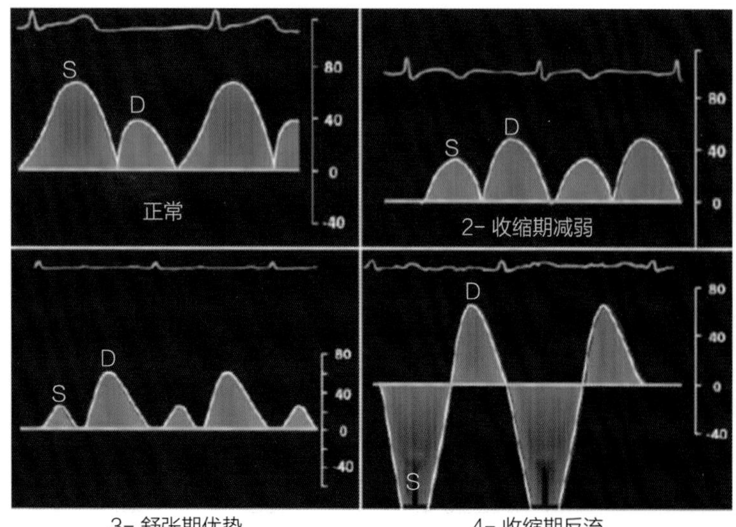

◀图5-9　肺静脉脉冲多普勒

S. 收缩期；D. 舒张期

表 5-1　原发性二尖瓣反流的分度（2014 AHA/ACC 瓣膜病指南）

分度	定　义	瓣膜解剖	瓣膜血流动力学	血流动力学结果	症　状
A	风险期反流	● 瓣叶脱垂轻度，对合良好 ● 瓣叶轻度增厚，活动受限	● 无反流束或＜ 20% 的中心反流束 ● 射流紧缩面＜ 0.3cm	● 无	● 无
B	进展期反流	● 瓣叶脱垂重度，对合良好 ● 风湿性瓣膜病：瓣叶活动受限，中心对合不良 ● 感染性心内膜炎病史	● 20% ～ 40% 的中心反流或收缩晚期偏心反流 ● 射流紧缩面＜ 0.7cm ● 反流量＜ 60ml ● 反流分数＜ 50% ● 有效反流面积＜ $0.40cm^2$ ● 左心室造影分级 1 ～ 2 级	● 左心房轻度扩张 ● 无左心室扩张 ● 肺动脉压力正常	● 无
C	无症状重度反流	● 二尖瓣脱垂重度，对合不良，连枷运动 ● 风湿性瓣膜病：瓣叶活动受限，中心对合不良 ● 感染性心内膜炎病史 ● 放射性心肌病：瓣叶增厚	● ＞ 40% 的中心反流或全收缩期偏心反流 ● 射流紧缩面≥ 0.7cm ● 反流量≥ 60ml ● 反流分数≥ 50% ● 有效反流面积≥ $0.40cm^2$ ● 左心室造影分级 3 ～ 4 级	● 左心房中重度扩张 ● 左心室扩张 ● 劳力性或静息性肺高压 ● C_1：LVEF ＞ 60%，LVESD ＜ 40mm ● C_2：LVEF ≤ 60%，LVESD ≥ 40mm	● 无
D	有症状重度反流	● 二尖瓣脱垂重度，对合不良，连枷运动 ● 风湿性瓣膜病：瓣叶活动受限，中心对合不良 ● 感染性心内膜炎病史 ● 放射性心肌病：瓣叶增厚	● ＞ 40% 的中心反流或全收缩期偏心反流 ● 射流紧缩面≥ 0.7cm ● 反流量≥ 60ml ● 反流分数≥ 50% ● 有效反流面积≥ $0.40cm^2$ ● 左心室造影分级 3 ～ 4 级	● 左心房中重度扩张 ● 左心室扩张 ● 劳力或静息性肺高压	● 活动耐量下降 ● 劳力性呼吸困难

C_1．代偿期；C_2．失代偿期；LVEF．左心室射血分数；LVESD．左心室舒张末期直径

表 5-2　继发性二尖瓣反流分度（2014 AHA/ACC 瓣膜疾病指南）

分度	定　义	瓣膜解剖	瓣膜血流动力学	血流动力学结果	症　状
A	风险期反流	● 冠心病或心肌病患者，瓣叶、瓣环、腱索均正常	● 无反流束或＜ 20% 的中心反流束 ● 射流紧缩面＜ 0.3cm	● 左心室体积正常或轻度扩张，固定（心肌梗死后）或动态（缺血诱导）的室壁运动障碍 ● 原发心肌病导致左心室扩张和收缩功能减低	● 心肌缺血或房颤症状，需要药物或血运重建治疗
B	进展期反流	● 局限性室壁运动障碍瓣叶轻度牵拉 ● 瓣环轻度扩张，瓣叶中心性对合不良	● 有效反流面积＜ 20cm^2 ● 反流量＜ 30ml ● 反流分数＜ 50%	● 局限性室壁运动障碍，左心室收缩功能减低 ● 原发心肌病导致左心室舒张和收缩功能障碍	● 心肌缺血或房颤症状，需要药物或血运重建治疗
C	无症状重度反流	● 局限性室壁运动障碍瓣叶重度牵拉 ● 瓣环扩张，瓣叶严重中心性对合不良	● 有效反流面积＞ 20cm^2 ● 反流量≥ 30ml ● 反流分数≥ 50%	● 局限性室壁运动障碍，左心室收缩功能减低 ● 原发心肌病导致左心室舒张和收缩功能障碍	● 心肌缺血或房颤症状，需要药物或血运重建治疗
D	有症状重度反流	● 局限性室壁运动障碍瓣叶重度牵拉 ● 瓣环扩张，瓣叶严重中心性对合不良	● 有效反流面积＞ 20cm^2 ● 反流量≥ 30ml ● 反流分数≥ 50%	● 局限性室壁运动障碍，左心室收缩功能减低 ● 原发心肌病导致左心室舒张和收缩功能障碍	● 二尖瓣反流导致的房颤，在心肌缺血纠正后仍可存在 ● 活动耐量降低 ● 劳力性呼吸困难

重的二尖瓣反流可见射流束灰度增加，其灰度可与顺行血流接近。

注意：如果反流看似很严重但射流束持续时间很短，那么射流持续时间的“容量效应”（即血流动力学影响）有限，不能算作重度反流。二尖瓣反流持续时间可通过连续多普勒或M型多普勒彩超测定。

（4）近端等速表面积法（PISA）或血流汇聚法（图5-10）。

血液通过反流瓣口时，在其近端的区域出现逐渐加速的血流，形成半球形的汇聚区。将汇聚区视作多个等速平面，则越靠近反流瓣口处的等速平面，血流的速度越快，面积越小。根据连续方程，通过任一等速平面的血流也必将通过反流瓣口。因此，反向血流可用半球形等速平面的表面积（$2\pi r^2$，r表示该等速平面距反流瓣口中心的距离）乘以该等速平面的血流速度（v），公式如下。

$$Q=2\pi r^2 v$$

在日常应用中，最常选取产生混叠现象的等速面（混叠速度V_a）。

注意：PISA法在以下情况下的应用受限：①有多个反流束的情况；②反流瓣口非球形；③偏心反流（应用角度校正公式可提高准确性）。

（5）容积法：超声心动图下有多种定量方法可用于评估二尖瓣发暗流的严重程度，具体如下。

①有效反流瓣口面积（ERO）：血流量（Q）除以通过反流瓣口的峰值流速（V_{peak}）可估测反流瓣口，即实际瓣口面积。

$$ERO=Q / V_{peak}$$

②ERO的估算：为了简便估算ERO，常应用以下假设。

- 二尖瓣反流的峰值流速为5m/s（假设左心房与左心室间压差为100mmHg）。
- 混叠速度为40cm/s（0.4m/s）。
- 则$ERO=2\times3.14\times r^2\times40/500\approx250r^2/500$。

$$ERO=r^2 / 2$$

对原发性二尖瓣反流而言，ERO ≥ 0.4cm^{2}提示为重度；而对继发性二尖瓣反流，ERO ≥ 0.2cm^{2}就提示重度。

③反流量（ReVol）。有效反流瓣口面积（ERO）乘以反流束的速度时间积分（VTI）得到反流量（图5-11），公式如下。

$$ReVol=ERO\times VTI$$

（当无主动脉反流时）反流量也可用二尖瓣和左心室流出道血流量的差值计算，公式如下。

$$ReVol=MV\ flow-LVOT\ flow$$

原发二尖瓣反流当每搏反流量≥60ml时提示为重度，继发二尖瓣反流当每搏反流量≥30ml时提示为重度。

④反流分数（RF）。由反流量除以二尖瓣

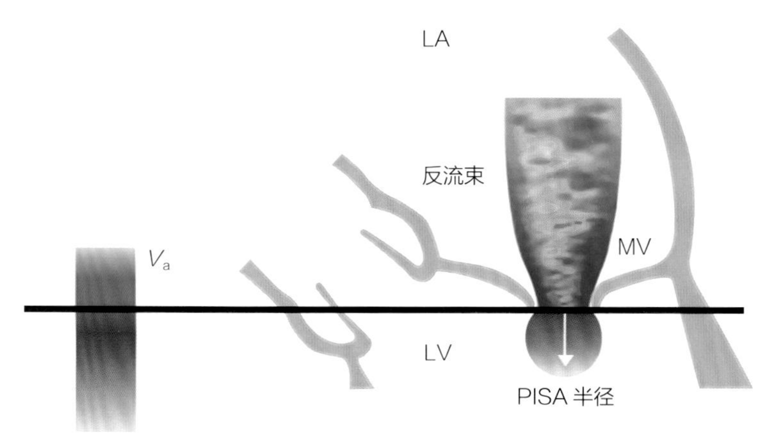

◀图5-10　近端等速表面积法（PISA）
V_a. 混叠速度；LA. 左心房；LV. 左心室；MV. 二尖瓣

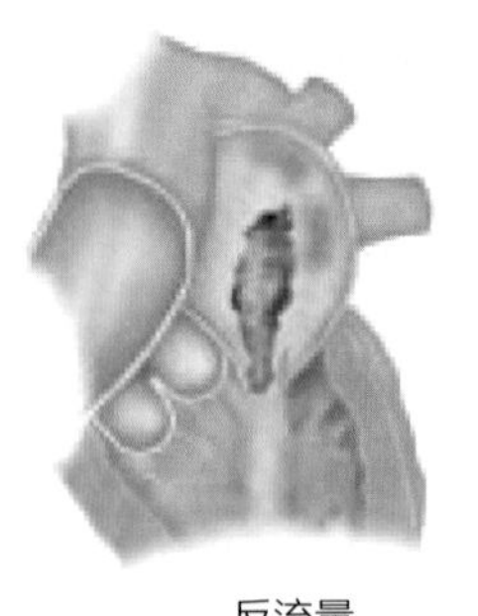
=
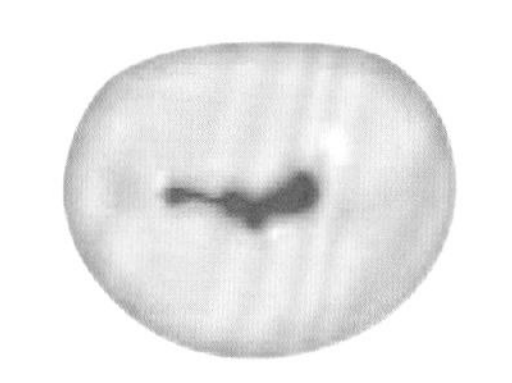
×
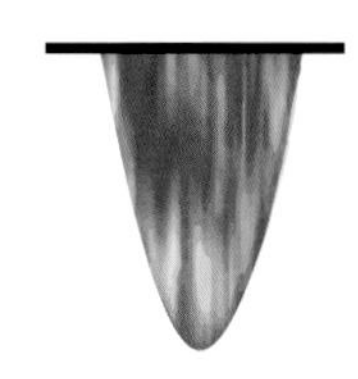

◀图 5-11　反流量

血流量得到以下公式。

RF=（RV/MV flow）×100%

RF ≥ 50% 提示重度原发性二尖瓣反流。

ERO 和 ReVol 的界值在原发和继发二尖瓣反流中有所不同，2014 年瓣膜病指南对于继发性重度二尖瓣反流的界值较原发性的更小（ReVol ≥ 30ml，ERO ≥ $0.2cm^2$），其原因在于：① 心室重塑和左心室功能异常使得继发性二尖瓣反流较少时即可出现严重的不良后果；② 继发二尖瓣反流的情况下，左心室已经充分代偿，少量反流即可进入失代偿状态；③ 继发二尖瓣反流时，反流孔常为新月形，这本身会导致超声下测量的 ERO 值偏小。

超声心动图也可用于评估二尖瓣反流的血流动力学结果，即对心脏的影响，包括左心房扩张导致的房颤、肺动脉高压和心室扩张，左心室功能异常。

需注意的是，二尖瓣反流时，左心室前负荷增大，后负荷不变或减低，左心室向相对低压的左心房射入一部分血液，故评价二尖瓣反流患者左心室功能异常的标准是，LVEF ＜ 60%，或左心室收缩末期直径（LVESD）＞ 40mm。

3．评估二尖瓣脱垂手术修复的可行性

对二尖瓣脱垂的患者而言，由经验丰富的医疗中心进行二尖瓣成形术较行二尖瓣置术换近期和远期预后均较好。超声心动图（必要时可行经食管超声）是用于评估二尖瓣修复可行性的主要手段。

（1）在经验丰富的中心，超过 90% 的后叶脱垂可以修复。三角形或四边形切除是最常用的技术。大面积钙化是使得瓣膜无法手术修复的最常见原因 。

（2）前瓣叶脱垂的修复较后瓣叶更难，原因包括面积（前叶的面积明显比后叶大）、形状（船帆形）及前瓣叶没有明确的解剖学分段。前瓣叶脱垂的修复涉及使用人工腱索、后瓣叶腱索转移等技术。各个中心成功率不同，Cleveland 中心前瓣叶成形修复的成功率为 80% 以上。

（3）二尖瓣前后瓣叶脱垂也可同时手术修复，但技术上的挑战性较后瓣叶成形修复更高。多数情况下修复后瓣叶足矣，但如果前瓣叶的腱索存在延长或断裂，则需人工腱索修复前瓣叶。

4．经食管超声心动图（TEE）

经食管超声检查中，换能器距离左心房非常近，可提供无干扰的清晰声像，故食管超声对评估二尖瓣反流非常重要。在需对二尖瓣和左心房形态进行细致观察（如心房血栓的排除诊断）时，是很好的辅助检查方式，更应用于 TTE 观察不理想的情况（二尖瓣瓣环钙化或机械瓣声影干扰）。在最新的三维重建技术支持下，TEE 可得到二尖瓣的增强影像，从而获得更多有关潜在二尖瓣病变的线索。2014 年 AHA 指南对在以下情况下使用 TEE 评估二尖瓣反流做 1 级推荐。

（1）术中需要 TEE 明确二尖瓣反流的解剖基础，指导成形手术。

（2）用于仅行 TTE 无法对二尖瓣反流的严重程度、反流机制及左心室功能情况做出明确诊断的情况。

5．运动负荷超声心动图

当临床有症状，特别是运动时出现的症状，与静息状态的磁共振检查表现不符时，运动负荷超声心动图可辅助诊断。在这种情况下，运动可导致 MR 和（或）肺动脉压力的严重程度增加，这解释了患者的主诉。此外，运动负荷超声心动图还可用于明确下列指标的情况。

（1）左心室运动反应性（收缩储备）：对运动时左心室收缩不能增强或左心室收缩末期容积不能减少的患者而言，药物治疗往往不能改善其进行性的左心室功能衰竭，即使瓣膜反流经手术纠正后，仍有约 20% 患者的症状持续。

（2）心功能储备：心功能储备较低（低于同年龄、同性别正常人群心功能储备的 85%）提示二尖瓣反流更重，与较差的预后相关，活动耐量较差的无症状重度二尖瓣反流患者往往需要尽早干预。

（3）运动负荷射血分数和运动负荷收缩末期容量指数：在评估术前左心室功能时较其他任何静息状态下测得的指标相比都更加敏感。

6．三维超声心动图

三维超声主要的优势在于其可更好地显示瓣膜的解剖结构，对二维超声观察不满意的病例，三维超声可更准确地评估瓣膜反流的机制。如使用三维超声可更准确地观察瓣膜脱垂的具体位置，对具有多个反流束的病例尤为如此。在许多经验丰富的医疗中心，三维超声心动图已成为瓣膜手术术前的常规检查。通过三维超声心动图可更清楚地了解二尖瓣的病理解剖，从而提升瓣膜成形手术的成功率。

十二、评估二尖瓣反流的其他方式

1．平板踏车试验

可用于评估症状状态，明确患者的活动耐量，为以后的随访提供基线数据。

2．心导管检查

用于心脏超声检查无法明确诊断，或心脏超声结果与临床表现不符时，需进行有创的心导管测压检查。

（1）急性二尖瓣反流：高尖的 V 波是急性二尖瓣反流的标志——左心房来不及适应突然升高的反流量，而在收缩早期出现突然增高的左心房压。由突然升高的充盈压所致，左心室舒张末压（LVEDP）也升高。需要注意的是，高尖的 V 波诊断二尖瓣反流的敏感度较高，但特异性不强，在其他导致左心房顺应性减低的情形下也可出现，如风湿性心脏病、心肌梗死后室间隔缺损和术后改变。

（2）慢性二尖瓣反流：慢性二尖瓣反流时，左心房和左心室随时间扩张，顺应性增加，使得左心房压力和 LVEDP 仅轻度上升，而左心房和左心室的血容量明显增加。

3．冠状动脉造影

通常用于瓣膜术前评估是否合并冠状动脉疾病，以及是否需要同期行冠状动脉旁路移植术。

4．左心室造影

可在导管检查中实施左心室造影，可用半定量法评估二尖瓣反流的严重程度（表 5-3）。

5．心脏 MRI

用于超声无法明确的疑难病例的辅助诊断，在梯度回波磁共振下可观察二尖瓣反流导致的

表 5-3　二尖瓣反流的左心室造影分级

反流程度	左心室造影的表现
1 级（轻度）	每搏显影清晰，左心房不显影
2 级（中度）	造影剂进入但未充满左心房，每搏显影不清晰
3 级（中重度）	造影剂在 2 ～ 3 个搏动内即充满左心房，与心室灰度一致
4 级（重度）	造影剂通过 1 次搏动即充满左心房，并反流入肺静脉

湍流。此外，心脏核磁可准确评估射血分数和心室容积，对手术时机的把握提供帮助。

十三、二尖瓣反流的治疗

1．急性二尖瓣反流

（1）药物治疗：术前准备可使用减低后负荷的药物治疗。通过减低后负荷，可增加心排血量，减少反流量。在血压允许的情况下，通常使用静脉扩血管药物治疗。血压过低的患者需要主动脉内球囊反搏（IABP）（或更高级的经皮循环辅助装置）支持。

（2）手术干预：有血流动力学异常和临床表现的患者推荐行手术治疗。通常在技术允许的情况下，二尖瓣成形优于二尖瓣置换，但对缺血性二尖瓣反流而言，最新的研究表明瓣膜成形与置换手术对远期生存的影响相同，而瓣膜置换术的持久性较好，而瓣膜成形术 2 年内成形失败率较高（可达 30%）。

2．慢性二尖瓣反流

（1）药物治疗。

① 对无症状的患者，目前无研究支持慢性无症状性二尖瓣反流患者使用扩血管药物治疗。相反，扩血管药物降低了左心室容积，可能使二尖瓣脱垂加重，从而加重反流。尽管如此，当合并高血压时，也应给予适当的降压治疗，不仅是因为高血压本身的危害，更是因为高血压可通过增加左心室后负荷而加重二尖瓣反流。

② 对有症状的患者，最理想的方案是手术治疗。然而在患者无法考虑手术（延期手术或合并有禁忌证）时，推荐进行左心室衰竭的常规药物治疗，如 β 受体拮抗药、ACE 抑制药和 ARB 类药物及醛固酮受体拮抗药。

（2）定期随访：二尖瓣反流是一种进展性疾病，建议对轻度二尖瓣狭窄的患者定期监测超声心动图，并监测左心室容积、左心室功能、肺动脉压力等，以评估病情进展。

① 轻度二尖瓣反流：每 3 ～ 5 年监测。

② 中度二尖瓣反流：每 1 ～ 2 年监测。

③ 重度二尖瓣反流：至少每 6 个月监测超声心动图，可考虑每年监测负荷超声心动图。当出现肺动脉高压、LVEF ＜ 60%、LVESD ＞ 40mm、房颤或出现临床症状，可以通过有修复资质的外科医师评估修复的可行性（表 5-4）。

④ 在监测期间任何临床症状的变化都提示二尖瓣反流加重的可能，需要积极评估。

（3）手术干预：手术方式包括瓣膜成形术和瓣膜置换术。手术方式的选择取决于二尖瓣反流的病因、二尖瓣的解剖和左心室功能状态。如成形术可达到长期有效，则优于二尖瓣置换术。瓣膜成形的优势一般包括成形术风险较低、对左心室功能影响较小、远期生存更佳、无人工瓣膜相关并发症、耐久性更好等。

3．二尖瓣成形术

二尖瓣成形术几乎全部需要植入小尺寸成形环，是否附加其他成形技术与二尖瓣病的病因有关。后瓣叶脱垂最常用三角形切除；前瓣叶脱垂的成形更复杂，往往需植入新腱索或做腱索转移。瓣叶穿孔时则可能使用心包补片对缺损进行修补。

经验丰富的心脏治疗中心可选用微创手术入路，包括经胸骨下段小切口或经右胸小切口（单个切口或机器人手术的多小切口）入路。这些微创入路有利于术后快速康复、减少痛苦、减少输血量和满足更高的美观要求。各种入路微创手术的远期预后还有待研究，尽管大部分结果是好的，但目前尚无随机对照试验支持其优于传统手术方式。

在经验丰富的临床中心，二尖瓣成形术后远期结果已非常理想，Cleveland 心脏治疗中心一项纳入了 1072 名因退行性二尖瓣反流接受成形术患者的回顾性研究表明，93% 的患者 10 年内无须再次手术，住院死亡率为 0.3%。这一研究中，单纯的二尖瓣后叶脱垂患者行瓣叶切除＋

表 5-4 2014 年 AHA/ACC 指南对二尖瓣手术的推荐

推 荐	推荐等级	证据等级
有症状的慢性原发性二尖瓣重度反流（D 期），LVEF ＞ 30% 的患者应行手术治疗	Ⅰ	B
无症状的慢性原发性二尖瓣重度反流伴有左心室功能异常（LVEF 30% ～ 60%，LVESD ≥ 40mm，C_2 期）的患者应行手术治疗	Ⅰ	B
慢性原发性二尖瓣重度反流有手术指征的患者，仅累及后瓣叶者行瓣膜成形术优于瓣膜置换术	Ⅰ	B
慢性原发性二尖瓣重度反流有手术指征的患者，累及前瓣叶或前后两瓣叶者，如成形可持久有效，则应行瓣膜成形术	Ⅰ	B
慢性原发性二尖瓣重度反流患者因其他指征接受心脏手术时，应同期行二尖瓣成形或置换术	Ⅰ	B
无症状的慢性原发性二尖瓣重度反流患者（C_1 期），左心室功能正常（LVEF ＞ 60%，LVESD ＜ 40mm）时，可在瓣膜成形成功率＞ 95%、预期死亡率＜ 1% 的经验丰富的心脏瓣膜中心行二尖瓣成形术	Ⅱa	B
无症状的慢性原发性非风湿性二尖瓣重度反流（C_1 期），左心室功能正常，经评估瓣膜成形成功率较高者，合并新发房颤或静息肺高压（肺动脉收缩压＞ 50mmHg）时，可考虑行二尖瓣成形术	Ⅱa	B
慢性原发性二尖瓣中度反流（B 期）患者因其他指征接受心脏手术时，可考虑同期行二尖瓣成形术	Ⅱa	C
有症状的慢性原发性二尖瓣重度反流（D 期）LVEF ≤ 30% 者，考虑行手术治疗	Ⅱb	C
风湿性二尖瓣疾病有手术指征，经评估成形成功率较高者或瓣膜置换后长期抗凝有风险者，可考虑瓣膜成形	Ⅱb	B
慢性原发性二尖瓣重度反流（D 期）症状严重者（NYHA Ⅲ / Ⅳ级），术后预期寿命可延长但因并发症而有手术禁忌者，应考虑行经导管二尖瓣成形术	Ⅱb	B
除非二尖瓣成形失败，否则二尖瓣置换应禁用于独立原发的累及后瓣叶 1/2 以下的二尖瓣重度关闭不全	Ⅲ：有害	B

LVEF. 左心室射血分数；LVESD. 左心室舒张末期直径

成形环植入手术的耐久性最好。接受再次手术的患者中 50% 是由于退行性疾病的进展。

与上相反，继发性二尖瓣反流（继发于心肌病者）成形术的远期结果就不似这般理想了。缺血性心肌病继发的二尖瓣反流术后远期复发率高达 33%。尽管植入的成形环在瓣环水平减轻了瓣叶牵拉，二尖瓣反流主要的动因即心室重塑并未纠正，才导致了较高的复发率。表 5-5 归纳了各种病因所致二尖瓣反流通过成形术纠正的可能性。

4．二尖瓣置换术

通常在二尖瓣成形术不可行时，考虑二尖瓣置换术。二尖瓣切除并置换，将对左心室结功能造成不良影响。因此，应考虑在尽量保留瓣下结构的情况下行二尖瓣置换术，保留一定的瓣下结构能够降低左心室扩张加重的风险，有利于减轻瓣膜置换对左心室功能的影响。

二尖瓣置换可选用机械瓣膜或生物瓣膜。机械瓣易形成血栓，故需长期抗凝，而又存在出血风险。而生物瓣的主要问题在于其耐久度有限，20% ～ 40% 生物瓣在 10 年时需要更换，60% 在 15 年时需要更换。

5．经导管二尖瓣成形术

经导管二尖瓣成形术是一种治疗二尖瓣反流的微创技术。多种经导管二尖瓣成形技术尚在临床研发过程中，一种缘对缘的瓣叶成形装置（MitraClip；Evalve，Menlo Park，CA）是目前唯一获得美国 FDA 批准可商用于左心室造影分级 3 级或 4 级的原发性二尖瓣反流的设备。与之相比，一种兼具缘对缘瓣叶修复和二尖瓣成形环植入功能的装置（Carillon；Cardiac Dimensions，Inc.，Kirkland，WA）已在欧洲获批。2014 年瓣膜病指南规定：有症状的二尖瓣重度反流患者，经评估术后预期寿命可改善但合并开胸手术禁忌证的，可考虑经皮介入二尖瓣成形术（Ⅱb 级推荐）。

（1）缘对缘的二尖瓣成形装置（MitraClip）是一种基于 Alfieri 缘对缘缝合技术的经导管介入二尖瓣成形装置。在瓣环中心处将前后瓣缘对缘夹合，从而形成“双孔”二尖瓣以减少反流。其预后经数个队列研究和一个纳入了 279 例中重度或重度（3 ～ 4 级）二尖瓣反流患者，对比 MitraClip 和传统开胸手术预后的大样本随机对照试验（EVEREST Ⅱ）证实。

（2）EVEREST Ⅱ随机对照试验表明，主要疗效终点（术后 12 个月存活，未行再次手术，无 3 级或 4 级反流）方面，传统手术优于 MitraClip（73% vs. 55%），原因是 MitraClip 后瓣膜功能不理想再行手术的比率较高。而术后重度反流率（3 级或 4 级）和全因死亡率方面，两组相当。因为输血需求较小，MitraClip 组主要不良事件率较低。

（3）其他的经皮介入成形手段，需要依赖可置入冠状窦内的装置以缩紧二尖瓣瓣环。Carillon Mitral Contour 系统（Cardiac Dimensions，Inc.）是一种镍钛合金支撑点冠状窦植入装置，可直接缩紧二尖瓣瓣环。Monrac（Edwards Lifesciences，Irvine，CA）系统包括 2 个植入冠状窦内的支架，

表 5-5　各种瓣膜病变行二尖瓣成形术的成功率

病变类型	病变特点	置换成功率
二尖瓣脱垂	前叶脱垂	中
	后叶（最常见 P_2）脱垂	高
	前后叶脱垂	中至高
	交界区脱垂	高（诊断明确）
	有瓣叶钙化	较低
	前叶腱索断裂	中（人工腱索）
	后叶腱索断裂	高
先天性疾病	二尖瓣裂隙	高
心内膜炎	穿孔（单发瓣叶穿孔）	高
	腱索断裂	低
	弥漫纤维化或钙化	低
结缔组织病	瓣叶增厚，活动受限	低
缺血性二尖瓣反流	乳头肌头部受累	低
	瓣叶牵拉	中（远期常较差）
	下后壁动脉瘤	低，成形耐久度差
	瓣环扩张	中
风湿性疾病	无狭窄	中至高，但耐久度差
	狭窄无钙化	中至高
	狭窄并钙化	低（闭式扩张 + 瓣环置入）
扩张性心肌病	瓣环扩张	中至高

2 个支架间由线圈相连，可随时间收紧二尖瓣环。Percutaneous Septal Shortening Systems（Ample Medical, Forester City, CA）则是一个锚定在冠状窦，通过张力索连于房间隔来缩小二尖瓣环的装置。

（4）手术指征：具体指征见表 5-4 和图 5-12。

① 有症状的患者。

• 对于二尖瓣重度反流、LVEF ＞ 30% 的患者，手术治疗是Ⅰ级推荐。

• 二尖瓣重度反流并且 LVEF ≤ 30% 的患者，可考虑手术治疗（Ⅱb 级推荐）。其不是绝对手术指征，因为左心室功能太差（增加手术风险），并且这种情形下仍行手术的病例较少，缺乏足够的数据。

② 无症状患者。

• 二尖瓣重度反流、左心室功能不全[LVEF 30% ～ 60%（包含 60%）和（或）LVESD ≥ 40mm] 的患者，手术治疗是Ⅰ级推荐。

• 重度二尖瓣反流、左心室功能正常（LVEF ＞ 60%，LVESD ＜ 40mm）的患者，为了防止左心室受累，阻止其他二尖瓣反流并发症（新发房颤、肺动脉高压）的进展，在成形成功率＞ 95%、预期死亡率＜ 1% 时，可考虑行二尖瓣成形术（Ⅱa 级推荐），手术须由经验丰富的外科医生主刀，在瓣膜病专业治疗中心进行。

6．慢性继发性二尖瓣反流

（1）药物治疗：左心室功能不全继发二尖瓣反流的患者，应接受规范的抗心力衰竭药物治疗，包括利尿药、β 受体拮抗药、ACE 抑制药或 ARB 类药物和醛固酮拮抗药。

（2）心脏再同步化治疗：适用于继发性二尖瓣反流且具有再同步化治疗指征的患者。在同步化治疗可控制心律失常、增强左心室功能，达到缓解反流的作用。

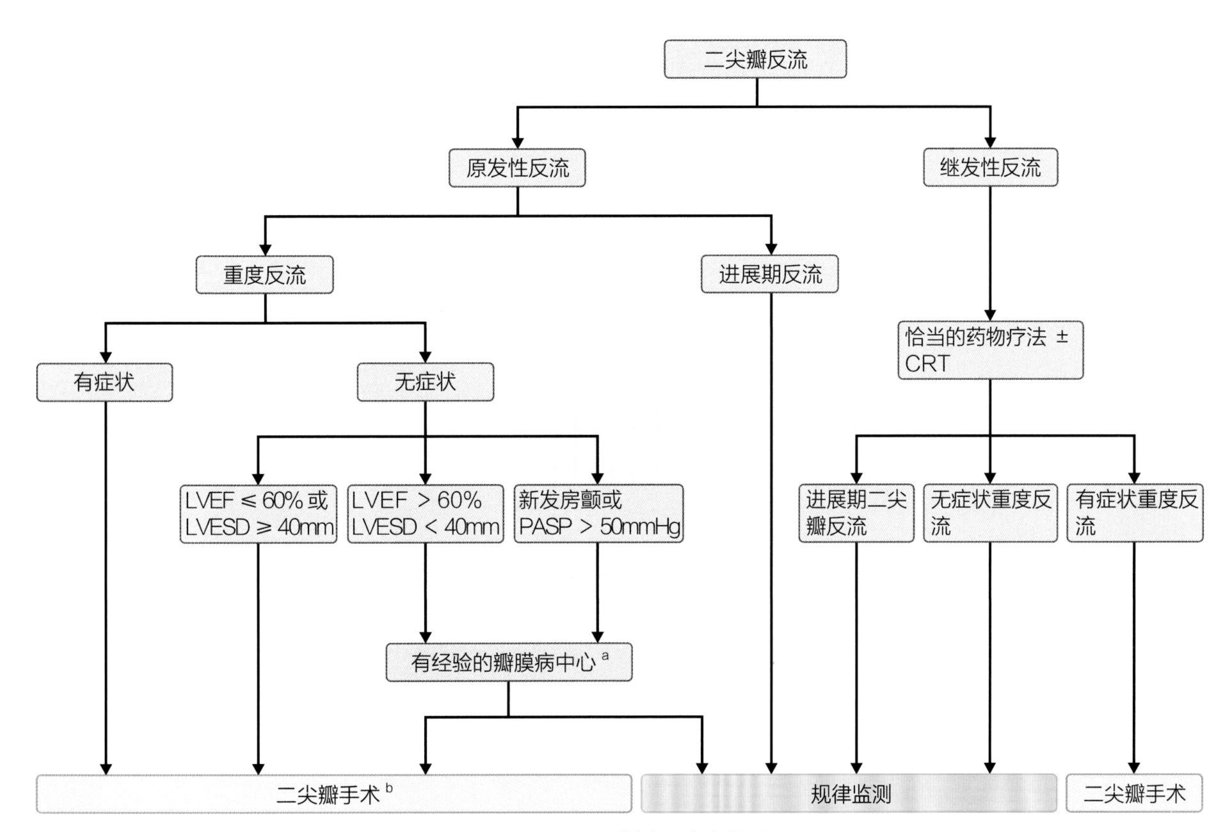

▲图 5-12 二尖瓣反流流程图

a. 二尖瓣成形成功率在 95% 以上，死亡率在 1% 以下的心脏中心；b. 在二尖瓣成形术可行的情况下，二尖瓣成形术优于置换术；CRT. 心脏再同步化治疗；LVEF. 左心室射血分数；LVESD. 左心室舒张末期直径；PASP. 肺动脉收缩压

（3）介入治疗：继发二尖瓣反流是心室疾病而非瓣膜本身的病变（图 5-12）。瓣膜反流加重了左心室的负担，使得预后更差，尽管如此，尚无证据表明，手术纠正瓣膜功能可缓解症状或延长寿命。同样对于继发性二尖瓣反流患者，瓣膜成形或置换的优势目前尚不清楚。因此，继发二尖瓣反流很少推荐手术治疗。

① 继发性二尖瓣重度反流患者，症状严重（NYHA Ⅲ / Ⅳ）的推荐手术治疗（Ⅱb 级推荐）。

② 继发性二尖瓣重度反流患者行冠状动脉旁路移植术或主动脉瓣置换术者，推荐同期行二尖瓣手术（Ⅱa 级推荐）。尽管尚无证据证明其有效，在其他心脏手术同时处理二尖瓣似乎是合理的。然而，最近美国国立卫生研究院（NIH）资助的一项项目表明冠状动脉旁路移植术的同期行手术纠正缺血性二尖瓣中度反流，患者没有受益。

要点总结

- 二尖瓣结构包括两个瓣叶、二尖瓣瓣环、腱索及两个乳头肌。每个结构的协调工作对维持二尖瓣正常功能至关重要。
- 二尖瓣反流（MR）可能原发于瓣膜结构畸形导致的原发反流，也可能是继发性（功能性）的，继发于左心室功能不全。
- 二尖瓣反流导致左心室容量超负荷。急性重度反流可致左心室前负荷增加，引起严重的肺淤血，症状显著，而在慢性代偿机制（左心房、左心室扩张）的作用下，症状可不明显。
- 二尖瓣脱垂（MVP）是指收缩期二尖瓣瓣叶脱入左心房，多因瓣叶黏液瘤样退变所致。通常累及后瓣叶，查体可闻及可变的收缩期咔嗒音。二尖瓣脱垂是发达国家原发慢性二尖瓣反流最常见的原因。如可行，应考虑成形手术（优于瓣膜置换）。
- 缺血性二尖瓣反流（IMR）是继发性二尖瓣反流最常见的原因，主要由心室病变（左心室重塑、乳头肌移位、瓣环扩张）而非瓣膜本身病变所致。预后较差，IMR 患者的瓣膜手术获益尚未被证实。
- 二尖瓣反流的不常见其他病因包括风湿性疾病（尤其见于发展中国家）、感染性心内膜炎、结缔组织病、药物和先天性疾病。
- 超声心动图在二尖瓣反流的评估中起关键作用，对明确诊断、评估严重程度、反流机制、潜在病因和指导治疗方案、确定手术时机至关重要。
- 其他辅助检查手段包括负荷超声心动图、经食管超声心动图、心脏 MRI、心导管检查等，具有重要的辅助作用。当无症状重度反流的患者超声心动图结果与症状不符时，或其他的辅助检查显得较为重要。
- 对于急性重度二尖瓣反流，通常需急诊手术处理；对于慢性二尖瓣反流，往往推荐在症状进展，或出现左心室功能不全时再行手术干预。
- 二尖瓣反流的药物治疗作用有限。如能进行瓣膜成形，其效果优于瓣膜置换。新兴的微创机器人手术和导管介入技术正崭露头角。

推荐阅读

[1] Bhattacharyya S, Schapira AH, Mikhailidis DP, et al. Drug-induced fibrotic valvular heart disease. *Lancet*. 2009;374:577.

[2] Carpentier A. Cardiac valve surgery—the "French correction" . *J Thorac Cardiovasc Surg*. 1983;86:323–337.

[3] Feldman T, Foster E, Glower DD, et al. Percutaneous repair or surgery for mitral regurgitation. *N Engl J Med*. 2011;364:1395.

[4] Freed LA, Levy D, Levine RA, et al. Prevalence and clinical outcome of MVprolapse. *N Engl J Med*. 1999;341:1.

[5] Gaasch WH, Meyer TE. Left ventricular response to mitral regurgitation: implications for management. *Circulation*. 2008;118:2298–2303.

[6] Gertz ZM, Raina A, Saghy L, et al. Evidence of atrial functional mitral regurgitation due to atrial fibrillation: reversal with arrhythmia control. *J Am Coll Cardiol*. 2011;58(14):1474–1481.

[7] Gillinov AM, Cosgrove DM, Blackstone EH, et al. Durability of mitral valve repair for degenerative disease. *J Thorac Cardiovasc Surg*. 1998;116:734.

[8] Grau JB, Pirelli L, Yu PJ, et al. The genetics of mitral valve prolapse. *Clin Genet*. 2007;72:288.

[9] Grigioni F, Detaint D, Avierinos JF, et al. Contribution of ischemic mitral regurgitation to congestive heart failure after myocardial infarction. *J Am Coll Cardiol*. 2005;45:260.

[10] Grigioni F, Enriquez-Sarano M, Zehr KJ, et al. Ischemic mitral regurgitation: long-term outcome and prognostic implications with quantitative Doppler assessment. *Circulation*. 2001;103:1759.

[11] Kim JB, Kim HJ, Moon DH, et al. Long-term outcomes after surgery for rheumatic MV disease: valve repair versus mechanical valve replacement. *Eur J Cardiothorac Surg*. 2010;37:1039.

[12] Leung DY, Griffin BP, Stewart WJ, et al. Left ventricular function after valve repair for chronic mitral regurgitation: predictive value of preoperative assessment of contractile reserve by exercise echocardiography. *J Am Coll Cardiol*. 1996;28:1198–1205.

[13] Marijon E, Ou P, Celermajer DS, et al. Prevalence of rheumatic heart disease detected by echocardiographic screening. *N Engl J Med*. 2007;357:470.

[14] Nishimura RA, Otto CM, Bonow RO, et al. 2014 AHA/ACC guideline for the management of patients with valvular heart disease: a report of the American College of Cardiology/American Heart Association Task Force on Practice Guidelines. *J Am Coll Cardiol*. 2014;63:e99–e100.

[15] Roldan CA, Shively BK, Crawford MH. An echocardiographic study of valvular heart disease associated with systemic lupus erythematosus. *N Engl J Med*. 1996;335(19):1424.

[16] Séguéla P-E, Houyel L, Acar P. Congenital malformations of the mitral valve. *Arch Cardiovasc Dis*. 2011;104(8–9):465–479.

[17] Smith PK, Puskas JD, Ascheim DD, et al. Surgical treatment of moderate ischemic mitral regurgitation. *N Engl J Med*. 2014;371:2178.

[18] Special Writing Group of the Committee on Rheumatic Fever, Endocarditis, and Kawasaki Disease of the Council on Cardiovascular Disease in the Young of the American Heart Association. Guidelines for the diagnosis of rheumatic fever. Jones Criteria, 1992 update. *JAMA*. 1992;268:2069.

[19] Vassileva CM, Mishkel G, McNeely C, et al. Long-term survival of patients undergoing mitral valve repair and replacement: a longitudinal analysis of Medicare fee-for-service beneficiaries. *Circulation*. 2013;127:1870.

[20] Yiu SF, Enriquez-Sarano M, Tribouilloy C, et al. Determinants of the degree of functional mitral regurgitation in patients with systolic left ventricular dysfunction: a quantitative clinical study. *Circulation*. 2000;102:1400.

第6章 三尖瓣疾病

Tricuspid Valve Disease

Balaji Tamarappoo　著
张伯瀚　译
刘剑州　校

一、概述

三尖瓣是一鞍形瓣膜，它将右心房和右心室分开。右心室是低压室，与低阻力肺血管床连通。在肺血管阻力发生显著变化或三尖瓣功能障碍之前，通常不会出现血流动力学异常。三尖瓣功能障碍一般被分为原发性或继发性。本章描述了三尖瓣功能障碍的常见病因，诊断以及目前的治疗指南。

二、解剖学

三尖瓣的最高部分朝向右心房。在解剖学方向上，三尖瓣朝向下方和前外侧的左心室。三尖瓣由3个小叶组成，其中最大的是前瓣叶。隔瓣叶位于与膜部室间隔相邻的内下侧；后瓣叶位于右心室的后部和下部（图6-1）。三尖瓣环是一纤维结构，呈卵圆形，比二尖瓣环更大。大量患者受三尖瓣疾病的影响，然而，只有少数人接受手术矫正瓣膜反流或狭窄。

三、三尖瓣狭窄

1．病因

由于风湿性心脏病（Rheumatic heart disease，RHD）的发病率低，三尖瓣狭窄是心脏瓣膜狭窄中最不常见的。它也常与二尖瓣狭窄同时存在。

三尖瓣狭窄包括如下病因。

- 风湿性心脏病
- 类癌综合征
- 瓣膜性心内膜炎
- 起搏器相关性心内膜炎
- 狼疮性瓣膜炎
- 心脏或转移性心外肿块
- 先天性畸形
- 人工瓣膜功能障碍

（1）风湿性心脏病：RHD引起的三尖瓣狭窄占90%以上，并且常合并二尖瓣狭窄或主动脉瓣狭窄。患者通常同时表现出三尖瓣狭窄和三尖瓣反流。仅有5%的RHD患者存在明显

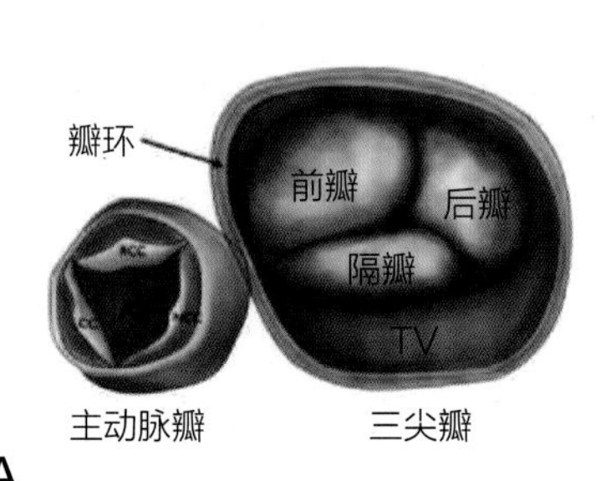

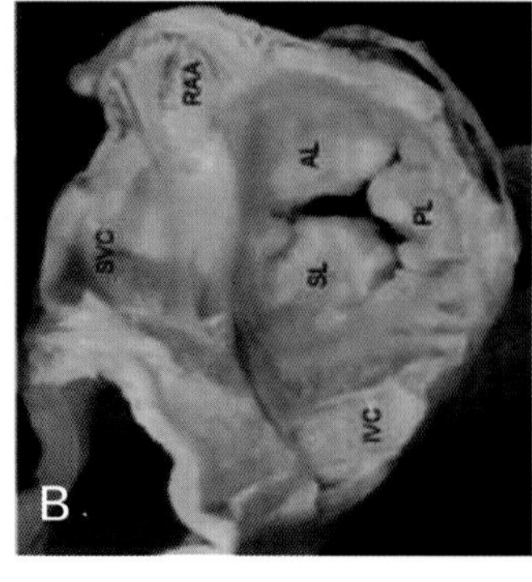

◀图6-1　三尖瓣解剖结构（与主动脉瓣对比）（A）和去除右心房的病理标本（B）
AL. 前瓣叶；IVC. 下腔静脉；PL. 后瓣叶；RAA. 右心耳；SL. 隔瓣叶；SVC. 上腔静脉（引自Montealegre-Gallegos et al., 2014; Agarwal et al., 2009.）

的三尖瓣病变的临床表现，常为瓣叶增厚和纤维化，逐渐进展为明显的瓣叶挛缩和交界处融合。

（2）类癌心脏病：类癌是一种在肠道中发现的神经内分泌肿瘤，一般在肝脏转移后出现，影响三尖瓣。肝转移分泌的血管活性物质（血清素、组胺和缓激肽）不能被肝脏灭活，从而直接影响右心瓣膜。类癌三尖瓣病的特征在于三尖瓣瓣叶增厚、挛缩、缩短及活动受限，这类患者常合并严重的三尖瓣反流，也可累及肺动脉瓣。由于血管活性物质在肺部被清除，二尖瓣和主动脉瓣通常不受累。然而，若合并明显的右向左分流（通过房间隔缺损或卵圆孔未闭），也可能导致左心瓣膜疾病。

2．病理生理学

三尖瓣狭窄导致右心房和右心室之间持续的跨瓣舒张压差。通过三尖瓣血流增加，如吸气或锻炼时，导致右心房和右心室之间的这种压差的增加。相反，呼气时血流量减少，该压差会减小（图 6-2）。

由于右心房和右心室中压力通常较低，大于 2mmHg 的跨瓣压差提示可能存在三尖瓣狭窄。大于 5mmHg 的压差可能导致平均右心房压（right atrial pressure，RAP）升高，并可能导致全身静脉淤血。颈静脉怒张。腹水和外周水肿。右心房 a 波增加并可能接近右心室收缩压（right ventricular systolic pressure，RVSP）水平。由于右心室前负荷有限，静息心排血量可能会减低且可能无法随着运动而增加。右心房排空紊乱或排空受限可能导致房颤，进一步限制右心室前负荷。

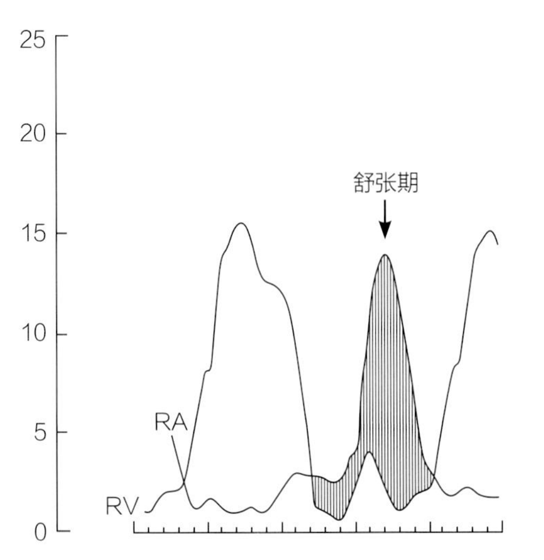

▲**图 6-2　三尖瓣狭窄的患者的右心房（RA）和右心室（RV）的压力**

阴影区域表示心脏舒张期间 RA 和 RV 之间的跨瓣压差［引自 Killip T Ⅲ，Lukas DS.Tricuspid stenosis: physiologic criteria for diagnosis and hemodynamic abnormalities. *Circulation*.1957;16（1）:3-13.］

3．临床表现

（1）症状：三尖瓣狭窄的症状取决于其狭窄的严重程度。较低且相对固定的心排血量可能导致乏力和运动后呼吸困难。严重三尖瓣狭窄可能掩盖其他瓣膜病（如二尖瓣狭窄）导致的肺静脉充血、阵发性夜间呼吸困难（paroxysmal nocturnal dyspnea，PND）及端坐呼吸。三尖瓣狭窄致肝脏充血、肝肿大和腹水的患者可出现右上腹疼痛和腹胀。

（2）体格检查：体格检查结果包括颈静脉压升高、肝大、腹水和外周水肿。特征性心脏杂音是位于胸骨左缘第 3 ～ 4 肋间或剑突上低调舒张期杂音。杂音在舒张末期（如果患者处于窦性心律）最为突出。如果伴有二尖瓣狭窄，杂音可能比较模糊。三尖瓣狭窄中的杂音通常在吸气（Rivero-Carvallo 征）或其他动作（如抬腿和下蹲）时，因前负荷增加而增强。

可以在胸骨左缘较低处听到开瓣音（opening snap，OS），有时可能被共存二尖瓣狭窄的 OS 掩盖。右心房舒张期充盈受限可能导致颈静脉产生巨大 a 波。

由于没有肺静脉淤血，患者通常没有 PND 和端坐呼吸。这种外周水肿较严重而不存在肺充血表现的不一致的可能，有助于区分三尖瓣狭窄与其他瓣膜病变。

尽管吸气时静脉回流增加，但在三尖瓣狭窄患者中由于不能增加右心室的舒张期充盈，因此可能难以听到呼吸引起的第二心音（S_2）

分裂变化。

在由类癌综合征诱发的三尖瓣狭窄患者中，可能存在面色潮红和腹泻。

4．辅助检查

（1）胸部 X 线摄影：可提示右心房扩大。

（2）超声心动图：三尖瓣狭窄的成像特征包括瓣膜增厚和（或）钙化，瓣叶之间分离受限，舒张期呈圆顶状，瓣叶活动受限（见于类癌综合征）和右心房扩大。

连续频谱多普勒（continuous wave Doppler，CWD）可发现跨瓣流速增快，并且常在吸气时加重。平均跨瓣压差可以为 2 ～ 10mmHg。在同时患有狭窄和反流的患者中压差可能更高。

为了计算瓣口面积，有人引入常数 190，将瓣口面积确定为 $190/T_{1/2}$，其中 $T_{1/2}$ 是压力半衰期，以毫秒为单位。较长的 $T_{1/2}$ 意味着更严重的三尖瓣狭窄，$T_{1/2} > 190$ 可代表与血流动力学改变相关的狭窄。

也可以使用连续性方程，每搏输出量 / 速度时间积分（volume/velocity time interval，VTI_{TV}）来计算瓣膜面积。每搏输出量可以从左心室或右心室流出量得到，而 VTI_{TV} 是由 CWD 记录的三尖瓣流入量。该方法的主要限制在于，当存在三尖瓣狭窄合并三尖瓣反流组合时，很难精确测量通过三尖瓣的流入量。随着三尖瓣反流的严重程度增加，通过连续性方程方法计算瓣口面积会偏小。在存在三尖瓣反流的情况下，在临床上跨瓣压差比狭窄瓣膜瓣口面积在评估病情的严重性和指导决策方面更有意义。

5．心导管检查

当临床表现与无创检查结果不匹配时，可以考虑右心导管检查。有创血流动力学评估是通过使用两个导管或一个双腔导管，在 8 ～ 10 个心动周期中同时记录心房和心室压力。若发现右心房到右心室的舒张期跨瓣压差增加，可提示三尖瓣狭窄。一般舒张期跨瓣压差范围为 2 ～ 6mmHg，很少超过 10mmHg。

6．治疗

（1）药物治疗：襻利尿药以及限钠限水可能有助于缓解全身和肝脏淤血，但可能出现低灌注状态而使病情更复杂。

（2）手术治疗：对于严重狭窄和全身静脉淤血症状和体征的患者，应考虑经皮球囊瓣膜扩张术或开放瓣膜手术。然而，三尖瓣狭窄患者更常因合并三尖瓣反流而行三尖瓣手术。与三尖瓣狭窄相关的肿瘤、赘生物和血栓是瓣膜扩张术的禁忌证。左心瓣膜病手术时，也可同时行三尖瓣手术治疗较重的三尖瓣狭窄。

四、三尖瓣反流

1．病因

任何导致三尖瓣损伤的疾病（瓣环、瓣叶、腱索和乳头肌）都可能导致三尖瓣反流。三尖瓣反流可能与先天性心脏病导致解剖学异常（如 Ebstein 畸形、房室通道缺损和室间隔缺损）或心肌和瓣膜疾病（包括黏液样变性、类癌性心脏病、放射以及嗜酸性粒细胞增多症）有关，可能导致三尖瓣瘢痕形成、增厚，引起瓣叶对合不良和三尖瓣反流。

与三尖瓣反流相关的原发性疾病包括以下几类。

- 风湿性疾病。
- 三尖瓣脱垂。
- Ebstein 畸形。
- 感染性心内膜炎。
- 类癌综合征。
- 创伤（心脏起搏器或植入式心律转复除颤器，胸部创伤或右心室心内膜心肌活检）。

大约 80% 的三尖瓣反流是右心室扩张导致的继发性（功能性）三尖瓣反流。三尖瓣瓣叶形态正常，继发于左心或右心疾病（肺动脉或静脉高压，心室功能不全）的三尖瓣反流被称为功能性三尖瓣反流。右心室压力和容量过负荷使鞍状三尖瓣环扭曲，使其向室间隔方向上扩张，外观变得扁平和圆形。这导致瓣叶对合不良和三尖瓣反流。

2．临床表现

（1）症状：虽然单独存在的三尖瓣反流通常可以耐受，但三尖瓣反流常与心排血量减少相关，这可能导致右心衰竭的症状。常见症状包括疲劳、肝淤血、肠道水肿和外周性水肿。

（2）体格检查：颈静脉可表现出明显的收缩性 cv 波，然后是快速下降的 y 波。cv 波在 S_2 处具有最大高度 2，并且快速下降的 y 波在吸气时最为突出。在严重的二尖瓣反流患者中可能出现颈部静脉收缩震颤和杂音。右心室搏动可能增强。在胸骨左缘的第 3 ～ 4 肋间可听到全收缩期杂音，并且杂音常在吸气相增强（Carvallo 征）。

由原发性病因（来自心内膜炎或创伤）引起的三尖瓣反流杂音通常较低较短，而肺动脉高压继发的三尖瓣反流则是较高的全收缩期杂音。P_2 可能亢进。由于舒张期三尖瓣流量的增加，胸骨左缘的可能闻及短而低音的舒张早期隆隆样杂音。在较重或长期存在的三尖瓣反流中，由于右心房的心室化和三尖瓣跨瓣压差很小，可能难以闻及杂音。

3．辅助检查

（1）心电图：可显示不完全性右束支传导阻滞，也可发现包括房颤在内的节律异常。

（2）超声心动图：三尖瓣反流可以在胸骨旁右心室流入道、基底短轴和心尖四腔切面中探测到。在约 70% 心脏结构正常的患者中可观察到少量三尖瓣反流。生理三尖瓣反流的特征是反流束＜ 1cm（表 6-1）。

① 结构特征：在风湿性或类癌疾病的三尖瓣反流患者中，表现为瓣叶缩短、运动受限（图 6-3）。相反，在功能性三尖瓣反流患者中，瓣叶通常是正常的。三尖瓣脱垂可能存在于黏液样变瓣膜病中。在 Ebstein 畸形中，三尖瓣的隔瓣叶向心尖移位。心内膜炎可见赘生物。创伤（如心内膜心肌活检后）、右心室心肌梗死后或乳头肌断裂后，可见到连枷样运动。随着三尖瓣反流的严重程度增加，右心室容量超负荷表现为右心室扩大、室间隔变平或舒张期向左移位。还可观察到右心房和下腔静脉（IVC）的扩张。

② 多普勒分析：三尖瓣反流的评估需要结合反流束的大小，是否存在近端汇聚区，缩流宽度和速度分布。超声心动图可能无法完全显示偏心的贴壁反流束，在评估病情严重程度时需要注意。三尖瓣反流严重程度的评级取决于下列几个方面。

反流束面积取决于脉冲重复频率及射流的方向和偏心率。

缩流宽度，即反流的最窄部分，位于瓣膜开口的下游，可粗略估计有效开口面积。反流宽度＞ 0.7cm 表明严重的三尖瓣反流。

CW 多普勒上三尖瓣反流的强度和轮廓反映了三尖瓣反流的严重程度，严重三尖瓣反流的特征是具有早期峰值速度的致密三角形多普勒剖面（图 6-4）。

肝静脉血流，其中 IVC 或肝静脉中的收缩

表 6-1 三尖瓣反流（TR）分度的超声心动图标准

轻度 TR	中度 TR	重度 TR
反流中心面积＜ 5.0cm^2	反流中心面积 5 ～ 10cm^2	反流中心面积＞ 10cm^2
静脉收缩宽度未定义	缩流宽度＞ 0.70cm	缩流宽度＞ 0.70cm
连续波反流密度和轮廓：柔和，抛物线	连续波反流密度和轮廓：致密，轮廓多变	连续波反流密度和轮廓：致密，三角形，早期达峰
肝静脉血流：收缩期优势	肝静脉血流：收缩期钝化	肝静脉血流：收缩期反流

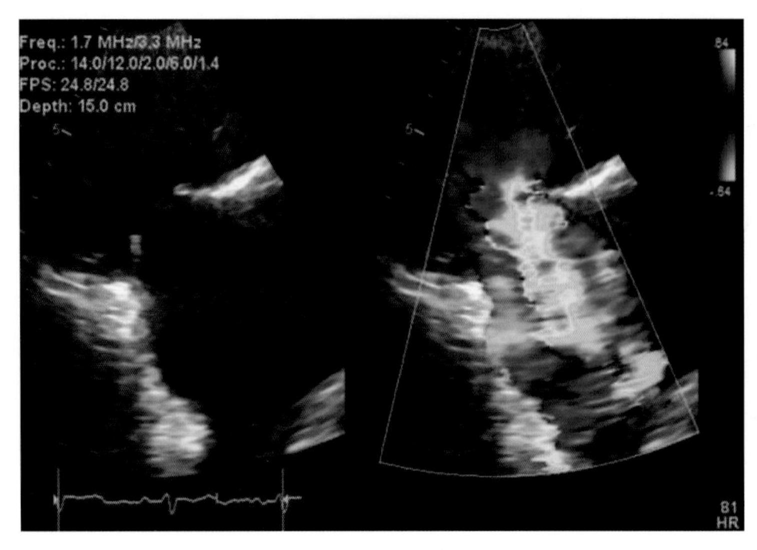

◀图 6-3　类癌患者的三尖瓣反流
左侧的视图显示挛缩的三尖瓣叶，对合不良；右边的切面显示了反流束

期逆向血流是重度三尖瓣反流的特征。

超声心动图测量还应包括 RVSP，可在 CW 多普勒下根据峰值三尖瓣反流速度的利用改良伯努利方程来量化 RVSP。在没有肺动脉瓣狭窄的情况下，肺动脉收缩压（PASP）可根据 PASP = RVSP + RAP 计算。

4．心导管检查

在中度至重度三尖瓣反流的情况下，右心导管检查可能在 RAP 曲线中表现出显性 v 波，并且随着右心房的逐渐心室化，RAP 曲线可能逐渐类似于右心室的曲线。可能检测到右心室舒张末期压力升高，说明右心室前负荷增加。通过热稀释法和 Fick 法计算的心排血量可能较低。

5．治疗

（1）药物治疗：在没有肺动脉高压的情况下，轻度至中度的三尖瓣反流通常可以长期耐受。与其他心力衰竭情况一样，药物治疗的重点是利尿以降低前负荷和使用其他药物降低后负荷。由于肝脏淤血可以促进继发性醛固酮增多，因此，醛固酮拮抗药可能具有一定的益处。对于轻度和中度三尖瓣反流患者［美国心脏病学会 / 美国心脏协会（ACC/AHA）Ⅲ类］，不建议进行外科手术。

（2）手术治疗：因瓣叶破坏或损伤引起的中度至重度三尖瓣反流，手术修复或置换可缓解症状。然而，对于轻度至中度功能性三尖瓣反流的外科修复指征尚未达成共识。

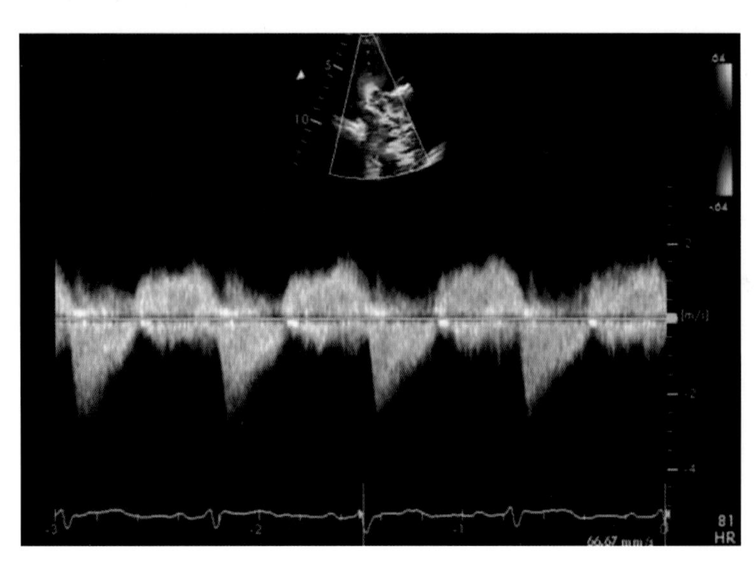

◀图 6-4　类癌引起的三尖瓣病患者重度三尖瓣反流的连续频谱多普勒表现
右心室和右心房之间的压力快速均衡，反流流速呈三角形轮廓

对于重度三尖瓣反流合并多瓣膜病变，应在二尖瓣或主动脉瓣手术时考虑同期行三尖瓣修复（Ⅰ类，证据等级：C）。一些研究表明，与单纯接受左心瓣膜手术的患者相比，接受二尖瓣或主动脉瓣手术同期行三尖瓣修复可显著改善患者的心脏功能。对于轻度、中度或更严重的功能性三尖瓣反流，如果合并三尖瓣环状扩张或右心衰竭，在左心瓣膜手术同时行三尖瓣修复可能是合适的（Ⅱa类，证据等级：B）。对于有症状的重度三尖瓣反流患者，尤其是当对药物治疗反应不佳时，三尖瓣手术是合适的（Ⅱa类，证据等级：C）。患者后续的生存期和生活质量取决于右心功能。对于无明显症状或症状很轻微，但重度三尖瓣反流和中度以上右心室扩张以及右心室功能不全的患者，可以考虑行三尖瓣手术以防止疾病的进一步进展（Ⅱb类，证据等级：C）。对于有症状的，曾经接受过左心瓣膜手术，没有重度肺动脉高压或明显的右心室收缩功能不全的重度三尖瓣反流患者，三尖瓣修复或置换可能是合适的（Ⅱb类，证据等级：C）。

通常，在条件允许的情况下，三尖瓣修复或瓣环成形术优于瓣膜置换术。可以考虑行三尖瓣修复的其他情况包括重度三尖瓣反流伴运动耐量下降（ACC/AHA Ⅰ类），重度三尖瓣反流合并房颤（ACC/AHA Ⅱa类），以及右心室进行性扩张（ACC/AHA Ⅱb类）。

要点总结

- 三尖瓣结构包括3个瓣叶；三尖瓣环（为卵圆形和鞍形，周长较二尖瓣环更长）、腱索和3条乳头肌。
- 三尖瓣狭窄是一种罕见的疾病，最常见的病因是风湿性心脏病。对于风湿性心脏病患者通常合并二尖瓣和(或)主动脉瓣狭窄。
- 由于心排血量受限，三尖瓣狭窄可能引起乏力和呼吸困难，以及进行性加重的右心衰的症状、体征。
- 三尖瓣狭窄的诊断性评估，包括在超声心动图下用压力半衰期法（有人使用190/$T_{1/2}$，而不是用于二尖瓣狭窄的常数220）评估跨瓣压差和瓣口面积。若临床表现和无创检查结果不匹配或模棱两可，应考虑行心导管检查。
- 三尖瓣狭窄的药物治疗包括使用利尿药、限水限钠。然而，若药物治疗下症状控制不佳，可能需要外科行三尖瓣修复或置换手术。
- 三尖瓣反流可分为原发性和继发性。原发性三尖瓣反流由三尖瓣结构异常导致；继发性三尖瓣反流更常见，是由于右心室扩张所引起。如果三尖瓣瓣叶正常，那么继发性三尖瓣反流也称为功能性三尖瓣反流。
- 三尖瓣反流可导致心排血量减少和右心衰竭，伴或不伴肺动脉高压。
- 超声心动图对于评估TR严重程度至关重要，主要根据彩色多普勒和连续频谱多普勒下的三尖瓣反流束、右心房和心室大小、下腔静脉直径和肝静脉多普勒血流曲线。
- 三尖瓣修复的适应证包括规律药物治疗下的难以改善的症状及右心衰竭、三尖瓣瓣环扩张、肺动脉高压、进行性右心室扩张或功能不全，以及同时行左心外科手术。

推荐阅读

[1] Agarwal S, Tuzcu EM, Rodriguez ER, et al. Interventional cardiology perspective of functional tricuspid regurgitation. *Circ Cardiovasc Interv*. 2009;2(6):565–573.

[2] Baumgartner H, Hung J, Bermejo J, et al. Echocardiographic assessment of valve stenosis: EAE/ASE recommendations for clinical practice. *J Am Soc Echocardiogr*. 2009;22(1):1–23; quiz 101–102.

[3] Gustafsson BI, Hauso O, Drozdov I, et al. Carcinoid heart disease. *Int J Cardiol*. 2008;129(3):318–324.

[4] Killip T III, Lukas DS. Tricuspid stenosis: physiologic criteria for diagnosis and hemodynamic abnormalities. *Circulation*. 1957;16(1):3–13.

[5] Montealegre-Gallegos M, Bergman R, Jiang L, et al. Tricuspid valve: an intraoperative echocardiographic perspective. *J Cardiothorac Vasc Anesth*. 2014;28(3):761–770.

[6] Nishimura RA, Carabello BA. Hemodynamics in the cardiac catheterization laboratory of the 21st century. *Circulation*. 2012;125(17):2138–2150.

[7] Nishimura RA, Otto CM, Bonow RO, et al. 2014 AHA/ACC Guideline for the Management of Patients With Valvular Heart Disease: a report of the American College of Cardiology/American Heart Association Task Force on Practice Guidelines. *Circulation*. 2014;129(23):e521–e643.

[8] Rogers JH, Bolling SF. Surgical approach to functional tricuspid regurgitation: should we be more aggressive? *Curr Opin Cardiol*. 2014;29(2):133–139.

[9] Shah PM, Raney AA. Tricuspid valve disease. *Curr Probl Cardiol*. 2008;33(2):47–84.

[10] Shinn SH, Schaff HV. Evidence-based surgical management of acquired tricuspid valve disease. *Nat Rev Cardiol*. 2013;10(4):190–203.

第7章 肺动脉瓣反流和狭窄

Pulmonary Regurgitation and Stenosis

Serge C. Harb，Deborah H. Kwon 著
刘鑫裴 译
刘兴荣 校

一、概述

肺动脉瓣为三叶瓣，位于主动脉瓣左前侧，右心室流出道和肺动脉主干之间。肺动脉瓣的三个瓣叶为半月形，较主动脉瓣叶薄。

原发性肺动脉瓣畸形多数是先天性的，常在幼年时期被诊断。成人的肺动脉瓣疾病最常见原因是左心疾病导致的肺动脉高压。

二、病因学

1．*肺动脉瓣反流*

健康成年人常可发现肺动脉瓣轻度反流。成人肺动脉瓣中度反流最常见的原因是肺动脉高压。肺动脉瓣重度反流往往是先天性心脏病矫治术后的并发症。

（1）肺动脉瓣反流是法洛四联症矫治术后最常见的并发症，可能与在早期广泛应用的右心室流出道成形术中所用跨瓣环补片有关。肺动脉瓣反流也常见于矫正肺动脉瓣狭窄的瓣膜切开术后（气囊成形或手术切开）。

（2）其他病因的肺动脉瓣反流罕见，包括心内膜炎、风湿性心脏病、类癌综合征或马方综合征所致的肺动脉和肺动脉瓣环扩张，先天性畸形（如肺动脉瓣缺如、发育不全或瓣叶裂孔、创伤等）。

2．*肺动脉瓣狭窄*

先天性肺动脉瓣狭窄是最常见病因。在先天性心脏病患儿中肺动脉瓣狭窄相对常见，发病率约 10%。多为独立病变，但也可能与其他病变并存，如法洛四联症、先天性胎儿风疹综合征、Noonan 综合征、Williams 综合征、Alagille 综合征、豹斑综合征等。其他罕见病因包括风湿性心脏病、类癌综合征、肿瘤或主动脉窦瘤压迫导致的梗阻。肺动脉瓣狭窄可发生于以下 3 个水平。

（1）瓣膜水平：见于 90% 以上的患者，最常见原因是纤维增厚和交接区融合导致的瓣叶开放受限。不足 20% 的患者可发现二叶肺动脉瓣。Noonan 综合征患者常可见瓣膜发育不良，常合并肺动脉近端和瓣环发育不良。

（2）瓣下狭窄：瓣下狭窄非常少见，通常为右心室流出道狭窄所致，见于右心室双腔心畸形或室间隔对位不良。

（3）瓣上狭窄：瓣上狭窄与主肺动脉或其分支狭窄有关，可能为独立病变，或为某种先天畸形的一部分（如 Williams 综合征）。

三、病理生理学

1．*肺动脉瓣反流*

肺动脉瓣反流可导致右心室容量负荷增加，其严重程度取决于反流束的强度和持续时间。肺血管阻力较低，即使肺动脉瓣存在重度反流，血液仍可较顺利地通过肺循环，从而限制右心

室容量负荷的进一步增加，也使得病变可被长期耐受。最终，缓慢进展的严重右心室容量超负荷导致右心室扩张、右心室功能不全，出现相关的右心衰竭症状。重度右心室容量超负荷的标志是超声心动图可见舒张期室“矛盾”间隔运动。在手术干预纠正了肺动脉瓣反流以后，右心室功能通常可获改善，尽管如此，右心室收缩功能仍可能出现不可逆的减低。

2．肺动脉瓣狭窄

肺动脉瓣狭窄导致右心室压力负荷增加，右心室对此最先的反应是室壁增厚、右心室肥大。右心室压力超负荷可于超声心动图发现收缩期室间隔矛盾运动。如不处理，随着压力超负荷的加重和慢性化，可能会出现右心室扩张和右心室功能不全。肺动脉瓣狭窄纠正后，通过减轻右心室后负荷，右心肥大和右心功能有望获得改善。

四、病理学

1．肺动脉瓣反流

从病理学角度，可将肺动脉瓣反流分两类。

（1）瓣膜解剖异常的肺动脉瓣反流见于下列情况：① 先天性病因，如瓣膜缺如、瓣膜发育不全、二叶瓣畸形、三叶瓣发育异常或四叶瓣畸形；② 风湿性疾病导致的瓣叶形态改变；③ 类癌综合征；④ 创伤，可为钝性或锐性外伤，或医源性创伤（肺动脉导管）；⑤ 感染性心内膜炎。

（2）瓣膜解剖正常的肺动脉瓣反流见于下列情况：① 肺动脉高压继发肺动脉干扩张；② 特发性肺动脉干扩张；③ 马方综合征导致的肺动脉瓣环扩张。

2．肺动脉瓣狭窄

95% 以上的肺动脉瓣狭窄都是由先天性病因导致。先天性肺动脉瓣狭窄（图 7-1）包括下列 4 种类型。

（1）无交界型：瓣叶融合成穹隆形，中间有孔，交界融合成明显隆起的嵴。

（2）单交界型：不对称，单个交界。

（3）二叶瓣畸形：见于法洛四联症。

（4）瓣膜发育不良：3 个瓣叶高度橡皮样增厚，无交界融合，但瓣环有狭窄。

五、基因学

1．肺动脉瓣反流

先天性瓣膜发育不良引起的单纯肺动脉瓣反流非常少见。Altrichter 等报告的 116 例肺动脉瓣切除病例中，仅 5 人（4%）为单纯肺动脉瓣反流，其余主要是肺动脉瓣狭窄。

2．肺动脉瓣狭窄

先天性肺动脉瓣狭窄远比获得性多见，常为独立病变。在少部分病例中，还合并有其他先天性疾病，包括以下疾病。

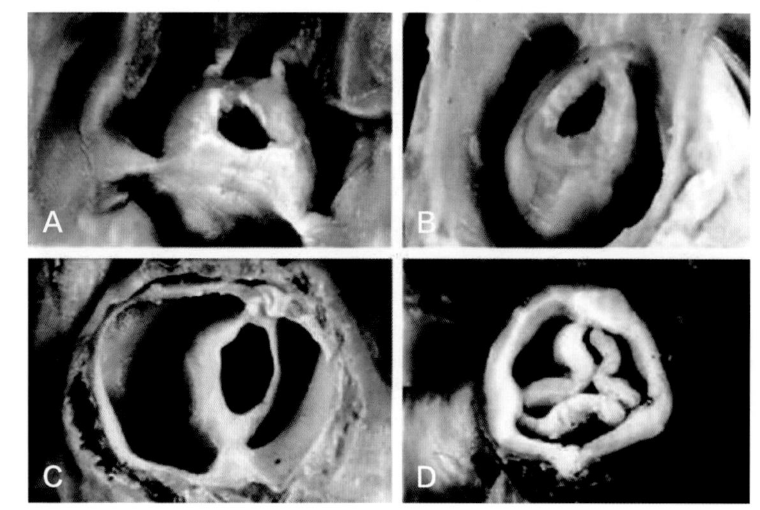

◀图 7-1　肺动脉瓣畸形

A. 无交界型；B. 单交界型；C. 二叶瓣畸形；D. 瓣膜发育不良（病理图片引自 Dr. William D. Edwards, Department of Pathology, Mayo Clinic, Rochester, Minnesota.）

（1）Noonan 综合征：一种常染色体显性遗传病，新生儿中发病率为 1/1000 ～ 1/2500。约 50% 的病例存在 12 号染色体上 *PTPN11* 基因的突变，*PTPN11* 基因编码非受体蛋白酪氨酸磷酸化酶 SHP2。Noonan 综合征的特点是面部畸形（下斜眼、低位耳）、身材矮小但比例正常，以及心脏病变，最常见肺动脉瓣狭窄。一篇纳入 118 例 Noonan 综合征患者的报道中，肺动脉瓣发育不良见于约 7% 的病例，严重肺动脉瓣狭窄见于约 24% 的病例。

（2）Williams 综合征：亦称 Williams-Beuren 综合征，是由 7 号染色体的半杂合子缺失突变导致的多系统遗传疾病，其涉及约 28 个基因，包括弹性蛋白基因 ELN。患者可表现为多种表型，特点包括“小精灵”面容，主动脉瓣上狭窄、肺动脉分支狭窄或其他血管畸形，高血压、认知障碍、身材矮小、内分泌、泌尿生殖系和其他系统的异常表现。

（3）先天性胎儿风疹综合征：妊娠前 2 个月内感染风疹病毒的胎儿中，约 1/2 会出现先天性心脏病，其中最常见的是肺动脉分支狭窄和动脉导管未闭。其他病变包括肺动脉瓣狭窄、主动脉瓣狭窄、法洛四联症、主动脉缩窄，室间隔缺损等也有报道。

六、自然病程

1．肺动脉瓣反流

肺动脉瓣反流的自然病程与反流的严重程度及潜在的病因有关。轻度肺动脉瓣反流多是良性的，一般不进展为重度。慢性肺动脉瓣重度反流通常可长期耐受，直至因慢性容量超负荷而出现明显的右心室扩张，导致右心室功能不全，表现出右心衰竭的症状（如劳力性呼吸困难、乏力、下肢水肿），右心衰竭与患病率及死亡率相关。

2．肺动脉瓣狭窄

肺动脉瓣狭窄的自然病程与狭窄程度有关，无事件生存率与肺动脉瓣两侧压力梯度（PG）呈负相关，即压力梯度越大，不良事件发生率越高。

（1）轻度肺动脉瓣狭窄（PG ＜ 30mmHg）：大多数为良性，一般不进展成严重疾病。轻度肺动脉瓣狭窄无临床症状，在先天性心脏病的自然病程研究中，跨肺动脉瓣压力梯度＜ 25mmHg 的患者有 96% 在 10 年随访周期内无须手术。

（2）中度肺动脉瓣狭窄（PG 30 ～ 50mmHg）：患者常常出现临床症状，多在童年时发现，并行瓣膜手术处理（经皮手术或开胸手术）。这些患者的寿命与正常人群相当，只有 5% 的患者需要再次手术处理。无症状的，仅需药物治疗的患者亦可平稳进入成年期，尽管部分患者可出现进行性肺动脉瓣狭窄，其中约 24% 需手术干预。

（3）重度肺动脉瓣狭窄（PG ＞ 50mmHg）：多数患者在童年即可出现右心衰竭，如未处理，可出现因明显的右心压力超负荷导致不可逆的右心功能不全。无论症状如何，多数患者在童年早期即行瓣膜手术（开胸手术或球囊成形术），至成年预后良好。

七、临床表现

1．肺动脉瓣反流

大部分患者无临床症状。只有在慢性肺动脉瓣重度反流导致右心室容量超负荷持续多年，使得右心室扩张或功能不全时，才出现症状。右心室功能不全早期，尽管没有临床症状，患者在负荷试验中可发现运动耐量下降的证据。右心衰竭的症状和体征包括劳力性呼吸困难、乏力、下肢水肿和罕见的情况下还会有腹水。

2．肺动脉瓣狭窄

临床表现取决于梗阻的严重程度和右心室心肌代偿功能。因此，临床表现从轻度劳力性呼吸困难到全面右心衰竭症状不等。中至重度梗阻可使得运动时肺动脉血流无法相应地增加，导致劳力诱发的乏力、晕厥或胸痛。综合征型肺动脉瓣狭窄（肺动脉瓣狭窄合并其他疾病）者，还会出现相关疾病的症状和体征。例如，Noonan 综合征患者合并肺动脉瓣狭窄时，除肺动脉瓣狭窄症状外，还表现为身材矮小、颈蹼、低位耳和胸壁畸形。

八、体格检查

1．肺动脉瓣反流

（1）听诊时，第一心音（S_1）正常。S_2 可分裂（由于右心室搏出量增加导致 P_2 延迟），可闻及右心室 S_3 和（或）S_4。

（2）典型的肺动脉瓣反流杂音是舒张期递减杂音，于胸骨上段左侧听诊最清晰，吸气时响度增加。当合并肺动脉高压时，杂音可呈现高调“吹风样”(Graham-Steell 杂音)。肺动脉压力正常时，杂音通常相对地低调柔和。

（3）当出现右心功能不全，查体可发现颈静脉怒张、肝大、肝颈静脉回流征阳性和不同程度的外周水肿。

2．肺动脉瓣狭窄

肺动脉瓣狭窄的体征取决于狭窄的严重程度，轻度肺动脉瓣狭窄查体可能完全正常。肺动脉瓣重度狭窄典型的查体结果如下。

（1）颈静脉 a 波加深。

（2）左侧胸骨旁可触及右心室抬举样搏动(右心室肥大和收缩期搏动增强)。

（3）听诊可于胸骨上部左缘闻及收缩期喷射样杂音，吸气时最明显。随着肺动脉瓣狭窄的加重，杂音持续时间增加，响度于收缩晚期达峰。

（4）可于中度狭窄患者闻及肺动脉喷射样咔嗒音，而在重度病例则因其出现较早，被第一心音掩盖而不可闻及。与多数右心杂音不同的是，肺动脉瓣狭窄的咔嗒音在吸气时减弱。

（5）第二心音分裂（因为右心室射血时间延长，P_2 延迟）。

（6）于左胸骨旁或可闻及右心来源的第四心音（继发于右心室肥大、顺应性减低）。

九、辅助检查

1．肺动脉瓣反流

（1）心电图：无特异性表现，可因右心室容量超负荷，右心室扩张导致 QRS 波增宽，心前区导联呈 rSr’波形。

（2）胸部 X 线片：肺动脉瓣重度反流者可发现肺动脉增宽和右心室扩张（侧位相见胸骨后区充盈）。

2．肺动脉瓣狭窄

（1）心电图：中 - 重度流出道梗阻时，可发现心电轴右偏、右心室肥大。右心房增大时可出现高尖 P 波。

（2）胸部 X 线片：最常见的特征是狭窄后扩张导致的主肺动脉增宽。严重肺动脉瓣狭窄时，也可出现右心室肥大（侧位相见胸骨后区充盈）。

十、超声心动图

1．肺动脉瓣反流

（1）二维超声心动图：胸骨旁短轴相可观察肺动脉瓣的解剖情况，可为明确反流病因提供线索，如瓣膜缺如或扭曲、瓣环扩张、瓣叶增厚或赘生物形成。超声心动图亦可用于评估肺动脉瓣重度反流的血流动力学影响，即右心室容量超负荷，可见右心室增大和室间隔矛盾运动。

（2）彩色多普勒：观察跨过肺动脉瓣的反流束最有助于评估肺动脉瓣反流，反流严重程度可由反流束的以下特征进行评估。

① 反流束占右心室流出道的比例。2014 年 AHA/ACC 瓣膜病指南指出，反流束充满右心室流出道提示肺动脉重度反流。

② 射流紧缩面（肺动脉瓣反流束最窄处的宽度）越大，提示反流越重。

③ 反流束灰度越大，提示反流越重。

④ 需注意，反流速度与严重程度未必相关。反流速度越高，提示肺动脉与右心室流出道内压差越大，提示肺动脉高压。

（3）连续多普勒：根据 2014 年 ACC/AHA 指南，迅速减速，骤然消失的层流波形提示肺动脉瓣重度反流，其成因是肺动脉和右心室流出道之间压力的迅速平衡，导致反流束在舒张中期即迅速消失。

2．肺动脉瓣狭窄

（1）二维超声心动图：重度肺动脉瓣狭窄的典型特征是瓣膜增厚、扭曲、瓣叶钙化，收缩期膨隆和（或）开放幅度缩小。超声心动图亦可用于评估肺动脉瓣狭窄的继发改变，包括右心室肥大、右心室（或右心房）扩张和肺动脉干狭窄后扩张。

（2）彩色多普勒：可用于识别梗阻部位。位于瓣膜水平近端的高速血流提示瓣下型肺动脉瓣狭窄（即右心室流出道梗阻）。

（3）连续多普勒：收缩期峰值流速测定有助于评估肺动脉瓣跨瓣压差。2014 年 ACC/AHA 指南指出，峰值流速＞ 4m/s 或峰值瞬时压差＞ 64mmHg 提示肺动脉瓣重度狭窄。

十一、心血管磁共振

1．肺动脉瓣反流

（1）仅靠超声心动图可能难以观察肺动脉瓣的全貌。这时，心血管磁共振检查（cardiovascular magnetic resonance，CMR）对肺动脉瓣反流的诊断和严重程度评估就显得至关重要（梯度回波电影序列下可很容易观察到因反流形成的湍流）。

（2）超声心动图难以评估右心室功能（容量及射血分数），CMR 可对右心室功能评估准确、重复性好，有助于更好地把握手术干预的时机。

2．肺动脉瓣狭窄

（1）CMR 是评估肺动脉瓣狭窄和其对右心室影响的一个重要途径，尤其应用于当超声图像质量不满意时。

（2）CMR 在肺动脉瓣狭窄合并复杂先天性心脏病时更有意义，因为其更利于全面了解合并的畸形。

（3）同肺动脉瓣反流类似，CMR 可更加准确地评估右心室容量和功能，故有助于决定手术干预的时机。

（4）CMR 亦可用于引导瓣膜成形手术，可减少放射线暴露。

十二、心导管检查

1．肺动脉瓣反流

目前，血流动力学评估和血管造影技术在肺动脉瓣反流患者的诊断和治疗中作用并不突出。重度肺动脉瓣反流患者可于右心导管检查发现下列血流动力学异常。

（1）肺动脉压差增大。

（2）舒张期肺动脉重搏压快速下降。

（3）肺动脉与右心室压力过早达到平衡。

2．肺动脉瓣狭窄

（1）当肺动脉瓣狭窄的临床评估结果和影像学资料相矛盾时可考虑行心导管检查，或使用心导管技术辅助手术干预。

（2）可测得明显的肺动脉瓣跨瓣压差，可发现右心室收缩压大于肺动脉收缩压。

（3）在肺动脉轻度狭窄的病例中，肺动脉瓣跨瓣压差＜ 30mmHg，运动时心排血量可正常增加；而肺动脉重度狭窄时，跨瓣压差≥ 50mmHg，使得右心室压力与体循环动脉压相等。

十三、治疗：药物、手术或介入

1．肺动脉瓣反流

（1）尚无证据表明，药物治疗可缓解肺动脉瓣反流、延缓其进展或减少其对右心室功能的影响。在成年人中，最多见的手术干预情况是既往曾行法洛四联症矫治术的肺动脉瓣重度反流患者最常考虑行手术干预。事实上，使用跨瓣补片修补技术修补右心室流出道必然会带来远期的慢性肺动脉瓣重度反流。使用单叶瓣膜技术或带瓣外管道连接右心室与肺动脉手术后也可发生瓣膜反流。

（2）关于肺动脉瓣重度反流行瓣膜置换手术的时机尚未有定论，尽管如此，在出现以下情况时，应考虑瓣膜置换术。

① 因肺动脉瓣反流导致活动耐量下降时。

② 中至重度右心室容量超负荷：MRI 测右心室舒张末容积＞ 160ml/m^2，或收缩末期容积＞ 82ml/m^2 视为右心室扩张，超过这个阈值将很难通过瓣膜置换来恢复右心室容积。

③ 右心室功能不全：研究表明尽管瓣膜置换后右心室容积可缩小，但射血分数并无明显增加。这提示着应在出现严重的右心室功能不全前行肺动脉瓣置换术。

④ 合并中 - 重度三尖瓣反流时。

⑤ 因右心室增大或右心功能不全而导致心律失常时。

（3）肺动脉瓣置换术后生存率非常理想，据报道术后 1、3、5 年的生存率分别为 97%、96% 和 92%。

（4）经皮肺动脉瓣植入术是开胸手术外的另一种备选方案，详见第 13章：小儿经皮介入瓣膜手术。

2．肺动脉瓣狭窄

（1）未有研究证明药物治疗对肺动脉瓣狭窄有效，干预手段包括经皮球囊瓣膜成形术和开胸手术。

（2）当肺动脉瓣解剖条件合适时，可行球囊瓣膜成形术，使用大号的球囊（为肺动脉瓣环测值的 1.2 ～ 1.25 倍）对肺动脉进行扩张，近期和远期效果均较满意。

2008 年 ACC/AHA 成人先天性心脏病指南推荐符合以下条件的肺动脉瓣狭窄患者行球囊瓣膜成形术。

① 瓣膜球形膨隆，峰值瞬间压差＞ 60mmHg 或平均压差＞ 40mmHg（合并中度以下肺动脉瓣反流）的无症状患者。

② 瓣膜球形膨隆，峰值瞬间压差＞ 50mmHg 或平均压差＞ 30mmHg（合并中度以下肺动脉瓣反流）的有症状患者。

（3）对瓣膜发育不全的患者，球囊瓣膜成形术效果有限，故通常行开胸手术治疗。开胸手术同样适用于肺动脉重度狭窄合并三尖瓣重度反流的患者，以及同期需行其他心脏手术的患者。

（4）肺动脉瓣狭窄合并肺动脉瓣环发育不全、重度肺动脉瓣反流者，肺动脉瓣下型或瓣上型狭窄的患者，推荐行开胸手术治疗。

（5）一过性严重右心室流出道梗阻（“自杀性右心室”）是肺动脉瓣狭窄术后（外科手术或球囊扩张）的一种严重并发症，与右心室流出道梗阻解除后的一过性梗阻加重（由肺动脉瓣重度狭窄所致的右心室流出道肌纤维增生）有关。可通过扩容和 β 受体拮抗药治疗，并可随时间自行缓解。

要点总结

- 肺动脉瓣狭窄多为先天性疾病。肺动脉瓣反流最常继发于左心室疾病导致的肺高压，也常见于先天性心脏病矫治术后（法洛四联症矫治或肺动脉瓣狭窄的瓣膜成形术）。
- 肺动脉瓣疾病最终可由慢性右心室容量超负荷（见于肺动脉瓣反流）或压力超负荷（见于肺动脉瓣狭窄）导致右心衰竭。临床表现反映右心衰竭，而不直接反映瓣膜病变。

- 体格检查中，肺动脉瓣反流的杂音是收缩期递减杂音，吸气相增强。肺动脉瓣狭窄的收缩期喷射样杂音随病变加重而持续时间延长。两种杂音均于左上胸骨旁区最明显，可伴有右心室第三心音和（或）第四心音。
- 轻度的肺动脉瓣反流多为良性，重度肺动脉瓣反流往往可多年无症状。肺动脉瓣狭窄的严重程度取决于肺动脉瓣跨瓣压差，跨瓣压＞50mmHg为重度狭窄，如不处理可导致右心衰竭。
- 超声心动图是诊断和评估肺动脉瓣疾病严重程度的主要手段。
- 尚无证据表明药物治疗对肺动脉瓣膜疾病有效，手术治疗（开胸手术或经皮介入）的近、远期结果及预后都比较满意。
- 肺动脉瓣反流出现临床症状或发现右心室容量超负荷和（或）右心衰竭时，考虑手术干预。
- 肺动脉瓣狭窄手术干预的指征主要为无症状患者跨瓣压差大（峰值压差＞60mmHg或平均压差＞40mmHg）。有症状的患者在跨瓣压差界值较低（峰值压差＞50mmHg或平均压差＞30mmHg）时，需考虑干预。
- Noonan综合征患者中由肺动脉瓣发育不良导致的肺动脉瓣狭窄，瓣膜球囊成形术效果不理想，应行开胸手术。

推荐阅读

[1] Altrichter PM, Olson LJ, Edwards WD, et al. Surgical pathology of the pulmonic valve: a study of 116 cases spanning 15 years. *Mayo Clin Proc*. 1989;64:1352–1360.

[2] Beatriz B, Philip JK, Michael AG. Pulmonary regurgitation: not a benign lesion. *Eur Heart J*. 2005;26:433–439.

[3] Burch M, Sharland M, Shinebourne E, et al. Cardiologic abnormalities in Noonan syndrome: phenotypic diagnosis and echocardiographic assessment of 118 patients. *J Am Coll Cardiol*. 1993;22:1189.

[4] Carvalho JS, Shinebourne EA, Busst C, et al. Exercise capacity after complete repair of tetralogy of Fallot: deleterious effects of residual pulmonary regurgitation. *Br Heart J*. 1992;67:470–473.

[5] Hayes CJ, Gersony WM, Driscoll DJ, et al. Second natural history study of congenital heart defects: results of treatment of patients with pulmonary valvar stenosis. *Circulation*. 1993;87:I28.

[6] Keith JD, Rowe RD, Vlad P. *Heart Disease in Infancy and Childhood*. 3rd ed. New York, NY: Macmillan; 1978.

[7] Klein A, Burstow D, Tajik A, et al. Age-related prevalence of valvular regurgitation in normal subjects: a comprehensive color flow examination of 118 volunteers. *J Am Soc Echocardiogr*. 1990;3:54–63.

[8] Murphy JG, Gersh BJ, Mair DD, et al. Long-term outcome in patients undergoing surgical repair of tetralogy of Fallot. *N Engl J Med*. 1993;329:593–599.

[9] Nishimura RA, Otto CM, Bonow RO, et al. 2014 AHA/ACC guideline for the management of patients with valvular heart disease: a report of the American College of Cardiology/American Heart Association Task Force on Practice Guidelines. *J Am Coll Cardiol*. 2014;63:e57–185.

[10] Nollert G, Fischlein T, Bouterwek S, et al. Long-term survival in patients with repair of tetralogy of Fallot: 36-year follow-up of 490 survivors of the first year after surgical repair. *J Am Coll Cardiol*. 1997;30:1374–1383.

[11] Oosterhof T, van Straten A, Vliegen HW, et al. Preoperative thresholds for pulmonary valve replacement in patients with corrected tetralogy of Fallot using cardiovascular magnetic resonance. *Circulation*. 2007;116:545.

[12] Rao PS. Percutaneous balloon pulmonary valvuloplasty: state of the art. *Catheter Cardiovasc Interv*. 2007;69:747.

[13] Rocchini AP, Emmanouilides GC. In: Emmanouilides GC, Riemenschneider TA, Allen HD, et al., eds. *Moss and Adams Heart Disease in Infants, Children, and Adolescents*. 5th ed. Baltimore, MD: Lippincott Williams & Wilkins; 1995.

[14] Snellen HA, Hartman H, Buis-Liem TN, et al. Pulmonic stenosis. *Circulation*. 1968;38:93.

[15] Waller BF, Howard J, Fess S. Pathology of pulmonic valve stenosis and pure regurgitation. *Clin Cardiol*. 1995;18(1):45–50.

第 8 章 人工瓣膜

Prosthetic Valves

Maran Thamilarasan 著
张伯瀚 译
马国涛 校

一、概述

人工心脏瓣膜的发展极大地改变了心脏瓣膜病患者的自然病程。从 1952 年由 Hufnagel 在降主动脉放置第一个瓣膜治疗主动脉瓣反流，到现在的经皮瓣膜置入甚至修复方案，该技术已有长足的进步。在本章中，将回顾瓣膜选择，已行瓣膜置换术患者的管理和随访，以及手术适应证和并发症。

二、瓣膜类型

大体而言，人工瓣膜分为由生物瓣（来源于人类尸体、猪、牛，甚至马）和机械瓣。后者需要使用华法林抗凝，而前者耐久性更有限。

1．生物瓣膜（图 8-1）

（1）外科手术置入：目前正在使用的常用生物瓣膜包括 4 类。

① 有支架

- Carpentier-Edwards Perimount 瓣（安装在柔性框架上的牛心包；Edwards Lifesciences，Irvine，CA）。
- Carpentier-Edwards Magna，支持环上放置（Edwards Lifesciences，Irvine，CA）。
- St. Jude Biocor（带有心包保护的猪瓣叶；St. Jude Medical，St.Paul，MN）。
- St. Jude Trifecta- 心包环上瓣。
- Medtronic Mosaic and Hancock（猪；Medtronic，Minneapolis，MN）
- Sorin Mitroflow（Sorin Group USA，Inc.，Arvada，CO）。

② 无支架：这些瓣膜与有支架瓣膜不同，没有相同的框架；这意味着潜在的有效开口面积（EOA）更大。

- Medtronic Freestyle（猪）。
- St. Jude SPV。
- Sorin Freedom SOLO。

③ 同种异体瓣：冷冻保存的人尸体瓣膜。通常为急性 / 亚急性心内膜炎的情况下进行手术时的瓣膜选择。

④ Ross 术：即自体肺动脉瓣移植术，将自体肺动脉瓣置于主动脉位置，然后将异体瓣置于肺动脉位置。

（2）非外科手术放置。

经导管放置：入路包括经股动脉、经心尖动脉、经主动脉。

- Edwards SAPIEN XT and SAPIEN 3。
- Medtronic CoreValve。
- Direct Flow（Direct Flow Medical Inc., Santa Rosa, CA）。

2．机械瓣（图 8-2）

（1）旧型瓣膜（目前很少使用）。

① 球笼瓣（Starr-Edwards）。

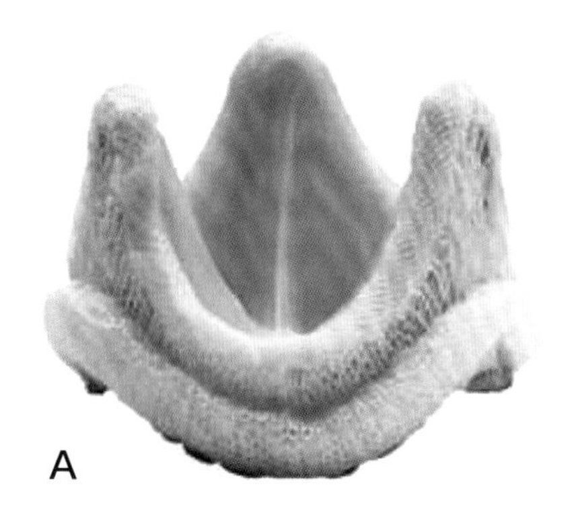

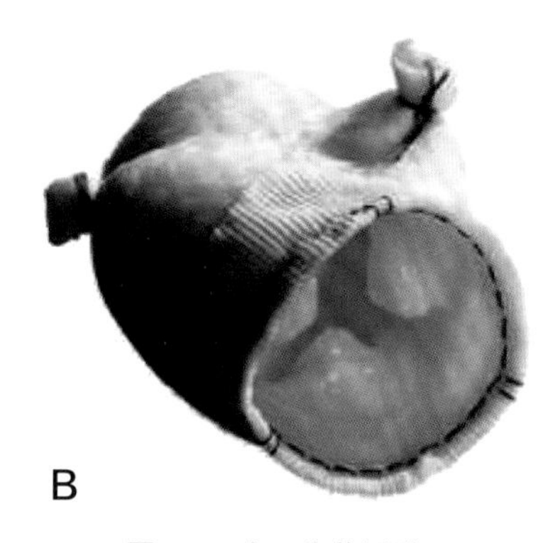

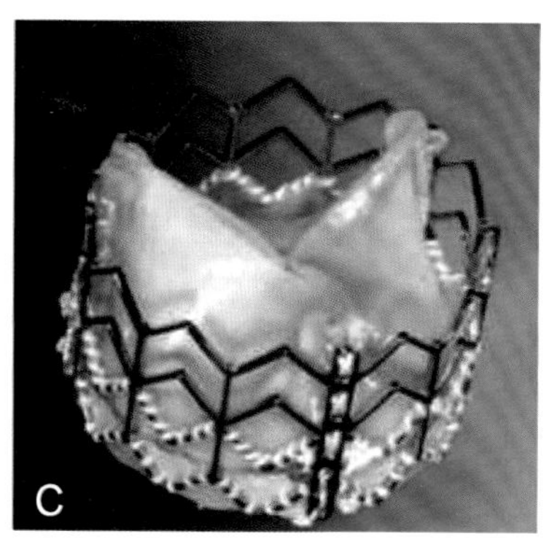

▲图 8-1　人工生物瓣膜

A. 有支架生物瓣；B. 无支架生物瓣；C. 经皮生物瓣［经许可引自 Zoghbi WA, Chambers JB, Dumesnil JG, et al. Recommendations for evaluation of prosthetic valves with echocardiography and Doppler ultrasound. *J Am Soc Echocardiogr*. 2009;22(9):976.）］

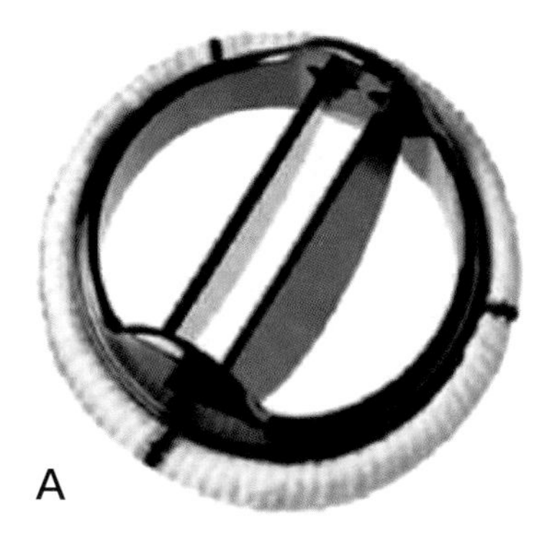

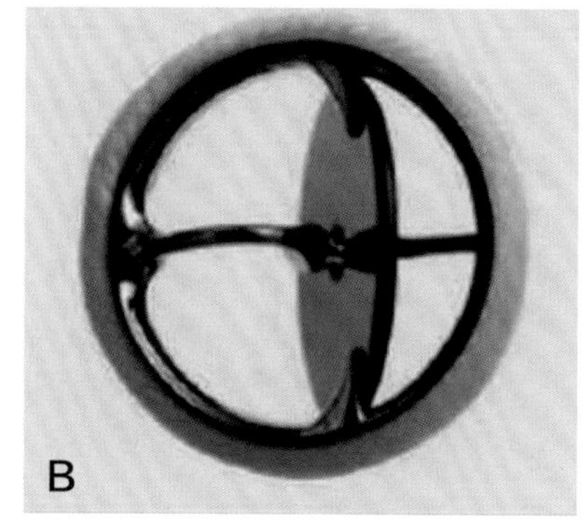

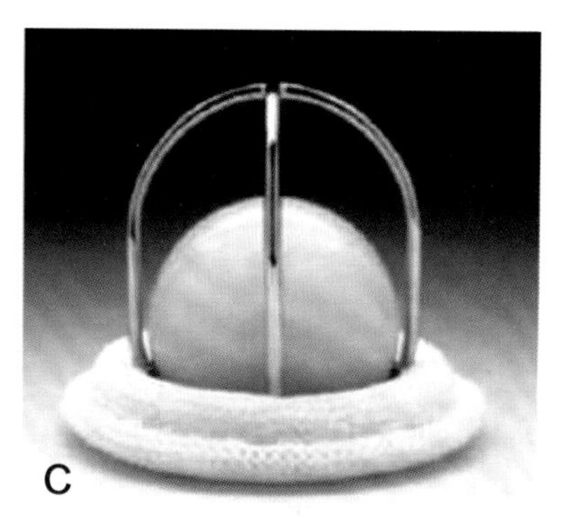

▲图 8-2　机械瓣

A. 双叶瓣；B. 单叶瓣；C. 球笼瓣［经许可引自 Zoghbi WA, Chambers JB, Dumesnil JG, et al. Recommendations for evaluation of prosthetic valves with echocardiography and Doppler ultrasound. *J Am Soc Echocardiogr*. 2009;22(9):976.］

② 侧倾碟瓣（Björk-Shiley，Medtronic-Hall and Omniscience）。

（2）新一代瓣膜（双叶瓣）。

① St. Jude（Masters，Regent）。

② Sorin Carbomedics。

③ Medtronic（Open Pivot）。

④ On-X（CryoLife，Kennesaw，GA）。

三、瓣膜的选择

进行瓣膜置换前最大的问题就是生物瓣和机械瓣的选择。影响这一决定的因素包括生物瓣膜的预期寿命较短，与行置换术时的年龄成反比（图 8-3），以及机械瓣膜须进行终身抗凝治疗（新一代抗凝血药未被批准用于此适应证）。同时还必须考虑患者的偏好，以及初始及后续手术的潜在风险。两种瓣膜类型置换术患者的存活率和感染率似乎相似，脑卒中的风险也是如此。

美国心脏病学会 / 美国心脏协会（ACC/AHA）和欧洲心脏病学会 / 欧洲心胸外科协会（ESC/EACTS）瓣膜疾病指南都提出了关于瓣膜选择的建议（表 8-1 和表 8-2）。

瓣膜疾病指南强调瓣膜的选择是一个共同的决策过程。如果患者不能或拒绝服用华法林，则必须使用生物瓣。由于生物瓣置换时患者的年龄越大（同时随着年龄的增加，华法林使用可能出现更严重的并发症），耐久性越长，对于 70 岁以上（主动脉瓣置换时年龄＞ 65 岁，根据 ESC/EACTS 指南）的所有患者选择生物瓣膜是合理的。对于年龄较小的患者（＜ 60 岁），机械瓣膜更为合理，除非患者不愿意进行华法林抗凝治疗或存在禁忌证。ESC/EACTS 指南建

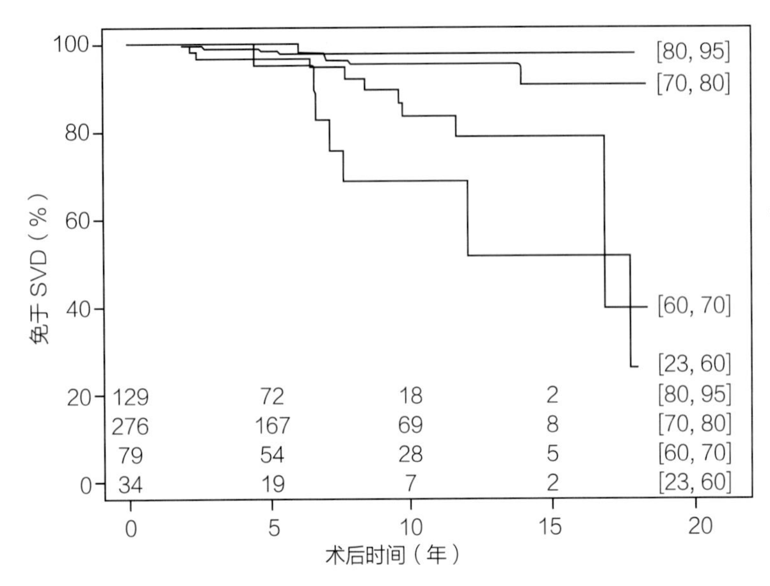

◀ **图 8-3 Carpentier-Edwards（CE）瓣膜的耐久性与置入年龄的函数**

这是一个主动脉瓣位对比 CE 猪瓣和心包瓣膜的队列，表明根据各置入年龄组（80－95 岁，70－80 岁，60－70 岁，以及 60 岁以下）未发生瓣膜毁损（SVD）的占比。在 60 岁以下的年龄组中，不到 10 年的瓣膜毁损率超过 30%［经许可转载自 Gao G, Wu Y, Grunkemeier GL, et al. Durability of pericardial versus porcine aortic valves. *J Am Coll Cardiol*. 2004;44（2）:384–388.］

表 8-1 人工瓣膜选择

推 荐	建议等级	证据水平
瓣膜介入和人工瓣膜类型的选择应是一个共同决策的过程	Ⅰ	C
任何年龄段的患者，如果有抗凝禁忌，不能坚持抗凝或者不愿抗凝，均建议使用生物瓣	Ⅰ	C
对于没有抗凝禁忌证的 60 岁以下患者，机械瓣用于 AVR 或 MVR 是合理的	Ⅱa	B
对于 70 岁以上的患者中生物瓣是合理的	Ⅱa	B
在 60－70 岁的患者中生物瓣和机械瓣都是合理的	Ⅱa	B
对于存在 VKA 抗凝禁忌或不愿抗凝的年轻患者，可以考虑由经验丰富的外科医生进行自体肺动脉瓣替换主动脉瓣（Ross 术）	Ⅱb	C

AVR. 主动脉瓣置换术；MVR. 二尖瓣置换术；VKA. 维生素 K 拮抗药（引自 Nishimura RA, Otto CM, Bonow RO, et al. 2014 AHA/ACC guideline for the management of patients with valvular heart disease. *J Am Coll Cardiol*. 2014.）

议，对年龄＜ 65 岁的患者行二尖瓣置换术时，推荐使用机械瓣。

如果患者已经在使用华法林进行长期抗凝治疗，那么对于任何年龄的患者机械瓣膜都是合理的。对于尽管进行了适当的抗凝治疗，仍发生机械瓣血栓形成的患者，再次手术时应使用生物瓣。

对于瓣环较小但体表面积（BSA）不小的患者，可以考虑无支架瓣，因其具有更好的血流动力学和更低的跨瓣压差。这可能有助于避免患者与人工瓣膜不匹配（本章后面将进一步讨论）。目前尚无明确的数据表明无支架瓣膜预后更佳，但其血流动力学更好。

1．经导管瓣膜

目前，对于传统外科主动脉瓣置换术至少处于中等风险的患者，可考虑使用这些瓣膜。如果手术潜在风险很高以致存在手术禁忌时，那么进行经导管主动脉瓣置换术作为Ⅰ类推荐。对于那些被认为是高风险的人，则是Ⅱa 类推荐。最近的试验数据表明，经导管主动脉置换术可以扩展到中危患者。最好以心脏病治疗团队的方式做出决定，由外脏外科和介入心脏病学进行评估。

2．Ross 术

瓣膜疾病指南建议，对于抗凝治疗不可取的年轻患者，可以考虑采用这种方法，但必须由具有相当经验 / 专长的外科医生进行。

表 8-2　欧洲心脏病学会（ESC）和欧洲心胸外科学会（EACTS）心脏瓣膜病管理联合工作组

推　荐	建议等级	证据水平
根据知情患者的意愿，如果没有长期抗凝的禁忌证，建议使用机械瓣	Ⅰ	C
对于有瓣膜毁损风险加速的患者，建议使用机械瓣	Ⅰ	C
对于已经在其他位置置入机械瓣，并且已经进行抗凝治疗的患者，建议使用机械瓣	Ⅰ	C
对于＜ 60 岁需要置换主动脉瓣的患者或＜ 65 岁需要置换二尖瓣的患者，推荐使用机械瓣	Ⅱa	C
对于有合理预期寿命的患者，如果将来再次行瓣膜手术风险较高，应考虑使用机械人工瓣	Ⅱa	C
由于血栓栓塞的高风险，长期抗凝治疗的患者中考虑使用机械瓣	Ⅱb	C
根据知情患者的需求，推荐使用生物瓣	Ⅰ	C
难以进行高质量的抗凝治疗（依从性问题，不易获得）或因出血风险高存在抗凝禁忌（既往大出血、并发症、不愿意、依从性问题、生活方式、职业），建议使用生物瓣	Ⅰ	C
尽管进行了良好的长期抗凝治疗，仍发生机械瓣血栓形成而需要再次手术的患者，建议使用生物瓣	Ⅰ	C
对于后续重做瓣膜手术风险较低的患者，考虑使用生物瓣	Ⅱa	C
备孕的年轻女性应考虑生物瓣	Ⅱa	C
对于年龄＞ 65 岁需要置换主动脉瓣的患者或年龄＞ 70 岁需要置换二尖瓣的患者，或预期寿命低于生物瓣的假定耐久性的患者，应考虑生物瓣	Ⅱa	C

引自 Management of Valvular Heart Disease of the European Society of Cardiology (ESC),European Association for Cardio-Thoracic Surgery (EACTS), Vahanian A, et al. Guidelines on the management of valvular heart disease (version 2012). Eur Heart J. 2012;33:2451–2496

四、抗凝治疗

抗凝治疗的流程见图 8-4。

1．所有置入机械瓣的患者都需要华法林治疗。ACC/AHA 指南建议机械二尖瓣的国际标准化比值（INR）目标为 3.0（±0.5），同时应用阿司匹林（75 ～ 100 mg）。

2．对于合并心房颤动、既往血栓栓塞事件、左心室功能不全或高凝状态（或老一代球笼瓣或老一代侧倾碟瓣）的机械主动脉瓣，INR 目标同上。对于没有上述危险因素的机械主动脉瓣，INR 目标为 2.5（±0.5），并且每日服用阿司匹林（乙酰水杨酸）。以上都是Ⅰ类适应证。

3．对于二尖瓣位置的生物瓣，最初 3 个月应用华法林治疗是合理的，INR 目标为 2.5（±0.5），长期每日使用阿司匹林（75 ～ 100 mg）。这些是Ⅱa 类适应证。对于主动脉位置的生物瓣，在最初 3 个月应用华法林也可能是合理的，INR 目标为 2.5（±0.5），这是Ⅱb 类推荐。长期使用阿司匹林（75 ～ 100 mg）是Ⅱa 类适应证。

4．放置经导管瓣膜后，建议最初 6 个月使用氯吡格雷 75 mg，同时使用长期阿司匹林（75 ～ 100 mg）。

五、人工瓣膜体格检查

通常有功能的生物瓣膜和机械瓣膜可以产生一些杂音，这与轻度生理性跨瓣梯度相关。在大多数主动脉瓣膜上可闻及早期峰值收缩期射血杂音（可能在同种异体移植瓣膜或无支架瓣中不存在）。同样，功能正常的二尖瓣可以听到短暂的心尖区低调舒张期隆隆样杂音。随着狭窄的发展，杂音会变得更加突出并且与原位瓣膜狭窄的听诊表现一致。生物瓣膜应产生正常的 S_1、S_2 。老一代球笼瓣可以产生明显的开启和关闭咔嗒声，而新一代瓣膜具有突出的关闭咔嗒声。机械瓣置入后的生理性关闭不全通

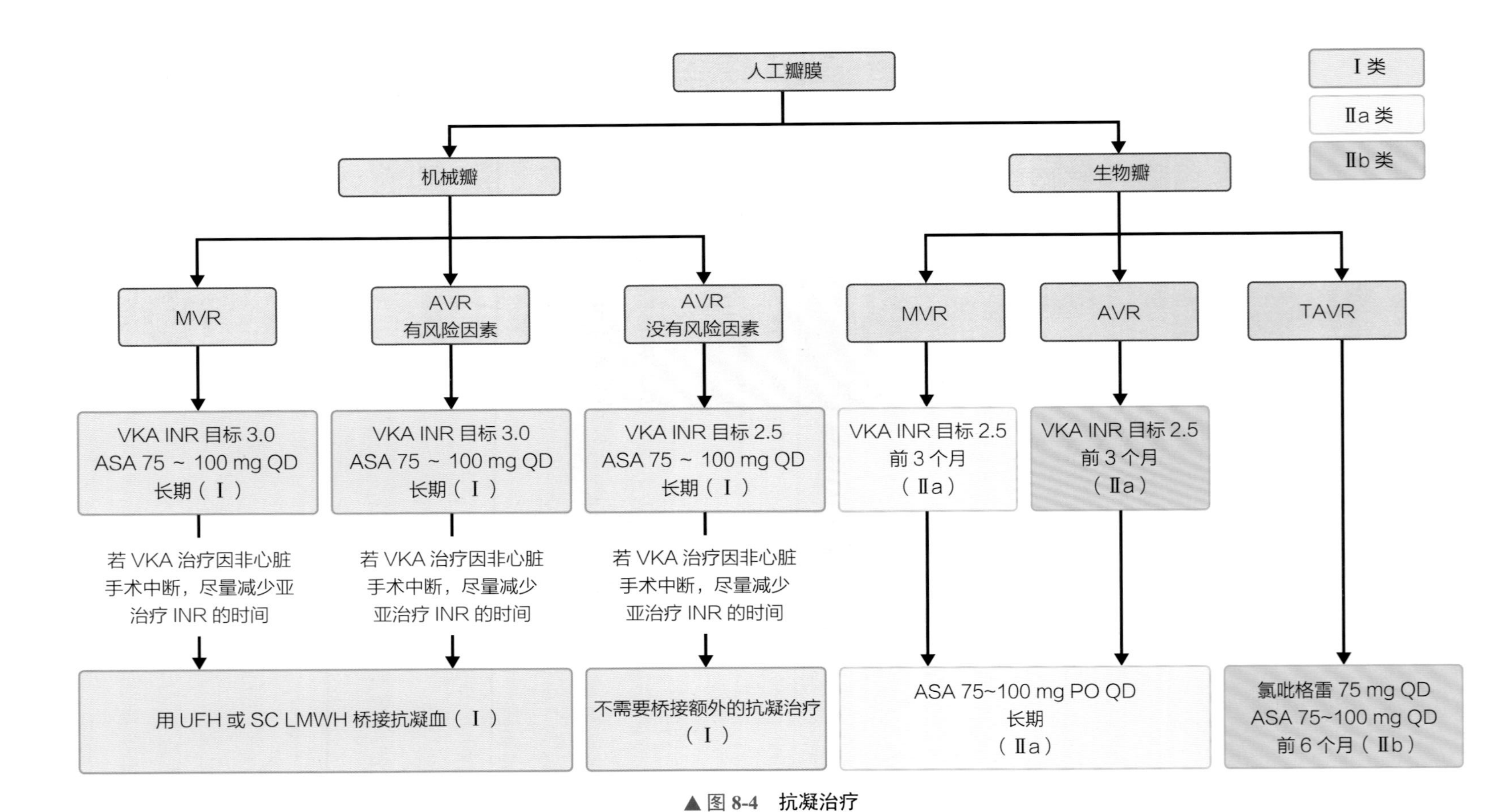

▲图 8-4　抗凝治疗

ASA. 阿司匹林；AVR. 主动脉瓣置换术；INR. 国际标准化比值；LMWH. 低分子肝素；MVR. 二尖瓣置换术；PO. 口服；QD. 每日；SC. 皮下；TAVR. 经导管主动脉瓣置换术；UFH. 普通肝素；VKA. 维生素 K 拮抗药（引自 Nishimura RA, Otto CM, Bonow RO, et al. 2014 AHA/ACC guideline for the management of patients with valvular heart disease. *J Am Coll Cardiol*. 2014.）

常是听不到的，生物瓣上的任何可听见的反流都是异常的。其严重程度按原位瓣膜反流进行评估。

六、超声心动图

1. 超声心动图仍然是进行人工瓣膜常规评估的主要方法。二维成像 [无论是经胸超声心动图（TTE）还是经食管超声心动图（TEE）] 可以识别瓣膜的结构异常（例如，生物瓣叶的增厚 / 钙化、流动的病变可能提示心内膜炎、血栓及机械瓣叶运动受损），可以识别人工瓣膜的过度运动。心腔大小和功能的评估也可以提供隐匿性瓣膜功能障碍的线索。

2. 在评估人工瓣膜功能时，跨瓣压差的多普勒测量是最重要的。正常或可接受的压差取决于瓣膜大小、类型和位置。心排血量和心率也影响跨瓣梯度。

目前已有关于每种瓣膜类型的预期跨瓣梯度和有效开口面积（effective orifice area，EOA）的指南。需要注意的是，这些数据是基于左心室功能正常的基础上获得的。当左心室功能下降时，若跨瓣压差仍处于“正常范围”时，可能存在明显的人工瓣膜狭窄。本章后文所述的血流曲线、EOA 和无量纲指数（dimensionless index，DI）的评估将有助于诊断瓣膜功能障碍。

3. 人工瓣膜置入后对患者进行基线超声心动图评估是非常重要的（通常在 4 ～ 6 周时进行，此时术后贫血已缓解）。然后，这将作为个体患者随访的比较（已公布的表格可提供预期值，而这将为该特定患者中的特定瓣膜提供真实的基线）。

4. 除非症状或查体发生变化，否则在基线检查后，对于生物瓣置入后的最初几年通常不需要进行超声心动图检查。5 ～ 10 年后（特别是在年轻人中），每年的超声心动图检查似乎是合理的。

（1）跨瓣压差：虽然应参考表格（表 8-3 和表 8-4）中的预期值范围，但一般而言，功能正常的主动脉瓣人工瓣膜（正常左心室功能 / 正向流量）的平均压差＜ 20mmHg。平均压差＞ 35mmHg 可能提示明显狭窄（在没有增加流量的情况下）。

同样，正常功能的二尖瓣人工瓣膜的平均压差为 5mmHg 或更低，高于 10mmHg 提示狭窄。

表 8-3 正常人工主动脉瓣跨瓣压差

瓣 膜	大 小	峰值压差（mmHg）	平均压差（mmHg）	有效开口面积（cm^2）
ATS	19	47.0 ± 12.6	25.3 ± 8.0	1.1 ± 0.3
双叶	21	23.7 ± 6.8	15.9 ± 5.0	1.4 ± 0.5
	23		14.4 ± 4.9	1.7 ± 0.5
	25		11.3 ± 3.7	2.1 ± 0.7
	27		8.4 ± 3.7	2.5 ± 0.1
	29		8.0 ± 3.0	3.1 ± 0.8
ATS AP	18		21.0 ± 1.8	1.2 ± 0.3
双叶	20	21.4 ± 4.2	11.1 ± 3.5	1.3 ± 0.3
	22	18.7 ± 8.3	10.5 ± 4.5	1.7 ± 0.4
	24	15.1 ± 5.6	7.5 ± 3.1	2.0 ± 0.6
	26		6.0 ± 2.0	2.1 ± 0.4

（续 表）

瓣 膜	大 小	峰值压差（mmHg）	平均压差（mmHg）	有效开口面积（cm^2）
Baxter Perimount	19	32.5 ± 8.5	19.5 ± 5.5	1.3 ± 0.2
有支架牛心包	21	24.9 ± 7.7	13.8 ± 4.0	1.3 ± 0.3
	23	19.9 ± 7.4	11.5 ± 3.9	1.6 ± 0.3
	25	16.5 ± 7.8	10.7 ± 3.8	1.6 ± 0.4
	27	12.8 ± 5.4	4.8 ± 2.2	2.0 ± 0.4
Biocor	23	30.0 ± 10.7	20 ± 6.6	1.3 ± 0.3
有支架猪瓣	25	23.0 ± 7.9	16 ± 5.1	1.7 ± 0.4
	27	22.0 ± 6.5	15.0 ± 3.7	2.2 ± 0.4
扩展 Biocor	19 ～ 21	17.5 ± 6.5	9.6 ± 3.6	1.4 ± 0.4
无支架	23	14.7 ± 7.3	7.7 ± 3.8	1.7 ± 0.4
	25	14.0 ± 4.3	7.4 ± 2.5	1.8 ± 0.4
BioFlo	19	37.2 ± 8.8	26.4 ± 5.5	0.7 ± 0.1
有支架牛心包	21	28.7 ± 6.2	18.7 ± 5.5	1.1 ± 0.1
Björk-Shiley	21	38.9 ± 11.9	21.8 ± 3.4	1.1 ± 0.3
侧倾碟	23	28.8 ± 11.2	15.7 ± 5.3	1.3 ± 0.3
	25	23.7 ± 8.2	13.0 ± 5.0	1.5 ± 0.4
	27		10.0 ± 2.0	1.6 ± 0.3
Carbomedics Reduced	19	43.4 ± 12	24.4 ± 1.2	1.2 ± 0.1
双叶				
Carbomedics Standard	19	38.0 ± 12.8	18.9 ± 8.3	1.0 ± 0.3
	21	26.8 ± 10.1	12.9 ± 5.4	1.5 ± 0.4
双叶	23	22.5 ± 7.4	11.0 ± 4.6	1.4 ± 0.3
	25	19.6 ± 7.8	9.1 ± 3.5	1.8 ± 0.4
	27	17.5 ± 7.1	7.9 ± 3.2	2.2 ± 0.2
	29	9.1 ± 4.7	5.6 ± 3.0	3.2 ± 1.6
Carbomedics Top Hat	21	30.2 ± 10.9	14.9 ± 5.4	1.2 ± 0.3
	23	24.2 ± 7.6	12.5 ± 4.4	1.4 ± 0.4
双叶	25		9.5 ± 2.9	1.6 ± 0.32
Carpentier-Edwards 心包	19	32.1 ± 3.4	24.2 ± 8.6	1.2 ± 0.3
	21	25.7 ± 9.9	20.3 ± 9.1	1.5 ± 0.4
有支架牛心包	23	21.7 ± 8.6	13.0 ± 5.3	1.8 ± 0.3
	25	16.5 ± 5.4	9.0 ± 2.3	
Carpentier-Edwards Standard	19	43.5 ± 12.7	25.6 ± 8.0	0.9 ± 0.2
	21	27.7 ± 7.6	17.3 ± 62	1.5 ± 0.3
有支架猪瓣	23	28.9 ± 7.5	16.1 ± 6.2	1.7 ± 0.5

（续　表）

瓣　膜	大　小	峰值压差（mmHg）	平均压差（mmHg）	有效开口面积（cm^2）
	25	24.0 ± 7.1	12.9 ± 4.6	1.9 ± 0.5
	27	22.1 ± 8.2	12.1 ± 5.5	2.3 ± 0.6
	29		9.9 ± 2.9	2.8 ± 0.5
Carpentier Supra-annular	19	34.1 ± 2.7		1.1 ± 0.1
	21	28.0 ± 10.5	17.5 ± 3.8	1.4 ± 0.9
有支架猪瓣	23	25.3 ± 10.5	13.4 ± 4.5	1.6 ± 0.6
	25	24.4 ± 7.6	13.2 ± 4.8	1.8 ± 0.4
	27	16.7 ± 4.7	8.8 ± 2.8	1.9 ± 0.7
Cryolife	19		9.0 ± 2.0	1.5 ± 0.3
无支架	21		6.6 ± 2.9	1.7 ± 0.4
	23		6.0 ± 2.3	2.3 ± 0.2
	25		6.1 ± 2.6	2.6 ± 0.2
	27		4.0 ± 2.4	2.8 ± 0.3
Edwards Duromedics	21	39.0 ± 13		
	23	32.0 ± 8.0		
双叶	25	26.0 ± 10.0		
	27	24.0 ± 10.0		
Edwards Mira	19		18.2 ± 5.3	1.2 ± 0.4
双叶	21		13.3 ± 4.3	1.6 ± 0.4
	23		14.7 ± 2.8	1.6 ± 0.6
	25		13.1 ± 3.8	1.9
Hancock	21	18.0 ± 6.0	12.0 ± 2.0	
有支架猪瓣	23	16.0 ± 2.0	11.0 ± 2.0	
	25	15.0 ± 3.0	10.0 ± 3.0	
Hancock Ⅱ	21		14.8 ± 4.1	1.3 ± 0.4
有支架猪瓣	23	34.0 ± 13.0	16.6 ± 8.5	1.3 ± 0.4
	25	22.0 ± 5.3	10.8 ± 2.8	1.6 ± 0.4
	29	16.2 ± 1.5	8.2 ± 1.7	1.6 ± 0.2
Homograft	17 ～ 19		9.7 ± 4.2	4.2 ± 1.8
同种异体瓣膜	19 ～ 21			5.4 ± 0.9
	20 ～ 21		7.9 ± 4.0	3.6 ± 2.0
	20 ～ 22		7.2 ± 3.0	3.5 ± 1.5

（续　表）

瓣　膜	大　小	峰值压差（mmHg）	平均压差（mmHg）	有效开口面积（cm^2）
	22	1.7 ± 0.3		5.8 ± 3.2
	22～23		5.6 ± 3.1	2.6 ± 1.4
	22～24			5.6 ± 1.7
	24～27		6.2 ± 2.6	2.8 ± 1.1
	26	1.4 ± 0.6		6.8 ± 2.9
	25～28			6.2 ± 2.5
Intact	19	40.4 ± 15.4	24.5 ± 9.3	
有支架猪瓣	21	40.9 ± 15.6	19.6 ± 8.1	1.6 ± 0.4
	23	32.7 ± 9.6	19.0 ± 6.1	1.6 ± 0.4
	25	29.7 ± 15.0	17.7 ± 7.9	1.7 ± 0.3
	27	25.0 ± 7.5	15.0 ± 4.5	
Ionescu-Shiley	17	23.8 ± 3.4		0.9 ± 0.1
有支架牛心包	19	19.7 ± 5.9	13.3 ± 3.9	1.1 ± 0.1
	21	26.6 ± 9.0		
	23		15.6±4.4	
Labcor-Santiago	19	18.6 ± 5.0	11.8 ± 3.3	1.2 ± 0.1
有支架牛心包	21	17.5 ± 6.6	8.2 ± 4.5	1.3 ± 0.1
	23	14.8 ± 5.2	7.8 ± 2.9	1.8 ± 0.2
	25	12.3 ± 3.4	6.8 ± 2.0	2.1 ± 0.3
Labcor Synergy	21	24.3 ± 8.1	13.3 ± 4.2	1.1 ± 0.3
有支架猪瓣	23	27.3 ± 13.7	15.3 ± 6.9	1.4 ± 0.4
	25	22.5 ± 11.9	13.2 ± 6.4	1.5 ± 0.4
	27	17.8 ± 7.0	10.6 ± 4.6	1.8 ± 0.5
MCRI On-X	19	21.3 ± 10.8	11.8 ± 3.4	1.5 ± 0.2
双叶	21	16.4 ± 5.9	9.9 ± 3.6	1.7 ± 0.4
	23	15.9 ± 6.4	8.6 ± 3.4	1.9 ± 0.6
	25	16.5 ± 10.2	6.9 ± 4.3	2.4 ± 0.6
Medtronic Advantage	23		10.4 ± 3.1	2.2 ± 0.3
	25		9.0 ± 3.7	2.8 ± 0.6
双叶	27		7.6 ± 3.6	3.3 ± 0.7
	29		6.1 ± 3.8	3.9 ± 0.7
Medtronic Freestyle	19		13.0 ± 3.9	

（续　表）

瓣　膜	大　小	峰值压差（mmHg）	平均压差（mmHg）	有效开口面积（cm^2）
无支架	21		9.1 ± 5.1	1.4 ± 0.3
	23	11.0 ± 4.0	8.1 ± 4.6	1.7 ± 0.5
	25		5.3 ± 3.1	2.1 ± 0.5
	27		4.6 ± 3.1	2.5 ± 0.1
Medtronic-Hall	20	34.4 ± 13.1	17.1 ± 5.3	1.2 ± 0.5
侧倾碟	21	26.9 ± 10.5	14.1 ± 5.9	1.1 ± 0.2
	23	26.9 ± 8.9	13.5 ± 4.8	1.4 ± 0.4
	25	17.1 ± 7.0	9.5 ± 4.3	1.5 ± 0.5
	27	18.9 ± 9.7	8.7 ± 5.6	1.9 ± 0.2
Medtronic Mosaic	21		14.2 ± 5.0	1.4 ± 0.4
有支架猪瓣	23	23.8 ± 11.0	13.7 ± 4.8	1.5 ± 0.4
	25	22.5 ± 10.0	11.7 ± 5.1	1.8 ± 0.5
	27		10.4 ± 4.3	1.9 ± 0.1
	29		11.1 ± 4.3	2.1 ± 0.2
Mitroflow	19	18.6 ± 5.3	13.1 ± 3.3	1.1 ± 0.2
有支架牛心包				
Monostrut Bjork-Shiley	19		27.4 ± 8.8	
	21	27.5 ± 3.1	20.5 ± 6.2	
侧倾碟	23	20.3 ± 0.7	17.4 ± 6.4	
	25		16.1 ± 4.9	
	27		11.4 ± 3.8	
Prima	21	28.8 ± 6.0	13.7 ± 1.9	1.4 ± 0.7
无支架	23	21.5 ± 7.5	11.5 ± 4.9	1.5 ± 0.3
	25	22.1 ± 12.5	11.6 ± 7.2	1.8 ± 0.5
Omnicarbon	21	37.4 ± 12.8	20.4 ± 5.4	1.3 ± 0.5
侧倾碟	23	28.8 ± 9.1	17.4 ± 4.9	1.5 ± 0.3
	25	23.7 ± 8.1	13.2 ± 4.6	1.9 ± 0.5
	27	20.1 ± 4.2	12.4 ± 2.9	2.1 ± 0.4
Omniscience	21	50.8 ± 2.8	28.2 ± 2.2	0.9 ± 0.1
侧倾碟	23	39.8 ± 8.7	20.1 ± 5.1	1.0 ± 0.1
Starr-Edwards	23	32.6 ± 12.8	22.0 ± 9.0	1.1 ± 0.2

（续　表）

瓣　膜	大　小	峰值压差（mmHg）	平均压差（mmHg）	有效开口面积（cm^2）
球笼	24	34.1 ± 10.3	22.1 ± 7.5	1.1 ± 0.3
	26	31.8 ± 9.0	19.7 ± 6.1	
	27	30.8 ± 6.3	18.5 ± 3.7	
	29	29.0 ± 9.3	16.3 ± 5.5	
Sorin Bicarbon	19	30.1 ± 4.5	16.7 ± 2.0	1.4 ± 0.1
双叶	21	22.0 ± 7.1	10.0 ± 3.3	1.2 ± 0.4
	23	16.8 ± 6.1	7.7 ± 3.3	1.5 ± 0.2
	25	11.2 ± 3.1	5.6 ± 1.6	2.4 ± 0.3
Sorin Pericarbon	19	36.5 ± 9.0	28.9 ± 7.3	1.2 ± 0.5
无支架	21	28.0 ± 13.3	23.8 ± 11.1	1.3 ± 0.6
	23	27.5 ± 11.5	23.2 ± 7.6	1.5 ± 0.5
St.Jude Medical Haem Plus	19	28.5 ± 10.7	17.0 ± 7.8	1.9 ± 0.1
	21	16.3 ± 17.0	10.6 ± 5.1	1.8 ± 0.5
双叶	23	16.8 ± 7.3	12.1 ± 4.2	1.7 ± 0.5
St.Jude Medical Regent	19	20.6 ± 12	11.0 ± 4.9	1.6 ± 0.4
	21	15.6 ± 9.4	8.0 ± 4.8	2.0 ± 0.7
双叶	23	12.8 ± 6.8	6.9 ± 3.5	2.3 ± 0.9
	25	11.7 ± 6.8	5.6 ± 3.2	2.5 ± 0.8
	27	7.9 ± 5.5	3.5 ± 1.7	3.6 ± 0.5
St.Jude Medical Standard	19	42.0 ± 10.0	24.5 ± 5.8	1.5 ± 0.1
	21	25.7 ± 9.5	15.2 ± 5.0	1.4 ± 0.4
双叶	23	21.8 ± 7.5	13.4 ± 5.6	1.6 ± 0.4
	25	18.9 ± 7.3	11.0 ± 5.3	1.9 ± 0.5
	27	13.7 ± 4.2	8.4 ± 3.4	2.5 ± 0.4
	29	13.5 ± 5.8	7.0 ± 1.7	2.8 ± 0.5
St.Jude Medical	21	22.6 ± 14.5	10.7 ± 7.2	1.3 ± 0.6
无支架	23	16.2 ± 9.0	8.2 ± 4.7	1.6 ± 0.6
	25	12.7 ± 8.2	6.3 ± 4.1	1.8 ± 0.5
	27	10.1 ± 5.8	5.0 ± 2.9	2.0 ± 0.3
	29	7.7 ± 4.4	4.1 ± 2.4	2.4 ± 0.6

引自 Zoghbi WA, Chambers JB, Dumesnil JG, et al. Recommendations for evaluation of prosthetic valves with echocardiography and Doppler ultrasound: a report from the American Society of Echocardiography's Guidelines and Standards Committee and the Task Force on Prosthetic Valves. *J Am Soc Echocardiogr*. 2009;22:975–1014

表 8-4　正常人工二尖瓣压差

瓣　膜	大小	峰值压差（mmHg）	平均压差（mmHg）	峰值速度（m/s）	压力半衰期（ms）	有效 开口面积（cm^2）
Biocor	27	13 ± 1				
无支架生物瓣	29	14 ± 2.5				
	31	11.5 ± 0.5				
	33	12 ± 0.5				
Bioflo 心包	25	10 ± 2	6.3 ± 1.5			2 ± 0.1
	27	9.5 ± 2.6	5.4 ± 1.2			2 ± 0.3
有支架生物瓣	29	5 ± 2.8	3.6 ± 1			2.4 ± 0.2
	31	4.0	2.0			2.3
Bjork-Shiley	23			1.7	115	
侧倾碟	25	12 ± 4	6 ± 2	1.75 ± 0.38	99 ± 27	1.72 ± 0.6
	27	10 ± 4	5 ± 2	1.6 ± 0.49	89 ± 28	1.81 ± 0.54
	29	7.83 ± 2.93	2.83 ± 1.27	1.37 ± 0.25	79 ± 17	2.1 ± 0.43
	31	6 ± 3	2 ± 1.9	1.41 ± 0.26	70 ± 14	2.2 ± 0.3
Bjork-Shiley monostrut	23		5.0	1.9		
	25	13 ± 2.5	5.57 ± 2.3	1.8 ± 0.3		
侧倾碟	27	12 ± 2.5	4.53 ± 2.2	1.7 ± 0.4		
	29	13 ± 3	4.26 ± 1.6	1.6 ± 0.3		
	31	14 ± 4.5	4.9 ± 1.6	1.7 ± 0.3		
Carbomedics	23			1.9 ± 0.1	126 ± 7	
双叶	25	10.3 ± 2.3	3.6 ± 0.6	1.3 ± 0.1	93 ± 8	2.9 ± 0.8
	27	8.79 ± 3.46	3.46 ± 1.03	1.61 ± 0.3	89 ± 20	2.9 ± 0.75
	29	8.78 ± 2.9	3.39 ± 0.97	1.52 ± 0.3	88 ± 17	2.3 ± 0.4
	31	8.87 ± 2.34	3.32 ± 0.87	1.61 ± 0.29	92 ± 24	2.8 ± 1.14
	33	8.8 ± 2.2	4.8 ± 2.5	1.5 ± 0.2	93 ± 12	
Carpentier-Edwards	27		6 ± 2	1.7 ± 0.3	98 ± 28	
	29		4.7 ± 2	1.76 ± 0.27	92 ± 14	
有支架生物瓣	31		4.4 ± 2	1.54 ± 0.15	92 ± 19	
	33		6 ± 3		93 ± 12	
Carpentier-Edwards	27		3.6	1.6	100	
心包	29		5.25 ± 2.36	1.67 ± 0.3	110 ± 15	
	31		4.05 ± 0.83	1.53 ± 0.1	90 ± 11	
有支架生物瓣	33		1.0	0.8	80	
Duromedics	27	13 ± 6	5 ± 3	1.61 ± 0.4	75 ± 12	
双叶	29	10 ± 4	3 ± 1	1.40 ± 0.25	85 ± 22	
	31	10.5 ± 4.33	3.3 ± 1.36	1.38 ± 0.27	81 ± 12	

（续　表）

瓣　膜	大小	峰值压差（mmHg）	平均压差（mmHg）	峰值速度（m/s）	压力半衰期（ms）	有效 开口面积（cm^2）
	33	11.2	2.5		85	
Hancock I 或未指定	27	10 ± 4	5 ± 2			1.3 ± 0.8
	29	7 ± 3	2.46 ± 0.79		115 ± 20	1.5 ± 0.2
有支架生物瓣	31	4 ± 0.86	4.86 ± 1.69		95 ± 17	1.6 ± 0.2
	33	3 ± 2	3.87 ± 2		90 ± 12	1.9 ± 0.2
Hancock Ⅱ	27					2.21 ± 0.14
有支架生物瓣	29					2.77 ± 0.11
	31					2.84 ± 0.1
	33					3.15 ± 0.22
Hancock 心包	29		2.61 ± 1.39	1.42 ± 0.14	105 ± 36	
	31		3.57 ± 1.02	1.51 ± 0.27	81 ± 23	
有支架生物瓣						
Ionescu-Shiley	25		4.87 ± 1.08	1.43 ± 0.15	93 ± 11	
有支架生物瓣	27		3.21 ± 0.82	1.31 ± 0.24	100 ± 28	
	29		3.22 ± 0.57	1.38 ± 0.2	85 ± 8	
	31		3.63 ± 0.9	1.45 ± 0.06	100 ± 36	
Ionescu-Shiley	29		3.31 ± 0.96	1.36 ± 0.25	80 ± 30	
low profile	31		2.74 ± 0.37	1.33 ± 0.14	79 ± 15	
有支架生物瓣						
Labcor-Santiago pericardial	25	8.7	4.5		97	2.2
	27	5.6 ± 2.3	4.8 ± 1.5		85 ± 18	2.12 ± 0.48
	29	6.2 ± 2.1	3 ± 1.3		80 ± 34	2.11 ± 0.73
有支架生物瓣						
Lillehei-Kaster	18			1.7	140	
侧倾碟	20			1.7	67	
	22			1.56 ± 0.009	94 ± 22	
	25			1.38 ± 0.27	124 ± 46	
Medtronic-Hall	27			1.4	78	
侧倾碟	29			1.57 ± 0.1	69 ± 15	
	31			1.45 ± 0.12	77 ± 17	
Medtronic Intact 猪瓣	29		3.5 ± 0.51	1.6 ± 0.22		
	31		4.2 ± 1.44	1.6 ± 0.26		

（续　表）

瓣　膜	大小	峰值压差（mmHg）	平均压差（mmHg）	峰值速度（m/s）	压力半衰期（ms）	有效 开口面积（cm^2）
	33		4 ± 1.3	1.4 ± 0.24		
有支架生物瓣	35		3.2 ± 1.77	1.3 ± 0.5		
Mitroflow	25		6.9	2.0	90	
有支架生物瓣	27		3.07 ± 0.91	1.5	90 ± 20	
	29		3.5 ± 1.65	1.43 ± 0.29	102 ± 21	
	31		3.85 ± 0.81	1.32 ± 0.26	91 ± 22	
Omnicarbon	23		8.0			
侧倾碟	25		6.05 ± 1.81	1.77 ± 0.24	102 ± 16	
	27		4.89 ± 2.05	1.63 ± 0.36	105 ± 33	
	29		4.93 ± 2.16	1.56 ± 0.27	120 ± 40	
	31		4.81 ± 1.4	1.3 ± 0.23	134 ± 31	
	33		4 ± 2			
On-X	25	11.5 ± 3.2	5.3 ± 2.1			1.9 ± 1.1
双叶	27–29	10.3 ± 4.5	4.5 ± 1.6			2.2 ± 0.5
	31–33	9.8 ± 3.8	4.8 ± 2.4			2.5 ± 1.1
Sorin Allcarbon	25	15 ± 3	5 ± 1	2 ± 0.2	105 ± 29	2.2 ± 0.6
	27	13 ± 2	4 ± 1	1.8 ± 0.1	89 ± 14	2.5 ± 0.5
侧倾碟	29	10 ± 2	4 ± 1	1.6 ± 0.2	85 ± 23	2.8 ± 0.7
	31	9 ± 1	4 ± 1	1.6 ± 0.1	88 ± 27	2.8 ± 0.9
SorinBicarbon	25	15 ± 0.25	4 ± 0.5	1.95 ± 0.02	70 ± 1	
	27	11 ± 2.75	4 ± 0.5	1.65 ± 0.21	82 ± 20	
双叶	29	12 ± 3	4 ± 1.25	1.73 ± 0.22	80 ± 14	
	31	10 ± 1.5	4 ± 1	1.66 ± 0.11	83 ± 14	
St. Jude Medical	23		4.0	1.5	160	1.0
	25		2.5 ± 1	1.34 ± 1.12	75 ± 4	1.35 ± 0.17
双叶	27	11 ± 4	5 ± 1.82	1.61 ± 0.29	75 ± 10	1.67 ± 0.17
	29	10 ± 3	4.15 ± 1.18	1.57 ± 0.29	85 ± 10	1.75 ± 0.24
	31	12 ± 6	4.46 ± 2.22	1.59 ± 0.33	74 ± 13	2.03 ± 0.32
Starr-Edwards	26		10.0			1.4
球笼	28		7 ± 2.75			1.9 ± 0.57
	30	12.2 ± 4.6	6.99 ± 2.5	1.7 ± 0.3	125 ± 25	1.65 ± 0.4
	32	11.5 ± 4.2	5.08 ± 2.5	1.7 ± 0.3	110 ± 25	1.98 ± 0.4
	34		5.0			2.6
无支架四叶牛心包	26		2.2 ± 1.7	1.6	103 ± 31	1.7

（续 表）

瓣 膜	大小	峰值压差（mmHg）	平均压差（mmHg）	峰值速度（m/s）	压力半衰期（ms）	有效 开口面积（cm^2）
	28			1.58 ± 0.25		1.7 ± 0.6
Bovine Pericardial	30			1.42 ± 0.32		2.3 ± 0.4
有支架生物瓣						
Wessex	29		3.69 ± 0.61	1.66 ± 0.17	83 ± 19	
有支架生物瓣	31		3.31 ± 0.83	1.41 ± 0.25	80 ± 21	

引自 Zoghbi WA, Chambers JB, Dumesnil JG, et al. Recommendations for evaluation of prosthetic valves with echocardiography and Doppler ultrasound: a report from the American Society of Echocardiography' s Guidelines and Standards Committee and the Task Force on Prosthetic Valves. *J Am Soc Echocardiogr*. 2009;22:975–1014

（2）有效开口面积（EOA）。

① 主动脉瓣。

$$EOA=LOVT横截面积 \times \frac{LOVT时间速度积分}{主动脉瓣人工时间速度积分}$$

其中 LVOT 是左心室流出道。横截面积由胸骨旁长轴切面的人工瓣膜下直径测量。通常，标记的人工瓣膜大小不应用于计算，因为它可能会得出过高的 EOA。

② 二尖瓣。

- 只要没有明显的不足，可以使用主动脉瓣或肺动脉瓣上的每搏输出量。
- 可以将计算出的 EOA 与根据表格的瓣膜类型 / 大小的预期进行比较。如果计算值比该特定瓣膜的期望值低 1 ～ 2 个标准差，则应怀疑人工瓣膜狭窄。
- 通常，对于功能正常的主动脉瓣人工瓣，EOA ＞ 1.2cm^2。EOA ＜ 0.8cm^2 是异常的，提示狭窄。中间值可表示狭窄，瓣膜尺寸较小或某种程度的不匹配。
- 对于功能正常的二尖瓣人工瓣，EOA ≥ 2cm^2。EOA ＜ 1cm^2 通常表示严重狭窄。中间值可表示狭窄，瓣膜尺寸较小或某种程度的不匹配。

③ 无量纲指数：仅看 LVOT 速度时间积分（VTI）与房室 VTI 的比值。因此，消除了由 LVOT 直径的不确定性所造成的任何误差。功能正常的人工瓣膜通常无量纲指数（DI）≥ 0.30。DI ＜ 0.25 通常表明有明显的狭窄。

④ 压力半衰期：压力半衰期方法不能估计人工瓣膜的瓣口面积。然而，在单一患者的多次检查中压力半衰期的增加可能提示狭窄。此外，大于 200ms 的压力半衰期通常提示明显的狭窄。功能正常的人工瓣压力半衰期通常小于 130ms。

⑤ 主动脉速度分布：在功能正常的人工主动脉瓣中，连续频谱多普勒速度分布是早期峰值。通常，加速时间＜ 100ms。随着狭窄的进展，曲线变得更圆，然后达峰更晚。

⑥ 跨瓣压差增加的原因。

- 人工瓣膜狭窄：EOA 低，DI 低，二尖瓣人工瓣膜压力半衰期可延长。
- 患者 – 人工瓣膜不匹配：功能正常的人工瓣，但 EOA 对于患者的 BSA 心排血量要求而言太小，导致流量和压差增加。这种情况通常从术后最初的超声心动图即可发现。这将在本章“并发症”部分做进一步讨论。
- 高流量状态而 DI 正常：因为 LVOT 和主动脉瓣跨瓣压差都增加。在二尖瓣人工瓣膜的设置中，可以注意到 LVOT/ 主动脉瓣的速度升高，提示心排血量升高。
- 人工瓣膜关闭不全的峰值压差升高的比平均压差更明显，可能需要 TEE 来评估关闭不全程度。

● 当通过机械双叶侧倾碟瓣的较小瓣口的速度被采样时会出现压力恢复。较小的瓣口产生较高的射流速度，产生局部压力下降。一旦来自两个侧向孔的流与中心射流汇聚，这个压力就会恢复，因此难以反映出真实的跨瓣压差。正常值通常是这个原因。

⑦ 人工瓣膜关闭不全（图 8-5）：机械瓣确实有内置或生理反流。对于双叶侧倾碟瓣，反流通常发生在横向（在盘 / 壳体界面处）以及中心。对于二尖瓣，此类关闭不全应用 TEE 来评估。因为左心房在 TTE 上常被人工瓣遮挡。侧面的射流被认为是汇聚或发散（取决于换能器角度）。血流通常在起始处较窄，并且进入左心房时通常没有太多混叠。重要的是将这些血流与来自缝合环外部的瓣周血流区分开来。尽管生物瓣膜没有任何内置的反流，但通常可以看到细小的跨瓣血流。

七、透视 / 胸部 X 线检查（图 8-6）

胸部 X 线检查可以识别人工瓣膜的存在。透视检查可以识别人工瓣膜的过度运动，这表明存在部分瓣膜开裂。对于机械瓣而言，透视可以识别人工瓣叶运动，识别打开或关闭不完全的瓣叶。各种类型的瓣膜的开启角度都有标准值。

八、心导管检查

显然，需要血管造影来确定接受瓣膜介入治疗的患者可能伴随的冠状动脉疾病。主动脉造影和左心室造影能够识别主动脉瓣和二尖瓣反流的存在。

虽然超声心动图和 TEE 的准确性已经足够准确，很少需要血管造影，但是对于一部分患者而言，血管造影可以更好地识别这些血流。主动脉造影可评估偏心反流束，用于评估同时行主动脉瓣和二尖瓣置换术的患者情况。二尖瓣血流流入以及人工二尖瓣声影的干扰，可能使超声心动图难以准确评估主动脉瓣关闭不全。怀疑人工瓣膜狭窄时，如果超声心动图结果不明确，有时可能需要有创操作以进一步评估跨瓣压差。

九、计算机断层扫描 / 磁共振成像

计算机断层扫描（CT）可用于评估组织向人工瓣膜内生长、瓣膜血栓形成和赘生物。CT 可以识别脓腔，可以作为 TEE 的补充（特别是在机械瓣形成声学阴影的区域）(图 8-7 和图 8-8)。四维 CT 可以动态评估机械瓣叶活动情况。CT

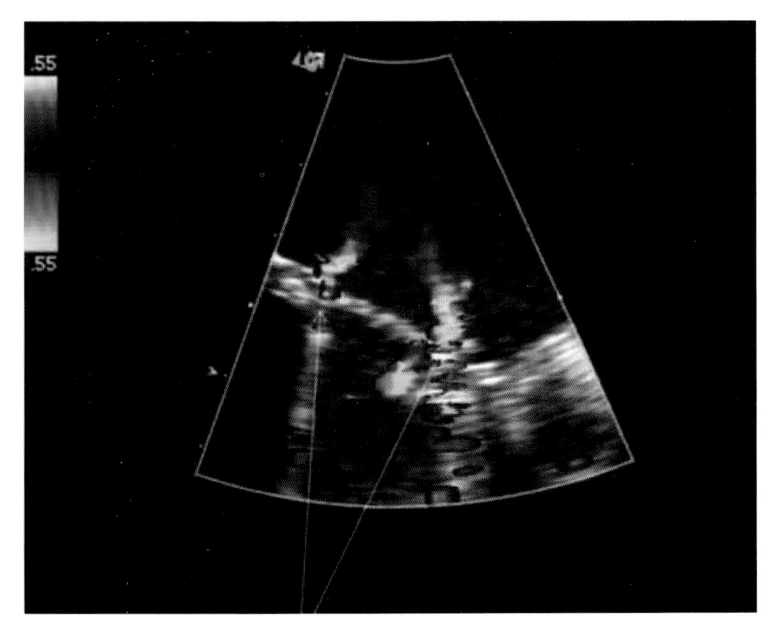

◀图 8-5　**正常的生理反流**
机械瓣的正常生理反流束（箭）

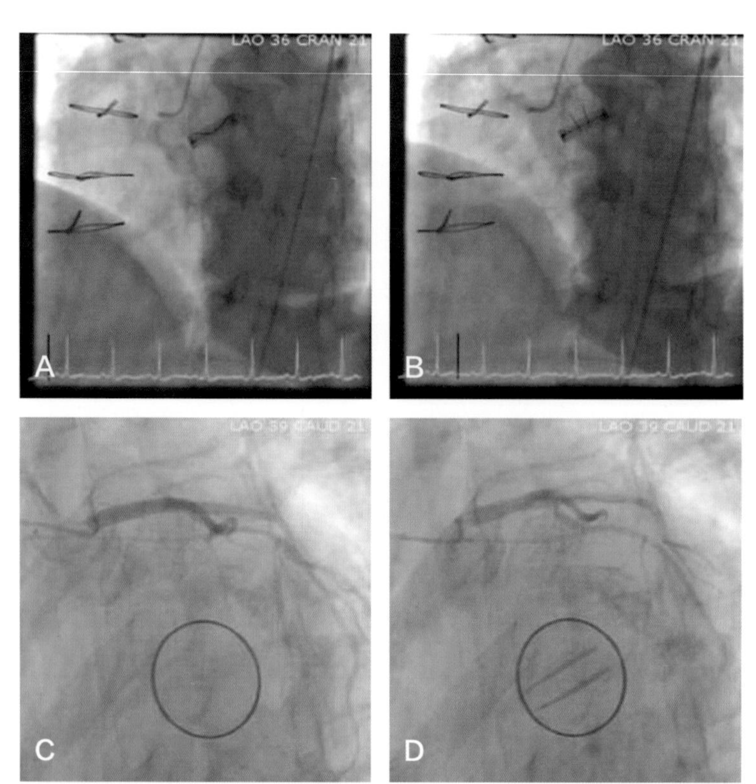

◀图 8-6　透视评估
A 和 B. 双叶瓣侧面观；C 和 D. 双叶瓣正面观。在本成像平面中关闭的瓣叶不可见

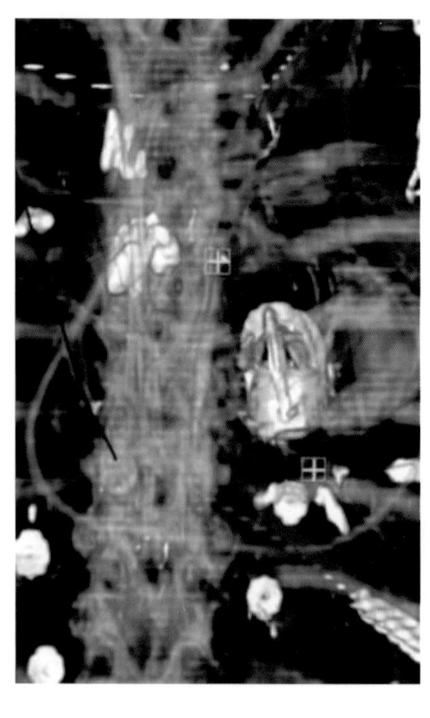

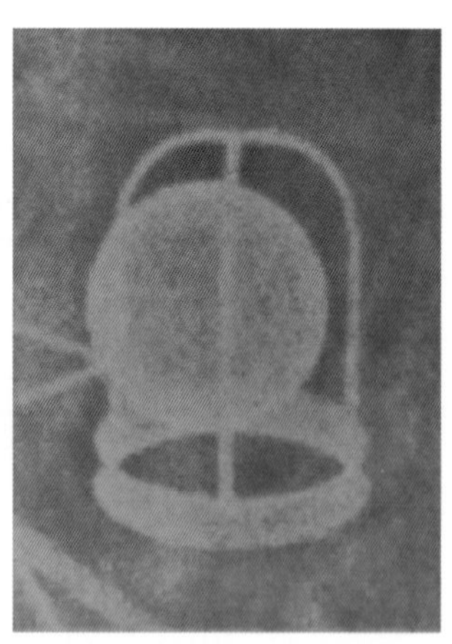

◀图 8-7　CT 下的球笼瓣

可以识别不动的瓣叶和瓣膜裂开。当生物瓣膜变性时，瓣叶上可发生钙化，此时可以通过 CT 观察到。氟代脱氧葡萄糖正电子发射断层扫描成像结合 CT，可以帮助识别人工瓣膜感染。磁共振成像可以量化流量并评估瓣膜反流（图 8-9）。

十、人工瓣膜功能障碍

1．患者－人工瓣膜不匹配

（1）患者－人工瓣膜不匹配是在功能障碍的情况下讨论的，但该术语也适用于瓣膜功能

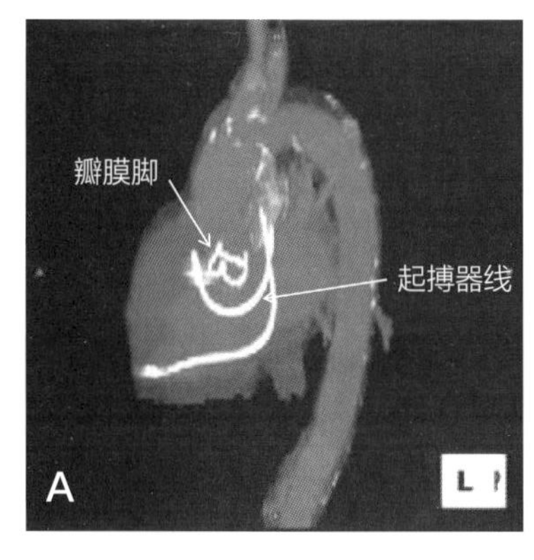

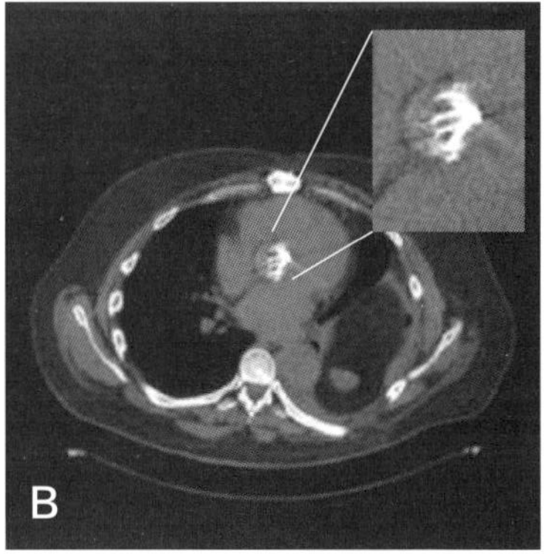

◀图 **8-8**　**人工瓣膜的 CT 评估**
A.CT 上主动脉生物瓣瓣脚和起搏导线的最大强度投影（MIP）图像；B.CT 上主动脉机械瓣的 MIP 图像，其中瓣叶打开

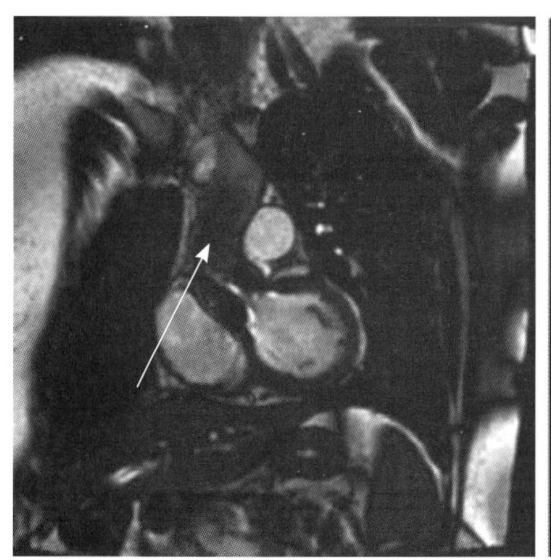

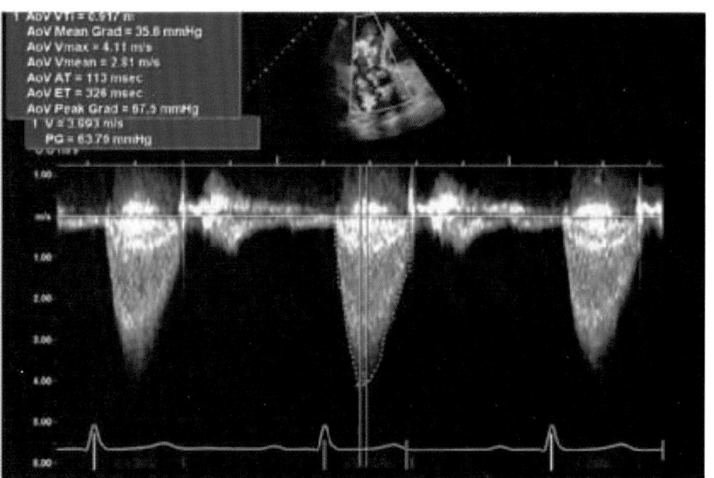

▲图 **8-9**　**人工主动脉瓣狭窄的磁共振成像**
升主动脉中的湍流（黑色）显示流速增加

符合血流动力学预期，但与患者的体型和必要的心排血量要求不符的情况，指的是一种瓣膜相对梗阻。这种现象通常见于主动脉瓣瓣膜人工，当置入的瓣膜相对于患者的 BSA 较小时发生。这可能导致患者症状不能充分缓解，并致使远期预后不良。

（2）可以通过计算 EOA 来进行评估。目前认为 EOA ≤ $0.85cm^2/m^2$ 表示存在中度不匹配，EOA ≤ $0.65cm^2/m^2$ 表示重度不匹配。

（3）标准值表格可以为任何给定的生物瓣膜提供预期或预计的 EOA，并且可以用于查看患者是否可能有这种情况的风险。对于 BSA 为 $2m^2$ 的患者置入一有效 EOA 为 1.2 cm^2/m^2 的瓣膜（ROA 为 $0.6cm^2/m^2$），认为不匹配风险高。这种情况，应考虑行根部扩张（允许更大的瓣膜）或使用无支架瓣膜。

（4）瓣膜置入术后可能会立即出现不匹配现象。然而，如果仅是轻度到中度的不匹配，则可能在几年内不明显。随着功能逐渐退化，跨瓣压差可能会进一步增加。

2．人工瓣膜狭窄（图 8-10 和图 8-11）

（1）对于生物瓣，其有限的寿命最终都会导致狭窄和（或）反流。变性导致瓣叶纤维化和钙化。机械瓣发生狭窄最常见的原因是血管翳和（或）进行性血栓积聚。

（2）若发生人工瓣狭窄，再次手术的适应证与自体瓣膜狭窄相同。对于手术风险高的患者，可以考虑采用经皮或经导管瓣中瓣方法。目前暂无长期疗效数据支持，所以这种治疗手段并无明确适应证。已登记的数据显示初始成功率为 93%（但不考虑跨瓣压差升高）。据报道，一年生存率为 83%（这是一组因并发症具有再

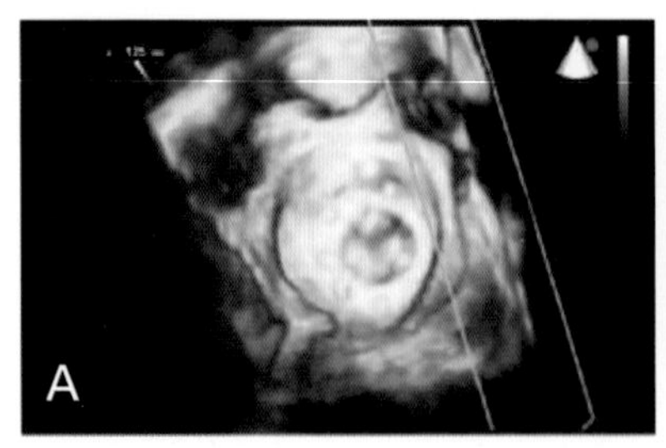
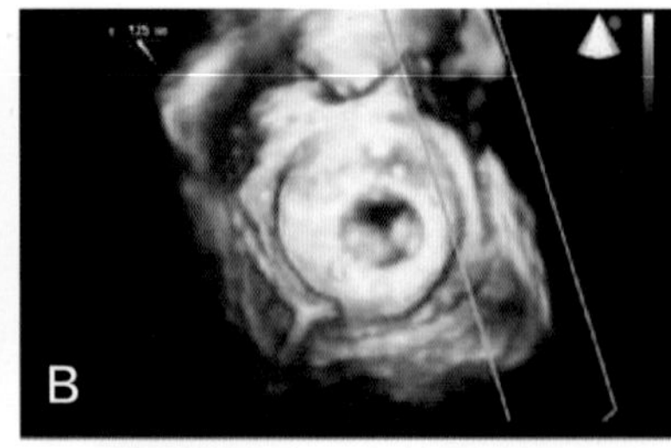
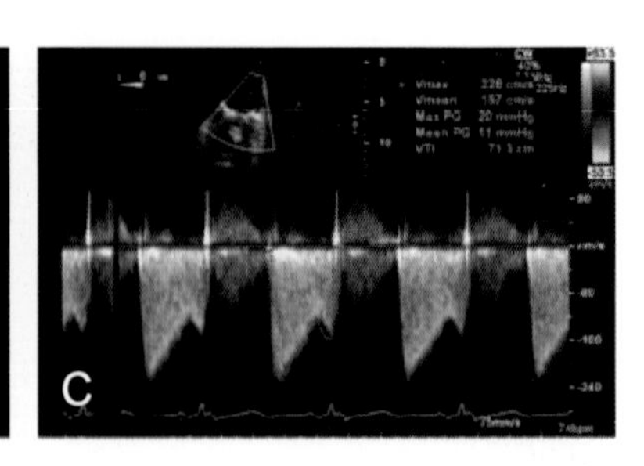

▲图 8-10　人工二尖瓣狭窄
A.3 个瓣叶均在收缩期关闭；B. 舒张期 2 个瓣叶张开不完全；C. 人工瓣狭窄致跨瓣压差增加

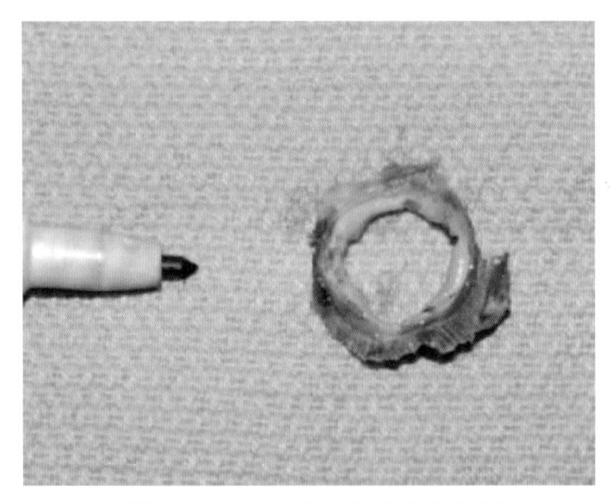

▲图 8-11　机械主动脉瓣置换术中血管翳

次手术风险的患者亚群）。原始瓣膜尺寸较小并且生物瓣显著狭窄的患者情况可能更差（EOA 较低，压差较高，不匹配风险大）。在手术过程中，必须高度警惕的并发症包括冠状动脉阻塞和瓣膜错位。

这项技术的发展似乎导致年轻患者越来越多地选择生物瓣而不是机械瓣，希望通过这些手段再次介入治疗。因此，在初次手术时放置最大的瓣膜似乎最为重要。

3. 人工瓣膜关闭不全

（1）生物瓣膜关闭不全可能由逐渐恶化的瓣膜结构所致。

（2）对于重度关闭不全，即使没有症状，由于存在瓣叶退化 / 撕裂导致临床情况突然恶化的风险，进行手术治疗也是合理的（ACC/AHA 指南中的Ⅱa 类推荐）。与人工瓣膜狭窄类似，瓣膜关闭不全也可以考虑经导管瓣中瓣手术。在机械瓣膜中，血管翳或血栓可导致瓣叶无法完全闭合，导致反流（图 8-12）。

（3）瓣周反流可能是人工周围组织无力（导致缝合处破裂）或心内膜炎后遗症所致。手术时的瓣环钙化也是发生这种情况的风险因素。在应用生物瓣和机械瓣患者中都可能出现瓣周反流。瓣周反流可能导致溶血性贫血。轻度患者可以利用药物治疗。但是，如果情况严重并且需要频繁输血，则应考虑再次手术。同样，有症状的重度反流，也是手术适应证。

（4）对于再次手术具有重大风险的患者，也有经皮方法（图 8-13）来处理瓣周反流，如应用封堵器，减轻反流的程度。可用的装置包括 Amplatzer 装置（房 / 室间隔装置、血管塞）。应选择与缺损形状和大小最相符的装置。有时可能需要多个设备。须注意不要妨碍人工瓣叶运动，同时也不要阻塞流入道或流出道。

（5）这些手段需要技术高超的介入医师团队，以及治疗前通过 TTE、TEE，甚至 CT 扫描，对瓣周漏进行详细的影像学分析。术中补充透视成像进行指导，对于评估残余反流程度、瓣叶功能损害或流入道 / 流出道的病变十分重要。导管的置入通过经间隔入路、经心尖入路或逆行主动脉入路。反流的改善将缓解充血性心力衰竭的症状，但只有接近完全消退时，溶血才能得到改善。

（6）经导管放置的瓣膜由于与瓣环的嵌合不完全，瓣周反流的发生率比经外科手术放置的瓣膜更高。因为中度和重度反流与 1 年死亡率的增加相关，瓣周反流的严重程度会明确影

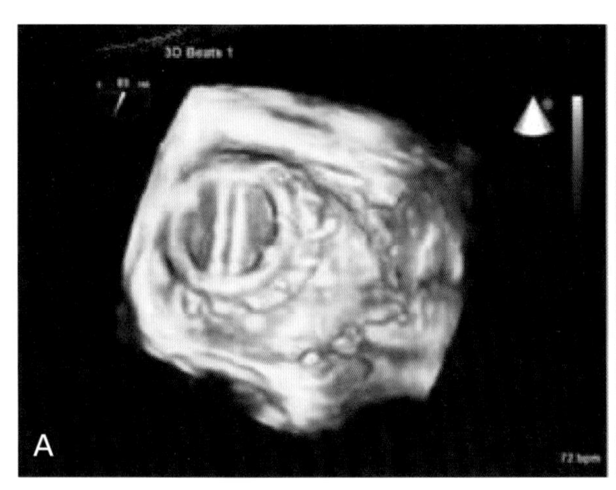

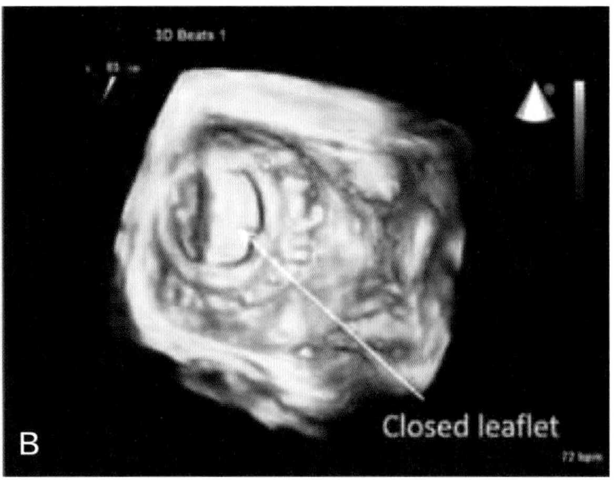

▲图 8-12 机械二尖瓣置换术的一个瓣叶闭合不完全

A. 两个瓣叶都在心脏舒张期打开；B. 收缩期的一个瓣叶闭合不完全（白箭），闭合的瓣叶（黑箭）

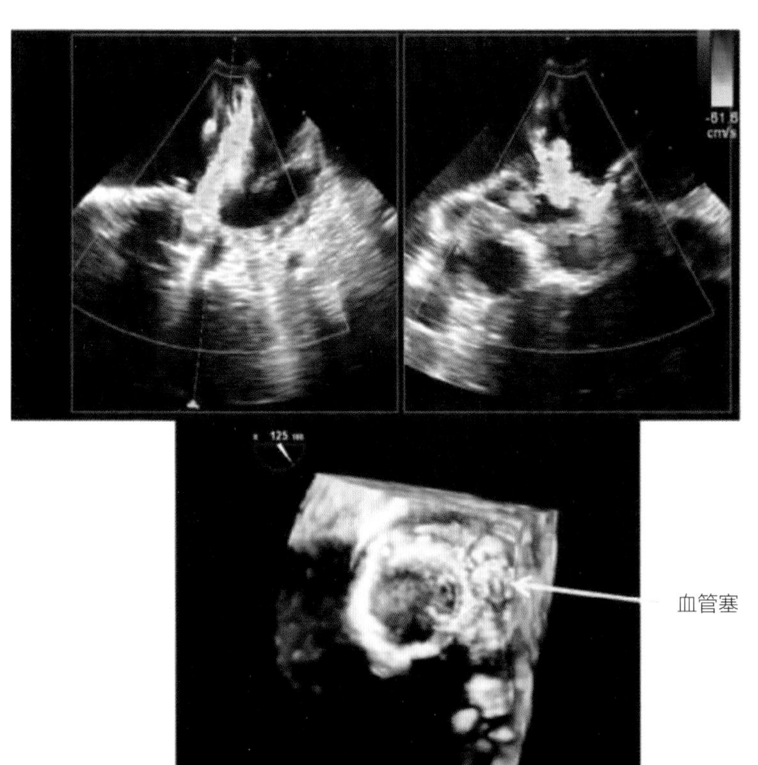

◀图 8-13 瓣周漏，经皮封堵血管塞（箭）

响预后。鉴于反流束的偏心性，有时难以估计反流的严重程度。使用的参数包括降主动脉舒张期反向血流的程度，反流在短轴切面中圆周范围（< 10%视为轻度，≥ 30%重度）和有效 ROA（< $0.10cm^2$ 为轻度，≥ $30cm^2$ 为重度）。还可以估计反流量和反流分数。

十一、并发症

1．人工瓣膜血栓形成（图 8-14）

（1）机械瓣比生物瓣更容易发生血栓。通过成像影像很难区分血栓形成与血管翳（组织内向生长）。抗凝不充分的病史和更为突然的临床发现，可能更倾向于血栓形成的诊断。TEE、透视或CT均可用于识别瓣叶运动障碍，甚至是直接发现血栓。

（2）可根据ACC/AHA指南指导治疗。对于疑似人工瓣膜血栓形成的病例，初步建议是行TTE评估血流动力学。然后可以进行TEE以评估血栓和瓣膜运动情况，可以应用CT或透视检查辅助治疗。

（3）对于Ⅲ级和Ⅳ级症状的左心瓣膜血栓患者，建议行急诊手术（Ⅰ类推荐）。如果症状不重，但是存在较大或可移动的血栓（> $0.8cm^2$），那么行手术治疗也是合理的（Ⅱa类适应证）。这些较大的病变具有更高的栓塞以及卒中的风险。

（4）如果症状是近期出现（< 14d）且程度较轻（Ⅰ～Ⅱ级）并且血栓较小（< $0.8\ cm^2$），可以使用普通肝素治疗。如果血栓持续存在，可以进行溶栓治疗。对于右心瓣膜，溶栓有望成为一线疗法。

2．心内膜炎

（1）人工瓣膜心内膜炎（图8-15）仍有很高的发病率和死亡率。早期识别和治疗，感染方面专家、心脏病专家和心脏外科医生的协调努力是关键。在瓣膜置入的前60d内发生的心内膜炎通常来源于医院，最常见的病原菌是金黄色葡萄球菌。心内膜炎在60d至1年内发生（1/3的病例发生在第一年内），医疗获得性感染和社区获得性感染都有可能，凝固酶阴性葡萄球菌是最常见的病原体。一年后发生的感染通常是社区获得的，并且病原体类似于原生瓣膜心内膜炎。

（2）通常需要早期手术（在完成抗生素治疗的疗程之前）。如果存在导致充血性心力衰竭的瓣膜功能障碍，病原菌是金黄色葡萄球菌或真菌，或者存在脓腔和（或）心脏阻滞，则尤其如此。较大的（> 1cm）可移动的赘生物，反复栓塞事件，适当抗生素治疗下的持续性菌血症，以及感染复燃也是手术的指征。

3．瓣脚导致LVOT阻塞（图8-16）

生物二尖瓣可能出现罕见的一种急性并发症。如果左心室腔很小并且人工瓣在瓣脚置于左心室流出道方向，那么左心室流出道就会发生固定的阻塞。通常可以在术中使用TEE确定并且纠正这种情况。

十二、人工瓣膜病的介入适应证

人工瓣膜病的介入适应证已在前面相应章节中进行过讨论。其适应证包括经导管瓣中瓣手术治疗生物瓣狭窄/反流，以及用于经皮封堵器装置治疗瓣周反流。

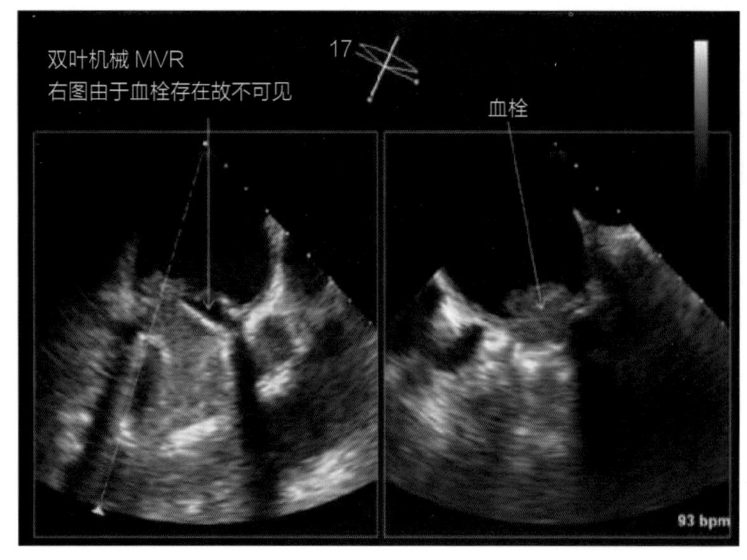

◀图8-14　人工瓣膜血栓形成

十三、人工瓣膜病的手术指征

人工瓣膜病的手术指征包括人工瓣膜不匹配，人工瓣膜狭窄 / 关闭不全，瓣膜血栓形成，瓣周反流和心内膜炎。

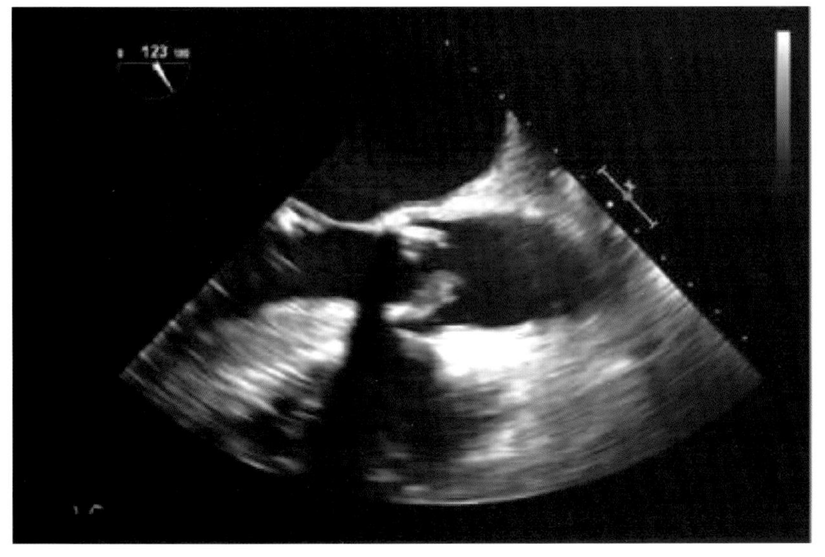
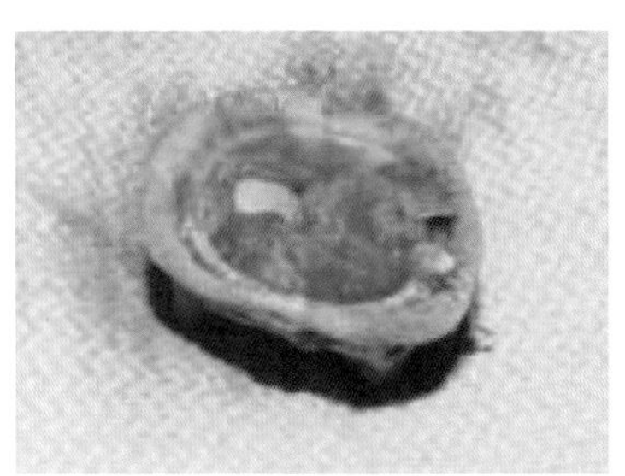
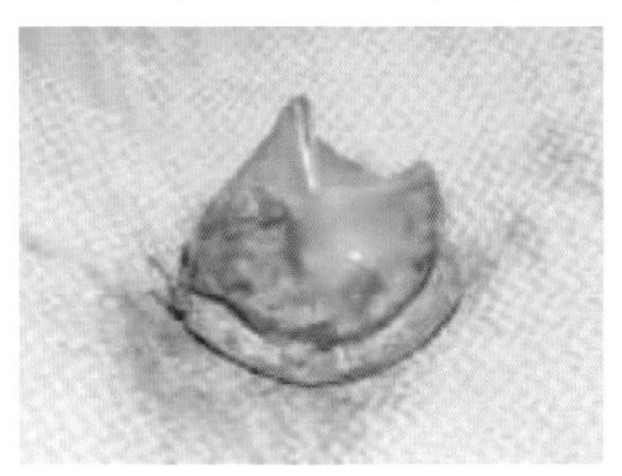

▲ 图 8-15　感染性心内膜炎

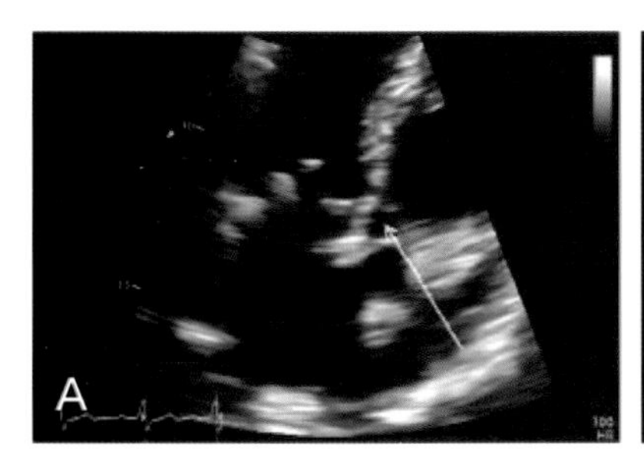

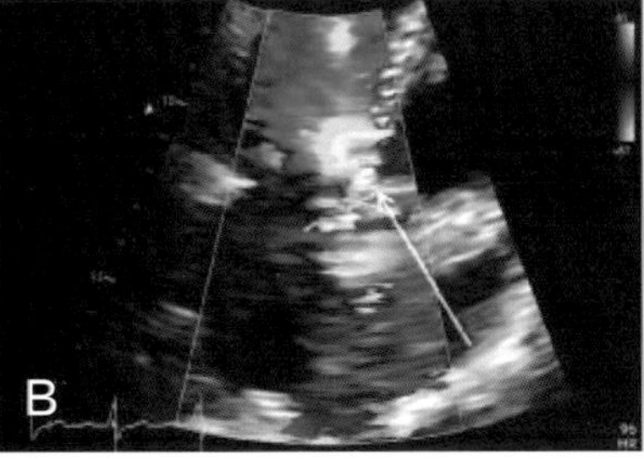

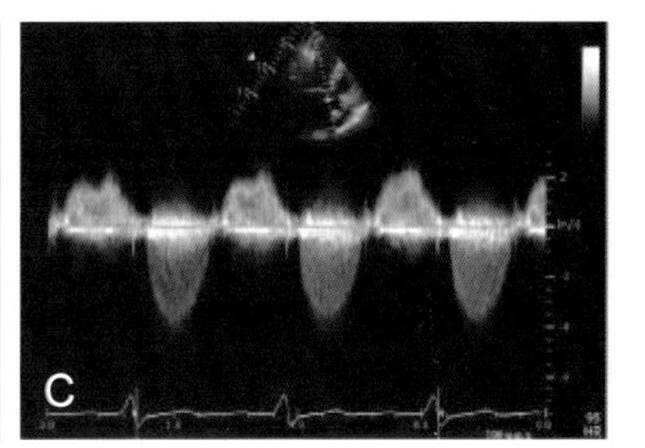

▲ 图 8-16　生物二尖瓣瓣脚引起左心室流出道（LVOT）阻塞

A. 面向 LVOT 的瓣脚（箭）；B.LVOT 上的流动加速度（箭）；C. 固定的 LVOT 阻塞

要点总结

- 人工瓣置入后 4 ～ 6 周应进行超声心动图评估，以获得基线跨瓣压差，无量纲指数和压力半衰期（用于二尖瓣人工瓣）。
- 生物瓣或机械瓣的选择是一个共同的决策过程，应综合考虑到患者的意愿、瓣膜的耐久性、再次介入的风险和抗凝风险。
- 术前充分评估可以最大限度地减少患者 - 人工瓣膜不匹配的可能性。
- 对于所有人工瓣膜，建议使用阿司匹林治疗；对于机械瓣，还应该用华法林。
- 对人工瓣膜心内膜炎的高度怀疑和早期诊断对于最大程度降低发病率和死亡率至关重要。
- 超声心动图，经食管超声心动图，计算机断层扫描和磁共振成像都可以帮助评估人工瓣膜功能障碍，有时可能需要多模态成像。
- 经导管方法目前正在发展，需要熟练的操作者和评估团队来筛选适合这些方法的患者。

推荐阅读

[1] Binder RK, Webb JG. Percutaneous mitral and aortic paravalvular leak repair: indications, current application, and future directions. *Curr Cardiol Rep*. 2013;15:342.

[2] Chlang YP, Chikwe J, Moskowitz AJ, et al. Survival and long-term outcomes following bioprosthetic vs mechanical aortic valve replacement in patients aged 50 to 69 years. *JAMA*. 2014;312(13):1323–1329. doi:10.1001/jama.2014.12679.

[3] Dvir D, Webb JG, Bleiziffer S, et al. Transcatheter aortic valve implantation in failed bioprosthetic surgical valves. *JAMA*. 2014;312(2):162–170.

[4] Dvir D, Webb J, Brecker S, et al. Transcatheter aortic valve replacement for degenerative bioprosthetic surgical valves: results from the global valve-in-valve registry. *Circulation*. 2012;126:2335–2344.

[5] Joint Task Force on the Management of Valvular Heart Disease of the European Society of Cardiology (ESC), European Association for Cardio-Thoracic Surgery(EACTS), Vahanian A, et al. Guidelines on the management of valvular heart disease (version 2012). *Eur Heart J*. 2012;33:2451–2496.

[6] Kappetein AP, Head SJ, Généreux P, et al. Updated standardized endpoint definitions for transcatheter aortic valve implantation: the Valve Academic Research Consortium-2 consensus document. *J Thorac Cardiovasc Surg*. 2013;145:6–23.

[7] Kumar R, Jelnin V, Kliger C, et al. Percutaneous paravalvular leak closure. *Cardiol Clin*. 2013;31:431–440.

[8] Nishimura RA, Otto CM, Bonow RO, et al. 2014 AHA/ACC guideline for the management of patients with valvular heart disease. *J Am Coll Cardiol*. 2014. doi:10.1016/j.jacc.2014.02.536.

[9] Pibarot P, Demesinil JG. Doppler echocardiographic evaluation of prosthetic valve function. *Heart*. 2012;98:69–78.

[10] Pibarot P, Demesinil JG. Valve prosthesis–patient mismatch, 1978 to 2011: from original concept to compelling evidence. *J Am Coll Cardiol*. 2012;60(12):1136–1139.

[11] Taramasso M, Maisano F, Latib A, et al. Conventional surgery and transcatheter closure via surgical transapical approach for paravalvular leak repair in high-risk patients: results from a single-centre experience. *Eur Heart J Cardiovasc Imaging*. 2014;15:1161–1167.

[12] Zoghbi WA, Chambers JB, Dumesnil JG, et al. Recommendations for evaluation of prosthetic valves with echocardiography and Doppler ultrasound: a report from the American Society of Echocardiography’s Guidelines and Standards Committee and the Task Force on Prosthetic Valves, developed in conjunction with the American College of Cardiology Cardiovascular Imaging Committee, Cardiac Imaging Committee of the American Heart Association, the European Association of Echocardiography, a registered branch of the European Society of Cardiology, the Japanese Society of Echocardiography and the Canadian Society of Echocardiography, endorsed by the American College of Cardiology Foundation, American Heart Association, European Association of Echocardiography, a registered branch of the European Society of Cardiology, the Japanese Society of Echocardiography, and Canadian Society of Echocardiography. *J Am Soc Echocardiogr*. 2009;22:975–1014.

第9章
感染性心内膜炎
Infective Endocarditis

Paul C. Cremer 著
刘鑫裴 译
张超纪 校

一、概述

1. 流行病学

感染性心内膜炎的总发病率为每年3/10万～10/10万，美国每年约有15 000例新发病例。在发展中国家，感染性心内膜炎最常见的病因仍是风湿性心脏病，多为亚急性或慢性病程。尽管发达国家风湿性心脏病比较少见，但感染性心内膜炎的发病并未减少。相反，感染性心内膜炎的危险因素不同于以往。发达国家的感染性心内膜炎以急性为主，患者多为老年人，且多合并瓣膜退行性病变、人工瓣膜置换术后、永久性植入装置或其他易感性疾病。

2. 发病率与死亡率

数十年来，其他心血管疾病的诊治和预后取得了长足进步，但感染性心内膜炎的发病率和病死率仍然很高。尽管感染性心内膜炎的诊治技术也在不断发展，但医院内病死率仍高达15%～20%，诊断后一年内病死率约为40%。这种持续较高的发病率和死亡率的部分与感染性心内膜炎流行病学的变化有关。更多病例是老年患者，多合并原发性心脏疾病或其他并发症，且感染的病原微生物常常具有高侵袭性。

3. 心脏瓣膜团队

由于其风险因素多变和临床表现多样，感染性心内膜炎的诊断和治疗具有挑战性。感染性心内膜炎误诊和漏诊后，病原微生物的侵袭和迁移可导致各种严重并发症的发生。因此，临床中对感染性心内膜炎疾病要保持足够的警惕性。推荐由心内科、感染科和心胸外科医生共同组成的心脏瓣膜病治疗团队来进行高效诊治。对可能需要急诊手术的危重患者，应该到可以行心脏急诊手术的医疗中心就诊，以得到及时救治。如合并一些不常见感染转移性病变也需要神经内科、神经介入和神经外科、腹部外科或血管外科的专科会诊及处理。

二、病因学

1. 分类

基于感染性心内膜炎临床表现多变，系统的诊治措施尤为重要。William Osler于1885年提出了将感染性心内膜炎区分为两种类型。急性感染性心内膜炎在数天至数周内即可导致瓣膜破坏和感染迁移性并发症，而亚急性感染性心内膜炎病程可长达数周到数月。这一分类仍然是对疑似感染性心内膜炎评估的基石。而当今时代，因为心脏手术和植入设备应用、患者就诊频率提高、耐药病原微生物出现等因素，感染性心内膜炎患者可依据病变累及的结构、感染的获得类型和病原体种类来进一步分类。

2. 病变累及结构

感染性心内膜炎按累及的结构分为自体瓣

膜感染性心内膜炎、人工瓣膜感染性内心膜炎和心脏植入物相关感染性内心膜炎。

（1）自体瓣膜感染性心内膜炎可进一步分为左心感染性心内膜炎和右心感染性心内膜炎。左心感染性心内膜炎最常见的瓣膜病变是退行性二尖瓣病变伴二尖瓣反流，见于 40% ～ 45% 的患者。在发达国家，二尖瓣脱垂伴反流是最常见的情况，但在老年人群中，二尖瓣瓣环钙化也可发生感染性心内膜炎。左心感染性心内膜炎患者中，25% ～ 30% 是在主动脉反流的基础上发生，主动脉二叶瓣畸形也是风险因素之一。

（2）右心感染性心内膜炎多累及三尖瓣，很少累及肺动脉瓣。右心感染性心内膜炎最常见的风险因素为静脉药物应用。另一个常见的危险因素为心内留置导线或植入式装置，可导致导线相关感染，并可播散累及三尖瓣。室间隔缺损也是心内膜炎的危险因素，通常累及三尖瓣隔瓣。其他增加感染性心内膜炎风险的先心病包括动脉导管未闭、主动脉缩窄和法洛四联症。相反，继发性房间隔缺损不会增加感染性心内膜炎风险。

（3）人工瓣膜置换术后人群患感染性心内膜炎的风险较正常人群高 50 倍。2/3 的患者在术后第一年出现感染性心内膜炎。使用机械瓣膜和生物瓣膜的患者罹患感染性心内膜炎的风险相似。基于人工瓣膜心内膜炎在第一年易发的特点，将其按发病时间分为早期（术后 2 个月内）、中期（术后 2 个月至 1 年）和晚期（术后 1 年以后）。早期人工瓣膜心内膜炎最可能与手术或其他疾病有关；中期人工瓣膜心内膜炎与手术相关的可能性较小，但最常见的原因仍是医疗相关感染。早期和中期人工瓣膜心内膜炎的危险因素包括手术时间长、再次手术和胸骨切口感染。中期人工瓣膜心内膜炎起病时间越接近 1 年，其感染越可能为社区获得性感染。晚期人工瓣膜心内膜炎在病原学方面更接近自体瓣膜心内膜炎。已有相关数据表明，经导管瓣膜置换术后，人工瓣膜心内膜炎的发病率和流行病学特点与开胸手术相似，多数病例发生于术后 1 年内。

（4）随着越来越多的患者接受心脏辅助装置植入术（永久起搏器和植入型除颤器），以及静脉内导线感染风险增加，使得这部分患者心内膜炎的发病率升高。需注意的是，植入物原位感染应与植入物相关感染性心内膜炎区分开。植入物原位感染指局限于小范围内的感染，而植入物相关感染性心内膜炎，感染可经导线播散至心内膜和电极处。尽管血行感染也很常见，心脏植入物相关感染的主要原因是装置植入时发生的细菌污染。植入物相关感染性心内膜炎的危险因素包括糖尿病、心力衰竭、起搏器更换和肾衰竭。

3．感染获得

感染性心内膜炎可为社区获得性感染、医疗保健相关感染或静脉内药物应用相关感染。医疗保健相关感染进一步可分为医院获得性感染和非医院获得性感染。非医院获得性感染是指近期住院，在疗养院或其他长期照护机构，在血透中心或输液诊所获得的感染。不同获得途径的，感染性心内膜炎病因变异较大，其病因主要与静脉药物使用和医疗保健的实施等因素有关。总的来说，社区获得性感染性心内膜炎最普遍（约占 70%），其次是医院获得性（约 15%）和非医院获得性（10%）感染。在北美洲，感染性心内膜炎以非医院获得性感染为主，医疗保健相关性感染更加普遍（35% ～ 40%）。大约 25% 的感染性心内膜炎患者有长期静脉用药史。在长期静脉用药者中，常见合并人免疫缺陷病毒（HIV）感染，从而加剧了感染性心内膜炎的风险。社区获得性感染性心内膜炎中，感染来源通常不明确，可能与牙科操作或皮肤破损感染有关。

4．病原微生物

（1）感染获得途径和受累的心脏结构明确

后，往往就可确定最常见的病原微生物（表 9-1）。在发达国家，葡萄球菌（40%）已超过链球菌（30%）成为感染性心内膜炎最常见的病原体。事实上，金黄色葡萄球菌不仅是静脉药物应用者最常见的致病菌，更是非静脉药物应用者自体瓣膜心内膜炎和人工瓣膜、心脏植入物相关心内膜炎的最常见致病菌。社区获得性感染性心内膜炎中，最常见葡萄球菌（30% ～ 35%）感染，其次是口腔链球菌（20% ～ 25%）感染。医疗保健相关感染性心内膜炎中，以葡萄球菌为主，占医院获得性感染的 70%，非医院获得性感染的 65%。凝固酶阴性表皮葡萄球菌是人工瓣膜心内膜炎和心脏植入物相关心内膜炎常见病原菌。

表 9-1　自体瓣膜、人工瓣膜、静脉用药和心脏植入物心内膜炎的常见病原体

自体瓣膜心内膜炎		外来物心内膜炎	
无静脉用药史	静脉用药史	人工瓣膜	心脏植入物
金黄色葡萄球菌（28%）	金黄色葡萄球菌（68%）	金黄色葡萄球菌（23%）	金黄色葡萄球菌（35%）
口腔链球菌（21%）	口腔链球菌（10%）	凝固酶阴性的葡萄球菌（17%）	凝固酶阴性的葡萄球菌（26%）
肠杆菌属（11%）	肠杆菌属（5%）	口腔链球菌（12%）	培养阴性（11%）
培养阴性（9%）	培养阴性（5%）	肠杆菌属（12%）	口腔链球菌（8%）
凝固酶阴性的葡萄球菌（9%）	凝固酶阴性的葡萄球菌（3%）	培养阴性（12%）	肠杆菌属（6%）
解没食子酸链球菌（7%）	解没食子酸链球菌（1%）	解没食子酸链球菌（5%）	解没食子酸链球菌（3%）
HACEK（2%）	真菌、酵母菌（1%）	真菌、酵母菌（4%）	真菌、酵母菌（1%）
真菌、酵母菌（1%）	HACEK（0%）	HACEK（2%）	HACEK（0.5%）

HACEK.HACEK 细菌群，包括嗜血杆菌、伴放线聚集杆菌、人心杆菌、侵蚀艾肯菌和金格杆菌（引自 Murdoch DR, Corey GR, Hoen B, et al. Clinical presentation, etiology, and outcome of infective endocarditis in the 21st century: the international collaboration on endocarditis-prospective cohort study. *Arch Intern Med*. 2009;169:463–473.）

（2）感染性心内膜炎中，10% 由肠球菌导致，主要是粪肠球菌（85% ～ 90%），其他病例多为屎肠球菌感染，少数病例是耐久肠球菌感染。肠球菌通常存在于消化道和泌尿生殖道内，其引起的心内膜炎可能为医院获得性，与消化道和泌尿生殖道内操作有关。

（3）培养阴性的心内膜炎是指 3 次血培养后仍缺乏病原学证据的感染性心内膜炎，约占 10%。

（4）HACEK 细菌群（嗜血杆菌、伴放线聚集杆菌、人心杆菌、侵蚀艾肯菌和金格杆菌）是目前稀有的感染性心内膜炎致病原（约占 2%），尤其见于北美洲。其他革兰阴性细菌（肠杆菌科、不动杆菌属、铜绿假单胞菌）很少导致心内膜炎，危险因素包括静脉内药物应用、终末期肝病、中心静脉置管和高龄。铜绿假单胞菌心内膜炎破坏性强，并且对抗生素反应差。

（5）贝纳柯克斯体（Q 热病原体）可导致感染性心内膜炎，放牧牛羊是该病生物危险因素。汉赛巴尔通体（猫抓病病原体）和五日热巴尔通体（战壕热病原体）也可导致感染性心内膜炎，患者常见于流浪汉和嗜酒者。多数的贝纳柯克斯体和巴尔通体心内膜炎诊断都源于欧洲。

（6）真菌是心内膜炎的另一个罕见病因（约 2%）。约 25% 的真菌性心内膜炎是由白色念珠菌引起的，另外 25% 是由其他种类的念珠菌引起的，还有 25% 是由曲霉菌引起的。真菌性心内膜炎最常见于人工心脏瓣膜患者中。其他危险因素包括经静脉吸毒和免疫功能低下。念珠菌性心内膜炎通常为医院内感染。

三、病理生理学

1. 赘生物

赘生物形成是感染性心内膜炎的主要特征。正常心内膜及瓣膜不易受循环血中细菌侵及。内膜破损常是由风湿性心脏病的炎症反应、高龄患者的瓣膜退变和内置的导管引起。破损的区域常有血小板和纤维使致病微生物能够黏附并生长。典型的心内膜炎病原体可黏附并破坏瓣膜结构，并导致局部凝血酶活性增强，从而使得更多纤维和炎症细胞聚集，赘生物逐渐形成。

2. 异物

病原微生物亦可黏附于外来异物上。在心脏植入物相关心内膜炎患者的锁骨下静脉和上腔静脉内的导线上、三尖瓣和右心心内膜上均可发现赘生物。人工瓣膜心内膜炎中，瓣膜缝合环常被感染累及，生物瓣似乎比自体瓣膜更能耐受细菌酶对瓣膜的破坏作用。

3. 侵袭性心内膜炎

侵袭性心内膜炎是指感染导致的组织破坏累及瓣环并扩散到血管外区域。典型的侵袭性心内膜炎呈阶段性进展，开始是蜂窝织炎，然后形成脓肿、脓腔，最终导致假性动脉瘤形成。侵袭性心内膜炎的后果包括导致内瘘、穿孔和传导阻滞。总体而言，侵袭性病原体更倾向于侵蚀结缔组织和脂肪，通常肌肉结构可得到保留。不同病原体的侵袭性也是不同的，正是这一区别导致了感染性心内膜炎病程具有急性和亚急性之分。肠球菌心内膜炎通常侵袭性最小；真菌感染可能形成巨大赘生物，但侵袭性或组织破坏性很小；口腔链球菌可导致侵袭性并发症，但通常病程需数周或数月。相对而言，金黄色葡萄球菌可溶解瓣环组织，可在数天或数周内导致人工瓣膜开裂。凝固酶阴性的路邓葡萄球菌（*S. lugdunensis* ）心内膜炎的临床表现亦迅速且具侵袭性。

4. 解剖学因素

（1）自体瓣膜赘生物多在瓣叶上形成，也可形成于腱索。总体上，赘生物形成于瓣膜的低压侧，即血流冲击的瓣膜表面。瓣叶缺损和腱索断裂可导致瓣膜反流。主动脉瓣感染性心内膜炎通常在二尖瓣前叶形成继发性损害，而较少累及主动脉壁。

（2）侵袭性病变的严重程度依瓣环受累的范围，是否超过瓣环，以及脓腔的深度、大小决定。侵袭性病变多见于左心，主动脉瓣较二尖瓣常见。在自体瓣膜心内膜炎中，主动脉外侵犯通常局限，窦管交界下病灶常较小，不易被发现。侵袭性病变多见于人工瓣膜心内膜炎，主动脉外侵犯多为环状，蜂窝织炎和脓肿可在瓣环周围任何地方出现。心脏传导阻滞最常见于主动脉瓣感染性心内膜炎。通常，细菌感染由主动脉根部后壁侵入右房和 Koch 三角区，导致房室节和房室束破坏。二尖瓣感染性心内膜炎中，病变向前瓣瓣环侵犯可破坏主动脉下幕帘，向后侵犯则可进入左心房室沟，由心室向心房扩散。

四、临床表现

根据病原菌和原发心脏疾病的不同，感染性心内膜炎的临床表现各不相同。发热和心脏杂音是感染性心内膜炎最为标志性的特征。

1. 发热

多数患者（80% ～ 90%）表现为发热，多伴有寒战、食欲减退或体重减轻。在高龄、免疫抑制和服用抗生素的患者，以及植入物相关心内膜炎患者可有例外。上述患者的临床表现可能不典型，需要高度警惕。除此之外，发热合并以下任一情况的患者应考虑内膜炎可能：发现心脏的基础病变、与菌血症相关的近期手术操作、充血性心力衰竭、新发脑卒中或意外栓塞事件或不明原因的外周脓肿。另外，对于导管相关血流感染和拔除导管后血培养结果依然呈阳性的患者，也需警惕感染性心内膜炎。

2. 心脏杂音

大多数患者可出现心脏杂音（约 85%）。部分患者因原发瓣膜反流或狭窄，以及先心病、瓣膜置换、既往感染性心内膜炎病史等可存在心脏杂音。

3．典型体征

发展中国家，3/4 的患者在感染 30d 内急性起病，血栓或血管炎导致的皮肤损害在这些患者中少见。此外，医疗保健相关感染性心内膜炎和植入物相关心内膜炎患者体征也可不典型。尽管如此，在发展中国家，患者仍以口腔链球菌感染为主，体征仍比较典型，如皮下出血、Roth 斑（视网膜点状出血斑）、Osler 结节（指腹皮下结节）、Janeway 损害（位于掌跖部的无痛性出血斑）。

4．改良 Duke 标准（表 9-2）

改良 Duke 标准是目前感染性心内膜炎最具敏感性和特异性的诊断标准，分为确诊、疑诊和排除诊断。这一标准已被许多包括儿童、老年人、人工瓣膜患者、静脉药物应用者的不同人群的研究所证实。

（1）确证诊断：需 1 项病原学证据，同时需满足 2 项主要标准或满足 1 项主要标准和 3 项次要标准，或满足 5 项次要标准。

（2）怀疑诊断：需满足 1 项主要标准和 1 项次要标准，或满足 3 项次要标准。

（3）当明确为其他诊断时，可作出排除诊断。临床表现经短期抗生素应用后缓解者，或手术（活检）未发现病原学证据或感染性病理者，可排除此诊断。

5．并发症

感染性心内膜炎患者可因瓣膜损害、病灶侵袭、转移和疾病治疗而导致多种并发症。

（1）感染性心内膜炎最常见的并发症为心力衰竭（30% ～ 40%），最常见的原因是主动脉瓣或二尖瓣反流，右侧感染性心内膜炎不易导致心力衰竭。

（2）脑卒中可见于 15% ～ 20% 的感染性心内膜炎患者。最常见菌栓引起的缺血性脑卒中。有临床表现的脑栓塞通常累及大脑中动脉。缺血性脑卒中亦可并发继发性脑出血，一旦发生常是致命性的。脑卒中的其他原因包括非动脉瘤性的动脉脓性坏死和霉菌性动脉瘤破裂。脑霉菌性动脉瘤易于末梢血管的分支处形成。

（3）除脑卒中外，还有 20% 的患者可发生非脑卒中性栓塞。右心感染性心内膜炎或植入物相关心内膜炎引起的化脓性肺栓塞或肺脓肿可表现为胸膜性胸痛、咳嗽或咯血。除脑栓塞外，左心感染性心内膜炎也常常造成脾栓塞。赘生物也可脱落栓塞冠状动脉、肾和肠系膜动脉。总体而言，赘生物越大，栓塞风险越高。栓塞

表 9-2　感染性心内膜炎的改良 Duke 标准

标准
病原学证据
1．病理明确赘生物或心内脓肿
2．赘生物、菌栓、心内脓肿病理或血培养发现病原微生物
主要标准
1．至少 2 次血培养检测出感染性心内膜炎典型致病微生物；单次血培养立克次体阳性或 IgG 抗体滴度＞ 1 ∶ 800
2．感染性心内膜炎的典型超声表现，包括瓣膜赘生物、脓肿、人工瓣膜部分开裂或新发瓣膜反流
次要标准
1．感染性心内膜炎易感因素或静脉用药史
2．发热
3．血管征象：化脓性肺栓塞、主要血管栓塞、霉菌性动脉瘤、颅内出血、结膜出血、Janeway 损害
4．免疫征象：肾小球肾炎、Osler 结节、Roth 斑、类风湿因子升高
5．不满足主要标准的阳性血培养结果（凝固酶阴性葡萄球菌和非感染性心内膜炎致病菌单次阳性除外）

引自 Li JS, Sexton DJ, Mick N, et al. Proposed modifications to the Duke criteria for the diagnosis of infective endocarditis. *Clin Infect Dis*. 2000;30:633–638

风险在抗生素治疗前几天最高。真菌性心内膜炎尤其容易形成巨大赘生物，导致四肢大血管栓塞。

（4）瓣环周围并发症往往表现为心力衰竭或心脏传导阻滞，多见于金黄色葡萄球菌心内膜炎。对感染性心内膜炎患者，特别是累及主动脉瓣者，须密切监测其心电图改变，警惕 PR 间期延长和完全性房室传导阻滞。主动脉重度反流合并完全性房室传导阻滞可迅速导致血流动力学失代偿。但 PR 间期延长的患者预防性使用临时起搏器是否获益尚未可知。

（5）急性肾衰竭是感染性心内膜炎一种常见并发症（约 30%）。常见的原因包括血流动力学紊乱、抗生素毒性、造影剂肾损害、肾梗死，以及免疫复合物肾炎、血管炎性肾小球肾炎。

五、实验室检查

1．血培养

发热超过 48h，存在感染性心内膜炎易感因素或新发现的左心瓣膜反流的患者，至少需要两套血培养。易感因素包括原发心脏瓣膜病、人工瓣膜、先天性心脏病、免疫抑制状态、静脉用药史或既往感染性心内膜炎病史。对于相对稳定的亚急性或慢性病程的患者，在抗生素应用前至少需要 3 次间隔，且不少于 6h 的外周血培养。相似地，如果亚急性或慢性感染性心内膜炎疑诊患者已开始抗生素治疗，则需停药，重新留取足够的血培养标本，抗生素疗程需间断 7 ～ 10d，直到血培养得到阳性结果。事实上，缺乏阳性血培养结果时就进行抗生素治疗，往往会造成“培养阴性”感染性心内膜炎。感染性心内膜炎的菌血症是持续存在的，因此，无发热的患者也可留取血培养。若多次培养中仅一次阳性结果则可能为污染。随着持续病原学监测和无病原学诊断技术的应用，常规用 7d 时间等待的血培养结果已不再是诊断所必需的 。

2．血清学化验

全部病例中，约有 90% 血培养阳性，另外 10% 的患者需行血清学化验明确致病病原体。贝纳柯克斯体（Q 热病原体）或巴尔通体 IgG 抗体滴度≥ 1 ∶ 800，视为血清学阳性。

3．组织

（1）血培养阴性的感染性心内膜炎患者，需对其手术切除组织做细菌 DNA-PCR 检测，PCR 引物依编码核糖体 16S 亚基的细菌 DNA 设计。这种测序方法有助于明确罕见病原的感染性心内膜炎，如惠普尔养障体（*Tropheryma whippelii*）PCR 结果虽能可靠地明确感染性心内膜炎病因，却不一定提示现症感染，因为细菌 DNA 在既往感染后仍可持续存在。

（2）对植入物相关感染性心内膜炎，需对起搏器包埋组织进行革兰染色和细菌培养，在取出装置时也应对导线电极行细菌培养。

4．其他化验

感染性心内膜炎亦常有非特异性实验室检查发现，包括 C 反应蛋白升高或血沉增快、白细胞升高、贫血和镜下血尿。

六、超声心动图

1．指征（图 9-1）

（1）超声心动图对感染性心内膜炎的评估至关重要，凡是感染性心内膜炎的疑诊患者均应行经胸超声心动图（TTE）检查。除发现赘生物外，TTE 也用于评估瓣膜病变的严重程度、肺动脉高压和并发症情况。在自体瓣膜心内膜炎中，TTE 对赘生物的敏感度在各个研究中有所不同（50% ～ 90%）。总体来看，TTE 对自体瓣膜心内膜炎赘生物的敏感度中度，而对人工瓣膜心内膜炎赘生物敏感度较差（35% ～ 70%）。在特异性方面，TTE 总特异性可达 90%。而经食管超声心动图（TEE）在评估感染性心内膜炎中表现优异，尽管对人工瓣膜心内膜炎的敏感度稍低，其总体敏感度和特异度都可超过

90%。基于 TTE 的高特异性和非侵入性，并且较 TEE 而言，TTE 可提供更加全面的血流动力学评估，故 TTE 是大多数感染性心内膜炎疑诊患者的首选影像学检查。

（2）TEE 主要用于两种情况，一是经 TTE 确诊感染性心内膜炎，行 TEE 以进一步评估解剖异常和并发症；二是经 TTE 检查后仍高度怀疑感染性心内膜炎。例如，有来源不明的持续性金黄色葡萄球菌菌血症者需行 TEE，因为约 30% 的此类患者可发现感染性心内膜炎。有菌血症的人工瓣膜患者也应行 TEE，持续发热的人工瓣膜患者即使无菌血症证据和心脏杂音，也更应考虑行 TEE 检查。TEE 有助于评估心内导线赘生物，心脏内超声心动图也有助于评估这种情况，但通常只在经手术取出植入物时才使用。需注意的是，仅凭超声心动图无法区分感染性赘生物和导线血栓，必须结合临床实际得出正确诊断。术中应常规行 TEE 评估赘生物是否较术前有变化或脱落栓塞，明确是否有病灶扩散和侵袭，以及评估是否累及其他瓣膜。

（3）若即便 TEE 为阴性临床仍高度怀疑感染性心内膜炎，可在 7 ～ 10d 后复查超声心动图。超声心动图发现瓣叶增厚可能是感染性心内膜炎唯一的早期诊断证据。除此之外，人工瓣膜患者通常可在人工瓣缝合环上发现赘生物附着，这些赘生物常常因人工瓣伪影而不可见，因此，临床高度怀疑的情况下，TEE 阴性结果不能排除人工瓣心内膜炎的诊断。当感染性心内膜炎的治疗结束后，仍需使用 TTE 进行随访评估瓣膜功能和并发症情况，但仅凭超声心动图结果无法区分活动期或稳定期感染性心内膜炎。

2．特异性表现（图 9-2 和图 9-3）

感染性心内膜炎在超声下的主要表现为赘生物（85% ～ 90%）。其他与感染性心内膜炎超声表现类似的疾病包括非细菌性血栓性心内膜炎（Libman-Sacks 和 marantic 心内膜炎）、腱索断裂和弹性纤维瘤。感染性心内膜炎不常见的超声表现包括脓肿、假性动脉瘤、穿孔、瘘管

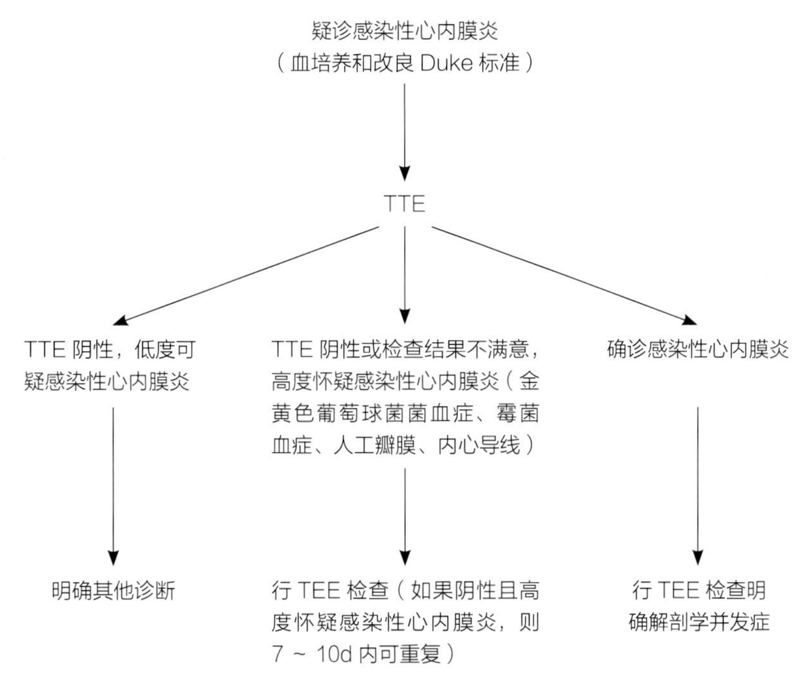

▲ **图 9-1　疑诊感染性心内膜炎患者的超声心动图评估**

因 TTE 较高的敏感度和有效的无创血流动力学评估作用，所有感染性心内膜炎的疑诊患者应行 TTE 检查。若 TTE 为阴性，并且临床低度怀疑感染性心内膜炎，则应考虑其他诊断；若 TTE 阴性，但临床高度怀疑感染性心内膜炎，则应行 TEE 检查。若经 TTE 确诊感染性心内膜炎，可行 TEE 进一步明确瓣膜病变范围和评估相关解剖并发症。TEE. 经食管超声心动图；TTE. 经胸超声心动图

和人工瓣开裂。

（1）在超声心动图表现为赘生物通常为一摆动性团块，附着于瓣膜、其他部位心内膜或心内植入物上。由于赘生物易于在瓣膜低压面形成，故通常位于二尖瓣、三尖瓣的心房面和主动脉瓣、肺动脉瓣的心室面。

（2）瓣周脓肿由坏死和不与心血管管腔相通的脓性物质组成。在超声心动图下，瓣周区域表现为高回声或低回声的不均匀增厚。

（3）假性动脉瘤常难与瓣周脓肿区分，假性动脉瘤的囊腔与管腔相通。超声表现为瓣周搏动性低回声区域，可探及血流显像。

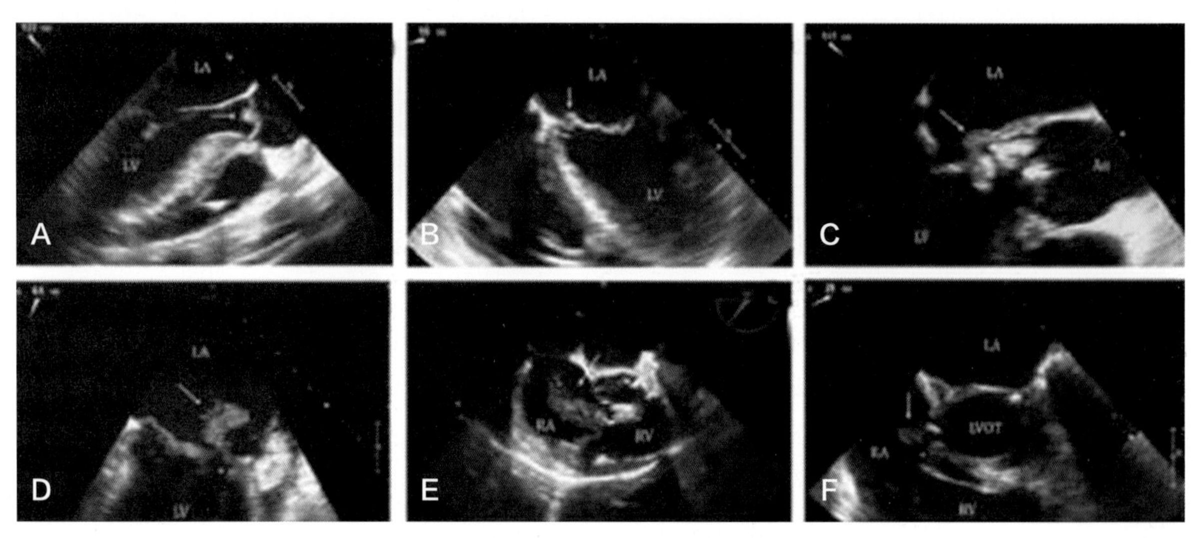

▲图 9-2　**自体瓣膜感染性心内膜炎的超声表现（A-F）**

A. 粪肠球菌主动脉瓣心内膜炎，赘生物（箭）脱入左心室流出道内；B. 同一个患者二尖瓣前叶的继发损害（箭）；C. 缓症链球菌主动脉瓣心内膜炎中的主动脉下幕帘损害（箭）；D. 金黄色葡萄球菌二尖瓣心内膜炎赘生物（箭）和二尖瓣 P_1 段隆起（星号）；E. 白色念珠菌三尖瓣心内膜炎巨大赘生物（箭）；F. 金黄色葡萄球菌主动脉瓣、三尖瓣心内膜炎，赘生物（箭）和左心室流出道与右房间瘘管形成，称为获得性 Gerbode 缺损。Ao. 主动脉；LA. 左心房；LV. 左心室；LVOT. 左心室流出道；RA. 右房；RV. 右心室

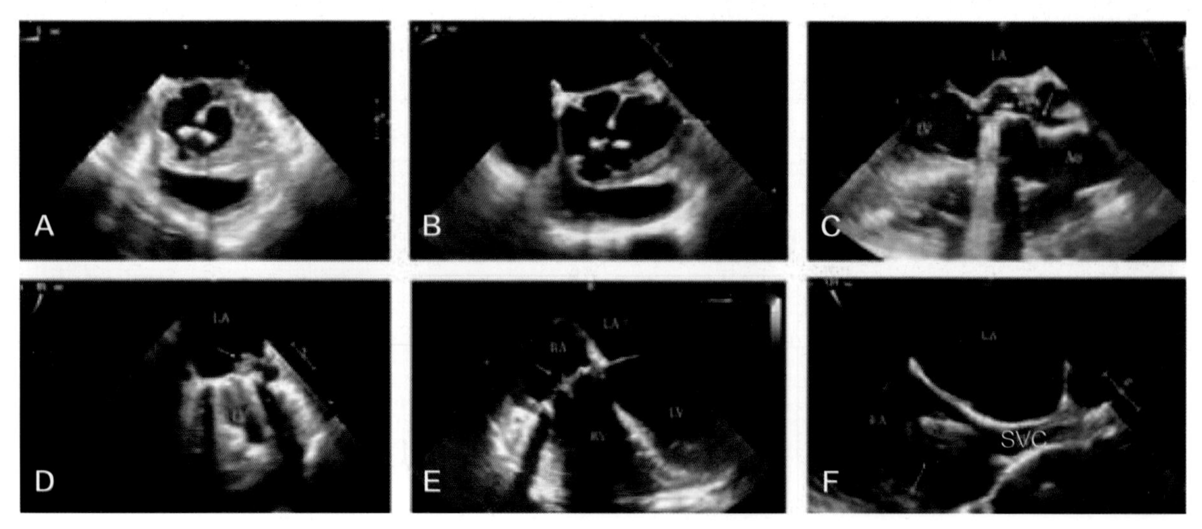

▲图 9-3　**人工瓣膜心内膜炎的超声表现（A-F）**

A. 金黄色葡萄球菌主动脉生物瓣心内膜炎的主动脉根部脓肿（箭）；B. 同个患者 2d 后的术中心脏超声可见进展期假性动脉瘤（箭）和生物瓣开裂；C. 金黄色葡萄球菌主动脉生物瓣心内膜炎合并主动脉根部、升主动脉替换术后的患者，生物瓣后部开裂（星号），收缩期可见假性动脉瘤压迫主动脉人工血管（箭）；D. 表皮葡萄球菌机械瓣心内膜炎，赘生物（箭），机械瓣外侧部分开裂（星号）；E. 粪肠球菌三尖瓣生物瓣心内膜炎赘生物（箭）；F. 表皮葡萄球菌永久性起搏器导线心内膜炎赘生物（箭）。Ao. 主动脉；LA. 左心房；LV. 左心室；RA. 右房；RV. 右心室；SVC. 上腔静脉

（4）穿孔是指心内膜连续性中断，超声心动图上可见彩色血流通过。

（5）瘘管是指连接相邻两个腔的穿孔，超声心动图上可见彩色血流通过。

（6）人工瓣膜开裂时，瓣周可见反流，人工瓣膜可出现摇摆运动。

七、CT、磁共振（MRI）和血管造影

1．CT（图9-4）

CT检查对感染性心内膜炎主要有两个作用：当超声心动图结果不满意时，CT有助于进一步明确侵袭性病变的解剖情况；当临床怀疑迁移性感染灶时，亦可行CT评估。

（1）在侵袭性病灶中，CT可评估感染对心肌和心包的侵犯情况。在主动脉瓣心内膜炎中，CT见主动脉根部增厚往往提示瓣周脓肿。CT亦可用于评估假性动脉瘤的解剖学影响及评估冠状动脉受累情况。在人工瓣膜心内膜炎中，CT可评估机械瓣瓣叶运动，观察到是否血栓形成及感染情况。在经验丰富的技师帮助下，X线透视检查更有助于发现机械瓣叶活动减少或瓣叶固定导致的机械瓣梗阻。X线透视亦可用于观察生物瓣或机械瓣与开裂相一致的瓣叶摇摆情况。

（2）在右心心内膜炎中，CT可发现化脓性肺栓塞、肺梗死和肺脓肿。右心心内膜炎脾梗死较常见，脾脓肿亦可发现。当怀疑四肢主要动脉栓塞性闭塞时，CT血管造影有助于明确诊断。而当起病急骤、临床高度怀疑动脉栓塞时，更应在杂交手术间直接行侵入性血管造影明确诊断。对有神经症状的患者，应行CT或MR血管造影评估颅内是否有动脉瘤。在临床高度怀疑颅内动

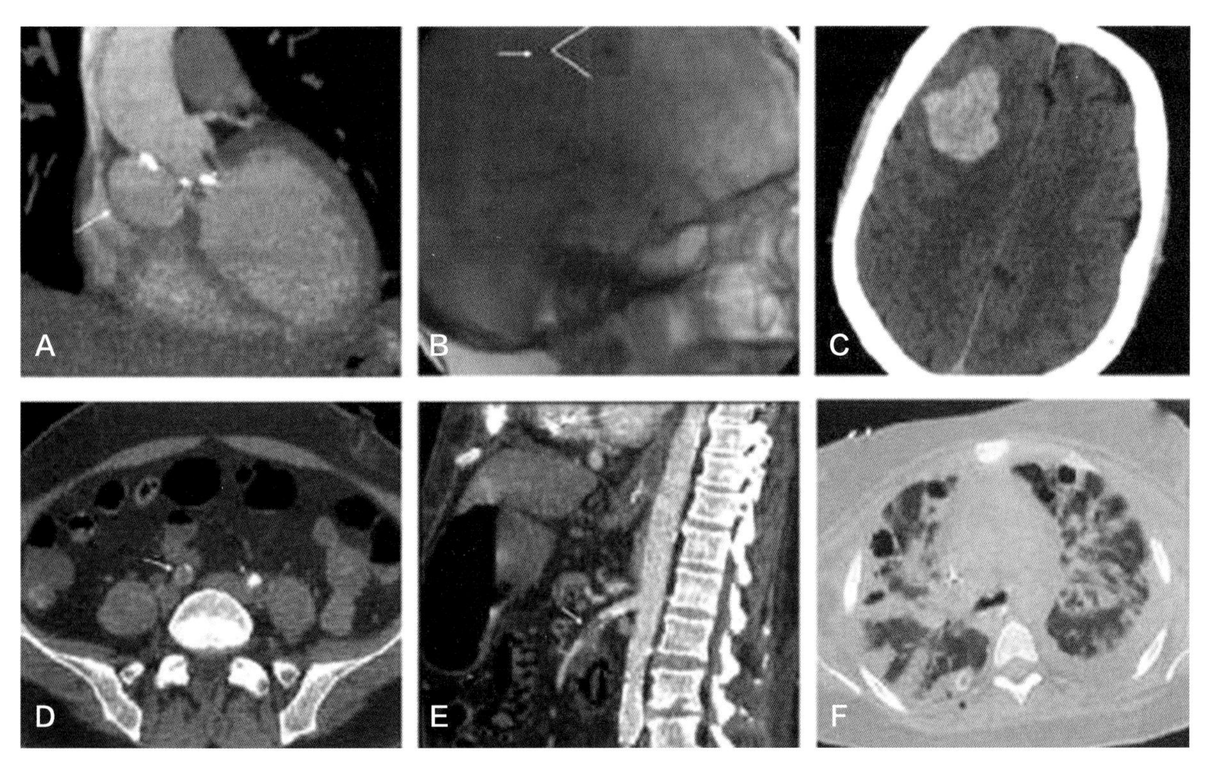

▲图9-4 感染性心内膜炎的局部侵犯（A）或转移（B-F）的CT和侵入性血管造影表现

A. 缓症链球菌自体主动脉瓣心内膜炎患者的胸主动脉增强CT，可见巨大假性动脉瘤（箭）压迫右侧冠状动脉；B. 金黄色葡萄球菌主动脉瓣心内膜炎患者继发右侧大脑中动脉远支一个2.3～2.4mm的霉菌性动脉瘤（箭）的脑血管造影所见；C. 金黄色葡萄球菌主动脉瓣生物瓣心内膜炎患者，右侧额叶栓塞性脑梗死继发出血性改变的增强CT所见；D. 白色念珠菌主动脉瓣生物瓣心内膜炎患者的腹部增强CT，可见右侧髂总动脉一处近似于闭塞的血栓栓塞（箭）；E. 表皮葡萄球菌主动脉人工瓣心内膜炎患者的腹部增强CT可见肠系膜上动脉近端化脓性血栓栓塞（箭）；F. 有静脉用药史的金黄色葡萄球菌三尖瓣心内膜炎患者的胸部CT，可见多发肺脓肿，可见因右侧气胸放置的胸腔引流管

脉瘤的情况下，亦可行侵入性脑血管造影。

2．有创冠状动脉造影

对于40岁以上的男性患者、已绝经的女性患者和具有至少一项心血管危险因素的患者在心脏手术术前均需行冠状动脉造影检查。符合指征的稳定的感染性心内膜炎术前患者均应行冠状动脉造影，需注意的是，主动脉瓣巨大赘生物的患者可能在造影操作时发生赘生物脱落。另外，需急诊手术的患者亦不宜行冠状动脉造影，可考虑行高分辨冠状动脉增强CT。

八、药物治疗

1．治疗原则

由于感染性心内膜炎患者中临床表现和耐药谱各不相同，故治疗团队中应包括一名感染内科专业医生。赘生物很难通过抗感染治疗清除的原因是宿主局部免疫减退，且耐药菌群可逃逸抗生素的杀伤作用，并导致赘生物停药后继续生长。因此，感染性心内膜炎需长期静脉抗生素治疗。抗生素选用需以药敏试验结果为准，还需测定药物的最小抑菌浓度（MIC）。

2．经验性治疗

对感染性心内膜炎并发脓毒性休克、病程进展迅速或极其破坏性的感染患者，需行经验性抗生素治疗。疑似感染性心内膜炎患者的经验性抗感染方案应以感染的严重程度和不典型病原体或耐药病原体感染的危险因素为基础制订。例如，万古霉素可治疗大多数的葡萄球菌感染，而头孢曲松可治疗大多数的链球菌感染。当致病菌明确后，则应换用敏感的抗生素。需注意的是，抗生素治疗可降低发生栓塞的风险并抑制细菌进一步生长，但无法改善瓣膜功能。一般在2周抗生素治疗后很少发生栓塞事件，曾发生脑栓塞的患者，此时应停止肝素抗凝以降低出血风险。何时恢复抗凝治疗尚无定论，需评估血栓并发症的风险后决定。

3．病情较稳定的患者

对血流动力学稳定的亚急性感染性心内膜炎患者，早期抗生素治疗对并发症没有预防作用，而且可能会延误病因诊断。TEE发现心内导线赘生物而血培养和其他病原学证据均阴性的患者，可能仅有植入物血栓形成。对此类患者应注意密切观察，无须经验性抗感染治疗或行植入物取出术。对于患有自体瓣膜心内膜炎需行瓣膜置换术的患者，术后药物方案须同术前一致。PCR细菌DNA阳性，不能提示发生活动性感染，只有在瓣膜标本培养阳性时才需要实施新的抗感染方案。

4．疾病复发

感染性心内膜炎复发可为再燃或再次感染。6月内相同病原体引起的复发通常是再燃，原因可能是抗感染治疗方案不合适、疗程不足或存在顽固的感染灶。再次感染更常见于有长期静脉用药史的患者（1.3%/人年）、人工瓣膜心内膜炎患者和慢性透析的患者。

5．特殊病原体

（1）金黄色葡萄球菌是唯一的凝固酶阳性葡萄球菌（表9-3）。耐甲氧西林的葡萄球菌可产生低亲和力血浆结合蛋白2A，使其对β-内酰胺类抗生素交叉耐药。尽管医疗保健相关性心内膜炎的耐药率较社区获得性要高，总体上有25%～30%的金黄色葡萄球菌心内膜炎对甲氧西林耐药。对金黄色葡萄球菌引起的自体瓣膜心内膜炎，推荐至少行4周的静脉抗生素治疗，并发肺脓肿或骨髓炎的患者则至少需6周。庆大霉素因常引起肾损害而不推荐常规用于葡萄球菌自体瓣膜心内膜炎，其治疗人工瓣膜心内膜炎亦未见临床获益。相似地，利福平治疗人工瓣心内膜炎也缺乏证据支持，但葡萄球菌人工瓣膜心内膜炎的治疗方案中可加入利福平。利福平必须与另一种抗葡萄球菌抗生素合用以降低耐药突变带来的风险。通常先用抗葡萄球菌抗生素数天后再开始加用利福平。

（2）与金黄色葡萄球菌不同，凝固酶阴性的葡萄球菌通常侵袭性较弱，需注意的是，路邓葡萄球菌和部分头葡萄球菌例外，这些菌的侵袭性较强，通常需手术治疗。针对凝固酶阴性葡萄球菌感染的抗生素方案与针对金黄色葡萄球菌感染类似（表 9-3）。

（3）口腔链球菌（血链球菌、缓症链球菌、唾液链球菌、变形链球菌和麻疹孪生球菌）通常对青霉素高度敏感，且青霉素和庆大霉素对口腔链球菌有协同杀伤作用。故加用氨基糖苷类抗生素可缩短口腔链球菌心内膜炎的抗生素疗程（表 9-4）。耐青霉素的口腔链球菌分为部分耐药（MIC 0.125 ～ 2mg/L）和完全耐药（MIC ＞ 2mg/L），也有学者将 MIC ＞ 0.5mg/L 分为完全耐药。耐青霉素的口腔链球菌心内膜炎的抗生素方案基本类似，但氨基糖苷类疗程一般较长，不推荐使用短疗程疗法。

（4）解没食子酸链球菌（曾被称为“牛链球菌”）对青霉素高度敏感，常与结肠息肉或结肠癌有关，牛链球菌心内膜炎患者应行结肠镜检查。链球菌感染的侵袭性通常较金黄色葡萄球菌弱，但咽峡炎链球菌感染可导致破坏性的心脏并发症。此外，咽峡炎链球菌和缓症链球菌亦可形成脓肿，需要长程抗感染治疗。肺炎链球菌感染引起的心内膜炎现已很少见，但可导致肺炎链球菌脑膜炎。青霉素对血脑屏障的穿透性较差，不应用于此类患者。营养变异链球菌（乏养菌属和颗粒链菌属）通常为青霉素耐药，其引起的心内膜炎病程迁延、并发症率和治疗失败率亦较高。

表 9-3　葡萄球菌感染性心内膜炎的治疗

药　物		剂　量[a]	疗　程[b]
自体瓣膜心内膜炎			
甲氧西林敏感	萘夫西林或苯唑西林	12g/24h，分 4 ～ 6 次静脉输液	至少 4 ～ 6 周
	+/- 庆大霉素[c]	3mg/（kg • 24h），分 3 次静脉输液	3 ～ 5 d
甲氧西林耐药	万古霉素	30mg/（kg • 24h），分 2 次静脉输液	至少 4 ～ 6 周
人工瓣膜心内膜炎			
甲氧西林敏感	萘夫西林或苯唑西林	12g/24h，分 4 ～ 6 次静脉输液	至少 6 周
	+/- 利福平	900mg/24h，分 3 次口服或静脉输液	至少 6 周
	+/- 庆大霉素[c]	3mg/（kg · 24h），分 3 次静脉输液	2 周
甲氧西林耐药	万古霉素	30mg/（kg · 24h），分 2 次静脉输液	至少 6 周
	+/- 利福平	900mg/24h，分 3 次口服或静脉输液	至少 6 周
	+/- 庆大霉素[c]	3mg/（kg · 24h），分 3 次静脉输液	2 周
植入设备心内膜炎			
甲氧西林敏感	萘夫西林或苯唑西林	12g/24h，分 4 ～ 6 次静脉输液	植入物摘除术后至少 2 周
甲氧西林耐药	万古霉素	30mg/（kg • 24h），分 2 次静脉输液	植入物摘除术后至少 2 周

[a] 为肾功能正常患者的建议剂量；[b] 若患者合并骨髓炎、脓肿、植入物心内膜炎累及瓣膜或为植入物移除前状态，则建议疗程应延长；[c] 鉴于其肾毒性，不建议常规使用庆大霉素（引自 Baddour LM, Wilson WR, Bayer AS, et al. Infective endocarditis: diagnosis, antimicrobial therapy, and management of complications. *Circulation*. 2005;111:e394–e433; Baddour LM, Epstein AE, Erickson CC,et al. Update on cardiovascular implantable electronic device infections and their management. *Circulation*. 2010;121:458–477; Gould FK, Denning DW, Elliott TS, et al. Guidelines for the diagnosis and antibiotic treatment of endocarditis in adults: a report of the working party of the British society for antimicrobial chemotherapy. *J Antimicrob Chemother*. 2012;67:269–289.）

表 9-4　链球菌感染性心内膜炎的治疗

药　物	剂　量[a]	疗　程
青霉素敏感菌株		
青霉素 G	2400 万单位 /24h，持续静脉泵入或分 4 ～ 6 次静脉输注	至少 4 ～ 6 周
头孢曲松	2g/24h	至少 4 ～ 6 周
青霉素 G ＋庆大霉素或头孢曲松＋庆大霉素	3mg/（kg · 24h）静脉输注	2 周[b]
对青霉素部分或完全耐药的菌株		
青霉素 G	2400 万单位 /24h，持续静脉泵入或分 4 ～ 6 次静脉输注	至少 4 ～ 6 周
头孢曲松	2g/24h	至少 4 ～ 6 周
青霉素 G ＋庆大霉素或头孢曲松＋庆大霉素	3mg/（kg · 24h）静脉输注	至少 2 周
万古霉素	30mg/（kg · 24h），分 2 次静脉输注	至少 4 ～ 6 周
营养变异链球菌		
青霉素 G	2400 万单位 /24h，持续静脉泵入或分 4 ～ 6 次静脉输注	至少 4 ～ 6 周
青霉素 G ＋庆大霉素	2mg/（kg · 24h），分 2 次静脉输注	至少 4 ～ 6 周

a. 为肾功能正常患者的建议剂量；b. 人工瓣膜心内膜炎、心脏外感染灶或有手术指征的患者不推荐 2 周疗法（引自 Baddour LM, Wilson WR, Bayer AS, et al. Infective endocarditis: diagnosis, antimicrobial therapy, and management of complications. *Circulation*. 2005;111:e394–e433; Gould FK, Denning DW, Elliott TS, et al. Guidelines for the diagnosis and antibiotic treatment of endocarditis in adults: a report of the working party of the British society for antimicrobial chemotherapy. *J Antimicrob Chemother*. 2012;67:269–289.）

表 9-5　肠球菌感染性心内膜炎的治疗

药　物	剂　量[a]	疗　程
青霉素敏感菌株		
氨苄西林	12g/24h，分 6 次静脉输注	至少 4 ～ 6 周（人工瓣膜为 6 周）
氨苄西林＋庆大霉素	3mg/（kg • 24h），分 3 次静脉输注	至少 4 ～ 6 周（人工瓣膜为 6 周）
青霉素耐药菌株		
万古霉素	30mg/（kg • 24h），分 2 次静脉输注	至少 6 周
万古霉素＋庆大霉素	3mg/（kg • 24h），分 3 次静脉输注	至少 6 周

a. 为肾功能正常患者的建议剂量（引自 Baddour LM, Wilson WR, Bayer AS, et al. Infective endocarditis: diagnosis, antimicrobial therapy, and management of complications. Circulation. 2005;111:e394–e433; Gould FK, Denning DW, Elliott TS, et al. Guidelines for the diagnosis and antibiotic treatment of endocarditis in adults: a report of the working party of the British society for antimicrobial chemotherapy. *J Antimicrob Chemother*. 2012;67:269–289.）

（5）肠球菌常高度耐药，其引起的感染性心内膜炎需长期联合应用 β- 内酰胺类或糖肽类抗生素与氨基糖苷类抗生素（表 9-5）。另外，肠球菌可能为多重耐药，同时耐 β- 内酰胺类和万古霉素的较罕见，主要为屎肠球菌。对青霉素敏感的肠球菌感染可联用氨苄西林和庆大霉素。

（6）HACEK 革兰阴性杆菌的营养需求复杂，生长缓慢，故难以对其实施标准的 MIC 试验。部分 HACEK 细菌出现了 β- 内酰胺酶突变，故应首选头孢曲松，但若氨苄西林敏感，应选用氨苄西林。青霉素过敏患者，可换用环丙沙星。疗程的前 2 周，可加用庆大霉素。自体瓣膜感染性心内膜炎的抗感染疗程通常为4周，人工瓣膜心内膜炎疗程为6周。

（7）贝纳柯克斯体（Q热病原体）通常联用多西环素和羟氯喹至少18个月。疗程中每6个月需监测抗体滴度，疗程结束后的至少2年内，仍需每3个月监测抗体滴度。巴尔通体心内膜炎则应联用庆大霉素和β-内酰胺类或多西环素，疗程至少4周。

（8）念珠菌心内膜炎的初始治疗可选用棘球白素或两性霉素B。克柔念珠菌感染宜选用棘球白素，而近平滑念珠菌、高里念珠菌和著明念珠菌感染宜选用两性霉素B。静脉疗程结束后，对敏感的念珠菌应采用长期口服氟康唑疗法。曲霉菌心内膜炎的初始治疗应选用伏立康唑。

6．预防性使用抗生素

抗生素预防感染性心内膜炎的患者获益很难判断，且有争议。尽管某些明确的疾病状态和操作与感染性心内膜炎相关，但预防性抗感染治疗对其发生感染性心内膜炎风险的影响尚不明确。目前的指南推荐加强口腔科诊疗过程的无菌操作和采用更先进的操作方法。预防性抗感染仅适用于行高危操作的高风险患者。高风险患者包括人工瓣膜置换术后、感染性心内膜炎病史、发绀型心脏病未经纠正或残留缺损（包括姑息性分流或导管置入患者）、先心病患者和人工材料修补术后逾6个月者、人工材料修补术后残余缺损者及患有瓣膜疾病的器官移植患者。

主动脉二叶瓣、二尖瓣脱垂并反流、风湿性心脏病和房室间隔缺损患者，不推荐预防性抗感染治疗。

高危操作包括口腔科的牙龈、牙周操作和口腔黏膜穿孔。而呼吸道、消化道、生殖泌尿道操作不推荐预防性抗感染治疗。

预防性抗感染治疗通常在操作前30～60min时给药。可用阿莫西林2g单剂给药，青霉素过敏患者可用克林霉素600mg替代。

九、手术治疗

1．指征

感染性心内膜炎的手术目的是清除感染组织和修复解剖结构。总的来看，约50%的感染性心内膜炎患者需手术治疗。

（1）心力衰竭是最常见的手术指征。在观察性研究中，心力衰竭患者接受手术治疗较仅药物治疗者死亡率降低。

（2）感染难以控制是第二常见的手术指征，通常表现为局部破坏症状严重或病原体耐药。心脏传导阻滞、主动脉瓣周脓肿和破坏性穿孔患者需早期手术。对于因金黄色葡萄球菌，耐药的铜绿假单胞菌或肠球菌，以及霉菌感染引起左心心内膜炎的患者，早期手术亦可获益。曲霉菌心内膜炎未行手术者存活率很低。若条件允许，应在术前对主要感染灶行充分的抗感染处理，以降低术后复发率。长期发热且无其他感染灶的患者，在排除了药物热等其他发热原因后，应行手术治疗。人工瓣膜术后持续菌血症，无其他感染来源者，亦应行手术治疗。

（3）巨大赘生物患者应考虑早期手术以预防栓塞事件；抗生素治疗后赘生物不消失或栓塞复发者，亦应行手术治疗。缺血性卒中后的手术时机尚无定论，需在术中体外循环肝素化导致出血性转变的风险和保守治疗中再发栓塞事件的风险之间谨慎权衡。霉菌性动脉瘤患者需先行介入栓塞再行手术治疗。而颅内出血患者的手术最好推后至少1个月。若需行急诊手术，需神经内科和神经外科专科会诊。

（4）右心自体瓣膜心内膜炎行手术者较少见，一部分是因为侵袭性感染较少累及三尖瓣。而严重三尖瓣反流继发右心衰竭，利尿药效果差，病原体难以清除的患者同样需手术治疗。

2．累及瓣膜的手术处理

（1）总体上，所有感染和坏死的组织都应

被清除，植入物越少越好。因此，主动脉瓣心内膜炎常用同种异体材料修补。

（2）二尖瓣受累者，如条件允许，应行二尖瓣成形术。主动脉瓣心内膜炎继发的二尖瓣前叶穿孔通常可用自体心包补片进行修补。

（3）对三尖瓣心内膜炎，如条件允许，应行感染区清创和瓣膜成形术。

3．植入物心内膜炎的手术处理

（1）因感染性心内膜炎接受瓣膜手术的患者，心内植入装置可能成为复发感染灶，应予以移除。如果瓣膜术后需置入新装置，应考虑心外膜型的植入设备。

（2）对明确的植入物相关感染性心内膜炎的患者仅行药物治疗，死亡率和复发风险均较高。虽然大多数植入物可经皮取出，患者也应做好手术处理并发症的准备。由于开胸手术的总体风险较高，故有巨大赘生物的患者仍建议行经皮取出术。经皮取出术中常因赘生物脱落导致肺栓塞，但这种肺栓塞通常无症状。对无法行经皮取出术的患者或同时合并严重三尖瓣心内膜炎的患者需行开胸手术治疗。

（3）隐匿性葡萄球菌菌血症的患者，应将心内植入物及导线完整移除。此外，隐匿性革兰阴性菌血症的患者，即便抗生素敏感，亦应完整移除植入物及导线。

（4）植入物移除后，需仔细评估是否有必要植入新装置，若有此必要，应从对侧重新植入。如植入物移除术前血培养阳性，新装置必须在移除术后 2 次血培养阴性 72h 以后再行植入；当感染累及瓣膜时，应再延长 14d。

十、预后

感染性心内膜炎预后受患者特征、病原微生物和并发症三方面的影响。

1．患者特征

高龄、人工瓣膜心内膜炎、糖尿病或肾衰竭与较高死亡率相关。经皮介入瓣膜手术的患者往往患有多种并发症而不能耐受手术，因此，经导管主动脉置换术后心内膜炎死亡率较高。二尖瓣赘生物亦与高死亡率相关。静脉用药者的右心自体瓣膜心内膜炎预后较好，院内死亡率＜ 10%。另外，HIV 感染者和 CD4 阳性 T 细胞计数偏低者的死亡率也较高。

2．病原微生物

金黄色葡萄球菌、真菌或革兰阴性杆菌所致心内膜炎死亡率较高，这些致病菌引起的高死亡率可能与感染者的特征部分相关。真菌或革兰阴性杆菌心内膜炎患者更易出现免疫抑制。金黄色葡萄球菌破坏性较强，金黄色葡萄球菌人工瓣心内膜炎的医院内死亡率约为 45%；而心力衰竭合并瓣周并发症的金黄色葡萄球菌心内膜炎的患者，死亡率非常高（70% ～ 80%）。

3．并发症

心力衰竭、脑卒中、急性肾衰竭和持续性感染也与患者预后较差有关。

要点总结

- 发达国家感染性心内膜炎的主要危险因素包括瓣膜退变、人工瓣膜、静脉用药和永久性植入装置。
- 感染性心内膜炎的死亡率仍较高：医院内死亡率为 15% ～ 20%，1 年内死亡率约 40%。
- 左心自体瓣膜心内膜炎的基础病变包括二尖瓣脱垂、二尖瓣瓣环钙化和主动脉二叶瓣畸形。
- 急性和亚急性感染性心内膜炎最常见原因是手术或医疗保健相关性感染，而慢性感染性心内膜炎最常见的原因是社区获得性感染。

- 感染性心内膜炎最常于感染后 30d 内急性发作。
- TEE 可用于明确感染性心内膜炎确诊患者的解剖情况，以及用于临床高度怀疑感染性心内膜炎而 TTE 阴性患者的确诊。
- 发达国家中，葡萄球菌是感染性心内膜炎最常见的病原体。
- 瓣环组织连续性中断和感染的血管外播散称为侵袭性疾病，常合并其他并发症，包括内瘘、穿孔和心传导阻滞。
- 感染性心内膜炎最常见的并发症是心力衰竭，与主动脉瓣或二尖瓣反流相关。
- 感染性心内膜炎的最常见的手术指征包括心力衰竭、难以控制的感染及预防栓塞事件。

推荐阅读

[1] Amat-Santos IJ, Ribeiro HB, Urena M, et al. Prosthetic valve endocarditis after transcatheter valve replacement. *JACC Cardiovasc Interv*. 2015;8:334–346.

[2] Cosgrove SE, Vigliani GA, Fowler VG Jr, et al. Initial low-dose gentamicin for Staphylococcus aureus bacteremia and endocarditis is nephrotoxic. *Clin Infect Dis*. 2009;48:713–721.

[3] Gaca JG, Sheng S, Daneshmand MA, et al. Outcomes for endocarditis surgery in North America: a simplified risk scoring system. *J Thorac Cardiovasc Surg*. 2011;141:98–106.

[4] Kang DH, Kim YJ, Kim SH, et al. Early surgery versus conventional treatment for infective endocarditis. *N Engl J Med*. 2012;366:2466–2473.

[5] Kiefer T, Park L, Tribouilloy C, et al. Association between valvular surgery and mortality among patients with infective endocarditis complicated by heart failure. *JAMA*. 2011;306:2239–2247.

[6] Li JS, Sexton DJ, Mick N, et al. Proposed modifications to the Duke criteria for the diagnosis of infective endocarditis. *Clin Infect Dis*. 2000;30:633–638.

[7] Murdoch DR, Corey GR, Hoen B, et al. Clinical presentation, etiology, and outcome of infective endocarditis in the 21st century. *Arch Intern Med*. 2009;169:463–473.

[8] Pettersson GB, Hussain ST, Shrestha NK, et al. Infective endocarditis: an atlas of disease progression for describing, staging, coding, and understanding the pathology. *J Thorac Cardiovasc Surg*. 2014;147:1142–1149.

[9] Wang A, Athan E, Pappas PA, et al. Contemporary clinical profile and outcome of prosthetic valve endocarditis. *JAMA*. 2007;297:1354–1361.

关键指导

[1] Baddour LM, Epstein AE, Erickson CC, et al. Update of cardiovascular implantable electronic device infections and their management. *Circulation*. 2010;121:458–477.

[2] Baddour LM, Wilson WR, Bayer AS, et al. Infective endocarditis: diagnosis, antimicrobial therapy, and management of complications. *Circulation*. 2005;111:e394–e433.

[3] Gould FK, Denning DW, Elliot TS, et al. Guidelines for the diagnosis and antibiotic treatment of endocarditis in adults: a report of the working party of the British society for antimicrobial chemotherapy. *J Antimicrob Chemother*. 2012;67:269–289.

[4] Habib G, Hoen B, Tornos T, et al. Guidelines on the prevention, diagnosis, and treatment of infective endocarditis. *Eur Heart J*. 2009;30:2369–2413.

[5] Nishimura RA, Otto CM, Bonow RO, et al. 2014 ACC/AHA Guidelines for the management of patients with valvular heart disease. *Circulation*. 2014;129:1–235.

[6] Sandoe JAT, Barlow G, Chambers JB, et al. Guidelines for the diagnosis, prevention, and management of implantable cardiac electronic device infection. *J Antimicrob Chemother*. 2015;70:325–359.

相关书目章节

[1] Fuster V, Alexander RW, O' Rourke RA, eds. *Hurst's the Heart*. 13th ed. New York, NY: McGraw-Hill; 2011:chap 86.

[2] Karchmer AW. Infectious endocarditis. In: Braunwald E, ed. *Heart Disease: A Textbook of Cardiovascular Medicine*. 8th ed. Philadelphia, PA: WB Saunders; 2008:1713–1734.

[3] Sabe MA, Griffin BP. Infective endocarditis In: Griffin, BP, ed. *Manual of Cardiovascular Medicine*. 4th ed. Philadelphia, PA: Lippincott Williams & Willcins; 2013:327–347.

第二篇　特殊情况

Special Conditions

第 10 章 特殊情况（药物、妊娠、非心脏手术、抗凝、瓣膜相关肿瘤）

Special Considerations (Drugs, Pregnancy, Noncardiac Surgery, Anticoagulation, Valve-related Tumors)

Ellen Mayer Sabik　著

刘鑫裴　译

刘剑州　校

一、药物相关瓣膜疾病

20 世纪 60 年代中期有报道，患者服用麦角碱类药物预防偏头痛时出现了心脏瓣膜反流，药物相关瓣膜疾病这一概念被首次提出。20 世纪 90 年代末期，患者服用食欲抑制药芬氟拉明和右旋芬氟拉明后发生瓣膜疾病，这一发现使得此种瓣膜疾病更加引人关注。近年来更多药物被发现可导致心脏瓣膜疾病，包括用于治疗帕金森病的麦角衍生多巴胺受体激动药（培高利特）和用于治疗高催乳素血症药物（卡麦角林）。最新发现可导致瓣膜疾病的药物包括 MDMA（3.4- 亚甲二氧基甲基苯丙胺），又称“摇头丸”，以及用于治疗肥胖型糖尿病的食欲抑制药三氟胺苯酯。所有这些药物（表 10-1）都具有相同的药理作用，即 5- 羟色胺的特异性受体之一的 5- 羟色胺 -2B（5-HT2B）受体的激动作用，可导致心脏瓣膜疾病。需注意的是，这一“脱靶效应”导致心内膜炎的原因是 5-HT2B 受体在瓣叶组织高表达。

1. *药物相关瓣膜疾病的组织学改变*

要了解上述药物导致瓣膜疾病的机制，首先需了解心脏瓣膜的结构和功能的组织学特点，心脏瓣膜及其支持结构的作用是维持跨心腔血流的单向性。

（1）人体半月瓣与心内膜相连，组织学上清晰地分为 3 层，每一层都有特定的功能：① 心室层，在瓣膜发生形变时提供弹性（由胶原蛋白和弹性纤维构成）；② 松质层，机械力的缓冲层（由疏松胶原蛋白和蛋白聚糖构成）；③ 纤维层，提供物理支撑（由胶原蛋白构成）。

（2）与半月瓣相似，房室瓣也分为不同成分的 3 层：① 心房面；② 松质纤维层；③ 心室面。

（3）心脏瓣膜组织主要有两类细胞组成，包括覆盖在瓣叶表面的瓣膜内皮细胞和瓣膜间质细胞。瓣膜间质细胞是瓣膜组织中最广泛的细胞，用于维持瓣膜组织的连续性，并在瓣膜损伤时行使修复功能。间质细胞通过由蛋白聚糖、胶原蛋白和弹性蛋白组成的细胞外基质维持瓣膜的连续性。当细胞外基质发生改变时，可导致心脏瓣膜的病理改变。除药物相关瓣膜病外，黏液瘤样变性的机制亦是如此。

（4）5-羟色胺有多种不同受体，而只有5-HT2B受体在人类心脏瓣膜及肺动脉组织中高表达，因而被认为与心脏瓣膜疾病相关。5-HT2B受体激动后可直接促进血管间质细胞的有丝分裂，导致成纤维细胞、平滑肌细胞增生，并使转录生长因子β的表达上调，刺激氨基葡聚糖的生成。药物相关心脏瓣膜病患者的瓣膜病理改变与心脏良性肿瘤中肠色素细胞分泌大量5-羟色胺时的病理改变类似，均是由氨基葡聚糖和胶原蛋白构成的细胞外基质增多，引起组织增厚，无明显炎症反应，仅有少量钙化。经证实，这些药物正是通过激动5-HT2B受体来引发心脏瓣膜病变的，故今后的新药研发过程中，在大规模临床试验前均需检测其本身及代谢产物是否具有这一效应。

2. 药物相关心脏瓣膜疾病的超声心动图特征

（1）经胸超声心动图适用于临床高度怀疑药物相关心脏瓣膜疾病患者的评估。因为此类患者往往缺乏用药前的基础超声心动图评估，故药物应用与患者瓣膜病变的因果关系常难以证明。

（2）典型特征包括轻-中度的瓣叶增厚，不伴有钙化和交界融合（此为风湿性瓣膜病的标志）。瓣叶表现为折叠或活动受限，瓣叶关闭不全导致瓣膜反流，且后瓣受累较前瓣更明显。瓣下装置（特别是腱索）的短缩、增厚与瓣叶增厚的程度不相匹配。当累及主动脉瓣时，典型表现为瓣膜关闭不全和轻度瓣膜增厚导致的主动脉瓣中心性反流。三尖瓣受累较二尖瓣和主动脉瓣少见。

3. 特定药物导致的心脏瓣膜疾病

（1）麦角类药物：麦角类药物是最早被发现可能导致心脏瓣膜疾病的药物。目前在临床仅限短期使用。

① 二甲基麦角新碱，可导致的病变包括组织的纤维化改变、肺动脉高压和腹膜后纤维化。

② 麦角胺，可导致瓣膜纤维化改变。

（2）食欲抑制药：芬氟拉明和右旋芬氟拉明

① 此类药物导致的心脏瓣膜反流可累及左心和右心的瓣膜。组织病理学检查可见成纤维细胞特征性斑块和细胞外基质增多。

② 纳入了9个病例对照研究的Meta分析表明，瓣膜反流确由药物所致，而非肥胖的并发症，且主动脉瓣反流较二尖瓣反流多见。

③ 用药时间为3～6个月者，更易出现主动脉瓣关闭不全。短期用药则可能导致肺动脉高压。停药后，瓣膜反流往往可以减轻或趋于稳定。

（3）三氟胺苯酯：用于肥胖型糖尿病或高甘

表10-1　可导致心脏瓣膜疾病的药物

药物种类	药物成分	药物用途	瓣膜病变
食欲抑制药	氟苯丙胺 右旋氟苯丙胺	抑制食欲	主动脉反流＞二尖瓣反流、肺动脉高压
多巴胺受体激动药	培高利特	帕金森病	二尖瓣反流＞主动脉瓣反流或三尖瓣反流
	卡麦角林	帕金森病和高催乳素血症	
麦角碱类	二甲基麦角新碱 麦角胺	预防偏头痛	肺动脉高压、二尖瓣和（或）主动脉瓣反流
消遣性毒品	MDMA （摇头丸）	精神刺激	瓣膜反流

MDMA.3,4-亚甲二氧基甲基苯丙胺

油三酯血症。据数个病例报告报道，服用三氟胺苯酯的患者出现无法解释的二尖瓣反流。不久后，一项涉及多个治疗中心的注册研究发现，超重并服用三氟胺苯酯的中年女性，无论是否患有糖尿病，都可能出现二尖瓣反流和充血性心力衰竭，患者的瓣叶及瓣下装置出现增厚和缩短，瓣膜狭窄相对少见，多瓣膜受累则较常见。此外，一项关于糖尿病的研究表明，服用三氟胺苯酯的患者较对照组患者更易出现瓣膜反流（依受累瓣膜不同，OR 值为 2 ∶ 1 ～ 3 ∶ 1）。

（4）麦角衍生多巴胺受体激动药。

① 用于治疗帕金森病的培高利特（可改善运动迟缓和强直症状）。

② 用于治疗帕金森病或高催乳素血症的卡麦角林。

③ 使用上述药物治疗的帕金森病患者，其瓣膜疾病的发生率明显高于使用其他（非麦角衍生物）多巴胺受体激动药的患者；使用培高利特的患者瓣膜反流的发病率升高 7 倍，使用卡麦角林者升高 5 倍。

培高利特引起的心脏瓣膜病通常累及多瓣膜，二尖瓣较主动脉瓣或三尖瓣常见。该药在美国已停止使用，在欧洲则仅限用于对其他多巴胺能激动药耐药的帕金森病患者，并有非常严格的超声心动图监测。

高催乳素血症患者使用卡麦角林治疗（一线用药），小剂量即可使泌乳素水平和腺体功能恢复正常，发生瓣膜反流的风险尚未明确。

（5）MDMA（摇头丸）：数个报道在长期用药（3 ～ 6 粒 / 周，持续 6 年）的患者中发现严重的瓣膜反流，严重程度与剂量相关。

4．评估药物安全性的研究

现已建立药物相关瓣膜病的动物模型（Wistar 大鼠）。服用培高利特的大鼠出现了超声心动图特征类似的瓣膜病变。而使用 5-HT2B 受体抑制剂可阻断培高利特组大鼠瓣膜疾病的进展。故为避免诱发瓣膜疾病的风险，药物大规模临床试验之前应先评估 5-HT2B 受体活性。

二、心脏瓣膜疾病与妊娠

心脏瓣膜病患者的妊娠可导致母体和胎儿死亡。心血管疾病占全部母体死因的 10% ～ 15%。孕妇的瓣膜疾病可为先天性或获得性的。最常见的原因包括先天疾病（马方综合征）和获得性（风湿性）瓣膜疾病。

病因的构成比与患者的收入背景相关，中低收入国家的患者以风湿性心脏病为主，高收入国家的患者以先天性心脏病为主。尽管发达国家风湿性心脏病正逐年减少，但在非工业化国家中，风湿性心脏病仍占育龄期女性心脏疾病的 90%。为降低这些心脏瓣膜患者的死亡率，推荐行妊娠前检查评估。

1．瓣膜病患者的风险评估工具

（1）CARPEG（妊娠期心脏病）：妊娠期母体心脏事件有下列 4 个预测因素。

① 主要心脏事件或心律失常。

② 纽约分级（NYHA）＞ 2 级或有发绀。

③ 左心梗死。

④ 心室功能不全。

（2）ZAHARA（先天性心脏病患者的妊娠改变）：有下列 8 个风险预测因素。

① 风湿性疾病病史。

② NYHA 分级＞ 2。

③ 左心梗死（主动脉瓣峰值跨瓣压差＞ 50mmHg）。

④ 人工机械瓣。

⑤ 中 / 重度房室瓣反流（可能由心室功能不全导致）。

⑥ 妊娠前用药治疗心脏疾病。

⑦ 发绀型心脏病。

⑧ 重度肺动脉瓣反流。

（3）改良 WHO 分类：妊娠期心脏病的风险评估模型很多，其中最实用的是改良 WHO 分类（表 10-2 和表 10-3）。

表 10-2　母体心血管疾病的改良 WHO 分类（妊娠风险）

风险分类	妊娠风险
Ⅰ	不增加母体死亡率，不增加或轻度增加母体心血管疾病发病率
Ⅱ	母体死亡率轻度增加，心血管疾病发病率中度增加
Ⅲ	母体死亡率或严重心血管疾病发病率明显增加。需咨询专家，如选择妊娠，则妊娠、分娩和产褥期均需进行专业的心脏和产科监测
Ⅳ	母体死亡率或严重心血管疾病发病率非常高。妊娠禁忌，若已妊娠，应考虑中止妊娠；若继续妊娠，应按照Ⅲ级行严格监测

WHO. 世界卫生组织［引自 Regitz-Zagrosek V, Lundqvist CB, Borghi C, et al. ESC guidelines on the management of cardiovascular diseases during pregnancy: the Task Force on the Management of Cardiovascular Diseases during Pregnancy of the European Society of Cardiology. *Eur Heart J*, 2011,32(24):3147-3197.］

表 10-3　母体心血管疾病的改良 WHO 分类（风险分类）

风险分类	妊娠期心脏情况
Ⅰ	1. 单纯，小或轻度的 ● 肺动脉瓣狭窄 ● 动脉导管未闭 ● 二尖瓣脱垂 2. 单纯缺损成功修补后（房室间隔缺损、动脉导管未闭、肺动脉畸形引流） 3. 房性或室性早搏
Ⅱ（如其他方面都很好、很简单）	1. 未处理的房室间隔缺损 2. 法洛四联症修复术后 3. 多数心律失常
Ⅱ～Ⅲ（具有个体化）	1. 轻度左心室功能不全 2. 肥厚型心肌病 3. 除 WHO Ⅰ或Ⅳ类外的心脏瓣膜疾病 4. 不伴有主动脉扩张的马方综合征 5. 主动脉直径＜ 45mm 的主动脉二叶瓣畸形 6. 主动脉缩窄修补后
Ⅲ	1. 机械瓣膜 2. 右心功能不全 3. Fontan 循环 4. 发绀型心脏病（未处理） 5. 其他复杂的先天性心脏病 6. 主动脉直径 40 ～ 45mm 的马方综合征 7. 主动脉直径 45 ～ 50mm 的主动脉二叶瓣畸形
Ⅳ	1. 肺动脉高压（任何原因） 2. 重度心室功能不全（LVEF ＜ 30%，NYHA Ⅲ～Ⅳ级） 3. 围产期心肌病病史，残余左心室功能不全 4. 重度二尖瓣或主动脉瓣狭窄 5. 主动脉直径＞ 45mm 的马方综合征 6. 主动脉直径＞ 50mm 的主动脉二叶瓣畸形

LVEF. 左心室射血分数［引自 Regitz-Zagrosek, Lundqvist CB, Borghi C, et al. ESC guidelines on the management of cardiovascular diseases during pregnancy. *Eur Heart J*, 2011,32(24):3147–3197.］

2．孕前评估和咨询的内容

（1）详细的病史、家族史、体格检查（包括结缔组织病检查）。

（2）12导联心电图（ECG）。

（3）经胸超声心动图，用以评估瓣膜和主动脉情况。

（4）对特定的患者，还需负荷试验下评估心功能储备。妊娠前的症状往往可预测妊娠期及围产期的不良结果。一项研究发现妊娠前心率可达150bpm以上和（或）峰值氧摄取＞25ml/（mg・min）者的妊娠更安全顺利。

（5）通过风险评估咨询来讨论母体和胎儿发生妊娠并发症和死亡的风险，讨论各种治疗手段的风险，包括流产、早产、胎儿发育迟滞、小于胎龄儿和胎儿先天性疾病的风险。基于这些风险，亦需考虑避孕措施的选择。以上讨论最好由包括妇产科和心脏科医生在内的多学科团队进行。

因瓣膜病变定为高危的女性患者应考虑在妊娠前行手术处理瓣膜问题。如需行瓣膜手术，瓣膜成形优先于瓣膜置换；如必须行瓣膜置换术，则应谨慎讨论人工瓣膜种类的选择。生物瓣的优点在于不需要抗凝治疗，但其耐久性不如机械瓣好，常因退行性变而需再次手术。生物瓣置换可使患者妊娠期无须承担抗凝风险（出血、瓣膜血栓甚至妊娠早期胎儿发育畸形）。

3．WHO风险分类Ⅳ级为妊娠禁忌证，应建议患者停止妊娠。这些患者包括下列几种类型。

（1）有症状的重度主动脉瓣狭窄或二尖瓣狭窄患者。

（2）左心室射血分数≤30%的心肌病患者。

（3）主动脉根部直径≥45mm的马方综合征患者。

（4）晚期肺动脉高压（达体循环压力的2/3）患者。

（5）艾森门格综合征患者。

（6）围产期心肌病，左心室功能未完全恢复的患者。

4．避孕方面的心脏考量

（1）避孕措施包括联合激素避孕法、单孕激素避孕法、子宫内置入节育环法、屏障法和永久性绝育手术。

（2）避孕措施相关的具体情况包括血栓栓塞风险增加和雌激素导致的高血压。因此，以下患者不推荐使用联合激素避孕（包括避孕药、避孕帖或阴道内置入环）。

① 人工机械瓣患者，因瓣膜血栓形成风险而不推荐。

② 艾森门格综合征患者，因肺栓塞风险而不推荐。

③ 心内分流患者，因反常栓塞风险而不推荐。

（3）甲羟孕酮每月注射法可导致液体潴留，故禁用于慢性心力衰竭的患者。对左心室射血分数降低、肺动脉压力升高的心肌病患者和发绀型心脏病患者，屏障避孕法和子宫内置入分泌左旋炔诺孕酮的节育环避孕法是最安全的选择。因心脏高风险而妊娠禁忌者则可考虑永久性绝育手术。

（4）总体来看，妊娠母体对瓣膜狭窄疾病相对难以耐受，而对瓣膜反流性疾病相对可耐受。尽管如此，仍需针对每位患者的疾病及处理策略进行具体分析。若要掌握心脏瓣膜疾病在妊娠期的改变，首先需要掌握正常人体在妊娠期发生的改变。

5．妊娠期的生理学和血流动力学改变

（1）心排血量增加30%～50%（心率和每搏量增加）。

（2）血容量增加（从妊娠第6周起，可至少持续至妊娠中期，亦可能贯穿整个妊娠期）；血容量平均较基线增加50%。

（3）外周血管阻力下降，使得妊娠中期结束时收缩压与舒张压下降约10mmHg，足月时可升至或超过妊娠前水平。

6．分娩过程中的血流动力学变化

（1）宫缩时交感神经兴奋引起心排血量增

加（较妊娠晚期结束时增加80%）、血压升高、心率增快；子宫收缩自身输血导致循环血流量增加。

（2）分娩后由于子宫不再压迫下腔静脉，下腔静脉压迫解除可使前负荷显著增加。

7. 妊娠期瓣膜疾病的治疗

（1）二尖瓣狭窄。

① 二尖瓣狭窄的病因通常是风湿性心脏病。由于妊娠期血容量增加、心率增快，跨瓣压差可增大，故妊娠期二尖瓣瓣口面积最准确的测量方法应为直接测量法。而功能性二尖瓣狭窄与平均跨瓣压差关系最密切。

② 若二尖瓣狭窄出现症状，则β受体拮抗药是控制心室率、加强左心室排空、降低左房压力的一线用药，肺水肿则应选用利尿药。二尖瓣瓣口面积＜ 1.5cm^2 者常出现心力衰竭，心房颤动也较常见，控制心率可选用β受体拮抗药或地高辛。心房颤动或心房扑动应考虑早期行电复律治疗。出现心房颤动时，亦应考虑抗凝治疗，至少应持续4周。

③ 当药物治疗无法控制症状时，应结合解剖条件考虑行经皮球囊二尖瓣成形术（PMV）。考虑到放射线对胎儿发育的风险，PMV的手术时机应推迟至妊娠中期。术中为减少放射线暴露需遮盖患者腹部。

④ 如解剖条件不适合行PMV术，则应考虑行二尖瓣置换（MVR）手术。较非妊娠女性，妊娠并不增加瓣膜置换手术的风险，然而体外循环对胎儿而言仍是不容忽视的风险因素（胎儿死亡率为19%～29%）。

⑤ 二尖瓣狭窄患者的胎儿风险包括早产、低出生体重儿和胎死宫内或新生儿死亡。母体NYHA＞Ⅱ级时，胎儿的风险更高。

⑥ NYHA Ⅰ级或Ⅱ级，不合并肺动脉高压的轻 - 中度二尖瓣狭窄推荐经阴道分娩。中 - 重度二尖瓣狭窄，NYHA Ⅲ或Ⅳ级，或合并肺动脉高压药物治疗不满意者，应考虑剖宫产手术。

（2）主动脉瓣狭窄。

① 主动脉瓣狭窄的病因多为先天性（单叶瓣或二叶瓣畸形）或风湿性疾病。

② 轻 - 中度的主动脉瓣狭窄通常可耐受（主动脉瓣口面积＞ 1.0cm^2）。

③ 主动脉瓣重度狭窄的患者，应先行瓣膜置换术再妊娠。高危因素包括运动负荷试验中左心室射血分数（LVEF）减低、血压下降。

④ 主动脉瓣狭窄的胎儿风险包括早产、低出生体重儿和宫内生长受限。

⑤ 药物治疗后仍有症状的患者，可考虑行经皮球囊主动脉瓣成形术或开胸主动脉瓣置换术。经皮球囊瓣膜成形术无须体外循环，胎儿死亡率较低，故应优先考虑。

⑥ 主动脉二叶瓣畸形、升主动脉扩张（＞ 4.5cm）者需考虑先行主动脉手术再妊娠。对已经妊娠的患者，因其发生主动脉夹层和破裂的风险增加，故需严密监测和严格控制血压、严密监控症状。

（3）二尖瓣反流和主动脉瓣反流。

① 二尖瓣反流的病因包括黏液瘤样病变引起脱垂和风湿性二尖瓣反流。

② 主动脉瓣反流最常见的原因是二叶瓣畸形，其他病因包括既往感染性心内膜炎、风湿性疾病和主动脉扩张。

③ 由于胎盘循环导致妊娠期外周阻力下降，瓣膜反流多可良好耐受。然而，由于妊娠期血容量增加，患者可能出现肺淤血，必要时可予利尿药治疗，同时限制活动、减少钠摄入。此外也可使用β受体拮抗药、血管扩张药等标准的抗心力衰竭药物。需注意的是，肼屈嗪和硝酸酯类药物用于妊娠患者时应谨慎，避免胎盘低灌注，而ACE抑制药和ARB类药物禁用于妊娠妇女。瓣膜重度反流的患者推荐在硬膜外麻醉下经阴道分娩，尽量缩短第二产程。

（4）右心瓣膜疾病。

① 三尖瓣反流在妊娠期多可良好耐受，合

并房间隔缺损和预激综合征的 Ebstein 畸形除外。因为在这种情况下，分流逆转可能导致发绀，并且可能发生心房颤动。

② 肺动脉瓣狭窄以先天性病因最常见，妊娠期多可良好耐受，尤其是轻 - 中度肺动脉瓣狭窄。肺动脉瓣峰值跨瓣压差＞ 64mmHg 时，推荐先行球囊肺动脉瓣成形术再妊娠。轻 - 中度狭窄和症状分级Ⅰ～Ⅱ级的重度肺动脉瓣狭窄患者推荐经阴道分娩，而症状分级Ⅲ～Ⅳ级，经皮介入手术失败或无手术条件的重度肺动脉瓣狭窄患者推荐剖宫产。

③ 肺动脉重度反流是妊娠期母体并发症的独立危险因素，合并右心室功能不全时尤甚。

（5）机械瓣。

① 妊娠期人体呈高凝状态，血栓栓塞事件的风险增加，其中包括瓣膜血栓形成。瓣膜血栓的风险与瓣膜的种类、位置、功能状态和心律失常（如心房颤动）有关。所有人工瓣膜患者在妊娠期都应给予抗凝治疗，抗凝方案各有不同，须遵循个体化原则。可选用的药物包括华法林、普通肝素或低分子肝素。美国胸内科医师协会对抗凝药物选择的推荐见表 10-4。

② 使用华法林抗凝，将国际标准化比值（INR）控制在 2.5 ～ 3.5，可以最有效地预防人工瓣膜血栓形成、血栓栓塞以及死亡。与在妊娠早期使用肝素抗凝，中晚期换用华法林抗凝相比，持续使用华法林抗凝更不易发生血栓栓塞事件。

③ 应用华法林的风险很明确，包括胎儿夭折、先天性胎儿畸形、胎儿脑室内出血风险增加，以及最令人担忧的“胎儿华法林综合征”。胎儿华法林综合征的发生风险与剂量相关，在胎儿发育的第 6 ～ 12 周华法林用量＞ 5mg/d 时，风险最高。

④ 美国和欧洲指南对机械瓣女患者妊娠期抗凝的推荐尚未统一。考虑到低分子肝素增加血栓事件的风险，欧洲心脏病学会指南推荐妊娠期持续应用华法林抗凝，而非低分子肝素。华法林每日剂量＜ 5mg 时尤甚。

⑤ 机械瓣患者的临床症状发生变化时，应行经胸超声心动图评估，以排除瓣膜血栓形成。

8．*妊娠期及产后的药物治疗原则*

妊娠期及产后用药需明确特定药物是否通过胎盘或是否经乳汁排出。美国食品药品管理局（FDA）基于药物胎儿风险研究，将妊娠期用药分类如下。

（1）A 类：妊娠期使用安全。

（2）B 类：在动物繁殖研究中未见到药物对胎儿的不良影响，但缺乏以孕妇为对象的对照研究，或在动物繁殖性研究中发现药物有不良反应，但这些不良反应并未在设对照的妇女中得到证实。

（3）C 类：动物实验中发现药物对胎儿的不良影响，但缺乏以孕妇为对象的对照研究，或尚未对孕妇及动物进行研究。此类药物只有在权衡

表 10-4　美国胸内科医师学会关于机械瓣患者妊娠期抗凝方案的推荐

推荐
妊娠期全程使用低分子肝素抗凝，调整剂量至抗Ⅹa 因子活性水平在静推后 4h 达峰值（1 级推荐，A 级证据）
妊娠期全程使用普通肝素抗凝，每 12h 静脉注射，调整剂量至 APTT 至少为正常值的 2 倍或使抗Ⅹa 因子肝素水平达到 0.35 ～ 0.70U/ml（1 级证据，A 级推荐）
使用普通肝素或低分子肝素（如上述）至妊娠 13 周后用维生素 K 拮抗药替代，至临产前再换用普通肝素或低分子肝素（1 级证据，A 类推荐）
对于血栓栓塞事件风险非常高，用普通肝素或低分子肝素抗凝效果或安全性不确切的患者（如老款人工二尖瓣或曾有血栓栓塞事件病史者），妊娠期应使用维生素 K 拮抗药抗凝，至临产前用肝素替代（2 级推荐，C 级证据）

引自 Bates SM, Greer IA, Middeldorp S, et al. VTE, thrombophilia, antithrombotic therapy, and pregnancy: antithrombotic therapy and prevention of thrombosis, 9th edition: American College of Chest Physicians Evidence-based Clinical Practice Guidelines. *Chest*. 2012;141(2, suppl):e691S–e736S

对孕妇的益处大于对胎儿的危害之后，方可使用。

（4）D 类：有明确证据显示，药物对人类胎儿有危害性，但尽管如此，孕妇用药后绝对有益（例如用该药物来挽救孕妇的生命）。

（5）X 类：对动物和人类的药物研究或人类用药的经验表明，药物对胎儿有危害，而且孕妇应用这类药物无益，因此禁用于妊娠或可能怀孕的患者。

表 10-5 列出了几种心脏瓣膜疾病常用药物的 FDA 胎儿风险分类。需注意其中的几种 D 类药物（ACE 抑制药、ARB 类或妊娠早期使用华法林），尽管它们可能用于挽救孕妇生命，大部分时候仍因致畸作用而禁忌使用。

三、人工瓣膜患者的抗凝治疗

人工瓣膜置换术后抗凝治疗的方案取决于瓣膜的种类和位置，以及其他增加血栓栓塞事件风险的因素（包括心房颤动、高凝状态或主要栓塞事件）。为患者选择置换瓣膜种类时，应在机械瓣良好的耐久性和生物瓣无须终身抗凝的特点之间进行权衡。据胸外科医师学会的成人心脏病数据库报道，由于终身口服抗凝药物会给患者带来一定负担，选择生物瓣置换术的患者比例有所增加。此外，当生物瓣退变后，患者或许有机会行经皮介入瓣膜置换术。

1．机械瓣

（1）机械瓣置换术后需终身抗凝治疗。观察性研究表明，单用抗血小板药物而不用抗凝药与无法承担的血栓栓塞事件高风险相关。20 世纪 90 年代，华法林抗凝的 INR 目标为 3.0 ～ 4.5，其后的 3 个随机试验证明，INR 目标在 2 ～ 3 可降低出血风险，且不增加血栓栓塞事件的风险。有些研究更表明，更低的 INR 目标（1.5 ～ 2 或 1.8 ～ 2.5）可进一步降低出血风险，并不增加血栓事件的风险，然而各个研究的结果并不统一。

（2）一项针对人工机械瓣置换后的动脉瘤患者的随机对照试验表明，维生素 K 拮抗药抗凝时加用低剂量阿司匹林可获益。然而，患者死亡率降低与加用阿司匹林降低了慢性心力衰竭、心肌梗死和心脏性猝死的死亡率有关，而并不是由于脑卒中死亡率的降低。因此，是否在口服抗凝药的基础上加用阿司匹林，应在阿司匹林降低血栓事件风险和增加出血风险的两个特点间权衡。

（3）美国和欧洲的指南推荐。

① 主动脉机械瓣：目标 INR 2.5（适用于无其他血栓栓塞风险的情况）。

② 二尖瓣机械瓣：目标 INR 3.0（美国心脏协会 / 美国心脏病学会 AHA/ACC 或美国胸内科医生学会 ACCP 共识），或目标 INR3.0 或 3.5（欧洲心脏病学会 / 欧洲心脏外科协会 ESC/EACTS 指南）。

（4）关于华法林抗凝时是否加用阿司匹林，欧美指南的观点存在差异。AHA/ACC 指南对所有人工瓣膜华法林抗凝时加用低剂量阿司匹林作 1 级推荐，而 ESC/EACTS 指南在这方面相对保守。

（5）INR 变异度和全因死亡率相关，“抗凝诊所”将有助于改善抗凝患者 INR 的监测，及时调整剂量以降低 INR 变异度，改善临床结局。INR 的自我监测亦可通过频繁监测和调整提高 INR 稳定性。

（6）一项达比加群酯用于机械瓣抗凝的研究因血栓栓塞和出血风险增高而被提前停止，故机械瓣患者抗凝禁用Ⅱ因子或Xa 因子抑制药。

（7）机械瓣患者行非心脏手术的抗凝做如下推荐。

① 低出血风险的操作，可不停用抗凝治疗（如口腔科、眼科、皮肤科手术）。

② 拟行要求 INR ＜ 1.5，需暂停华法林的大手术时，ESC/EACTS 指南推荐肝素过渡，而 AHA/ACC 指南推荐低风险人工瓣患者可短期停药（≤ 5d）。如需要肝素过渡治疗，推荐术

表 10-5　妊娠和哺乳期用药的 FDA 风险分类

药物名称	药物种类	FDA 分类	胎盘穿透	母乳排出	胎儿不良反应
阿司匹林（小剂量）	抗血小板药	B	可	可（耐受良好）	无已知致畸作用
胺碘酮	Ⅲ类抗心律失常药	D	可	可	甲状腺功能减低、甲状腺功能亢进、甲状腺肿、心动过缓、发育迟滞、早产
阿替洛尔	β 受体拮抗药（Ⅱ类）	D	可	可	尿道下裂（妊娠早期）、出生缺陷、低出生体重儿、心动过缓、胎儿低血糖（妊娠中期）
贝那普利	ACE 抑制药	D	可	可（可哺乳）	肾小管发育异常、羊水过少、发育迟滞、颅骨骨化异常、肺发育不全、肢体挛缩、巨大关节、水肿、胎死宫内
比索洛尔	β 受体拮抗药（Ⅱ类）	C	可	可	心动过缓、胎儿低血糖
坎地沙坦	ARB 类	D	未知	未知，不推荐哺乳	肾小管发育异常、羊水过少、发育迟滞、颅骨骨化异常、肺发育不全、肢体挛缩、巨大关节、水肿、胎死宫内
卡托普利	ACE 抑制药	D	可	可（可哺乳）	肾小管发育异常、羊水过少、发育迟滞、颅骨骨化异常、肺发育不全、肢体挛缩、巨大关节、水肿、胎死宫内
地高辛	强心药	C	可	可	血清浓度不可靠，但安全
呋塞米	利尿药	C	可	可（耐受良好），抑制乳汁分泌	羊水过少
肝素（低分子）	抗凝药	B	不可	不可	长期应用：与普通肝素相比，很少出现骨质疏松和血小板减少症
肝素（普通）	抗凝药	B	不可	不可	长期应用可导致骨质疏松和血小板减少
肼屈嗪	血管扩张药	C	可	可（可哺乳）	母体风险：狼疮样综合征、胎儿心动过速
氢氯噻嗪	利尿药	B	可	可（可能抑制泌乳）	羊水过少
美托洛尔	β 受体拮抗药（Ⅱ类）	C	可	可	心动过缓、胎儿低血糖
螺内酯	醛固酮类拮抗药	D	可	可（可能抑制泌乳）	抗雄激素作用、口腔裂缝畸形（妊娠早期）
华法林	维生素 K 拮抗药	D	可	可（最多 10%）为无活性代谢产物，耐受良好	胎儿华法林综合征、出血性并发症

ACE. 血管紧张素转化酶；ARB. 血管紧张素Ⅱ受体抑制药；FDA. 食品药品管理局（引自 Bonow RO, Carabello BA, Chatterjee K, et al. 2008 focused update incorporated into the ACC/AHA 2006 Guidelines for the Management of Patients with Valvular Heart Disease. *Circulation*. 2008;118:e523–e661.）

前和术后即刻经静脉予普通肝素抗凝，原因是可随时调整剂量，也可用鱼精蛋白拮抗。

2．生物瓣

生物瓣置换术后无须长期抗凝，而AHA/ACC指南仍推荐长期服用阿司匹林（Ⅱa级推荐）。相比之下，ESC/EACTS指南推荐服用阿司匹林不超过3个月。推荐术后3个月内用华法林抗凝，促使缝合环内皮化。ESC/EACTS和AHA/ACC指南都推荐主动脉生物瓣置换术后单用阿司匹林，而不用华法林抗凝。而二尖瓣生物瓣置换术后3个月内推荐使用华法林抗凝（术后心房颤动和血栓栓塞事件高风险者尤甚）。

3．经皮介入主动脉瓣置换（TAVR）

TAVR术后推荐长期使用低剂量阿司匹林。TAVR患者中，大部分合并有冠心病、外周血管疾病或有脑卒中病史，总体上看约有50%的TAVR患者合并心房颤动（30%既往有房颤病史，10%～15%术后出现房颤）。对此类患者，指南未明确推荐在房颤抗凝治疗的基础上加用阿司匹林。目前的指南推荐TAVR术后1～6个月内服用氯吡格雷75mg/d，加用低剂量阿司匹林。1～6个月后停氯吡格雷而用低剂量阿司匹林长期治疗。

4．机械瓣患者发生急性冠状动脉综合征及冠状动脉支架置入术后的处理

急性冠状动脉综合征及冠状动脉支架植入术后推荐行血小板双抗治疗。然而，对长期使用维生素K拮抗药的患者加用双抗时，出血风险将增加3倍。维生素K拮抗药、阿司匹林、氯吡格雷三药联用应限制在3～6个月以内，或仅用华法林加氯吡格雷，不用阿司匹林。图8-4为2014年AHA/ACC心脏瓣膜病指南对人工瓣抗凝的推荐。

四、拟行非心脏手术的心脏瓣膜病患者

1．非心脏手术的风险评估模型

围术期风险与具体手术方式相关。Eagle等将风险相近的手术方式进行了分组，将全部手术分为低危、中危和高危组（表10-6）。其中高危组包括下列4种情况。

（1）急诊大手术（老年患者尤甚）。

（2）主动脉或其他大血管手术。

（3）外周血管手术。

（4）预期手术时间长、液体置换量大、术中出血多者。

2．其他风险分类

（1）美国麻醉师学会（ASA）分类：围术期死亡的良好预测因素。

① 心力衰竭的NYHA分级，可用于评估心力衰竭患者的围术期风险。

② 修订的心脏风险指数（Lee等，1999）包括以下心脏并发症的6种主要预测因素。

- 高风险手术类型；
- 缺血性心脏病；
- 慢性心力衰竭病史，具体指肺水肿、夜间阵发性呼吸困难、查体闻及第3心音或胸部X线片见肺血管重塑；
- 脑血管疾病病史；
- 用胰岛素治疗的糖尿病患者；
- 术前血肌酐＞2.0mg/dl。

（2）Hulselmans等提出按瓣膜病变类型划分如下4种非心脏手术风险。

① 主动脉瓣狭窄：中-重度主动脉瓣狭窄与不良结局有关，包括心肌梗死和非心脏手术后死亡的风险增加。高危因素包括左心室功能不全、负荷试验结果异常、室性心动过速、左心室肥大（＞1.5cm）和主动脉瓣严重狭窄（主动脉瓣口面积＜$0.6cm^2$）。AHA/ACC指南推荐主动脉瓣重度狭窄应在术前予以纠正（球囊瓣膜成形或开胸手术）。

② 主动脉瓣关闭不全：主动脉瓣重度反流，且有症状的患者为高危。无症状的主动脉瓣重度反流，左心室功能异常（LVEF＜50%）、左心室扩大（＞55mm）或主动脉扩张（＞

表 10-6 非心脏手术的心脏风险分类

高危（心脏风险＞5%）	中危（心脏风险＜5%）	低危（心脏风险＜1%）
急诊大手术，高龄尤甚	颈动脉内膜剥脱术	内镜操作
主动脉或其他大血管手术	头颈部手术	皮下操作
外周血管手术	开胸、开腹手术	白内障手术
预期手术时间长、液体置换量大、术中出血多者	外科成形手术	乳房手术
	前列腺手术	

引自 Hulselmans M, Vandermeulen E, Herregods MC. Risk assessment in patients with heart valve disease facing non-cardiac surgery. *Acta Cardiol*,2009,62(2):151–155

50mm）者亦为高危。为缩短舒张期时间（从而减少反流量），主动脉瓣反流的围术期治疗包括保证足够的前负荷，血压保持正常或偏低，心率保持正常或偏高。

③ 二尖瓣狭窄：二尖瓣重度狭窄（二尖瓣瓣口面积＜ 1.0cm^2）为高危。此外，有症状的二尖瓣中度狭窄（瓣口面积 1.0 ～ 1.5cm^2），肺动脉收缩压＞ 50mmHg 者亦为高危。二尖瓣中度狭窄，肺动脉收缩压＜ 50mmHg 为中危。无症状的二尖瓣轻度狭窄为低危。二尖瓣狭窄患者的治疗目标为控制窦性心律和容量平衡。AHA/ACC 指南推荐高危患者术前行手术纠正二尖瓣的重度狭窄。

④ 二尖瓣反流：2002 年 ACC/AHA 围术期管理指南推荐，对二尖瓣重度反流或伴有左心室收缩功能减低的二尖瓣反流在术前行心脏手术纠正；欧美学术组织的最新指南仅就合适的药物治疗方案进行了讨论。有症状的二尖瓣重度反流伴有左心室功能减低、心房颤动或肺动脉高压的患者视作高危；有症状的重度二尖瓣反流，左心室功能正常者为中危。2014 年 AHA/ACC 指南关于心脏瓣膜病患者行非心脏手术的推荐见表 10-7。

五、心脏瓣膜相关肿瘤

1．乳头状弹性纤维瘤

乳头状弹性纤维瘤为成人心脏内的一个非肿瘤性占位，有潜在的栓塞风险。乳头状弹性纤维瘤是良性病变，可发生于瓣膜心内膜表面的任何位置。其组织学构成上与 Lambl 赘生物

表 10-7 AHA/ACCA 对于患有心脏瓣膜病行非心脏手术患者的推荐意见

Ⅱ a 级推荐	Ⅱ b 级
中度风险择期非心脏手术，适当的术中和术后血流动力学监测对无症状严重 AS 患者是合理的（B 类证据）	中等风险非心脏手术，对于严重的无症状二尖瓣狭窄，同时患者瓣膜形态不适合行经皮球囊二尖瓣成形术患者，使用术中及术后血流动力学监测是合理的（C 类证据）
中度风险择期非心脏手术，对严重二尖瓣反流患者进行适当的术中及术后血流动力学监测是合理的（C 类证据）	
中度风险择期非心脏手术，对于无症状的严重主动脉瓣反流和正常 LVEF 患者，术中及术后进行适当的血流动力学监测是合理的（证据级别 C）	

注：AHA/ACC. 美国心脏协会 / 美国心脏病学会；AR. 主动脉瓣反流；AS. 主动脉瓣狭窄；LVEF. 左心室射血分数；［引自 2014 AHA/ACC 心脏瓣膜疾病患者管理指南；Nishimura RA, Otto CM, Bonow RO, et al. 2014 AHA/ACC Guideline for the Management of Patients with Valvular Heart Disease: a report of the American College of Cardiology/American Heart Association Task Force on Practice Guidelines. *Circulation*. 2014;129(23):e521–e643.］

相似。大体观为圆形、质软的结节，置于液体中时可膨胀。常见的位置为主动脉瓣＞二尖瓣＞左心室心内膜和三尖瓣。乳头状纤维瘤常常由经胸超声心动图（TTE）偶然发现，症状包括晕厥、脑卒中或因肿物脱垂入冠状动脉而引起胸痛。除 TTE 外，CT、磁共振或经食管超声心动图（TEE）才是该病灵敏度最高的检查。大多数弹性纤维瘤不影响瓣膜功能，经常在使用 TEE 评估栓塞来源时被发现，或仅可见脱落后残留的蒂。弹性纤维瘤体积常较小（＜ 1cm），CT 上表现为软组织密度，磁共振表现为 T_1 中 - 低信号、T_2 中信号，增强扫描不强化。需注意，当发现存在与瓣膜的活动性相关的高回声影时，除考虑为弹性纤维瘤外，还须考虑其他病变的可能，如心内膜炎、狼疮或抗磷脂抗体综合征。手术指征包括有栓塞病史的，＞ 1cm 的左心乳头状弹性纤维瘤或手术风险低的活动性弹性纤维瘤。弹性纤维瘤切除术中通常不需切除瓣叶组织（图 10-1 和图 10-2）。

2．心脏黏液瘤

所有的心脏黏液瘤都附着于心内膜，向心腔内生长。心脏黏液瘤多发于左侧房间隔

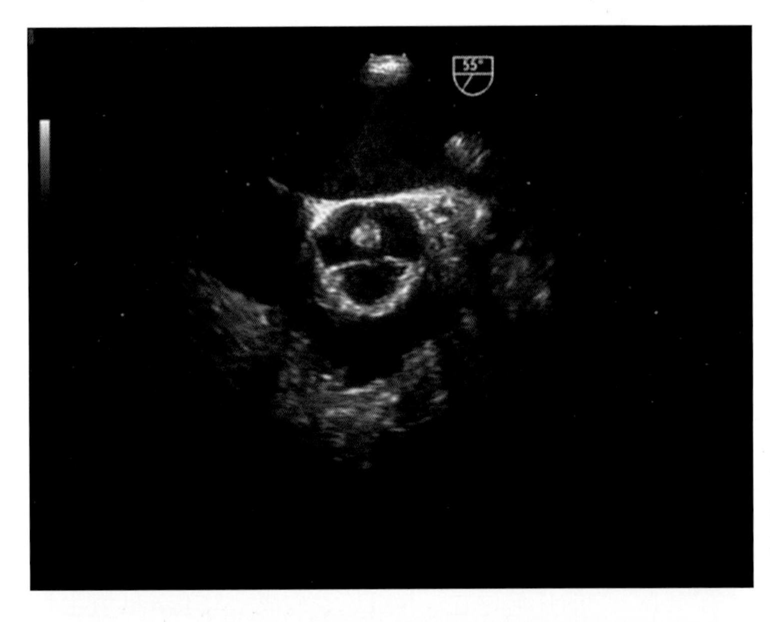

◀**图 10-1　主动脉瓣弹性纤维瘤 TEE 主动脉短轴切面**

其特点为边界清晰，动态观察可见其活动度大，由一蒂连于瓣叶

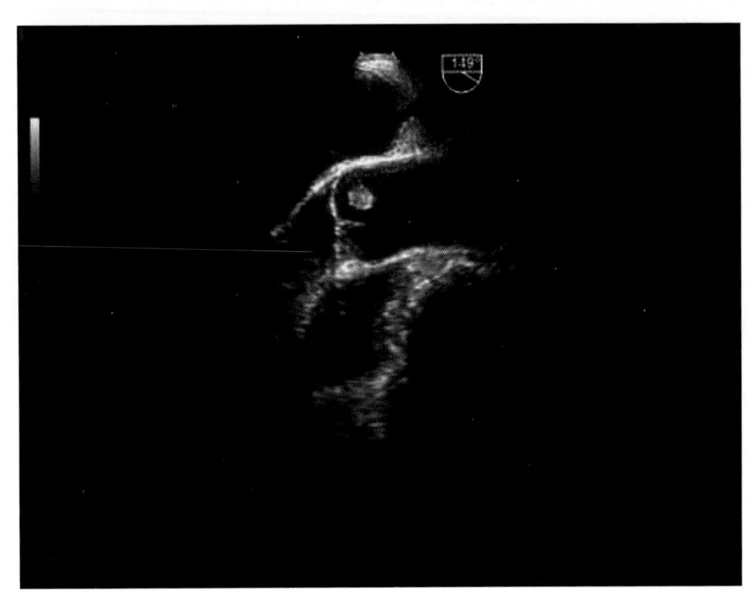

◀**图 10-2　主动脉瓣弹性纤维瘤 TEE 主动脉长轴切面**

（85%），亦可见于右侧房间隔（11%）或其他位置，极少累及瓣膜。黏液瘤多为单发，亦可多发。黏液瘤可导致瓣下支撑结构变形而间接影响瓣膜功能。

要点总结

- 有五类药物可通过激活 5- 羟色胺 2B 受体而诱发瓣膜疾病，导致瓣叶组织内肌纤维母细胞增生、细胞外基质生成增多。这些药物包括治疗偏头痛的药物（二甲基麦角新碱和麦角胺）、食欲抑制药（氟苯丙胺和右旋氟苯丙胺）、三氟胺苯酯、麦角衍生多巴胺能激动药（培高利特和卡麦角林）以及 MDMA（3，4- 亚甲二氧基甲基苯丙胺）。
- 瓣膜疾病患者备孕前应就瓣膜疾病的健康风险接受妊娠前咨询 / 评估。评估内容应包括详细的病史和体格检查，12 导联心电图，经胸超声心动图和负荷试验（如可行），从而对患者的风险进行分级。并应由心脏科医生和妇产科医生组成的多学科团队就治疗中可能面临的风险及并发症（包括母体风险和胎儿风险）进行讨论。
- 总体上讲，瓣膜狭窄较难耐受，而瓣膜反流则相对可耐受，妊娠期人体的生理和血流动力学变化可解释这一差异。
- 妊娠高风险（应建议不可妊娠）的患者包括有症状的主动脉瓣或二尖瓣重度狭窄患者、左心室射血分数≤ 30% 的心肌病患者、主动脉根部直径≥ 45mm 或严重肺动脉高压（达体循环血压的 2/3）的马方综合征患者。
- 用于治疗妊娠期（及产后）瓣膜疾病的药物必须按 FDA 妊娠期用药的胎儿风险分类来谨慎选择。该分类标准的依据包括药物对胎儿的风险（如致畸等），药物在血胎屏障的通过性，以及药物是否通过乳汁分泌。
- 人工机械瓣患者妊娠期抗凝方案需权衡妊娠期高凝状态带来的血栓栓塞风险及抗凝药物的致畸作用和出血性并发症。应针对患者个体化制订抗血栓方案（需综合考虑人工瓣的位置、种类、血栓形成的高危因素和所需抗凝药物的剂量）。
- 心脏瓣膜病患者行非心脏手术风险的最佳预测方法是在修订的心脏风险指数的基础上加入对具体瓣膜病变的考量。高危因素包括高风险手术，缺血性心脏病，充血性心力衰竭病史，脑血管病病史，糖尿病胰岛素治疗中，术前血肌酐＞ 2mg/dl，有严重症状的主动脉瓣重度狭窄，伴有左心室功能不全或负荷试验异常的无症状主动脉瓣重度狭窄，有严重症状的主动脉瓣关闭不全，伴有左心室功能不全或左心室扩张（左心室收缩末期直径＞ 55mm）的无症状主动脉瓣关闭不全，二尖瓣重度狭窄，重度二尖瓣狭窄或有症状的中度二尖瓣狭窄，右心室收缩压＞ 50mmHg 的无症状二尖瓣中度狭窄或有症状的二尖瓣重度反流。

推荐阅读

[1] Andrejak M, Tribouilloy C. Drug induced valvular heart disease: an update. *Arch Cardiovasc Dis*. 2013;106(5):333–339.
[2] Bates SM, Greer IA, Middeldorp S, et al. VTE, thrombophilia, antithrombotic therapy, and pregnancy: antithrombotic therapy and prevention of thrombosis, 9th ed: American College of Chest Physicians Evidence-based Clinical Practice Guidelines. *Chest*. 2012;141(2, suppl):e691S–e736S.
[3] Burke A, Tavora F. The 2015 WHO classification of tumors of the heart and pericardium. *J Thorac Oncol*. 2016;11(4):441–452.
[4] Diaz Angulo C, Diaz CM, Garcia ER, et al. Imaging findings in cardiac masses: Part Ⅰ: study protocol and benign tumors. *Radiologia*. 2015;57(6):480–488.
[5] Eagle KA, Brundage BH, Chaitman BR, et al. Guidelines for Perioperative Cardiovascular Evaluation for Noncardiac Surgery. Report of the American College of Cardiology/American Heart Association task force on Practice Guidelines. *Circulation*. 1996;93(6):1278–1317.
[6] Elangbam CS. Drug induced valvulopathy: an update. *Toxicol Pathol*. 2010;38(6):837–848.
[7] Freeman WK, Gibbons RJ. Perioperative cardiovascular assessment of patients undergoing noncardiac surgery. *Mayo Clin Proc*. 2009;84(1):79–90.
[8] Hulselmans M, Vandermeulen E, Herregods MC. Risk assessment in patients with heart valve disease facing non-cardiac surgery. *Acta Cardiol*. 2009;62(2):151–155.
[9] Lee TH, Marcantonio ER, Mangione CM, et al. Derivation and prospective validation of a simple index for prediction of cardiac risk of major noncardiac surgery. *Circulation*, 1999;100:1043–1049.
[10] Lung B, Rodes-Cabau J. The optimal management of anti-thrombotic therapy after valve replacement: certainties and uncertainties. *Eur Heart J*. 2014;(35):2942–2949.
[11] Nanna M, Stergiopoulos K. Pregnancy complicated by valvular heart disease: an update. *J Am Heart Assoc*. 2014;3(3):e000712.
[12] Nishimura RA, Otto CM, Bonow RO, et al. 2014 AHA/ACC Guideline for the Management of Patients with Valvular Heart Disease: a report of the American College of Cardiology/American Heart Association Task Force on Practice Guidelines. *Circulation*. 2014;129(23):e521–e643.
[13] Regitz-Zagrosek V, Lundqvist CB, Borghi C, et al. ESC guidelines on the management of cardiovascular diseases during pregnancy: the Task Force on the Management of Cardiovascular Diseases during Pregnancy of the European Society of Cardiology. *Eur Heart J*. 2011;32(24):3147–3197.
[14] Sliwa K, Johnson MR, Zilla P, et al. Management of valvular disease in pregnancy: a global perspective. *Eur Heart J*. 2015;36(18):1078–1089.
[15] Vahanian A, Alfieri O, Andreotti F, et al. Guidelines on the management of valvular heart disease (version 2012). Joint Task Force on the Management of Valvular Heart Disease of the European Society of Cardiology (ESC); European Association for Cardiothoracic Surgery (EACTS). *Eur Heart J*. 2012;33(19):2451–2496.
[16] Windram JD, Colman JM, Wald RM, et al. Valvular heart disease in pregnancy. *Best Pract Res Clin Obstet Gynaecol*. 2014;28(4):507–518.
[17] Whitlock RP, Sun JC, Fremes SE, et al. Antithrombotic and thrombolytic therapy for valvular disease: antithrombotic therapy and prevention of thrombosis, 9th ed: American College of Chest Physicians Evidence-Based Practice Guidelines. *Chest*. 2012;141(2, suppl):e576S–e600S.

第三篇　经皮介入和直视瓣膜手术

Percutaneous and Surgical Valve Procedures

第 11 章 经皮介入二尖瓣手术

Percutaneous Mitral Valve Procedures

Jayendrakumar S. Patel，Amar Krishnaswamy　著

刘鑫裴　译

刘兴荣　校

经皮介入手术对特定的二尖瓣狭窄或二尖瓣反流患者而言是重要的治疗选择。在日益增长的结构性心脏病治疗领域，二尖瓣的治疗成为技术创新和低侵入性疗法的新前沿。本章中，我们将从患者选择、技术层面及数据支持三个角度对经皮介入二尖瓣扩张术、成形术和瓣膜置换术进行讨论

一、经皮介入二尖瓣球囊扩张术

1．简介

经皮介入二尖瓣球囊扩张术（percutaneous mitral balloon valvotomy，PMBV）于 1980 年被首次应用，如今已成为有症状且瓣膜形态适宜的风湿性二尖瓣重度狭窄患者的首选治疗方式。该术式包括将融合的交界区适度撕裂和分离，因此，不伴有交界融合的二尖瓣狭窄（如先天性二尖瓣狭窄或继发于瓣环钙化的二尖瓣狭窄）或瓣膜顺应性差者不适合此术式。数项随机试验表明，PMBV 能提供与直视或闭式交界切开术相当或更佳的结果，同时具有成本低廉和侵入性小的优势。好的临床结局取决于对瓣膜解剖结构、瓣膜血流动力学及患者症状的准确评估。

2．指征

（1）2014 年美国心脏学会 / 美国心脏病学会（AHA/ACC）心脏瓣膜病指南对风湿性二尖瓣狭窄患者干预指征的推荐见图 11-1。总的来讲，有充分的证据支持二尖瓣中 - 重度狭窄合并运动耐量降低、劳力性呼吸困难，具备合适的瓣膜解剖条件，无禁忌证（见后述）的患者行 PMBV 术；较弱的证据支持无症状的二尖瓣极重度狭窄（二尖瓣瓣口面积 MVA ≤ 1.0cm^2）患者可考虑行 PMBV 术；或者二尖瓣重度狭窄（MVA ≤ 1.5cm^2）合并肺动脉压＞ 50mmHg，需行非心脏大手术的患者或合并新发房颤（血栓栓塞事件风险增加）的患者可以考虑行 PMBV 术。

（2）尽管欧洲心脏病学会指南对 MVA ＞ 1.5cm^2 的无论有无症状患者并未推荐行手术干预，但 AHA/ACC 指南认为，合并二尖瓣跨瓣血流速度增加、轻 - 中度左心房扩张和肺毛细血管楔压＞ 25mmHg 或运动后平均压差＞ 15mmHg 的症状性二尖瓣狭窄患者可以考虑行

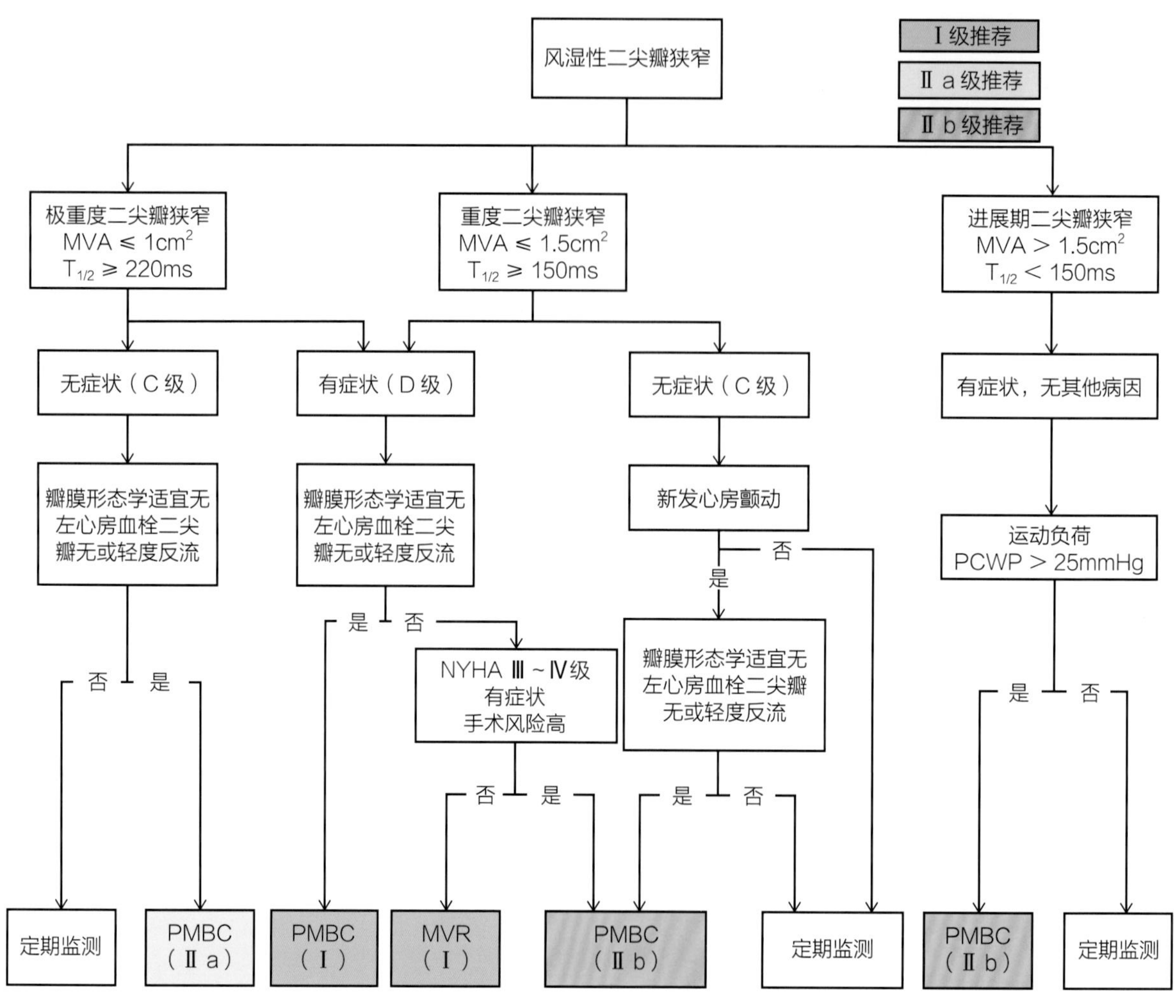

▲图 11-1 风湿性二尖瓣狭窄的手术指征

MVA. 二尖瓣瓣口面积；PCWP. 肺毛细血管楔压；PMBC. 经皮介入二尖瓣球囊成形术［引自 Nishimura RA, Otto CM, Bonow RO, et al. 2014 AHA/ACC guideline for the management of patients with valvular heart disease: executive summary: a report of the American College of Cardiology/American Heart Association Task Force on Practice Guidelines. *J Am Coll Cardiol*. 2014;63（22）:2438–2488.］

PMBV 术。妊娠也是值得考量的血流动力学因素，较弱等级的证据支持 MVA ≤ 1.5cm^2 的无症状二尖瓣狭窄患者，尤其是当合并静息或运动负荷下肺动脉高压者，妊娠前行 PMBV 术。有症状的 PMBV 术后二尖瓣狭窄复发者，若有交界融合证据，且瓣膜解剖条件适宜，亦可考虑二次 PMBV 术。

3．PMBV 的禁忌证

（1）PMBV 术前必须行经食管超声心动图（TEE）来准确评估瓣膜解剖特点，其中最重要的是排除左心房血栓和（或）二尖瓣中 - 重度反流。若存在左心房血栓且不需要急诊手术，则应先行 2 ～ 6 个月的抗凝治疗，再复查 TEE 评估。若复查仍然存在左心房血栓或瓣膜需行急诊手术，则推荐进外科手术。

（2）目前数个评分系统可用于评估 PMBV 的瓣膜解剖条件（具体见后述）。为了使 PMBV 术成功并疗效持久，瓣叶和交界区应无钙化、顺应性较好，瓣膜和瓣下组织增厚应尽量轻微。严重的交界区钙化（特别是双交界钙化）预示术后可能出现严重的二尖瓣反流，故此类患者不应行 PMBV 术。相似地，一侧交界不对称融合者术后发生瓣膜撕裂和严重二尖瓣反流的风险也较高。尽管如此，如果直视手术禁忌或风险过高，瓣膜解剖结构不太理想的患者仍可考虑行 PMBV 术。此外，二尖瓣狭窄合并严重主动脉瓣疾病患者，三尖瓣重度狭窄或反流患者，严重冠状动脉疾病需旁路移植的患者应优先考虑直视手术。

4．评估

（1）患者的评估首先应包括症状评估和功能分级［纽约心脏协会（NYHA）分级］，症状包括劳力性或静息性呼吸困难、咳嗽、声嘶、咯血、房颤、血栓栓塞和肺动脉压升高导致的右心衰竭。无症状患者或临床症状与瓣膜情况不符者，运动负荷或多巴酚丁胺负荷超声心动图有助于识别出有明显血流动力学改变的患者。

（2）应用经胸超声心动图（TTE）或经食管超声心动图（TEE）对瓣膜结构进行详尽评估，对明确 PMBV 手术条件、评估手术成功率及并发症率非常重要。有数个评分系统可供使用，其中最常用的评分系统见表 11-1（Wilkins 评分）。需注意的是，任何评分系统都并非完全可重复，且 Wilkins 评分系统未纳入交界区钙化，因此，即便是 Wilkins 评分非常理想的患者，亦可能出现不理想的临床结局，包括术后出现重度瓣膜反流等。表 11-2 提供的瓣膜钙化评分系统可辅助评估术后严重瓣膜反流的风险。超声心动图评分理想（如，Wilkins 评分≤ 8）的患者中，交界钙化评分≥ 2 提示术后瓣口面积改善不明显，手术成功（术后瓣膜面积≥ 1.5cm^2 且不伴反流）率偏低。心导管检查直接评估跨瓣压差现已被超声心动图所替代，仅于非侵入性检查结果有时适用。

表 11-1　Wilkins 二尖瓣超声心动图评分系统

分数	内　容			
	瓣叶活动度	瓣膜增厚	瓣下结构增粗	瓣膜钙化
1	活动度好，仅瓣尖受限	基本正常（4 ～ 5mm）	仅靠近瓣膜处腱索轻度增粗	单灶钙化
2	瓣膜中部、基底部活动受限	瓣叶中部增厚，边缘明显增厚	腱索增粗范围超过 1/3	多灶钙化，局限于瓣叶边缘
3	仅基底部舒张期前移	全瓣叶增厚（5 ～ 8mm）	远端 1/3 腱索增粗	钙化累及瓣叶中段
4	无或仅舒张期有轻微前移	瓣叶明显增厚（8 ～ 10mm）	瓣下至乳头肌腱索全长增粗且缩短	瓣叶组织大部分钙化

注意：每部分内容得分相加得到总分；＜ 8 提示瓣膜解剖适宜行经皮介入二尖瓣球囊成形术［引自 Wilkins GT, Weyman AE, Abascal VM, et al. Percutaneous balloon dilatation of the mitral valve: an analysis of echocardiographic variables related to outcome and the mechanism of dilatation. *Br Heart J*. 1988;60(4):299.］

表 11-2　交界钙化评分系统

评　分	超声心动图表现
0	瓣膜重度狭窄，但各交界区未见强回声
1	强回声累及单个交界区的 1/2
2	强回声累及单个完整交界区，或累及两个交界区的 1/2
3	强回声累及单个完整交界区，以及另一个交界区的 1/2
4	强回声累及两个完整交界区

注意：每个交界区（前交界和后交界）分为两半，每 1/2 累及计 1 分，共计 4 分；超声心动图下，强回声提示钙化区域（引自 Sutaria N, Northridge DB, Shaw TRD. Significance of commissural calcification on outcome of mitral balloon valvotomy. *Heart*. 2000;84:398–402.）

5. 手术技术

（1）PMBV 术最常见的路径是经静脉入路（颈静脉或股静脉）。动脉入路主要用于术前行左心室造影定位二尖瓣平面和了解反流情况。为到达左心房和二尖瓣，常规用 Brockenbrough 穿刺针和 Mullins 鞘管（Medtronic Inc, Minneapolis, MN）行房间隔穿刺。某些治疗中心在 X 线摄影的基础上还会使用心腔内超声换能器辅助进行房间隔穿刺。到达手术部位后，术者可选择单球囊（较常用）或双球囊技术进行交界扩张术（图 11-2）。

（2）单球囊技术使用 Inoue 球囊（Toray Industries，Tokyo，Japan），首先根据患者的身高选择球囊的尺寸［球囊最长径（mm）= 患者身高（cm）/10+10］。然后将装置穿过房间隔置入左心房，向球囊远端注入几毫升稀释过的造影剂，明确球囊位置以降低心室穿孔的风险。在球囊穿过瓣膜进入左心室后，使球囊远端进一步充盈，再将其拉回二尖瓣瓣口处。然后将球囊近端和中段充气至球囊最大尺寸减 4mm，完成首次扩张。

（3）利用 TTE 或 TEE 评估瓣膜对球囊扩张的效果（二尖瓣瓣口面积），若瓣口面积不足，且未出现二尖瓣反流加重不超过 1 级（彩超分级），则可将球囊尺寸增加 1mm，再次扩张。这样逐步扩张的方法可降低手术导致二尖瓣重度反流的风险。如果 MVA ＞ $1cm^2/m^2$ 体表面积，至少一个交界区完全打开，或二尖瓣反流加重至少 1 级时，应停止进一步扩张。而对 65 岁以上或妊娠期的患者，则应更加谨慎。扩张后即刻效果好是指瓣口面积＞ $1.5cm^2$ 且瓣口面积至少增加 25%，或瓣口面积＞ $1.5cm^2$ 且二尖瓣无中度或以上反流。

6. 围手术期处理

所有行 PMBV 的患者均应住院监测并发症。术后 24 ～ 48h 应复查 TTE 评估瓣口面积和反流程度。若二尖瓣反流明显加重，可行 TEE 明确反流机制，进一步评估反流的严重程度，以及决定是否行瓣膜手术处理。

7. 并发症 PMBV

PMBV 术后各种并发症的发生率都较低，受多种因素影响，包括术者的经验、采用的手术技术、患者的临床情况和瓣膜的特点。医院内死亡率较低（＜ 1%），1.8% 的患者可发生栓塞事件。最严重的并发症是左心室穿孔，能导致心脏压塞而需紧急心包穿刺引流（见于 1% 的患者）。PMBV 术后二尖瓣严重反流不常见，但因缺乏相关瓣膜评分系统而难以预测。二尖瓣重度反流的发生率为 2% ～ 19%，原因包括瓣叶撕裂、交界过度分离或乳头肌断裂，最常见的反流机制是在交界成功分离的位置发生反流。若瓣叶发生撕裂常需要进行瓣膜置换手术，因为这种瓣膜和瓣下结构通常不宜修补。发生二尖瓣重度反流的患者总生存率与未发生重度反流者无明显差异。

8. 结局

行 PMBV 术后，指征合适患者的近期疗效通常很好，多数患者瓣口面积可明显改善（至少增大 100%），从而使左心房和肺动脉压即刻显著降低，心排血量增加。若术后即刻疗效优异，则远期生存率也较好。有 35% ～ 70% 的患者在术后 10 ～ 15 年内免于发生死亡、二尖瓣手术或二次 PMBV 术等复合终点事件。各家报道的终点事件发生率差异非常大，原因通常是患者特征的异质性，导致其远期结局不一。

风险预测因素包括高龄、NYHA Ⅳ级、心房颤动、瓣膜结构严重异常（Wilkins 评分＞ 8），严重的瓣膜钙化、术后肺动脉高压、术前二尖瓣反流≥ 2 级、术后二尖瓣反流≥ 3 级、三尖瓣重度反流和术后二尖瓣瓣口面积。狭窄的复发（瓣口面积缩小超过增加扩张面积的 50% 且 MVA ＜ $1.5cm^2$）和需要再次手术处理随着术后时间的增加而上升，PMBV 术后 10 ～ 12 年约有 40% 的患者需再次 PMBV 或直视手术处理瓣膜狭窄。瓣膜再次狭窄的机制可能为血流流动异常瓣膜时产生的湍流冲击导致的进行性瘢痕形成与钙化。PMBV 术后再狭窄的患者中，合理评估指征后再行二次 PMBV 术是安全的，且远期预后比较理想，仍保持窦性心律者尤其如此。然而，这部分患者中约 2/3 在再次手术 20 年内仍需第三次手术（多为二尖瓣置换）。

二、经皮介入二尖瓣成形术

1．慢性二尖瓣反流患者常可长期无症状，症状的出现取决于反流的严重程度、病因和反流产生的机制。慢性二尖瓣反流可能的病因包括原发性瓣膜结构异常（亦即退行性二尖瓣反流）或继发于其他心脏疾病（亦即功能性二尖瓣反流）。两类二尖瓣反流都有其对应的治疗方案和预后。总的来说，描述二尖瓣反流最确切的方法是病因、其引起的病理学改变和进一步导致的瓣膜运动异常（以瓣环平面为参照）。二尖瓣反流时，瓣叶运动可正常（见于合并房颤的患者）、活动度增加（如二尖瓣脱垂）、舒张期和收缩期活动受限（见于风湿性二尖瓣反流）或主要于收缩期活动受限（见于缺血性二尖瓣反流）。

2．在美国，退行性二尖瓣反流最常见的原因是 Barlow 综合征（见于年轻患者）和弹性纤维缺陷（见于高龄患者）。两种病因均可导致腱索延长或断裂。Barlow 综合征瓣膜可见多节段

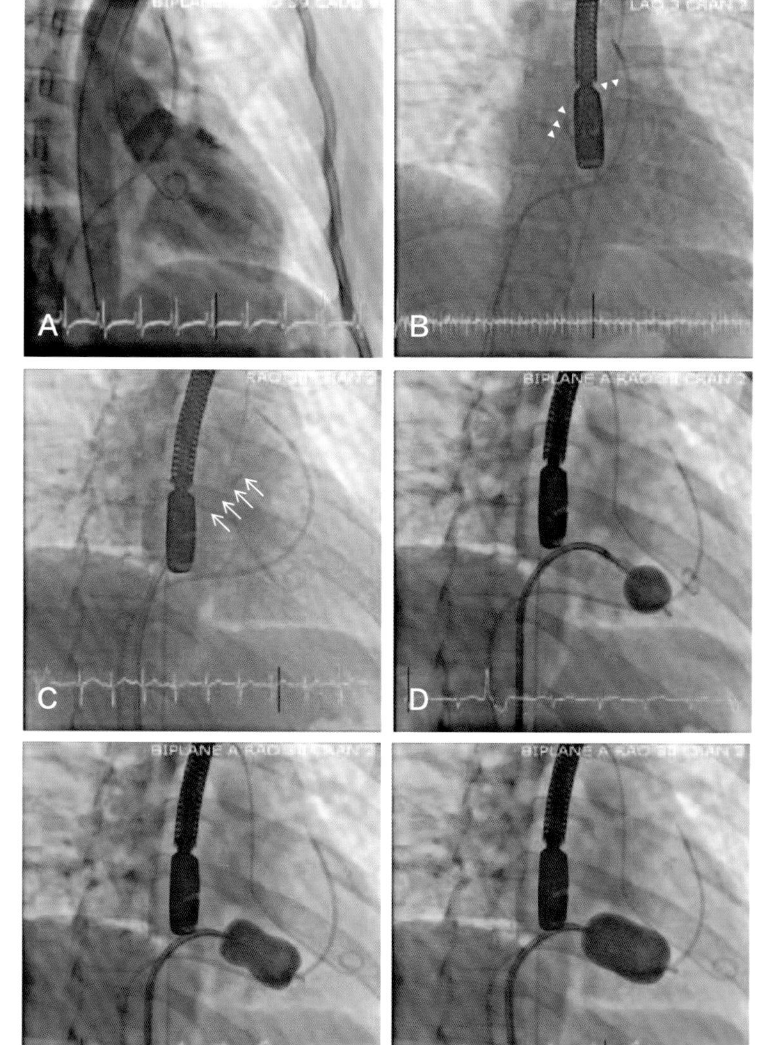

◀图 11-2　经皮介入二尖瓣球囊成形术关键步骤

A. 行左心室造影明确二尖瓣平面并评估二尖瓣反流程度；B. 然后，行房间隔穿刺（箭头）；C. 未充盈的 Inoue 球囊穿过房间隔进入左心房（箭）；D. 球囊远端注入数毫升稀释的造影剂；E. 球囊穿过二尖瓣口，进一步充盈球囊远端，然后将其拉回二尖瓣瓣环内；F. 充盈球囊的近端和中段

瓣叶冗余、增大、增厚且伴有瓣环扩张。弹性纤维缺陷的瓣膜则菲薄，瓣叶大小正常。原发性二尖瓣反流修复是根治性的，然而，许多患者因并发症、高龄或左心室功能严重受损而不适合接受外科手术。这种情况下，经皮介入二尖瓣成形术具有住院时间短、术后恢复快的优点，可改善患者症状，减轻二尖瓣反流，并可能缓解左心室重塑。经皮成形技术又可分为针对瓣叶、瓣环、腱索和左心室的成形技术。

三、经皮缘对缘瓣叶成形术——MitraClip 系统

MitraClip 系统（Abbot Vascular, Santa Clara, CA）是目前唯一被美国 FDA 批准的二尖瓣介入技术。此技术的基础是在 Ottavio Alfieri 在 20 世纪 90 年代后期提出的在二尖瓣的脱垂部位做前后叶缘对缘缝合以纠正反流的外科技术，使用经皮输送技术进行瓣叶夹闭。这一技术首次出现于 2004 年，目前已在 40 个国家展开商业应用。手术的即刻成功率为 75% ～ 100%，相对安全，患者的耐受性良好。在世界范围内，已有超过 10 000 名患者行此手术，主要的指征为存在外科手术禁忌的继发性二尖瓣反流。尽管 Alfieri 缝合法对原发性和继发性二尖瓣反流均有效，目前 MitraClip 在美国仍仅用于治疗退行性二尖瓣反流。

1．手术指征

（1）退行性二尖瓣反流：最新的 AHA/ACC 指南做出如下强循证推荐：对有症状，或无症状但左心室收缩功能不全（LVEF ≤ 60%）或心室扩张（收缩末期直径≥ 40mm）的原发（退行性）二尖瓣重度反流患者应行瓣膜成形而非瓣膜置换术。对于无症状且左心室收缩功能和左心室径线大小正常，或合并新发房颤，或肺动脉收缩压＞ 50mmHg 的退行性二尖瓣反流患者，若成形术预期修复成功率＞ 95%，死亡率＜ 1% 也可考虑行瓣膜成形术。当因为并发症导致手术风险极高时，对 NYHA Ⅲ～Ⅳ 级，3 级或以上的退行性二尖瓣反流患者，在瓣膜解剖适宜、预期生存期延长＞ 1 年时，可考虑行 MitraClip 手术。此类患者通常过于脆弱而不宜行直视手术，高龄（＞ 75 岁）、预期手术死亡率较高（通常≥ 6% ～ 8%）、合并严重胸廓畸形、重度肺动脉高压或升主动脉弥漫性钙化的患者亦是如此。

（2）功能性二尖瓣反流：各学术团体对继发性（功能性）二尖瓣重度反流手术干预的推荐，都仅基于有限的证据。尽管有效性尚不确切，功能性二尖瓣重度反流患者症状通过足量内科治疗（包括再同步化治疗）仍不缓解者，或缺血性心肌病无法行血运重建治疗者，可考虑单纯行二尖瓣手术。功能性二尖瓣反流外科手术后存活率通常较差，复发较常见，从而使创伤更小的经皮介入手术显得更加合理。尽管世界范围内此类患者行 MitraClip 手术已经积累了大量经验，但美国尚未批准使用。目前有两项评估 MitraClip 在此类患者中使用效果的大型前瞻性研究（COAPT 和 RESHAPE-HF）正在进行中。

2．禁忌证

植入 MitraClip 需行房间隔穿刺才能到达左心房和二尖瓣，故左心房血栓、赘生物、深静脉血栓或凝血功能紊乱是 MitraClip 手术的禁忌证。其他禁忌证包括活动期感染性心内膜炎和风湿性瓣膜病。EVEREST 研究将急性心肌梗死后 12 周内、左心室射血分数＜ 25% 和（或）收缩末期直径＞ 55mm、严重的二尖瓣瓣环钙化以及瓣膜解剖可能妨碍夹闭装置的安全置入也列为手术禁忌。既往有外科或球囊二尖瓣手术史的患者亦不考虑行 MitraClip 术。

3．患者评估

首先应对患者的症状和心功能（NYHA 分级）进行仔细评估。多数情况下，可通过 TTE 评估左心室径线、肺动脉压、二尖瓣反流的机制及严重程度。二尖瓣成形或置换术的手术死

亡率可用胸外科医师学会（STS）的风险计算器计算。手术预后差的其他预测因素还包括脆弱、无法耐受体外循环、胸廓畸形和严重肝硬化。认定患者不适宜接受外科手术治疗的决定应与有经验的外科医师共同完成。若 A_2、P_2 对合不良产生原发反流束，且反流孔宽度＜ 15mm，间隙＜ 10mm，手术效果往往较理想。若存在第二个反流束，则应该是无明显临床意义的反流束。此外，由于放置夹闭装置（一个或多个）可能使二尖瓣接近狭窄，故二尖瓣瓣口面积应 ≥ $4cm^2$，无或仅有少量钙化，瓣膜附着处无裂隙，跨瓣压差也应较小。术前通常需行 TEE 检查，以排除心房血栓以及按前述方法评估瓣膜的解剖条件。当患者症状和静息超声心动图所示瓣膜反流严重程度不符时，可考虑行运动负荷 TTE。若运动负荷下肺动脉收缩压＞ 60mmHg 或二尖瓣反流加重，则需考虑行瓣膜成形手术。

4．手术技术

经皮二尖瓣成形术通常需全身麻醉，并在 X 线透视和 TEE 的引导下进行。静脉穿刺成功后，给予肝素术中抗凝并行房间隔穿刺，然后置入 24F 可转向输送导管（MitraClip 专用）至左心房后，送入 MitraClip 系统（图 11-3）。调节 MitraClip 至与心脏长轴平行后打开 MitraClip

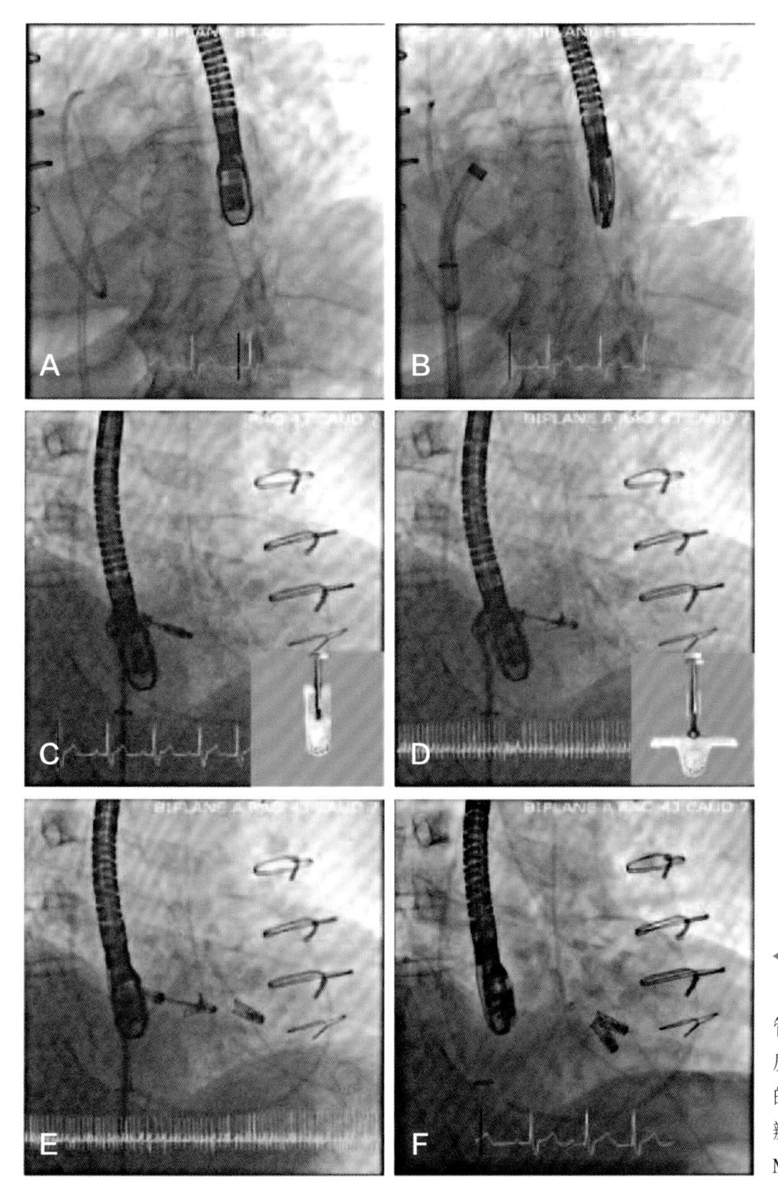

◀图 11-3　**MitraClip 置入关键步骤**

A 和 B. 行房间隔穿刺并将 24F 可转向输送导管置入左心房；C. MitraClip 闭合状态进入左心房；D. 将 MitraClip 置于反流束起始处，打开的 MitraClip 置入左心室，于收缩期退回，抓住瓣叶；E 和 F. 为达到理想效果，可置入第二个 MitraClip

双臂，将MitraClip放置于反流束起始处，旋转MitraClip至双臂与瓣膜对合线垂直此步骤中三维TEE可有助于保证MitraClip在反流区与反流瓣膜的对合线相垂直。将打开的MitraClip送入左心室，然后在收缩期退回以抓住两个瓣叶，合拢双臂可使前后瓣叶被夹合，然后将MitraClip锁定。可经TEE评估MitraClip放置的效果，二尖瓣反流≤2级可认为放置成功。若放置不理想，可再次打开MitraClip，将其从瓣叶上脱开，撤回左心室并重新定位放置。过多的左心室内操作可能导致MitraClip与瓣下结构发生缠绕。故如有必要，应在左心房内对MitraClip进行重新定位。有时为达到成形目的，还需置入第二个MitraClip。在EVEREST Ⅱ研究中，约40%的病例使用了第二个MitraClip。术后，MitraClip附着点将随时间发生纤维化和瘢痕形成。静脉穿刺点止血可采用预置闭合器技术8字缝合软组织，或人工压迫止血。

5．术后处理

所有MitraClip置入术后患者均应收住院观察，并发症包括MitraClip脱落、脑卒中、心包积液、心脏压塞和穿刺点并发症。多数患者自术后起每日服用阿司匹林至术后6个月，服用氯吡格雷75mg/d至术后1个月。术后患者如需其他操作，可预防性使用抗生素。术后至少1个月内应避免重体力劳动。

6．并发症

（1）MitraClip置入相关的早期（30d内）并发症发生率相对较低。一项纳入了12个欧洲国家及美国的前瞻性观察研究（样本量16～202例，包括退行性和功能性二尖瓣反流患者）的系统性综述表明，MitraClip植入术后30d内死亡率在0%～7.8%，加权平均死亡率3.3%。最常见的并发症为输血≥2U红细胞，发生率为0%～17.9%（加权平均发生率5.7%），主要原因可能是穿刺点相关并发症、消化道出血（食管超声导致）或慢性贫血。

（2）第二常见的并发症是MitraClip部分脱落，发生率为0%～12.5%（加权平均发生率6.2%）。MitraClip完全脱落伴栓塞则极为罕见，部分脱落常在复查超声心动图时被发现，多数发生于术后第1个月内。绝大多数可择期行传统外科手术处理，多数可行二尖瓣成形术，不需置换。MitraClip相关腱索断裂见于2%～6.2%的病例（加权平均发病率2.4%），多数会导致急性心力衰竭，需急诊手术处理。

（3）房间隔穿刺并发症见于1.2%～3%的患者（加权平均发病率2.17%），其中包括心脏压塞。术后心肌梗死、脑卒中。心脏压塞和其他需急诊手术的严重并发症发病率均≤4%。EVEREST 研究（详见后述）中，MitraClip组与手术组之间未发现除输血外的并发症（死亡、心肌梗死、脑卒中、肾衰竭、急诊心脏手术、脓毒症或消化道出血）发病率的显著差异，而输血在手术组更常见。

7．结果

（1）退行性二尖瓣反流。

① MitraClip置入成功（指置入术后即刻二尖瓣反流≤2级）率为75%～100%。北美地区的数据大多来自EVEREST Ⅱ研究。首个对比MitraClip与传统直视手术的前瞻性随机对照研究，样本量为279例，均为具备直视手术条件（即无手术禁忌证）的患者。所有患者患有二尖瓣重度反流，退行性二尖瓣反流占多数（73%）。该研究表明，尽管MitraClip手术安全性好，但其效果及对复发反流的控制不如传统手术；1年主要复合终点率（无死亡、无二尖瓣手术、无3～4级二尖瓣反流）在MitraClip组为55%，在手术组为73%；1年死亡率在两组间无显著差异（约6%），但MitraClip组术后瓣膜反流复发及需二次瓣膜手术的发生率较手术组高，瓣膜反流也较手术组更重。

② 术后4年时，两组间死亡率仍相近，但手术组的结果更持久，表现为MitraClip组更多

患者需再行二尖瓣手术（24.8% vs. 5.5%）。再次手术主要发生在 MitraClip 术后第一年内，多为二尖瓣成形。两组患者左心室径线、NYHA 心功能分级和因心力衰竭导致的住院时间均得到持久改善。术后 1 年和术后 4 年进行的事后归因亚组分析表明，年龄≥ 70 岁的患者的主要复合终点在两组间无显著差异。

③ 通过分析 EVEREST 研究中患有退行性二尖瓣反流合并直视手术禁忌而接受 MitraClip 治疗的患者数据，Lim 团队的研究结果表明，127 位患者术后 30d 死亡率为 6.3%，显著低于 STS 评分估计的死亡率 13.2%；术后 1 年时，85% 的患者二尖瓣反流仍≤ 2 级，平均左心室容量显著缩小；临床表现方面，87% 患者 NYHA 分级为Ⅰ～Ⅱ级，从而使因心力衰竭而住院的时间减少了 73%。

④ MitraClip 对退行性二尖瓣反流的效果虽然理想，却终究比不过有成形环置入的传统二尖瓣成形术。故符合直视成形术指征并具备手术条件者，应考虑直视手术。另一方面，正如全部现有数据所证明的，MitraClip 的安全性和有效性使其成为直视手术高风险患者合理的治疗方案，也因此获得了美国食品药品管理局的批准。

（2）功能性二尖瓣反流。

① 同退行性二尖瓣反流类似，功能性二尖瓣反流患者行 MitraClip 是安全的。来自 EVEREST Ⅱ研究的事后亚组分析得出的有些证据表明，功能性二尖瓣反流 MitraClip 术后 1 年及术后 4 年时的有效性同传统直视手术患者无显著差异。

② European real-world registries 登记系统为主要用 MitraClip 治疗直视手术高风险的功能性二尖瓣反流研究提供了更加可靠的证据。ACCESS-EU 研究中，术后 1 年的结果表明 MitraClip 组 NYHA 分级（71.4% 可达到Ⅰ～Ⅱ级）、6min 步行试验及明尼苏达心力衰竭生活质量量表结果均有改善，二尖瓣反流较术前减轻且效果持久。鉴于 85% 患者术前心功能为 NYHA Ⅲ～Ⅳ级，这样的结果更加令人印象深刻。由于这项研究是未设对照组的前瞻性观察研究，故无法统计其生存获益，亦未报告心室径线或其他超声心动图数据。

③ 随着 MitraClip 在临床中的应用，介入专科医生对手术指征的把握也日臻完善。例如，虽然 EVEREST 研究中纳入的患者大多数为退行性二尖瓣反流（73%），高风险组和后续研究中纳入的患者则以功能性二尖瓣反流为主（71%），说明研究者已认识到这部分患者才是介入手术效果优于传统手术的人群。相似地，上述 ACCESS-EU 研究中，77% 患者为功能性二尖瓣反流。目前正在进行的 COAPT 研究和 RESHAPE 研究也有望为 MitraClip 在美国用于治疗有症状的功能性二尖瓣反流患者提供可靠证据。

四、其他尚在研究阶段的经皮介入装置

数种基于现有外科技术理念发展出来的经皮介入二尖瓣成形装置正在研究阶段。大多数装置都是以治疗功能性二尖瓣反流为目的，目前正处于临床前、Ⅰ期或Ⅱ期临床试验阶段，尚未在美国批准应用。间接瓣环成形装置［Carillon (Cardiac Dimensions, Inc., Kirkland, WA)、MONARC（Edwards Lifesciences, Irvine, CA）和经皮经静脉二尖瓣半环成形（PTMA）系统］利用冠状窦紧邻二尖瓣环的特点来改变二尖瓣瓣环的形态，使前后叶更加靠近。冠状窦与瓣环间的距离因人而异，故并非所有患者都适宜行此类手术。此外，约 50% 患者的冠状动脉回旋支从心肌和冠状窦之间穿过，使得冠状动脉损伤的风险增加。这类手术的结果到目前为止较为理想。直接瓣环成形装置［Mitralign（Boston, MA）、Accucinch（Guided Delivery

Systems, Inc., Santa Clara, CA） 和 Cardioband（Valtech, Or Yehuda, Israel）系统]，则是经心室逆行到达二尖瓣，用标准缝合材料进行瓣环折叠，或用锚定系统来进行二尖瓣瓣环成形。

QuantumCor（Bothell, WA）系统通过应用可控的非烧蚀射频能量达到缩小二尖瓣瓣环的目的。而心腔重塑装置则是通过改变瓣膜周围的解剖结构来纠正缓解功能性或缺血性二尖瓣反流。以上两种装置都有令人鼓舞的早期研究结果，但其疗效还不甚满意，技术发展也较慢。

五、经皮介入二尖瓣置换术

目前，数万例经皮介入主动脉瓣置换术（TAVRs）的结果非常理想。这一技术革命性地改变了高危（无法耐受直视手术）患者主动脉瓣狭窄的治疗方案，并逐渐开始应用于中度手术风险患者，目前研究数据令人满意。因此，该理念也被应用于手术高风险的二尖瓣重度反流患者。目前 SAPIEN XT（Edwards Lifesciences, Irvine, CA）TAVR 系统已在欧洲用于二尖瓣"瓣中瓣"植入。

较之与相对简单直观的主动脉瓣，人体的二尖瓣植入装置要复杂得多，这为经皮二尖瓣置换技术的发展带来了诸多挑战。经皮介入二尖瓣置换术（TMVR）具体面临的挑战包括瓣膜位置、缺乏可靠的瓣膜锚定结构的非对称性的 D 字形瓣环、需仔细保护的瓣下结构、二尖瓣瓣环处在心动周期中血流动力学改变产生的强大位移力、相较于主动脉瓣更大的瓣环面积，以及随之而来的更大的装置体积。尽管如此，目前仍有 9 种 TMVR 系统正在研发中，其中 4 种已应用于人体经验，包括 Tendyne（Tendyne Holding Inc., Roseville, MN）、Fortis（Edwards Lifesciences, Irvine, CA）、CardiAQ（CardiAQ, Irvine, CA） 和 Tiara（Neovasc Inc, Richmond, BC）。其中 Tendyne 和 Tiara 系统目前正在为早期的 I 期可行性临床研究招募患者。研究已在 www.clinicaltrials.gov 注册（图 11-4）。

现阶段，我们对于哪组人群行 TMVR 更能获益的理解还十分有限，所有研究都选择了特定的具有直视手术禁忌证的人群。首例人体手术的早期结果非常理想，重度二尖瓣反流得到了完全或近乎完全地即刻缓解。2 例经心尖 Tiara 自膨式生物瓣植入术患者的超短期研究结果已发表，术后两个月时两位患者的人工瓣功能均正常，未发现血栓或瓣周漏的证据，并且跨瓣压差不高。一位患者死于心力衰竭，但他的二尖瓣功能正常，另一位患者心功能改善明显。

Fortis 瓣膜的术后早期结果也已于 2014 年报道。出于同情，研究人员为 5 名无直视手术机会的患者进行了经心尖 Fortis 瓣膜植入术。术后均获得即刻成功，其中 3 名患者术后存活超过 30d。一名患者因瓣膜部分脱落进入左心房而发生二尖瓣反流、失代偿性心力衰竭，最终死亡，可能原因是植入过程中未能完全抓紧二尖瓣后叶。另一位患者尽管术后仅有很少量的二尖瓣反流但仍然死于进行性心力衰竭。第三位患者的死因可能为感染性心内膜炎并发瓣膜血栓形成，尽管其 INR 已经达到合理的目标范围且无阳性血培养结果。而另外两人的症状持续改善至 TMVR 术后 30d。

六、研究前景

经皮 TAVR 术为 TMVR 术的发展开辟了道路，目前经皮介入瓣膜手术领域势头正盛，发展迅速。直视手术禁忌患者经皮瓣膜成形术的早期结果比较理想，但目前获批的技术限制了经皮介入瓣膜成形在退行性瓣膜病变患者中的开展。欧美 MitraClip 手术在功能性二尖瓣反流中的应用成果令人鼓舞，目前美国正在进行的研究也有望将 MitraClip 的应用指征进一步扩大。

尽管如此，二尖瓣是结构最为复杂的心脏

瓣膜，且每个二尖瓣反流患者的病理基础和解剖情况都不同，故“一刀切”的术式不太可能有持久的效果，可能残留瓣膜反流和相关症状。因此，以个体化医疗为目的，未来针对患者个体化的瓣叶、瓣环、心室解剖特点，如何能将多种经皮介入技术相结合使患者获益的研究将至关重要。总而言之，目前经皮介入瓣膜成形术和 TMVR 术的效果比较可靠。而未来通过对现有技术的进一步完善以及新技术的创新将有望出更多的经皮介入手术方式。

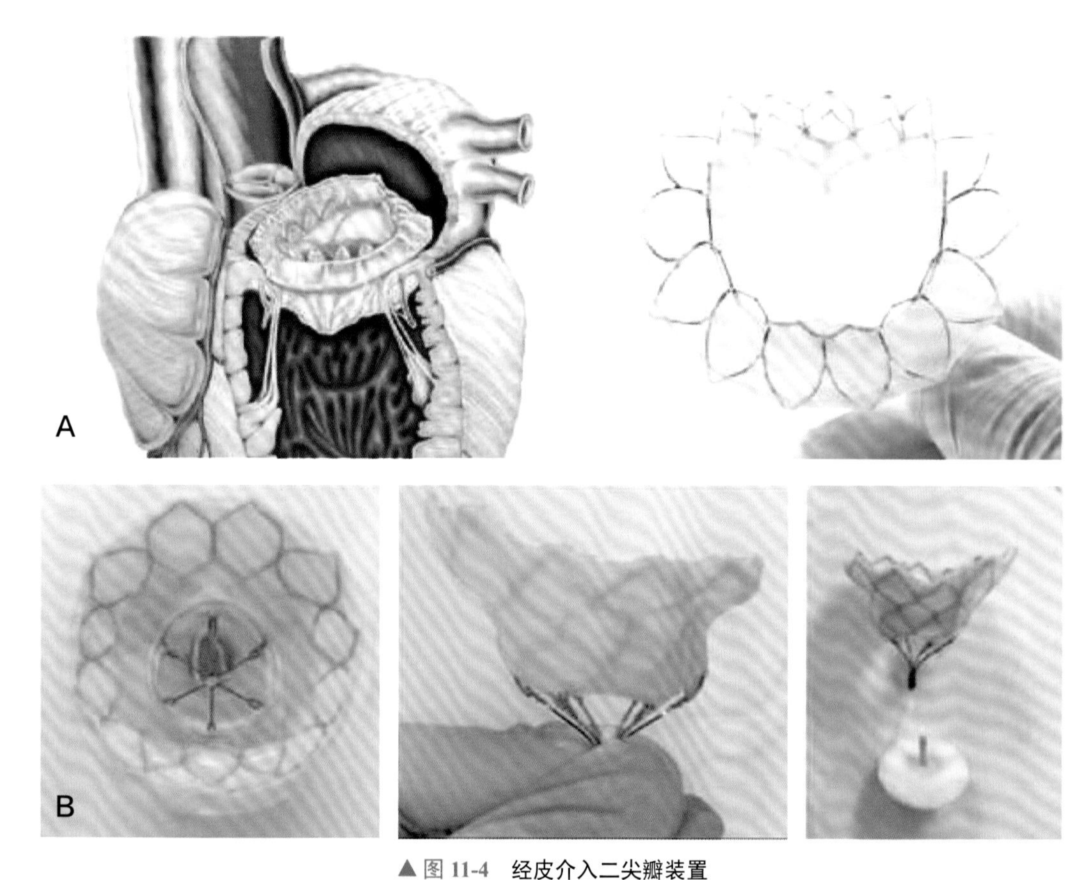

▲图 11-4　经皮介入二尖瓣装置

A.Tiara 瓣膜；B.Tendyne 瓣膜（经许可引自 Neovasc Inc., Richmond, BC, Canada, and Tendyne Holding Inc., Roseville, MN.)

要点总结

- 对瓣膜解剖特点适宜的有症状的二尖瓣重度狭窄患者，PMBV 术是一种治疗选择。PMBV 术最常用于风湿性心脏病患者。
- PMBV 术的主要禁忌证包括中 - 重度二尖瓣反流和左心耳血栓。
- 无交界融合的二尖瓣狭窄（如先天性二尖瓣狭窄或继发于瓣环钙化的二尖瓣狭窄）或瓣膜顺应性差者不适宜行 PMBV 术。
- 所有考虑行 PMBV 术的患者均应行 TTE 或 TEE 评估瓣膜解剖情况，有数种评分系统可供预测 PMBV 手术成功率。
- 首次 PMBV 术后复发的瓣膜重度反流，只要瓣膜形态学适宜，可考虑二次 PMBV 术，手术成功的预测因素包括窦性心律、症状较轻，以及 Wilkins 评分≤ 8。
- 二尖瓣反流须行各种检查以明确反流的

机制和病因，所有患者应行 TTE 或 TEE 检查。

- 有症状的二尖瓣重度反流手术风险可接受者，首选的治疗方式仍是直视手术，并且从目前来看，直视手术的效果也优于经皮介入手术。
- 当因并发症导致直视手术风险极高时，对 NYHA Ⅲ～Ⅳ 级、退行性二尖瓣反流 ≥ 3 级，瓣膜解剖情况适宜，仍有合理预期寿命的患者可考虑行 MitraClip 术。
- 目前对经皮介入二尖瓣成形术远期效果的了解仍较局限。
- 经皮二尖瓣置换术发展迅速，目前正在Ⅰ期临床试验阶段。

推荐阅读

[1] Bapat V, Buellesfeld L, Peterson MD, et al. Transcatheter mitral valve implantation (TMVI) using the Edwards Fortis device. *EuroIntervention*. 2014;10(suppl U):U120–U128.

[2] Bouleti C, Iung B, Himbert D, et al. Long-term efficacy of percutaneous mitral commissurotomy for restenosis after previous mitral commissurotomy. *Heart*. 2013;99(18):1336–1341.

[3] Bouleti C, Iung B, Himbert D, et al. Reinterventions after percutaneous mitral commissurotomy during long-term follow-up, up to 20 years: the role of repeat percutaneous mitral commissurotomy. *Eur Heart J*. 2013;34(25):1923–1930.

[4] Cheung A, Webb J, Verheye S, et al. Short-term results of transapical transcatheter mitral valve implantation for mitral regurgitation. *J Am Coll Cardiol*. 2014; 64(17):1814–1819.

[5] De Backer O, Piazza N, Lutter G, et al. Percutaneous transcatheter mitral valve replacement: an overview of devices in preclinical and early clinical evaluation. *Circ Cardiovasc Interv*. 2014;7(3):400–409.

[6] Feldman T, Foster E, Glower DD, et al. Percutaneous repair or surgery for mitral regurgitation. *N Engl J Med*. 2011;364(15):1395–1406.

[7] Feldman T, Wasserman HS, Herrmann HC, et al. Percutaneous mitral valve repair using the edge-to-edge technique: six-month results of the EVEREST phase I clinical trial. *J Am Coll Cardiol*. 2005;46(11):2134–2140.

[8] Glower DD, Kar S, Trento A, et al. Percutaneous mitral valve repair for mitral regurgitation in high-risk patients: results of the EVEREST Ⅱ study. *J Am Coll Cardiol*. 2014;64(2):172–181.

[9] Jang I, Block PC, Newell JB, et al. Percutaneous mitral balloon valvotomy for recurrent mitral stenosis after surgical commissurotomy. *Am J Cardiol*. 1995;75(8):601–605.

[10] Krishnaswamy A, Kapadia SR. Percutaneous mitral valve repair. In: Topol EJ, Teirstein PS, eds. *Textbook of Interventional Cardiology*. 6th ed. Philadelphia, PA: Elsevier Saunders; 2012:635–646.

[11] Maisano F, Franzen O, Baldus S, et al. Percutaneous mitral valve interventions in the real world: early and 1-year benefits from the ACCESS-EU, a prospective, multicenter, nonrandomized post-approval study of the MitraClip therapy in Europe. *J Am Coll Cardiol*. 2013;62:1050–1061.

[12] Mauri L, Foster E, Glower DD, et al. 4-year results of a randomized controlled trial of percutaneous repair versus surgery for mitral regurgitation. *J Am Coll Cardiol*. 2013;62(4):317–328.

[13] Munkholm-Larsen S, Wan B, Tian DH, et al. A systematic review on the safety and efficacy of percutaneous edge-to-edge mitral valve repair with the MitraClip system for high surgical risk candidates. *Heart*. 2014;100(6):473–478.

[14] Nishimura RA, Otto CM, Bonow RO, et al. 2014 AHA/ACC guideline for the management of patients with valvular heart disease: executive summary: a report of the American College of Cardiology/American Heart Association Task Force on Practice Guidelines. *J Am Coll Cardiol*. 2014;63(22):2438–2488.

[15] Palacios IF, Sanchez PL, Harrell LC, et al. Which patients benefit from percutaneous mitral balloon valvuloplasty? Prevalvuloplasty and postvalvuloplasty variables that predict long-term outcome. *Circulation*. 2002;105(12):1465.

[16] Sutaria N, Northridge DB, Shaw TRD. Significance of commissural calcification on outcome of mitral balloon valvotomy. *Heart*. 2000;84:398–402.

[17] Vahanian A, Alfieri O, Andreotti F, et al; The Joint Task Force on the Management of Valvular Heart Disease of the European Society of Cardiology (ESC) and the European Association for Cardio-Thoracic Surgery (EACTS). Guidelines on the management of valvular heart disease (version 2012). *Eur Heart J*. 2012;33:2451–2496.

[18] Vahanian A, Himbert D, Brochet E, et al. Mitral valvuloplasty. In: Topol EJ, Teirstein PS, eds. *Textbook of Interventional Cardiology*. 6th ed. Philadelphia, PA: Elsevier Saunders; 2012:635–646.

[19] Whitlow PL, Feldman T, Pedersen WR, et al. Acute and

12-month results with catheter-based mitral valve leaflet repair: the EVEREST Ⅱ (Endovascular Valve Edge-to-Edge Repair) High Risk Study. *J Am Coll Cardiol*. 2012;59(2):130–139.

[20] Wilkins GT, Weyman AE, Abascal VM, et al. Percutaneous balloon dilatation of the mitral valve: an analysis of echocardiographic variables related to outcome and the mechanism of dilatation. *Br Heart J*. 1988;60(4):299.

第 12 章 经导管主动脉瓣膜置换术

Transcatheter Aortic Valve Replacement

Brandon M. Jones，Amar Krishnaswamy，E. Murat Tuzcu，Samir R. Kapadia 著
梁 湄 译
马国涛 校

一、概述

钙化性主动脉瓣狭窄是发达国家日益普遍的问题，估计65岁及以上的成人患病率为2%～4%。一旦出现症状如无干预，严重主动脉瓣狭窄的中位生存期约2年。外科主动脉瓣置换术（surgical aortic valve replacement，SAVR）长期以来一直是治疗严重症状性主动脉瓣狭窄的标准，并且对大多数患者安全有效。从历史上看，因为高龄、既往心脏手术史或其他重要并发症风险因素等手术高风险原因，至少有30%的主动脉瓣狭窄患者没有接受SAVR治疗。不幸的是，对不能手术的患者，药物治疗不能改变预后。球囊主动脉瓣膜成形术（balloon aortic valvuloplasty，BAV）可短期改善症状，但狭窄复发率高，并且在没有确定的瓣膜置换的情况下长期存活率没有改善。近年来，经导管主动脉瓣膜置换术（transcatheter aortic valve replacement，TAVR）为许多这些不能手术的患者提供了治疗选择，并且被认为是具有中度或高风险手术并发症患者的SAVR替代方案。

二、适应证

1．TAVR目前已获得美国食品药品管理局（FDA）的批准，并被授予Conformité Européenne（CE）标志，用于治疗存在手术高风险和不能手术的严重主动脉瓣狭窄患者，这些患者瓣膜病的症状按纽约心脏病协会（NYHA）分级为Ⅱ级或更高。美国FDA批准的可使用的包括使用球囊扩张的Edwards SAPIEN，SAPIEN-XT和SAPIEN 3（S_3）瓣膜（Edwards Life Sciences，Inc.，Irvine，CA），以及自扩张的Medtronic CoreValve和CoreValve Evolut R（Medtronic，Inc.，Minneapolis，MN）。对于具有心脏手术中度风险的患者进行TAVR手术，多项临床试验正在研究其安全性和有效性。作为这些试验的结果，SAPIEN 3（S_3）瓣膜被批准用于中度手术风险的患者。对于严重生物瓣膜退变，被认为是高风险或无法手术的患者，MCV也被批准用于这些患者的“瓣中瓣”TAVR手术。SAPIEN-XT正在申请注册用于不能手术的患者中。还有几种设备已获得CE认证，但目前尚未获得FDA批准。这些包括可自扩张的Portico瓣膜（St. Jude Medical，St.Paul，MN）和具有独特设计的Lotus瓣膜（Boston Scientific，Natick，MA）以及Direct Flow Valve（Direct Flow Medical，Santa Rosa，CA），现已停止使用，不再可用（图12-1）。

2．判断主动脉瓣钙化的严重程度和介入干预的适当性，应根据2014年美国心脏协会/美国心脏病学会颁布的关于心脏瓣膜病患者管理的指南。手术风险应由外科换瓣手术（SAVR）经验丰富的心脏外科医生的评估确定，并应考

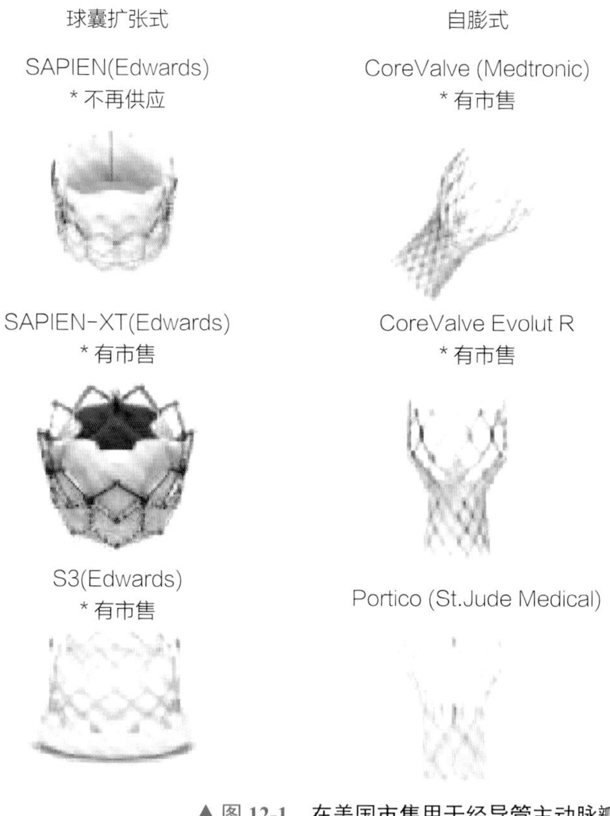

其他款式

Lotus(Boston Scientific)

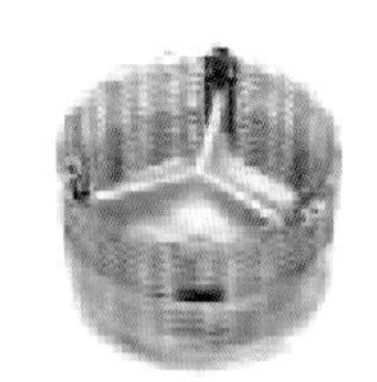

Direct Flow Valve
(Direct Flow Medical)
不再供应

▲ 图 12-1　在美国市售用于经导管主动脉瓣置换术医疗和研究的瓣膜设备

*SAPIEN、SAPIEN-XT、S3（Edwards Lifesciences，Irvine，CA），CoreValve 和 CoreValve Evolut R（Medtronic, Minneapolis，MN），Portico（St Jude Medical，St Paul，MN）、Lotus（Boston Scientific，Natick，MA）和 Direct Flow（Direct Flow Medical，Santa Rosa，CA）

虑其他因素，包括传统工具，如美国胸外科学会预测的死亡风险评分系统（STS-PROM）或欧洲心脏手术风险评估系统（Logistic Euro SCORE）。某些因素未包括在正式风险评分系统中，已知能增加手术死亡率和（或）发病率的风险包括肝硬化、胸部放疗史、搭桥术后桥血管离胸壁太近不宜二次开胸、患者体质虚弱、瓷化主动脉。

三、禁忌证

1. TAVR 禁用于因并发症、严重的失能性痴呆或明确医治无效而导致预期寿命严重受限的患者。目前尚未批准在没有狭窄的单纯主动脉瓣关闭不全患者中使用 TAVR，该指征正在研究中。在单纯主动脉瓣反流患者中使用 TAVR 技术的阻碍在于如何处理扩张的、没有钙化的瓣环。非钙化或微钙化的瓣膜可能会使设备不太牢固，放置须非常谨慎。一些先天性瓣膜畸形的患者也不适合 TAVR。

2. TAVR 主要受设备的可用性和解剖学的限制。过小或过大的瓣环可能超过当前可用设备的限制。最近 FDA 批准的 Edwards S3 设备适用于直径为 16 ～ 27 mm 的环形尺寸，根据制造商发布的指南（表 12-1），CoreValve 可用于 18 ～ 30 mm 的环形尺寸。

3. 对 TAVR 的另一个解剖学限制涉及血管入路，在髂股动脉严重钙化、股髂动脉细小的患者中不能进行经股动脉 TAVR。一般来说，大多数使用 18F 鞘系统设备需要的管腔最小直径为 6 mm，尽管最近批准的 Edwards S3 和 Medtronic CoreValve Evolut R 可以通过直径小至 5 mm 的髂股血管输送，具体通过直径取决于管腔的钙化程度。不能经股动脉穿刺的患者可以考虑替代方案，其中最常见的包括经心尖或经

表 12-1 美国现有的商用和研究性 TAVR 装置

瓣 膜	可用尺寸（直径，mm）	目标瓣尺寸（mm）	鞘尺寸（内径）	最小股动脉直径[a]（mm）	FDA/CE 批准
商业应用					
Edwards SAPIEN-XT	23	18 ~ 22	16 F	6.0	● CE 认证
	26	21 ~ 25	18 F	6.5	● FDA 批准
	29	24 ~ 27	20 F	7.0	
Edwards S3	20	16 ~ 19	14 F	5.5	● CE 认证
	23	18 ~ 22	14 F	5.5	● FDA 批准
	26	21 ~ 25	14 F	5.5	● Ⅱ期临床试验（中危）
	29	24 ~ 28	16F	6.0	
Medtronic CoreValve	23	18 ~ 20	18 F	6.0	● CE 认证
	26	20 ~ 23	18 F	6.0	● FDA 批准
	29	23 ~ 27	18 F	6.0	● SURTAVI 试验
	31	26 ~ 29	18 F	6.0	●（中风险）
Medtronic Evolut R.	23	18 ~ 20	14 F	5.0	● CE 认证
	26	20 ~ 23	当量	5.0	● FDA 批准
	29	23 ~ 26		5.0	● Evolut R 美国临床研究正在进行中
	34	26 ~ 30	16 F	5.5	
供研究使用					
St. Jude Portico	23	19 ~ 21	18 F	6.0	● CE 认证
	25	21 ~ 23	18 F	6.0	● 美国审判暂停
Boston Scientific Lotus	23	20 ~ 23	18 F	6.0	● CE 标志
	25	23 ~ 25	18 F	6.0	● REPRISE Ⅲ vs.CoreValve
	27	25 ~ 27	20 F	6.5	
Direct Flow Valve（DF Medical）	23	19 ~ 21	18 F	6.0	● CE 认证
	25	21 ~ 24	18 F	6.0	● SALUS 试验（US）
	27	24 ~ 26	18 F	6.0	
	29	26 ~ 28	18 F	6.0	

[a] 根据制造商提供标签信息。在实践中，大多数需要 18F 鞘管可以通过最小管腔直径 6 mm 放置，而 14F S3 鞘可以放置的管腔直径达 5 mm，依照患者具体情况可有所不同。CE. Conformité Européenne；FDA. 美国食品药品管理局；TAVR. 经导管主动脉瓣置换术（引自 Jones B, et al. How to choose the right TAVR for the right patient. *Nat Rev Cardiol*. In press. ）

主动脉方法（图 12-2）。其他装置递送选项包括颈动脉、锁骨下动脉、腋动脉或股静脉，或者经间隔或经腔静脉（下腔静脉至腹主动脉）路径。

四、评估

1．对高风险主动脉瓣置换术（AVR）患者的评估是一个复杂的多学科合作过程，需要一个“心脏治疗团队”，涉及介入心脏病学、心脏手术、心血管成像，以及放射学、麻醉学和护理专家之间的合作，共同确定每个患者最合适的治疗策略。考虑患者的目标、期望和偏好也很重要。在考虑 TAVR 时，第一步是确定手术风险。SAVR 风险较低的患者应该接受传统瓣膜置换术；如果可行，或可考虑参加 PARTNER Ⅲ低风险试验等随机对照试验。当手术风险被认为升高甚至禁忌时，需要对经导管选择做进一步评估。

2．绝大多数 TAVR 入路首选是通过经股动脉入路，故第一个步骤是确定瓣环大小和血管条件。在肾功能正常的患者中，可以通过增强 CT 扫描快速确定这两个因素。胸部 CT 应进行门控与心电图定时，以便在每个心动周期的同一时间段采集每幅图像，以减少运动伪影的影响并获得最准确的瓣环尺寸。瓣环通常是椭圆形结构，因此运用不对称性的三维成像分析来确定尺寸是非常重要的。并将这种不对称性考虑在内。基于用二维超声心动图估计的环形尺寸可能低估真实的瓣环尺寸，导致瓣膜尺寸过小，这是导致瓣周漏的危险因素。然后，可以通过腹部和大腿 CT 来评估髂股动脉系统。重要的是，在确定经股动脉 TAVR 是否可行时，不仅要考虑股动脉的最小管腔直径，还要考虑钙化程度以及血管的迂曲度。

3．当患者的肾功能不适合进行增强 CT 时，确定瓣环尺寸的替代策略包括心脏磁共振成像（MRI）和三维经食管超声心动图（TEE）。在这种情况下，可以通过平扫 CT 扫描评估髂股动脉解剖结构。如果需要进一步了解解剖学细节，可以在透视下将猪尾导管定位在远端主动脉中，然后直接进行动脉造影注射 CT 扫描，使用 10 ～ 15 ml 造影剂。也可以考虑对骨盆血管进行血管内超声评估，但操作者应该意识到对血管的非垂直图像的关注以及由此导致尺寸不准确。

4．在需要用其他路径操作的患者中，经心尖 TAVR 通过左侧胸廓小切口穿刺左心室并以顺行方式穿过主动脉瓣来进行。这种技术仅限于球囊扩张的（SAPIEN）瓣膜，可以将其装载

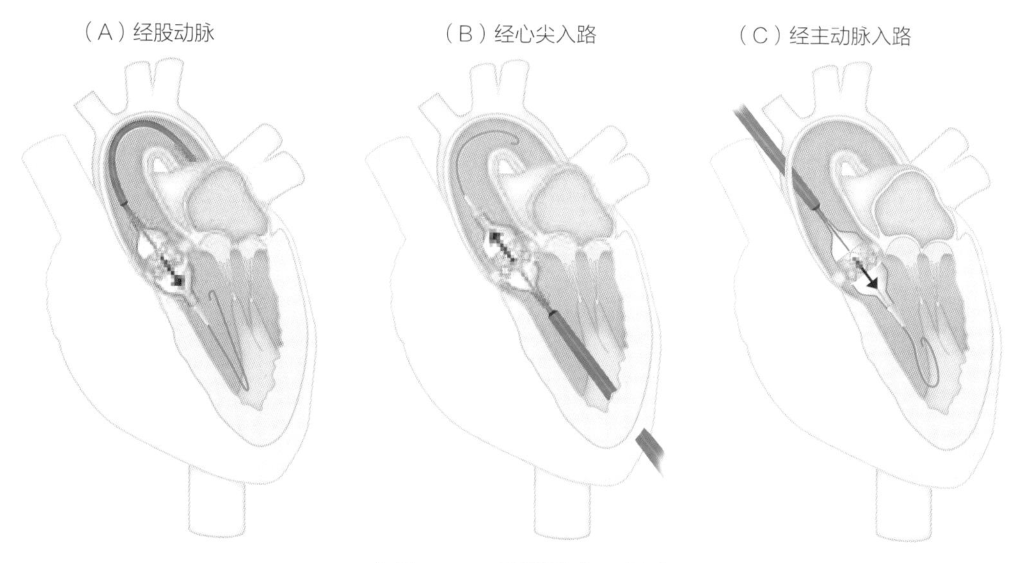

▲图 12-2　球囊扩张式 S3 瓣膜

采用经股动脉入路（A）、经心尖入路（B）和经主动脉入路（C）的球囊扩张式 S3 瓣膜（Edwards Life Sciences）替换经导管主动脉瓣的最常见血管和外科手术选择。请注意，对于经心尖入路，瓣膜必须以相反的方向装载到球囊上

到输送装置上以适应顺行或逆行植入（图12-2）。然而，CoreValve的去鞘机制不允许采用经心尖方法。经主动脉TAVR通常通过部分胸骨切开术进行，尽管一些操作者更喜欢行右胸廓切开术或胸骨柄切开术。将输送鞘直接放置在升主动脉中，然后逆行通过主动脉瓣，球囊扩张或自扩张的瓣膜均可使用这种方法。虽然经心尖和经主动脉TAVR与经股动脉方法相比手术切口更大，但它们不需要完整的胸骨切开术或体外循环。根据笔者的经验，对于有既往心脏直视手术史的患者，经主动脉方法不太理想，纵隔瘢痕可能使升主动脉位置改变。因此，对于既往冠状动脉旁路移植术或瓣膜手术患者，更倾向于经心尖入路。大多数没有手术既往史也没有适当股动脉入路的患者应优选经主动脉方法入路。

5．对于缺乏合适的经股动脉入路条件且不适合经心尖或经主动脉TAVR入路的患者，临床医生进行了广泛研究，以寻找TAVR安全可行的替代血管入路。虽然这些策略的来源主要限于小型系列和病例报道，但是操作者已经成功完成了来自颈动脉、锁骨下动脉和腋动脉以及股静脉的TAVR。初步报告表明，这些方法在选定的患者中既安全又可行。从股静脉完成TAVR有两种可能的方法。第一种方法涉及导管穿过心房间隔，通过二尖瓣，进入左心室，并以顺行方式通过主动脉瓣；第二种方法涉及导管从下腔静脉到腹段降主动脉，然后越过主动脉弓以典型的逆行方式通过主动脉瓣。在经下腔静脉的病例中，腹腔内腹膜后形成的动静脉通道通常在结束时用闭合装置矫正。

6．为了确定TAVR入路，术前需要充分评估病情，治疗并发症，包括心源性和非心源性疾病。患有老年钙化主动脉瓣狭窄的患者动脉粥样硬化发生率高，所以术前完成冠状动脉造影对评估冠状动脉疾病很重要。在一项前瞻性研究中，TAVR术前SYNTAX评分（或血管重建术后患者的残留SYNTAX评分）已被证明是TAVR术后心血管死亡的危险因素。然而，没有随机对照研究来指导血供重建决策。虽然TAVR的初始试验需要完全血供重建，但在目前的临床实践中，在TAVR之前，通常只有患者有大面积缺血时，典型心绞痛症状或“重要”解剖位置高度狭窄的患者才有可能在TAVR之前接受经皮冠状动脉介入治疗。据观察，对某些无症状但血管造影严重的病变进行保守医疗处理，并未影响患者TAVR成功。

7．颈动脉疾病也是TAVR术前要重点关注的问题，有症状的高级别病变应在TAVR前进行颈动脉内膜切除术或支架术。中度和无症状病变不需要预防性干预，但应特别关注未受保护的颈动脉狭窄（明显狭窄，对侧颈内动脉完全闭塞）患者，或TAVR期间可能长期低血压的高风险患者。

8．心脏传导系统疾病也需要关注。自扩张瓣膜并发心脏传导阻滞需要植入永久起搏器（PPM）植入的发生率明显高于球囊瓣扩张（28% vs. 6%），对于某些患者的瓣膜选择，这可能是决定性因素。与SAVR一样，在TAVR后，左束支特别容易受到破坏，因此具有预先存在的右束支传导阻滞或双束阻滞的患者在TAVR后，心脏传导完全阻滞风险高。如果需要PPM植入，可以考虑在射血分数降低患者的心脏中放置双心室起搏器。

9．最后，在一些患者中，很难确定呼吸困难是由于瓣膜疾病还是其他共病症如慢性阻塞性肺病所致。在这些患者中，运用主动脉瓣球囊扩张（BAV）可以进行鉴别。研究表明，BAV可降低主动脉瓣梯度并改善严重主动脉瓣狭窄患者的症状，但6个月时狭窄复发率高，并且不能提高患者远期生存率。因此，在BAV后数周和数月内症状显著改善的患者更有可能从TAVR中获益，而在BAV后症状没有改善的患者可能受到其他因素如肺部疾病的限制。

五、技术与设备

1. TAVR 术前由心脏团队充分评估至关重要，需要介入心脏病医生、心脏外科医生、影像科医生、麻醉师、护士和手术室人员的通力合作。在治疗机构中，TAVR 在“杂交”手术间中进行，可同时具备开展心外科手术和导管介入手术功能，心脏外科医生和介入心脏病专家参与手术全过程。由于经股动脉 TAVR 可以完全从腹股沟进行，因此一些机构选择在专门的导管室使用进行经股动脉 TAVR。虽然这种方法被证明是相对安全的，但需要做好紧急建立体外循环或开胸处理并发症的准备，为此须做好患者的全面手术消毒。尽管在 TAVR 期间转换为开放式外科手术的发生率非常低，但在需要的时候可以救命，必须做好充分准备。

2. 虽然经心尖和经主动脉 TAVR 需要全身麻醉，但越来越多经股动脉 TAVR 手术是在局部麻醉后患者处于清醒镇静状态下进行。这对于患有复杂肺部疾病的患者尤其有益，对于这些患者来说，可能存在脱呼吸机困难。全身麻醉下更容易采用经食管超声 TEE，尽管最新一代 TAVR 装置已经证实瓣膜周围渗漏显著减少，所以对于术中 TEE 的需求已经减少。然而重要的是，如果在手术过程中需要行 TEE，必须始终能快速获得麻醉师的支持和 TEE。必要时迅速及时进行全身麻醉，使用 TEE 是非常重要的。

3. 对于经股动脉 TAVR，第一步是获得血管通路。从合适的位置，即在腹壁下动脉下方，分叉处上方进入股总动脉是非常重要的。该区域通常位于股骨中段，可以通过术前增强 CT 来确认。一种策略是在荧光透视引导下使用 4F 穿刺针进入，并用少量对比剂注射确认位置；或者可以利用超声波来确保鞘的正确位置。在插入大 TAVR 鞘之前，下一步是动脉切开部位的预闭。这需要逐步放置 2 个 Perclose ProGlide（Abbott Vascular，Minneapolis，MN）缝线介导的闭合系统，位置是 10 点钟和 2 点钟方向。缝线末端小心地放置在悬吊的一侧，并将在病例结束时用于实现大动脉鞘部位的止血。使用 ProStar XL 预封装系统（雅培血管）不太常见。最后，在动脉极度钙化或有主动脉－股动脉人工血管桥时，需要直接手术显露和缝合。一个附加的 5F 动脉鞘通常放置在对侧股动脉中，其用于在无冠状窦中放置猪尾导管，以便在进行主动脉根部血管造影时提供瓣膜定位。桡动脉可以用于此目的，但是在可能的情况下，我们更倾向于使用对侧股动脉，这样在发生髂股动脉血管并发症的情况下可立即进行血管内操作。

4. 经股动脉 TAVR 的下一步是放置临时静脉起搏器。鉴于自扩张瓣膜置入后 PPM 需求的高发生率，笔者倾向于在接受自膨胀瓣膜的患者中放置来自颈内静脉的主动固定导线。对于术后传导问题高风险的患者，无论所放置的瓣膜类型如何，都采用类似的策略。否则，对于球囊扩张 TAVR，从股静脉放置被动固定导线，将其用于在球囊充气期间快速右心室起搏。如果需要，可以放置第二静脉鞘以便于放置 Swan-Ganz（肺动脉）导管。

5. 一旦放置起搏器线，需静脉内输入肝素使活化凝血时间（ACT）＞ 300s。TAVR 鞘应加粗硬钢丝，笔者更喜欢 Lunderquist（Cook Medical，Bloomington，IN）。然后将导线越过主动脉瓣，在治疗实践中通常使用 Amplatz Left 1（AL 1）导管和 0.035 英寸（1 英寸 =2.54cm）“直尖导丝”。一旦通过瓣膜，输送 TAVR 装置的导丝就会被放置在左心室中，导丝腹部位于左心室心尖部。对于没有预制左心室环的导线，可以做一个柔和弧度以便能放置在心尖。对于球囊扩展设备，我们更喜欢 Amplatz Extra Stiff 0.035in 导 丝（Cook Medical，Bloomington，IN），对于需要稍微支撑的自扩张设备，笔者使用 Amplatz Super Stiff 导丝（Boston Scientific，Natik，MA）。

6. 放置新瓣膜之前的下一步通常是主动

脉瓣球囊扩张。这曾经被认为是所有步骤中的重要组成部分，但现在在球囊扩张瓣膜植入之前已很少再进行此操作，对于自膨胀瓣膜也不太需要。然而，在一些非常严重钙化的瓣膜中，可能难以在没有预扩张的情况下通过 TAVR 装置。此外，预扩张可能有助于瓣膜人工的最终扩张并降低瓣周漏的发生率。然而，预扩张的缺点包括增加可能导致神经系统事件的栓子释放，以及诱发急性严重主动脉瓣反流的可能性，而急性严重主动脉瓣反流在等待随后植入瓣膜所需的时间间隔内是不能接受的。

7. 准备好后，将瓣膜加载到输送装置上并前进到主动脉瓣环的位置。通过放置在无冠窦的猪尾导管注射造影剂可以确认正确的位置，通常使用右前斜足位或左前斜头位。球囊可扩张瓣膜通常定位在主动脉瓣环中的下部 20%，并且支架的其余部分位于瓣膜水平之上（图 12-3）。对于自膨胀瓣膜，装置的远端部分可以在左心室流出道（LVOT）中部分释放，并且如果需要则可撤回到适当的高度（图 12-4）。当完全扩张时，CoreValve 将锚定在 Valsalva 窦上方的近端主动脉中，因此支架将通过设计延伸超过冠状动脉口，但这不会阻碍冠状动脉血流或阻止随后的血管造影。在球囊扩张瓣膜充气之前，以 180 ～ 220bpm 的心率开始快速起搏，以暂时降低心排血量。在球囊放气之前，不应该暂停起搏以防止球囊被弹出、瓣膜移位。当放置自膨胀瓣膜时，不需要右心室起搏，但释放瓣膜时需要让心率在 100 ～ 110 bpm 范围内，以减少心脏输出。

8. 植入瓣膜后，应根据血管造影、血流动力学测量和超声心动图检查其适当的位置和功能。当不使用 TEE 时，应进行主动脉根部血管造影或经胸超声心动图以排除主动脉瓣反流（图 12-3 和图 12-4）。脉压增大和低主动脉舒张压也可以是重度主动脉瓣关闭不全的线索。由于主动脉瓣反流与不良预后相关，因此，识别主动脉瓣反流非常重要，并且应尽可能减少中度或重度主动脉瓣反流。当反流位置为瓣膜周围时，随后的球囊后扩张或第二瓣膜的放置有时可以

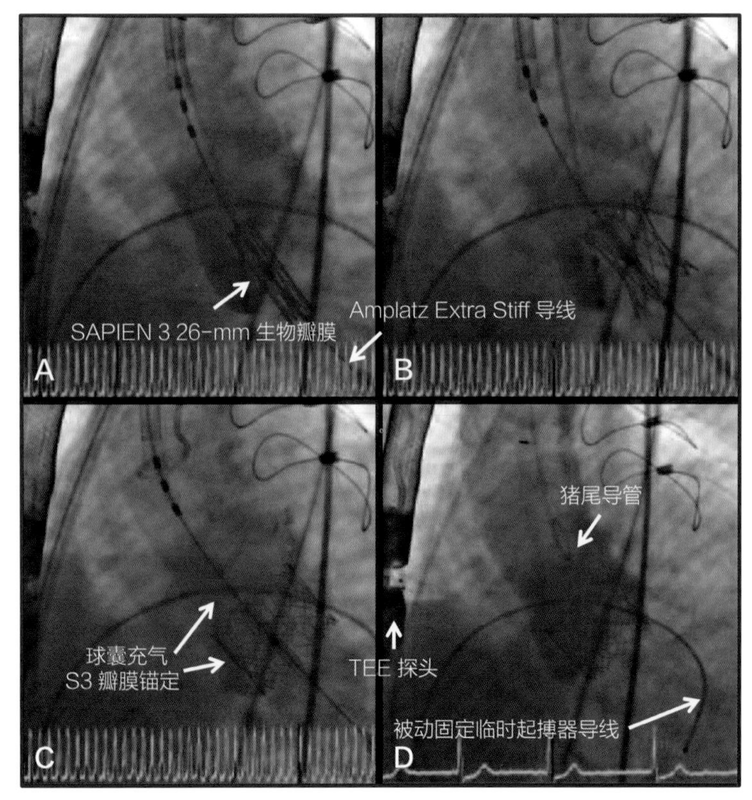

◀图 12-3　在快速起搏（A、B、C）下放置 Edwards SAPIEN 3 瓣膜，并确认适当放置和无明显主动脉瓣关闭不全（D）

在 RAO 34 CAUD 31 拍摄的图像。TEE. 经食管超声心动图

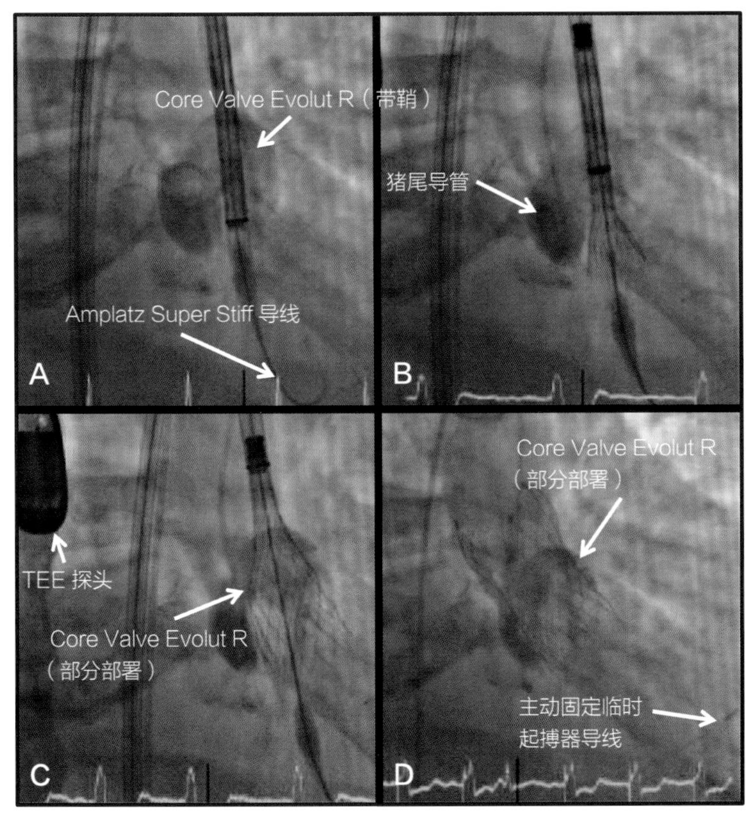

◀ 图 12-4　**自扩张 Medtronic CoreValve Evolut R（A，B，C）的放置和确认适当放置和无明显主动脉瓣关闭不全（D）**
在 RAO 28 CAUD36. 拍摄的图像。TEE. 经食管超声心动图

降低反流程度，但是支架的过度扩张有时会导致中央反流，这只能通过放置第二瓣膜来解决。在某些情况下，可能需要经皮瓣周漏闭合，以充分解决主动脉瓣反流。

9．经股动脉 TAVR 的最后一步是移除鞘管并固定预闭合缝线。在没有禁忌证的情况下，在去除鞘管之前给予鱼精蛋白中和肝素的作用。在此过程中保持导丝进入股动脉非常重要，以防止缝合失败或需要重建通路以处理血管并发症。通过对侧股动脉鞘取得的最终髂血管造影，可以有助于排除隐匿性出血或其他血管夹层，并且在需要时可以从该处对侧进入行近端球囊闭塞 / 扩张或支架的放置。

六、其他入路

当无法进行股动脉通路时，必须使用替代的入路方法。可以通过小型左前肋间胸廓切开术获得经心尖通路。将带垫片的缝合线固定到左心尖无脂肪部分，并且通过预置缝线部位的心肌放置鞘管。笔者更喜欢使用带有球形尖端的 Arrow-Berman 导管（Teleflex，Morrisville，NC）穿过瓣膜，其具有 0.035 英寸线管腔，以使通过二尖瓣腱索的风险最小化，并且最终将硬导丝推进到降主动脉。然后将瓣膜通过相反方向压接到上面输送至球囊上，并通过心尖部推进到 LVOT。瓣膜放置继续进行类似的步骤，包括快速右心室起搏，最后关闭左心尖和胸廓切口。经主动脉 TAVR 涉及部分胸骨切开术，右胸廓切开术或胸骨柄切开术以显露升主动脉。这有利于将输送鞘直接放置在主动脉中。然后，TAVR 的步骤与经股动脉 TAVR 相同，在快速起搏下逆行穿过主动脉瓣和递送瓣膜。经主动脉 TAVR 与微创 AVR 的重要区别在于，尽管外科手术通路相似，但它不需要体外循环，并且在心脏不停跳的情况下完成。

七、围术期管理

1．在 TAVR 之前优化肾功能，呼吸状态和血流动力学状态是很重要的。在一些特别虚弱的患者需要在TAVR之前住院，以确保最佳的容量状态。正如任何一种手术瓣膜置换术，患者在瓣膜植入前不能有感染，并且应该探查是否存在活动性出血，TAVR不需要非常高水平的肝素化，而肝素化涉及典型的心肺转流术过程。

2．在手术后，重要的是要保持警惕，监测可能需要及时干预的潜在并发症。应特别注意评估出血并发症、血流动力学不稳定和传导异常。笔者所在机构的所有患者在TAVR后的第一个晚上都在心血管重症监护病房进行管理，随着手术并发症的发生率的下降和手术经验的积累，我们现在大多数患者术后先回麻醉恢复室，然后直接回到普通病房。

3．辅助治疗。

（1）TAVR期间患者的药物治疗基本上是根据外科和经皮冠状动脉介入治疗文献推断的。遗憾的是，没有大型研究比较TAVR期间使用的不同抗血小板或抗凝血策略。一般而言，在获得动脉通路并安全地定位临时起搏线之后，开始过程内抗凝，目标是实现ACT＞300s。BRAVO 1试验显示，与肝素相比，接受比伐芦定选择性球囊扩张BAV的患者医院内主要出血率和缺血性卒中发生率相似，而BRAVO 2/3试验是一项类似的实验，针对的是正在进行TAVR患者。然而，由于在手术过程中出现大出血并发症的风险，作为一种可逆性的药物，我们更倾向于在TAVR期间使用肝素。

（2）术后，同样缺乏证据支持任何特定的用药方案。即使手术文献对置换生物瓣膜后使用华法林也存在争议，尽管一些外科医生主张口服维生素K拮抗药治疗3个月，但2012年美国临床药理学会指南仅推荐使用阿司匹林。2012年美国心脏病学会基金会/美国胸外科协会/心血管造影和干预协会/胸外科医师协会（ACCF/AATS/SCAI/STS）TAVR指南推荐阿司匹林（每日50～100mg）加氯吡格雷75mg/d，术后用3个月，然后单独服用阿司匹林（2C级）。ARTE试验正在进行中，目的是研究比较在TAVR后单独服用阿司匹林与同时服用阿司匹林＋氯吡格雷的区别，AUREA试验比较双重抗血小板治疗与口服维生素K拮抗药醋硝香豆素。重要的是，TAVR后心房颤动与晚期神经系统事件的高风险相关，并且在该环境中需要适当的抗凝治疗。对于那些患者，使用单一抗血小板药物进行治疗性抗凝治疗可能是合理的。对于不能耐受抗凝的患者，行经皮左心耳关闭。

八、并发症

随着瓣膜设计和输送鞘技术的进步，TAVR相关并发症的总体发病率持续下降。然而，在接受TAVR的患者中必须考虑几个重要的手术并发症，这可能导致显著的发病率、死亡率和住院费用的增加（表12-2）。虽然早期TAVR文献在并发症的定义上有些不一致，但Valve Academic Research Consortium（VARC-2）后来列出了用于临床实践和临床试验的标准。

1．与外科手术SAVR相比，接受TAVR的患者中瓣周漏更为常见。考虑到瓣膜必须在通常严重钙化和不对称的瓣环内扩张更为常见。令人惊讶的是，临床试验显示主动脉瓣中度关闭不全预后会更差，这也包括早期的技术设备。在一些研究中，即使是轻度的瓣周漏也被证明是TAVR后死亡的一个危险因素。因为这个原因，新一代TAVR在许多技术上进行了改进，主要的目的就是为了减少瓣周漏。一个例子是直流瓣膜，其在瓣膜装置的上、下部分装有两个可充气的袖口，目的是在圆柱形瓣膜和不对称的环状物之间形成一个紧密的密封。另一个例子是Edwards S3阀，它在瓣膜支架下部的外侧部分构建了一个裙边，旨在在支架和环状物之间形成密封。通过这些创新，更多的当代试验表明瓣周漏显著减少。

2．鉴于主动脉瓣反流与TAVR后的效果

表 12-2　与经导管主动脉瓣置换术（TAVR）相关的潜在并发症

并发症	危险因素	对　策
主动脉瓣关闭不全	● 不对称或钙化严重 ● 瓣膜尺寸太小 ● 位置错误（在 LVOT 放置太高或太低）	● 通过计算机断层扫描，心脏磁共振成像或 3D 经食管超声心动图而不是通过 2D 经胸超声心动图进行单维尺寸测量的环形尺寸和瓣膜测量 ● 后扩张或放置第二个阀门（必须权衡脑卒中或瓣环破裂的风险） ● 中心性反流通常需要放置第二个瓣膜
脑卒中	● 年龄较大、女性、既往脑血管或外周血管疾病、糖尿病、高血压、既往心脏手术 ● 需要球囊后扩张 ● TAVR 的路线和设备设计无明显差异 ● TAVR 后心房颤动	● 手术过程中适当的肝素化 ● 术后适当的药物治疗 ● 心房颤动需要时进行抗凝治疗 ● 尽量减少对主动脉根部装置的不必要的操作 ● 脑栓塞保护装置（正在研究中） ● 替代抗血小板和抗凝血方案（正在研究中）
血管并发症	● 小股动脉腔直径 ● 钙化动脉，特别是环形钙化	● 仔细的术前计划和动脉通路评估 ● 在大鞘扩张之前，确认正确的股动脉放置（在分叉上方，在上腹下方） ● 动脉切开术部位预置封闭装置 ● 结束时的髂骨血管造影 ● 及时血管内或手术修复血管损伤
传导问题	● 先前存在传导系统疾病 ● 预先存在右束支传导阻滞 ● 瓣膜尺寸过大 ● 瓣膜置入位置低 ● 自扩展设备 ● 瓣环钙化	● 在高风险和自扩装置患者中考虑活性固定临时起搏器 ● 术后严密监测传导系统疾病 ● 有指征时植入永久起搏器 ● 限制装置尺寸过大（必须权衡瓣周漏的风险）
心脏压塞	● 临时起搏器穿孔 ● 导丝穿孔 ● 在球囊主动脉瓣膜成形术或瓣膜放置期间瓣环破裂（在超大瓣膜、钙化瓣环、后扩张和球囊扩张瓣膜中更常见）	● 仔细管理导线 ● 限制尺寸过大（必须权衡瓣膜周围反流的风险） ● 及时诊断和处理血流动力学不稳定。 ● 对于严重钙化的瓣环，考虑自膨胀装置（瓣环破裂的风险较小）

明确相关，放置瓣膜时评估瓣膜反流非常重要。通常用血流动力学，TTE、TEE 和（或）主动脉根部血管造影术完成。通常将多个数据组合在一起研究。当发现显著的瓣周漏 PVL 时，瓣膜后扩张有时会产生更严密的密封并降低主动脉瓣反流的严重程度。另一种策略是在第一瓣膜内放置第二个经皮瓣膜，如果反流是由于瓣叶故障或初始瓣膜的错位，这是特别有用的。在环形空间中放置得太高的瓣膜有时会在下边界周围泄漏，这通常需要将第二个阀门放置在比第一个阀门更低的位置。后扩张或放置额外瓣膜的缺点是它使患者处于其他并发症的风险稍高，包括栓塞性脑卒中、瓣环破裂和传导异常。最后在特定情况下，如果不能通过传统手段减少主动脉瓣反流，则应进行经皮瓣周漏闭合。

3．脑卒中是心血管手术的严重并发症，与 TAVR 相关的原因是栓塞，但也可能与灌注不足或出血性并发症有关。Edwards SAPIEN 瓣膜（PARTNER IA 和 IB）的结果引起了最初的担忧，与药物治疗或 SAVR 相比，TAVR 卒中风险显著增加，在极端手术风险的患者中，30d 发病率高达 6.7%。然而，最近对这一群体的患者分析表明，TAVR 的卒中发生率明显低于最初的预期，长期来看，与手术相比，没有增加的风险。一项纳入了 10037 名接受 TAVR 的患者大型 Meta 分析调查分析表明，30d 脑卒中发病率为 3.3%±1.8%。最近公布的 SAPIEN-3 瓣膜的 PARTNER Ⅱ试验结果显示，高危队列 30d 脑卒中发病率为 1.5%，中危队列为 2.6%。

尽管与 TAVR 相关的临床卒中发生率下降，但利用弥散加权 MRI 的研究显示，在手术和经导管患者中，亚临床表现的发现率很高，因此，降低 TAVR 期间栓塞事件的发生率仍是人们关注的重点。目前已经研究了一些在经股动脉 TAVR 期间使用的栓塞保护装置，以及一种用于经主动脉 TAVR 的过滤装置。迄今为止，对这些装置的早期研究表明，MRI 检测到的新病灶的总体积有所减少，但临床表观事件没有减少。几项大型试验正在进行。最后，正在进行的一些研究以研究最佳抗凝和抗血小板治疗方案，以减少 TAVR 期间的血栓栓塞事件。

4. 由于需要相对较大的鞘，血管并发症是 TAVR 期间最常见的手术相关并发症之一。幸运的是，随着设备技术的进步，所需的鞘管大小已大大改善，第一代 SAPIEN 瓣膜从 22F 发展到 24F，SAPIEN-XT 和 CoreValve 从 16F 发展到 18F，再发展为 SAPIEN3 的 14F 和 Evolut R 系统。因此，尽管在一些早期试验中已报道主要血管并发症的发生率高达 16%，但使用 S3 瓣膜的 PARTNER Ⅱ试验中患者的发生率低于 6%。

血管并发症可以是温和的 VARC-2 轻微出血，也可以是严重的破裂、夹层或闭塞。轻微出血通常可以通过简单的外部压力解决，但更严重的并发症可能需要紧急的血管内修复。由于这个原因，在瓣膜递送 - 鞘移除后，保持对侧股动脉通路是很有帮助的，直到止血成功，并且成功地进行了预闭和缝合。这有助于在必要时快速利用血管内球囊扩张或甚至覆膜支架植入。操作者应该熟练进行外周血管介入（或者可以随时联系到外周血管专家），以保持 TAVR 手术的安全性。

5. 晚期出血并发症更常见于胃肠道并发症、神经系统并发症或外伤跌倒，并且在需要全身抗凝治疗的心房颤动患者中更常见。在 PARTNER 队列 / 登记中，晚期出血并发症的发生率为 5.9%，中位数为 TAVR 后 132d。

6. 传导系统紊乱是 TAVR 后的另一个潜在并发症，通过 LVOT 的室间隔附近时受到机械性压迫所致。因为左侧纤维在手术期间最容易受到压迫，具有预先存在的右束支传导阻滞的患者在 TAVR 后发生完全心脏传导阻滞的风险特别高。发生心脏传导阻滞的其他风险因素包括瓣膜置入位置低、瓣环钙化或瓣膜明显过大。与球囊扩张瓣膜相比，接受自扩张瓣膜的患者在 TAVR 后需要起搏器的风险明显更高。在 GARY 登记中，使用 Medtronic CoreValve 后，TAVR 后永久性起搏器植入率为 25.2%，使用 Edwards SAPIEN 装置为 5.0%。因此，在放置 CoreValve 后维持主动固定临时起搏器装置 72h 是合理的，以确保足够的自主传导。

7. TAVR 术后瓣环破裂与心脏压塞是非常罕见但严重的并发症。据报道，高达 1% 的手术可发生瓣环破裂，并可发生在瓣环和主动脉根部的任何水平。瓣环破裂似乎与球囊膨胀最密切相关，因此自膨装置极为罕见，除非需要后扩张。似乎与瓣环破裂相关的因素包括瓣膜人工的超尺寸过大，超过 20% 和严重的 LVOT 钙化。瓣环破裂的临床表现可能从无症状和包含到心包积血和心血管衰竭的快速发展。心包积血和心脏压塞的存在应始终引起对瓣环破裂的怀疑，但也可能是右心室的临时起搏器线或左心室顶点的弯曲支撑线造成的创伤。心脏压塞管理的关键是快速识别和治疗。情况不太严重时，可通过拮抗抗凝或仅用心包引流保守处理，尽管有些病例需要急诊体外循环和手术处理。

8．冠状动脉阻塞是 TAVR 罕见但也可以避免的并发症。在已发表的文献中，它发生在 0.4%～1.3% 的手术中，并且在以下情况下应该警惕：当冠状动脉开口距主动脉瓣环的高度较低时；当有明显的窦状隙消失时；当有大的室间隔隆起时，可导致瓣膜朝向左主干开口倾斜；或者瓣叶尖端严重钙化。在所有这些因素中，最重要的可能是了解冠状动脉窦高度、冠状窦深度和相应的瓣叶长度之间的关系。冠状动脉开口低，没有存在相应长的瓣叶和浅的瓣尖，窦管间隙消失的患者，瓣膜植入后冠状动脉堵塞风险极高。评估这种潜在并发症的最佳方法是通过门控冠状动脉 CTA。极少数情况下，这可能导致决定避免使用 TAVR，而进行传统手术瓣膜置换。在精心挑选的疑难病例中，有一些方法可以减轻冠状动脉阻塞的风险。主要策略是通过在瓣膜植入之前将导丝、球囊或甚至未展开的支架置于冠状动脉中来保护冠状动脉开口。出于这个原因，我们倾向于使用球囊扩张瓣膜，这允许操作者在瓣膜支架框架上方的可以探及冠状动脉。自扩张瓣膜位于覆盖窦的近端升主动脉上，使将来进行冠状动脉介入复杂化，这必须通过瓣膜框架的侧支柱完成。

九、近远期结果

有几项关键的 TAVR 随机试验已成为美国 FDA 批准该技术的基础，并作为短期和 TAVR 后的长期结果。PARTNER 试验将 699 名被认为具有高手术风险的重度主动脉瓣狭窄的患者（队列 A），将他们随机分为 TAVR 与 SAVR。将 358 名不适合手术的重度主动脉瓣狭窄的患者（队列 B），随机分为一组接受 TAVR，一组接受保守治疗（包括主动脉瓣球囊扩张）。在不能手术的患者中，TAVR 组治疗后 1 年的总死亡率为 30.7%，而随机接受常规治疗的患者死亡率为 50.7%。在队列 A 中，与 SAVR（26.8%）相比，TAVR（24.3%）在 1 年时具有相似的死亡率，这一发现现在已经持续至 5 年的随访。在这项涉及第一代 SAPIEN 瓣膜的研究中，TAVR 的大出血较少，但血管并发症较多，瓣周漏的发生率较高。最初 1 年结果表明，与手术 AVR 相比，所有神经系统事件的综合风险更高，尽管随后的分析证明了两组疗效相同。

随后，Medtronic CoreValve 在美国 CoreValve Pivotal 试验中进行了研究。489 例严重主动脉瓣狭窄患者被认为处于极高的手术风险，1 年内全因死亡率为 24.3%。在 647 名高手术风险患者中随机接受 TAVR 与 SAVR 治疗的患者中，TAVR 患者 1 年死亡率为 14.2%，SAVR 患者死亡率为 19.1%（TAVR 优势 $p = 0.04$），TAVR 患者脑卒中风险没有增加。值得注意的是，由于患者特征的显著差异，在这些试验的基础上不能对球囊扩张的 SAPIEN 瓣膜和自扩张 CoreValve 的安全性和有效性进行比较。最近介绍的是 PARTNER Ⅱ 试验的 30d 结果，该试验涉及使用 Edwards SAPIEN 3 瓣膜治疗的高风险和中等风险患者。在 583 名平均年龄为 82.6 岁，平均 STS 评分为 8.6% 的高危患者中，30d 死亡率为 2.2%，卒中率为 1.5%。在平均年龄 81.9 岁，平均 STS 评分为 5.3% 的 1076 名中危患者中，30d 死亡率为 1.1%，卒中率为 2.6%。同时观察高危和中危患者，中度主动脉瓣反流的发生率仅为 3.7%，严重主动脉瓣反流的发生率为 0.1%，而这一直是早期设备的主要问题之一。PARTNER ⅡA 现已报道 2 年时的数据，该研究将 2032 名中危患者随机分为 TAVR 与 SAVR，并且全因死亡率或致残性卒中无差异（TAVR 0.89%，95% *CI* 0.73～1.09，$P = 0.25$）。第三代 Edwards S3 瓣膜也在 1077 名中度风险患者中进行了研究，该试验表明，与使用目前产品的、从 PARTNER ⅡA 试验中接受 SAVR 的患者相比，其全因死亡率、脑卒中、中度或重度主动脉瓣反流的终点事件具有非劣效性和优越性。

最后，我们获得了瓣中瓣（ViV）国际数据登记处的数据，其中包括2007～2013年从欧洲、北美、澳大利亚、新西兰和中东的55个中心登记的459名患者。患者平均年龄为77.6±9.8岁，男性为56%，平均STS评分为9.8%（四分位数范围7.7%～16.0%），并且由于39.4%的单纯生物瓣膜狭窄患者需要进行瓣膜手术，30.3%的患者出现单纯性反流，30.3%出现瓣膜退行性变。总体30d死亡率为7.6%，主要卒中发生率为1.7%，1年生存率为83.2%。孤立性生物瓣膜狭窄患者和在生物瓣膜尺寸过小接受瓣中瓣ViV TAVR后患者具有显著更高的1年死亡率风险。植入装置包括球囊扩张瓣（53.6%）和自扩张（46.4%）瓣膜。

十、结论

总之，有证据表明，对于手术风险高的严重主动脉瓣狭窄患者，TAVR是一种可接受的治疗方法，对于中度或高度手术风险的患者，TAVR是AVR手术的有效替代方案。此外，对于退化的生物瓣膜，使用ViV TAVR似乎是一个很有前途的策略，可以避免手术并发症高风险患者的再次手术，也是被认为无法手术的患者的唯一选择。涉及低风险患者的TAVR与SAVR的随机试验正在进行中。

要点总结

- 经导管主动脉瓣置换术（TAVR）已经成为不适合手术的重度主动脉瓣狭窄患者的既定的治疗方法，适用于不适合手术治疗的严重主动脉瓣狭窄患者，也是中、高危手术患者的一种可接受的替代方法。低风险人群的试验正在进行中。
- TAVR显示出极好的安全性，并且从技术角度发展到包括多种瓣膜设计和血管入路方法。
- 评估患者是否需要TAVR，需要一个心脏病治疗团队，即在心脏外科医生、介入心脏病专家、影像专家，以及来自不同学科的其他专家、护士和其他支持人员的配合下，对每位患者进行多学科评估。
- TAVR的首选途径是通过经股动脉入路，但在没有合适的髂股血管的患者中，必须考虑替代通路，其中最常见的是锁骨下、经心尖或经主动脉入路。
- 已经使用的其他血管方法包括腋动脉、颈动脉，以及最后的静脉选择，包括经间隔和经腔静脉进入。
- 在评估AVR的适应证和规划适当的入路时，重要的是对髂股动脉和主动脉瓣环进行高质量成像，这两者通常可以通过带对比度的门控CT扫描来评估。
- 在接受TAVR的患者中，特别重要考虑的并发症包括瓣周主动脉瓣反流、脑卒中、血管和进入部位并发症，以及出血、传导系统疾病、心脏压塞和瓣环破裂。

推荐阅读

[1] Adams DH, Popma JJ, Reardon MJ, et al. Transcatheter aortic-valve replacement with a self-expanding prosthesis. *N Engl J Med*. 2014;370:1790–1798.
[2] Athappan G, Patvardhan E, Tuzcu EM, et al. Incidence, predictors, and outcomes of aortic regurgitation after transcatheter aortic valve replacement: meta-analysis and systematic review of literature. *J Am Coll Cardiol*. 2013;61:1585–1595.
[3] Cribier A, Eltchaninoff H, Bash A, et al. Percutaneous transcatheter implantation of an aortic valve prosthesis

for calcific aortic stenosis: first human case description. *Circulation*. 2002;106:3006–3008.
[4] Dvir D, Webb JG, Bleiziffer S, et al. Transcatheter aortic valve implantation in failed bioprosthetic surgical valves. *JAMA*. 2014;312:162–170.
[5] Genereux P, Head SJ, Van Mieghem NM, et al. Clinical outcomes after transcatheter aortic valve replacement using valve academic research consortium definitions: a weighted meta-analysis of 3,519 patients from 16 studies. *J Am Coll Cardiol*. 2012;59:2317–2326.
[6] Holmes DR Jr, Mack MJ, Kaul S, et al. 2012 ACCF/AATS/SCAI/STS expert consensus document on transcatheter aortic valve replacement. *J Am Coll Cardiol*. 2012;59:1200–1254.
[7] Kappetein AP, Head SJ, Genereux P, et al. Updated standardized endpoint definitions for transcatheter aortic valve implantation: the valve academic research consortium-2 consensus document. *J Am Coll Cardiol*. 2012;60:1438–1454.
[8] Leon MB, Smith CR, Mack M, et al. Transcatheter aortic-valve implantation for aortic stenosis in patients who cannot undergo surgery. *N Engl J Med*. 2010;363:1597–1607.
[9] Leon MB, Smith CR, Mack MJ, et al. Transcatheter or surgical aortic-valve replacement in intermediate-risk patients. *N Engl J Med*. 2016;374(17):1609–1620.
[10] Nishimura RA, Otto CM, Bonow RO, et al. 2014 AHA/ACC guideline for the management of patients with valvular heart disease: a report of the American College of Cardiology/American Heart Association Task Force on Practice Guidelines. *Circulation*. 2014;129:e521–e643.
[11] Piazza N, Kalesan B, van Mieghem N, et al. A 3-center comparison of 1-year mortality outcomes between transcatheter aortic valve implantation and surgical aortic valve replacement on the basis of propensity score matching among intermediate-risk surgical patients. *JACC Cardiovasc Interv*. 2013;6:443–451.
[12] Popma JJ, Adams DH, Reardon MJ, et al. Transcatheter aortic valve replacement using a self-expanding bioprosthesis in patients with severe aortic stenosis at extreme risk for surgery. *J Am Coll Cardiol*. 2014;63:1972–1981.
[13] Ross J Jr, Braunwald E. Aortic stenosis. *Circulation*. 1968;38:61–67.
[14] Smith CR, Leon MB, Mack MJ, et al. Transcatheter versus surgical aortic-valve replacement in high-risk patients. *N Engl J Med*. 2011;364:2187–2198.
[15] Thourani VH, Kodali S, Makkar RR, et al. Transcatheter aortic valve replacement versus surgical valve replacement in intermediate-risk patients: a propensity score analysis. *Lancet*. 2016;387(10034):2218–2225.
[16] Whitlock RP, Sun JC, Fremes SE, et al. Antithrombotic and thrombolytic therapy for valvular disease: antithrombotic therapy and prevention of thrombosis, 9th ed: American College of Chest Physicians Evidence-based Clinical Practice Guidelines. *Chest*. 2012;141:e576S–e600S.

第13章 小儿经皮瓣膜手术

Pediatric Percutaneous Valve Procedures

Lourdes R. Prieto　著
刘鑫裴　译
张超纪　校

一、概述

Bonhoeffer等在2000年首先报道了经皮瓣膜手术在小儿心脏外科的应用，一例12岁的法洛四联症术并发右心室-肺动脉带瓣管道功能失常，该患儿接受了经皮肺动脉瓣置入术，术中使用的装置是一个缝合于折叠支架上的牛颈静脉瓣。该装置经多次改良后，发展成了今天的Melody瓣膜（Medtronic Inc., Minneapolis, MN）（图13-1），最早于2010年在人道用途设备豁免指南支持下获FDA批准，并在2015年获得FDA上市前批准。截至成稿前，已有两种装置获FDA批准用于经皮介入肺动脉瓣置换（percutaneous pulmonary valve replacement, PPVR），分别是Melody瓣膜和Edwards SAPIEN XT瓣膜（Edwards Lifesciences, Irvine, CA），两者仅用于治疗右心室-肺动脉带瓣管道功能失常。

约20%的先天性心血管病（先心病）患者病变累及右心室流出道（RV outflow tract, RVOT），此类患者通常在童年早期需要行手术植入右心室-肺动脉带瓣管道。这些带瓣管道的使用寿命都有限：一是因为管道不随机体生长而增长，二是瓣膜术后出现继发性瓣膜狭窄或反流。开展经皮介入手术方式将减少先心病患者一生中面临的直视手术次数，这已成为近10年来小儿心脏外科最受关注的发展方向。

二、指征

目前，大部分行PPVR手术的患者植入右心室-肺动脉带瓣管道的目的是治疗先心病，其中最常见的是法洛四联症，另有一小部分是动脉圆锥部病变。受益于这一手术方式的患者中，还有一重要人群，这个人群是因主动脉瓣疾病接受了ROSS术，但右心室流出道有继发性病变的患者。尽管仅被批准用于右心室-肺动脉带瓣管道术后，Melody瓣膜现已用于功能异常的人工生物瓣，甚至自体肺动脉瓣，前提是右心室流出道形态足以使Melody瓣膜稳定置入。在自体右心室流出道置入Melody瓣膜时，需要提前植入一个或多个支架为瓣膜置入创造

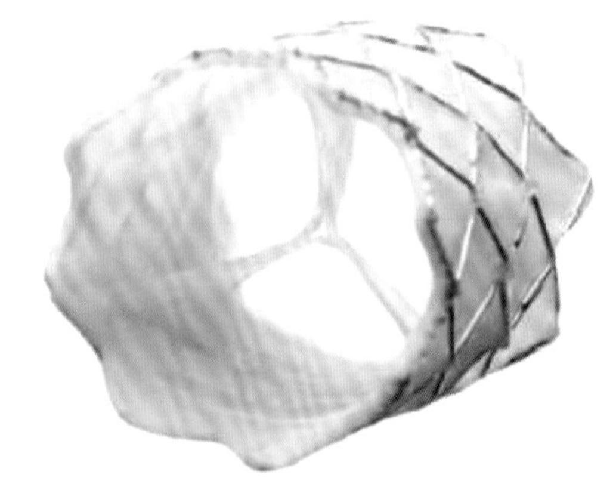

▲ **图13-1　Melody瓣膜是缝合在钛-铱折叠支架上的牛颈静脉瓣**

瓣膜一端的蓝色缝合线用于标记置入方向，以保证瓣膜置入后超主肺动脉方向开放（获准引用自Medtronic Inc., Minneapolis, MN.）

条件（预支架），然后，将 Melody 瓣膜置入在预支架区域。不论是在右心室 - 肺动脉带瓣管道内还是在预支架后的自体右心室流出道内植入 Melody 支架，其指征均为肺动脉瓣狭窄、肺动脉瓣反流或肺动脉瓣狭窄合并反流。

1．肺动脉瓣狭窄

右心室收缩压≥ 75mmHg，或右心室与左心室收缩压之比＞ 0.7 时，推荐行 PPVR 术。当右心室功能不全时，该标准可适当放宽。一般来说，相应的心脏超声测得的跨瓣压差界值为：峰值瞬间跨瓣压差 50 ～ 60mmHg，平均跨瓣压差≥ 35mmHg。

2．肺动脉瓣反流

与肺动脉瓣狭窄相比，PPVR 术治疗肺动脉瓣反流的指征尚不够明确，事实上，指征变动的部分原因是 PPVR 术其提供了一种较直视手术创伤更小的选择。如下原因使人们较从前更倾向于早期行瓣膜置换。

（1）使用原指南推荐的界值，即右心室舒张末期容积≥ 170ml/m^2 作为肺动脉瓣置换术的手术指征，大多数患者术后右心室体积并未恢复正常。

（2）心脏 MRI 测得右心室射血分数（RVEF）≥ 45% 时，视为右心室功能正常。与肺动脉瓣狭窄不同，若肺动脉瓣反流患者在 PVR 术前已出现右心室功能不全，则即便术后右心室体积可缩小、症状可改善，RVEF 也大多不会改善。

（3）慢性肺动脉瓣反流的不良影响及其对右心室的不可逆损害需与多次手术带来的风险相权衡，而目前尚无清晰证据支持 PVR 术可改善患者的心律失常符合或者延长患者寿命。随着经皮介入选择的出现，手术干预的门槛将有望在合理的前提下适当降低。

（4）考虑到上述原因，依据 Geva 关于直视 PVR 和经皮 PVR 术的推荐，当存在肺动脉中 - 重度反流（反流分数≥ 25%）且合并以下情况时，应推荐行 PPVR 术。

① 出现症状，包括右心衰竭、活动耐量明显减低或心功能分级较差。

② 无症状但符合以下至少 2 项标准。

- 右心室舒张末期容积指数＞ 150ml/m^2。
- 右心室收缩末期容积＞ 80ml/m^2。
- RVEF ＜ 47%。
- LVEF ＜ 55%。
- QRS 波宽度＞ 140ms。
- 右心容量负荷相关的持续性心动过速（准备行直视迷宫手术可同时行 PVR 者除外）。
- 连续评估发现三尖瓣反流加重。
- 右心室收缩压≥ 2/3 体循环血压的右心室流出道梗阻。
- 无须手术处理的其他病变，如室间隔缺损或主动脉瓣重度反流。

③ 肺动脉瓣狭窄合并反流。许多右心室 - 肺动脉带瓣管道功能异常者合并有肺动脉瓣狭窄及反流，从而导致右心室容量负荷和压力负荷升高。手术干预的界值应以较重的病变为准，而当两种病变所导致的血流动力学负荷均较重时，界值可适当放宽。

三、禁忌证

1．患儿过小不宜行 PPVR 术

Melody 肺动脉瓣置入系统的尺寸是 22F，患者的血管必须能通过置入系统，且该装置的特殊形状使得其在小儿心脏中的调整操作十分受限。虽然曾为体重 14kg 的患者行过 PPVR 术，但一般地，患者体重须≥ 20kg。部分因体重过轻而无法行 PPVR 的患者曾使用过经心尖手术方式，但一般来说，对这些患者更应行直视下肺动脉瓣置换术。

2. 右心室流出道过窄或过宽不宜行 PPVR 术

Melody 瓣膜设计展开直径为 18mm、20mm 或 22mm，也可展开至 24mm。早期研究证明展开至 24mm 瓣膜的术后中期结果较满意。瓣膜的标称长度为 28mm，待展开至 18mm、20mm、

22mm 时长度分别缩短为 26mm、24mm、23mm。

（1）过窄：接受 Melody 肺动脉瓣置入术的右心室 - 肺动脉带瓣管道尺寸最好应≥ 16mm。不论当初植入的管道尺寸如何，均应再行球囊导管测宽术测量导管最窄处的直径，术中当球囊充盈压较低时可见“腰线”。若对拟置入区进行充分准备，包括高压球囊扩张和（或）预支架后，导管最窄处仍＜ 14mm，则不应置入 Melody 瓣膜。

（2）过宽 ：Melody 瓣膜的外径较其展开后直径大约 2mm。严格按照制造商的指南规定，要置入 22mm 的 Melody 瓣膜，球囊测宽结果须≤ 20mm，但在现实诊疗过程中，22mm 的 Melody 瓣膜可置入 22mm 的右心室流出道中，预支架术后者尤应如此。将瓣膜扩张至 24mm（外径 26mm）可使其适用于稍宽的右心室流出道（最窄处 23 ～ 24mm）。更宽的右心室流出道因缺乏瓣膜锚定点而禁忌行 Melody 瓣膜手术。Edwards SAPIEN XT 瓣膜可展开至 24mm、26mm 或 29mm，适用于最窄处 27 ～ 28mm 的右心室流出道。

3．自体 RVOT

Melody 瓣膜应用的指征仅限于右心室 - 肺动脉带瓣管道植入术后的患者，尽管如此，数个机构已报道成功为自体 RVOT 植入 Melody 瓣膜，这种超指征 Melody 瓣膜置入术（最常用于法洛四联症矫治术后）正在被普及，该技术已普遍开展。但当自体 RVOT 过宽不适宜（标准如前述）时（见于大部分法洛四联症矫治术后患者），禁行 Melody 瓣膜置入术。

4．冠状动脉压迫

右心室 - 肺动脉带瓣管道植入术后，导管与冠状动脉位置关系密切。冠状动脉压迫是 PPVR 最重要的危及生命的并发症之一，发生率约 5%。发生冠状动脉压迫的机制是经皮支架瓣膜置入导致右心室 - 肺动脉带瓣管道发生尺寸或形状的变化，导致冠状动脉受压。避免这一风险的唯一方法是行主动脉根部或选择性冠状动脉血管造影，同时在拟置入区充盈一球囊，充盈直径尽量接近拟置入瓣膜的直径。冠状动脉压迫高危患者常常合并冠状动脉畸形，最常见的畸形是法洛四联症合并冠状动脉左前降支起源的右冠状窦。大动脉转位（TGA）患者风险亦升高，这部分患者同样大多合并有先天性冠状动脉畸形（TGA、VSD、PS 行 Rastelli 手术后的患者常见）。

5．细菌性心内膜炎

活动期感染性心内膜炎禁行 PPVR 术。

四、评估

肺动脉瓣功能异常患者 PPVR 手术指征的评估，首先是病史详细询问，体格检查已明确是否有症状，肺动脉瓣狭窄或反流的杂音，以及心力衰竭的体征。心肺负荷试验，特别是定期连续行心肺负荷试验监测，非常有助于明确临床症状的恶化。此外，还应评估是否存在房性或室性心律失常。超声心动图可提示右心室流出道梗阻，并为 PPVR 的指征提供依据。但更为详细评估右心室流出道解剖结构，心脏 MRI 才是金标准。除此之外，心脏 MRI 还是评估以肺动脉瓣反流患者右心室容积和右心室射血分数的金标准，以此判断手术指征。最后，右心室扩张和右心室功能不全对左心室收缩和舒张功能的影响逐渐受到重视，使得左心室功能评估对拟行 PPVR 手术的患者也愈发重要。

1．症状和体征

肺动脉瓣功能严重异常需行 PPVR 术的患者并不全有临床症状。当出现症状时，肺动脉重度狭窄最常见的症状包括劳力性呼吸困难和乏力，原因是右心室排血量增加不能适应因运动而提高的需求。若狭窄不解除，可能发展为右心衰竭。其他偶见的症状包括胸痛、晕厥甚至重体力劳动时发生猝死，猝死的原因可能与运动时心排血量不足导致心肌缺血引发的心室颤动有关。

中 - 重度肺动脉瓣反流一般可长期无症状，但最终常出现进行性乏力、活动耐量降低，若不行干预可进展为右心衰竭。肺动脉瓣反流导致的右心室进行性扩张是法洛四联症矫治术后晚期发生室性心律失常和心脏性猝死的高危因素。

2．体格检查

右心室容量负荷和（或）压力负荷明显增加可导致心前区异常搏动。肺动脉瓣狭窄的典型杂音是位于胸骨上段左缘的收缩期喷射样杂音，向背部放射，可能触及收缩期震颤。一般地，杂音强度随梗阻的严重程度而增加，但右心室 - 肺动脉带瓣管道植入术后的患者可能因管道距胸壁过近而导致梗阻不重情况下可闻及较响的杂音。狭窄越重，杂音持续时间也越长，可闻及不到肺动脉瓣关闭音。肺动脉瓣反流的杂音是位于胸骨上段左缘的低调舒张期杂音。即便是肺动脉重度反流，也不常出现 3 级以上的杂音。几乎所有二尖瓣反流的患者，均可因跨瓣血流增多，肺动脉相对狭窄而闻及往复性杂音。由于法洛四联症矫治术后常并发右束支传导阻滞，所以 S_2 常出现明显的固定分裂。合并右心力衰竭的患者常见颈静脉压力升高、肝大和外周水肿，右心可闻及 S_4。部分严重病例可出现因淤血导致的脾大、腹水等。

3．心电图

大多数 PPVR 手术患者为法洛四联症矫治术后患儿，常见特征性的右束支传导阻滞心电图。肺动脉瓣反流的法洛四联症矫治术后患者，因慢性右心室容量超负荷和明显右心室扩张导致 QRS 波形≥ 180ms，被认为是致命的室性心律失常和心源性猝死的危险因素之一。患者一旦出现的室性心律失常症状，应该彻底评估患儿情况，包括根据临床情况进行电生理检查，这是决定 PPVR 时机时要考虑的因素之一。

4．超声心动图

（1）肺动脉瓣狭窄：超声心动图是筛查右心室流出道功能异常方便易行方式，并且在大多数情况下，多普勒超声可很好地评估右心室流出道梗阻的严重程度。肺动脉峰值瞬间压差 50 ～ 60mmHg、平均压差≥ 35mmHg 通常相当于≥ 65% 右心室压力和 75% 体循环平均压，从而对右心室功能进行定量评估。而在重度右心室功能不全，心排血量不足时，由于右心室无法产生足够的收缩压，通过肺动脉瓣的血流减少，即使重度狭窄的情况下跨瓣压差可能也较低。对于狭窄部位较长的管状狭窄患者（见于右心室 - 肺动脉带瓣管道弥漫性狭窄），测量跨瓣压差可能会高估狭窄的严重程度。而当肺动脉瓣反流量足以测得可靠的多普勒波形时，就可将肺动脉瓣反流速度（V）代入伯努利方程求得右心室压力（右心室压 = $4V^2$ + 右心房压）。在不合并肺动脉高压（在右心室流出道狭窄患者中很常见）的情况下，肺动脉瓣反流≥ 4m/s 提示至少存在中 - 重度的右心室流出道梗阻。当使用肺动脉瓣反流速度计算右心室压力的时候，须注意部分患者，特别是法洛四联症矫治术后的患者可能合并有肺动脉分支狭窄，而当肺动脉双侧分支狭窄时，无论有没有右心室流出道梗阻也可导致右心室压力升高。同样，对于法洛四联症矫治术后未行肺动脉瓣置换术的右心室流出道梗阻患者，其梗阻原因可能是首次矫治术中动脉圆锥切除不足而导致的肺动脉瓣下型狭窄。此类患者可能需要行右心室流出道疏通手术，而非 PPVR。综上所述，在计划行 PPVR 术前，必须详细了解整个右心室流出道和肺动脉起始段的解剖结构，特别是对大龄儿童，除超声心动图外，还必须完善其他影像学检查以充分了解相关结构的解剖学情况。

（2）肺动脉瓣反流：肺动脉瓣反流的严重程度可通过肺动脉瓣彩色多普勒测量。反流束的宽度、进入右心室腔的范围和肺动脉血流波形可用于划分轻度、中度和重度的肺动脉瓣反流。远端肺动脉出现逆向血流提示肺动脉瓣重度反流。比肺动脉瓣反流分级更重要的是测量肺动脉瓣反流给右心室造成的容量负荷，以评估 PPVR 的手术指征。右心室扩张程度和收缩功能可通过多个切面进行测量，包括胸骨旁长轴、胸骨旁短轴以及经心尖四腔心平面。由于超声心动图评估右心室功能是纯定性的，当出现须考虑行 PPVR 术的严重右心室扩张或右心室功能不全时，应行心脏 MRI 对右心室容积和右心室射血分数进行定量测量。对因携带起搏器而无法耐受心脏 MRI 的患者，可考虑行心脏 CT 替代。然而，部分数据表明在法洛四联症矫治术后的患者中，CT 检查相较于 MRI 容易高估右心室容量和低估肺动脉瓣反流分数。仍需注意的是，随时间而进展的肺动脉瓣反流可能提示右心室进行性扩张和功能不全。此外，由于心室 - 心室机械相互作用可能影响左心室功能，左心室收缩和舒张功能的改变也应重视。

5．心脏 MRI

心脏 MRI 是定量评估右心室容量，右心室射血分数，以及肺动脉、三尖瓣反流分数的金标准。亦能很好地评估整个右心室流出道及瓣上结构的解剖情况，包括瓣下区域和肺动脉分支。充分了解相关信息对于制订合适的术前评估方案至关重要（具体细节不在本书赘述，详见推荐阅读中 Geva 的著作）。植入含金属的肺动脉人工瓣膜或肺动脉支架时，MRI 会受到伪影的重要影响，尽管如此，这些通常并不真正地对右心室定量评估构成阻碍。此外，左心室功能亦应同时评估。如前所述，推荐行 PVR 术的右心室功能界值正在逐年放宽。具有 PPVR 手术指征的 MRI 右心室容积界值及右心室反流分数界值已在前文中具体叙述。

6．心肺负荷试验

在随访中应连续测量观察肺动脉反流患者的心肺功能储备。如果患者满足 PPVR 其他各项手术指征，活动耐量下降时应考虑行 PPVR 术。

7．生物标记物

在先心病患者中，应用脑钠肽前体（proBNP）广泛应用于评估心脏功能状态，尽管如此，proBNP 升高并不是行 PPVR 术的必要条件。肺动脉瓣功能不全的患者出现 proBNP 升高支持手术干预，但等到 proBNP 升高才考虑手术干预，可能稍稍迟于最佳时机。

8．瓣上肺动脉分支狭窄

行 PPVR 术的患者大多数是法洛四联症矫治术后的，在这些患者中，不论原发性的还是手术相关性的，肺动脉分支狭窄的发生率很高。肺动脉瓣狭窄亦可见于动脉干修复术后的患者。PPVR 术前，必须详细评估肺动脉的解剖情况。如前所述，除肺动脉高压外，右心室流出道或肺动脉分支的梗阻都可导致右心室压力升高。患者在考虑 PPVR 术之前，必须明确是否合并有多平面狭窄。心脏 MRI（及心脏 CT）可提供必要的解剖信息以排除明显的肺动脉瓣狭窄。当单侧肺动脉瓣狭窄时，应行 MRI 检查计算双肺血流分配以评估狭窄的严重程度。进一步评估可能需行心导管检查了解肺血管压力和造影情况。部分患者可发现除 PPVR 术外其他手术的指征，有时可经同一入路进行。

9．3D 模型

由于右心室流出道解剖的高度变异性和现有瓣膜技术的空间限制，由 MRI 数据库生成的患者个体化 3D 打印模型非常有助于评估 PPVR 的手术指征和设计手术方式。术前可用 3D 打印模型在透视下对不同尺寸的球囊进行测试，但须注意模型与实体在材料学上的差异。目前这一技术已经商用，尽管耗时长、成本高，尚未广泛应用于临床实践，但对于部分解剖情况复杂的患者，可考虑 3D 打印模型辅助治疗。

五、手术技术

在了解 PPVR 手术具体的技术细节之前，

明确经导管肺动脉瓣手术项目对术者和开展这一项目的机构的要求非常重要。除心脏介入专科医生外，项目还需要“心脏团队”中各个亚专科的专业人员的通力合作，包括正致力于治疗小儿先心病的心外科医生、无创心脏病专家、心脏放射专科医生和心脏麻醉专科医生。治疗机构对先心病或结构性心脏病行导管治疗的年例数应不少于 150 例，并对其中至少 100 例行治疗性干预。操作者本人需具备至少 100 台导管操作经验，其中至少 50 台为介入手术，应具备右心室流出道和肺动脉支架植入术、异物取栓、冠状动脉造影等操作的经验。导管室最好应配备双向血管造影设备。此外，机构必须具备每年至少行 100 例小儿先心病手术的心外科团队和体外膜肺氧合器（ECMO）团队。亦推荐机构参与国家注册研究（IMPACT）。

1．操作技术：Melody 瓣膜

（1）经血管入路：Melody瓣膜植入需使用 22F 鞘管，若未确定行瓣膜置换，可用较小的鞘管进行术前的诊断性介入操作。从实践角度讲，先用 18F 的 30cm 鞘管进行前期操作有利于后续换成 22F 的 Melody 设备鞘管，且有利于后续使用更长的鞘管进行预支架操作（见后述），包括在导管破裂时紧急植入覆膜支架用的长鞘管。多数操作者选择对预先缝合静脉以降低腹股沟穿刺点出血风险，而据我们的经验，应用这 3 个 ProGlide 血管缝合器（Abbott Vascular, Santa Clara, CA）可起到良好的临床效果。若较大的鞘管在右心室流出道内操作困难，可使用右侧颈内静脉入路，多数情况下这一入路更利于操作。尤其是在体积较小的心脏中，三尖瓣至右心室流出道处的两个拐弯很难通过，而经右侧颈内静脉通路操作更加方便。

（2）血流动力学：术前需行右心导管检查明确右心各腔压力，使用球囊导管并在气囊充气的情况下进入右心室，以确保右心导管没有穿过任何三尖瓣腱索，因为之后的大鞘管可能会损伤三尖瓣腱索。因为大多数患者曾接受过室间隔缺损修补术，应同时行心室造影及测定各腔血氧饱和度，以排除残余分流。对合并肺动脉狭窄的患者，重要的是要准确地记录压力梯度位置，以便将阻塞位置作为瓣膜置入的目标，同时注意后退端孔导管时要缓慢、谨慎。

（3）血管造影：行右心室流出道造影测量计算预定置入部位的有关数据，理想情况下计算两个平面的数据。一般情况下右心室血管造影观察右心室流出道和肺动脉分叉的最佳位置是前后位、头位和正侧位。对解剖结构非常复杂的患者，旋转血管造影可有助于更好地评估三维解剖结构，从而更好地行传统双平面血管造影和设计手术计划。

（4）右心室流出道的准备：右心室 - 肺动脉带瓣管道梗阻患者可能需要对导管进行预扩张以满足 Melody 瓣膜植入的条件（≥ 14mm），至少应扩张至 18mm。一般情况下，若右心室流出道最窄直径大于 18mm 但小于带瓣管道植入时的额定直径，则植入位置需要进行预扩张。球囊直径不应超过导管标称直径的 110%，并且应＜ 22mm。狭窄的导管在预扩张过程中可能撕裂，特别是应用高压球囊进行预扩张，以及球囊腰 - 球比值＜ 0.85 时。在某些情况下，狭窄接近 18mm，与其用气囊预扩张，不如用与预定的 Melody 瓣膜直径相同的气囊扩张后植入支架，植入支架前必须排除冠状动脉受压迫的可能。

（5）球囊测量：完成右心室流出道准备后，如有必要应使用球囊测量右心室流出道直径。所用球囊的直径至少应比右心室流出道最窄处大 4mm，以确保可观察到球囊的腰线，并且球囊直径不应小于拟置入的 Melody 瓣膜直径（Melody 套件提供 18mm、20mm 和 22mm 的球囊，但亦可扩张至 24mm）。球囊腰线直径应≥ 14mm，而为方便置入最大直径 22mm 的 Melody 瓣膜，球囊的最大腰线直径不应超过 22mm（瓣膜直径是指内径，而外径约比内径大 2mm）。尽管如此，24mm 双层球囊（BIB, NuMED Inc., Hopkinton, NY）装载的瓣膜可置入在球囊腰线直径 23 ～ 24mm 的位置。

（6）评估冠状动脉：为排除冠状动脉压迫，将之前用来测量右心室流出道的球囊再次充气，同时行主动脉根部造影（图 13-2）。重要的是用球囊模拟瓣膜置入后的情况。此次充盈球囊的造影剂应进一步稀释以保证球囊与冠状动脉显影重叠时仍能区分开来。虽然左冠状动脉较易受压，但仍应对冠状动脉所有分支的全长详尽造影以同时发现存在的狭窄和充盈缺损，最便于观察的相位为左前斜位和正侧位。当然，在观察不满意时仍应尝试各种相位。同样地，若主动脉根部造影对冠状动脉观察不能完全排除冠状动脉压迫，亦应行选择性冠状动脉分支造影。值得注意的是，球囊充盈时对降主动脉和主动脉瓣的压迫和牵拉同样应予以重视。

（7）预支架 Melody：瓣膜在术后中期出现功能异常的最常见原因就是瓣膜支架应力疲劳受损导致的瓣膜狭窄。置入瓣膜前用一个或多个裸金属支架加强右心室流出道可推迟瓣膜功能发生异常或再次手术的时间。预支架对右心室 - 肺动脉带瓣管道狭窄的缓解作用强于球囊扩张，故更有助于右心室流出道的准备。由于预植入支架同样可造成冠状动脉压迫，故也应在植入前排除冠状动脉压迫的风险。支架的直径和长度取决于右心室流出道的解剖情况，长度须覆盖整个狭窄段，直径须与拟置入的瓣膜相适应（不要求使狭窄腰段完全消失），且须符合前述推荐直径以降低破裂风险。展开的 Melody 瓣膜长度 23 ～ 26mm，而预支架展开后的长度至少应与瓣膜一致。在支架种类方面，应选择轴向强度较大的支架以克服术后右心室流出道的钙化和瘢痕形成产生的应力。目前广泛选用 Palmaz XL 支架（Johnson & Johnson, Piscataway, NJ）。若支架在球囊扩张时发生明显形变，则表明其仍不能耐受较大的外力。有时为对拟置入瓣膜位置进行优化，可能需植入多个支架。

（8）Melody 瓣膜的准备：Melody 瓣膜是缝合在钛 - 铱合金支架上的牛颈静脉瓣。Melody 瓣膜套件包括一个双层球囊，球囊前端有一个

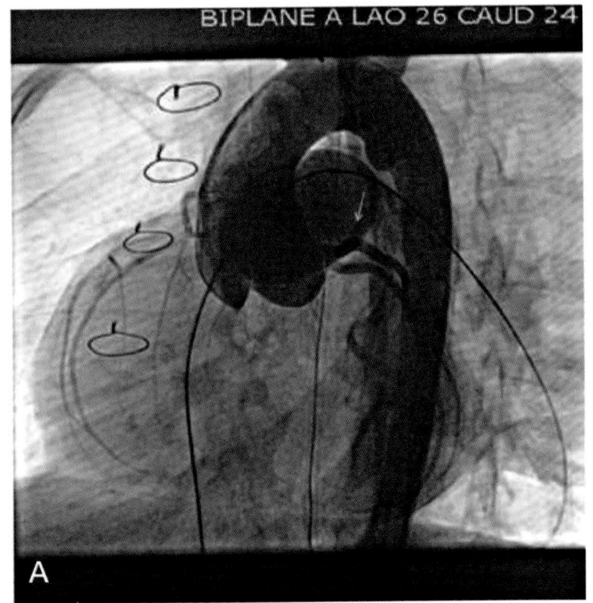

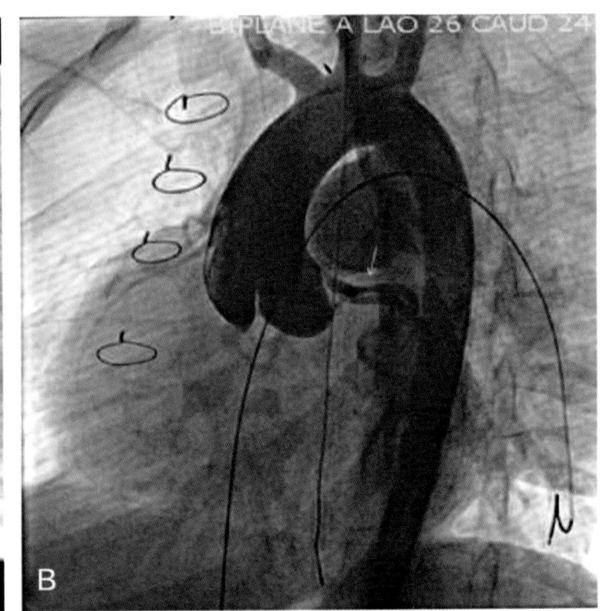

▲图 13-2　主动脉根部造影评估冠状动脉

A. 法洛四联症患者行主动脉根部造影的同时在右心室流出道内充盈球囊。球囊在扩张过程中向下滑动，以到达低于拟置入 Melody 瓣膜位置处。可见这一位置并无冠状动脉压迫；B. 将球囊重新置于拟置入瓣膜处，重复血管造影，可见左前降支（LAD）受此处充盈的球囊压迫而下移（白箭）。注意到尽管球囊与 LAD 之间有一定距离，仍可发生压迫。本例最终未能置入瓣膜

能帮助瓣膜到达指定位置的特制的尖细“萝卜头”，球囊在后面被包装在22F输送鞘内。当拟置入区准备完成后，Melody瓣膜被装载在相应尺寸（直径18mm、20mm或22mm）的球囊导管内（目前有两种Melody瓣膜产品，设计展开至20mm的16mm瓣膜和设计展开至22mm的18mm瓣膜）。装载瓣膜时要注意瓣膜方向正确，以确保置入后瓣膜朝主肺动脉打开。为确保放置方向正确，应将边缘有蓝色缝线的一端放在朝向主肺动脉的方向，而球囊尖端的“萝卜头”也是蓝色的（图13-3）。之后将瓣膜装入鞘管内，即完成了Melody瓣膜进入人体前的准备。

（9）释放Melody瓣膜：此前的每一步，包括球囊测量和预支架都需要一个相对较硬的导丝，导丝穿过右心室流出道，留置在一侧肺动脉分支远端。最常用的是0.035in（1in=2.54cm）Amplatz Super Stiff导丝（Boston Scientific, Marlborough, MA）。这根导丝同样用于将Melody瓣膜送入右心室流出道，但若置入有困难，可能需要换用更硬的导丝，如Lunderquist导丝（Cook Medical, Bloomington，IN），这种导丝虽然很硬，但尖端较长且柔软，在肺动脉分支中各项表现良好。将瓣膜送至拟置入区（多数情况下有预置支架）后，退出鞘管并依次充盈内、外球囊以置入瓣膜。由于Melody瓣膜是覆膜支架，须注意不要超越肺动脉分叉以避免堵塞肺动脉分支。瓣膜置入后，须再次测量右心室压力和肺动脉跨瓣压差。如跨瓣压差仍很大，可用高压球囊再次扩张Melody瓣膜支架，以将压差降到20mmHg以下。然后再行主肺动脉造影评估肺动脉瓣反流。

（10）将瓣膜扩张至24mm：扩张至24mm的Melody瓣膜在术后早-中期随访中临床结果良好。瓣膜必须装在24mm双层球囊上，并倒装入预先穿过右心室流出道的22F长鞘管中。而我们发现，使用与Melody瓣膜大小相匹配的输送鞘正向装入Melody瓣膜更加易于操作。这样做需要将Melody套件的球囊从原有导管上剪下，然后将套着Melody瓣膜的24mm双层球囊放入Melody输送鞘内，将球囊前端约1cm外露，起到“萝卜头”的作用。将球囊稍稍充盈以使未覆盖的球囊与鞘管间平滑过渡。瓣膜的置入过程同前所述。

（11）自体右心室流出道：将瓣膜置入自体右心室流出道的操作过程与置入右心室-肺动脉带瓣管道内相似。应对右心室流出道进行预支架准备，以创造一个“管道”样结构让瓣膜通过并置入。在某些情况下，特别是合并肺动脉瓣反流和右心室流出道宽大者，最好分2个阶段操作——先用裸金属支架对瓣膜置入区进行准备，其后数月，当支架完成内皮化过程达到稳定后，再置入瓣膜。

2. Edwards SAPIEN 瓣膜

主要用于右心室流出道过宽，将Melody瓣膜扩张至24mm仍不能满意的患者，即球囊测量时腰线直径≥25mm者。29mm的Edwards瓣膜可用于球囊测量腰线直径27～28mm者。这种情况下，预支架可选用30mm的NuCLEUS球囊（NuMED Inc., Hopkington，NY），因为它形似“狗骨头”（dogboning效应），直径小于30mm，腰线处直径为27mm。

（1）装置特点：Edwards SAPIEN XT瓣膜较Melody瓣膜短，由3片牛心包瓣叶缝合在钴-铬合金支架上，内套球囊组成，展开至23mm、26mm和29mm时的长度分别为14.3mm、17.2mm和19.1mm，预支架常采用稍长的裸金属支架进行。Edwards瓣膜PPVR的操作步骤

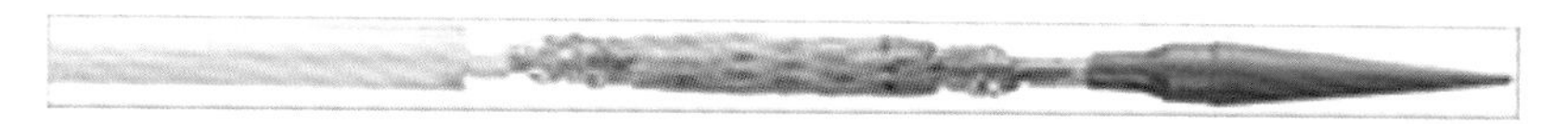

▲ **图13-3 Melody瓣膜输送球囊前端有一个帮助瓣膜到达指定位置的“萝卜头”**

为保证方向正确，Melody瓣膜上的蓝色缝线应朝向蓝色萝卜头（经许可引自Medtronic Inc., Minneapolis, MN.）

与 Melody 瓣膜相似，但其中准备阶段和送入阶段在几方面确有不同。

（2）Edwards SAPIEN XT 瓣膜的准备及输送：SAPIEN XT 瓣膜使用 Novaflex+ 输送系统（Edwards Lifesciences, Irvine, CA）、20F Edwards 可展开插入鞘和 Edwards 卷曲器，瓣膜被卷曲在输送导管上，球囊柄以远 2 ～ 3mm 的位置。为在右心室流出道中打开瓣膜，瓣膜装载的方向须与 TAVR 术中装载方向相反。将输送套件经股静脉插入，当套件进入下腔静脉时，将球囊回撤至瓣膜内锁定位置。对球囊进行微调使其对准瓣膜中心。充盈球囊的造影剂剂量取决于所选用的瓣膜直径，26mm 瓣膜需 22ml 造影剂，29mm 瓣膜需 33ml 造影剂。

（3）Edwards SAPIEN 3 valve：2016 年 Edwards SAPIEN 3 valve 获批用于经皮介入主动脉瓣置换术，亦被用于 PPVR。所需鞘管尺寸较小，26mm 瓣膜需 14F 鞘管，29mm 瓣膜需 16F 鞘管。其覆盖的部分较 Edwards XT 瓣膜短，故在置入时需留意，以防止发生瓣周漏。

六、围术期处理

与其他成人心脏病或小儿先心病患者的心导管介入操作相似，PPVR 基本上属于门诊手术，术后次日可以出院。手术在全麻气管插管条件下进行，并用肝素抗凝（ACT）≥ 250s。任何装置（不论支架还是瓣膜）置入前和术后 24h 内应给抗生素（最常用头孢唑林，过敏者换用万古霉素）。观察过夜后于次日晨出院。穿刺点护理很重要，但穿刺点并发症并不常见。术后可能发生大静脉出血，我们的经验是，穿刺前对穿刺点行预缝合可以有效降低这一风险。

1. 药物辅助

术后 6 个月内应服用阿司匹林 81mg/d，也有研究表明延长阿司匹林用药时间或终身服用，可降低人工肺动脉瓣感染性心内膜炎风险。现已有许多术者推荐长期服用阿司匹林。

2. 术后检查

常规术后检查包括心电图、胸部 X 线片和超声心动图，于手术次日晨进行。胸部 X 线片可快速明确瓣膜锚定是否稳定。超声心动图可用于评估瓣膜功能，如评估肺动脉瓣跨瓣压差和反流程度。在绝大多数患者中，肺动脉瓣峰值血流速度＜ 3m/s，瓣膜无或仅有微量或中等量反流。

七、并发症

PPVR 的术后死亡率非常低，美国进行的 Melody 瓣膜 PPVR 术的多治疗中心研究纳入了来自 10 个治疗中心的 120 位患者（100 例置入了瓣膜），并未发现与 PPVR 术有关的死亡。世界范围内曾报道过数例死亡，多与冠状动脉压迫有关。

1. 冠状动脉压迫

少数患者中，冠状动脉紧邻右心室流出道或右心室 - 肺动脉带瓣管道，或从其后方通过。冠状动脉压迫的机制是置入物改变了右心室流出道及其周围组织的形状。置入前球囊扩张 + 冠状动脉造影检查表明，冠状动脉压迫的发生率约为 5%。Morray 团队发现，左侧冠状动脉（主要是左前降支）最常受压，而右侧冠状动脉（14%）和其他分支（19%）也有累及。先天性冠状动脉解剖异常者发生率最高，其中法洛四联症合并冠状动脉解剖异常，尤其是 LAD 起源于右侧冠状动脉窦者，发生率尤其高。诊断这一潜在并发症最准确的方法就是在导管室内行球囊压迫试验。应尽量使用球囊模拟瓣膜对置入区域的影响。仅评估置入区与冠状动脉的位置关系并不可靠，因为周围组织亦会对冠状动脉造成压迫。尽管不是 100% 可规避，但压迫试验在规范进行的前提下，可将这一致命并发症的风险降到可忽略的程度。

2. 管道撕裂

带瓣管道撕裂，包括局限性和非局限性的

撕裂，在美国 Melody 研究设备豁免（IDE）试验研究中，251 例患者中管道撕裂发生率为 6%。研究还发现，带瓣管道的类型（包括同种异体材料和异种材料）并不影响管道撕裂的发生率。除此之外，管道的尺寸、最窄处直径、球囊直径和球囊充盈压亦不是危险因素。患者发生管道撕裂时，管道两侧的压差都较大（45mmHg vs. 35mmHg）。仅有 4 例患者（1.6%）发生非局限性撕裂，其中 2 例患者需行胸腔穿刺术和留置胸腔引流管。对大多数患者而言，这一并发症可在导管室内用覆膜支架（Covered Cheatham Platinum stent, NuMED Inc., Hopkinton, NY）解决，尽管如此，少数患者的管道撕裂无法用支架覆盖，只能外科手术处理。

3. 肺动脉穿孔

当尝试将瓣膜送入右心室流出道时，可能发生肺动脉分支穿孔，但这种情况很少见。球囊远端的“萝卜头”相对较硬，并且由于拟置入区与肺动脉分叉之间的距离不同，为将瓣膜置入右心室流出道，可能需将“萝卜头”置入一侧肺动脉中。避免损伤肺动脉分支的方法包括植入导管时小心操作导丝以避免蛮力推进；尝试两侧肺动脉分支选择顺畅的一侧植入，以及确保导丝较硬的一段保持弯曲等。若仍发生肺动脉穿孔，可使用覆膜支架修补。向右心室流出道中植入支架或瓣膜时，导丝尖端亦可能导致肺动脉远端穿孔，这种穿孔可用线圈或其他材料栓塞出血血管进行解决。

4. 装置脱落

支架或瓣膜在置入过程中有可能发生脱落，右心室流出道较大且合并有肺动脉瓣重度反流患者尤甚。尽管如此，这一并发症并不常见，在扩大的多中心美国 Melody 瓣膜研究和美国 Melody 批准后研究中均未发生。由于置入的瓣膜是一覆膜支架，故瓣膜位移或前移可能导致肺动脉分支栓塞和闭锁。因为脱落瓣膜的位置不同，其可能移位到右心室流出道以外的地方（如下腔静脉或近端肺动脉），但因为瓣膜装置体积较大，很难通过介入操作取出，故常需外科手术处理。部分术者认为，提高置入时的心率可降低装置脱落和移位的风险，但尚无相关数据支持。

5. 其他并发症

其他并发症包括需电复律的室颤，血管并发症如穿刺点出血、术后深静脉血栓形成。曾有数个患者发生创伤性主动脉 - 肺动脉分流，其中大多曾行 Ross 手术，可能与主动脉吻合处在瓣膜置入过程中发生创伤性撕裂有关。

八、结果

1. 短期结果

Melody 瓣膜进行 PPVR 的短期临床结果好，来自扩大的多中心美国 Melody 瓣膜研究表明，在主要肺动脉狭窄或肺动脉狭窄伴肺动脉反流的患者中，行 PPVR 后右心室收缩压从 69 mmHg 急剧降至 45 mmHg，右心室到肺动脉的压力梯度从 44 mmHg 急剧降至 14 mmHg。所有患者术后超声心动图均未发现肺动脉瓣反流或仅有微量反流。严重不良事件见于 136 例患者中的 8 例（6%），包括 2 例管道破裂（1 例需急诊手术，1 例为局限性破裂，用覆膜支架植入修补）、1 例冠状动脉破裂（行冠状动脉支架植入和 ECMO 治疗）。无其他原因导致的死亡，且其余 7 例发生不良事件的患者均在术后 1 周出院。类似的程序和短期结果也在美国批准后的研究中被报道，其中包括 120 例患者中行 PPVR 术的 100 例患者。120 例患者中 19 例未尝试 PPVR 术，原因包括冠状动脉压迫（6 例）、管道解剖不适宜或其他不宜行 PPVR 术的原因。一例体重 19.9kg 的小患者由于试行 PPVR 术中发生远端肺动脉穿孔导致肺出血而被迫放弃手术，手术总成功率约 98%。120 例经导管操作的患者中，13.3% 发生严重不良事件，最常见的是管道撕裂（5%），全为局限性，并经覆膜支架植入后成功处理。未出现手术相关的死亡，所有患者术后右心室 - 肺动脉压差均≥ 35mmHg，无中度以上肺动脉瓣反流。

法国一项纳入 64 例患者的注册研究中，手术成功率为 100%。89.5% 的患者术后右心室肺动脉压差低于 20mmHg，无中度以上肺动脉瓣反流。7 例（11%）发生管道撕裂，全部为局限性撕裂，并经裸金属支架（3 例）或覆膜支架（4 例）成功处理。其他并发症都相对较轻，未出现手术相关死亡。

2. 中期随访

美国的研究报道了术后 6 ～ 12 个月的随访数据，欧洲的研究报道了更远期（中位随访时间 4.6 年）的随访资料，更加远期的预后资料目前尚在收集中。美国纳入了 99 例患者的批准后研究中，术后 1 年存活率为 100%，仅有 1 例脱落、1 例失访。术后 1 年，NYHA- Ⅰ级的构成比从术前的 35% 上升至 89%。有超声心动图数据的患者中，Melody 瓣膜可接受（平均跨瓣压差≤ 30mmHg，反流程度中度以下）的概率为 94.3%（术前中度以上肺动脉瓣反流率＞ 84%）。术后 1 年时，平均右心室流出道压差从术前的 33mmHg 下降至 15mmHg。无患者需要二次导管手术，但 2 例接受了直视肺动脉瓣置换术（1 例因为感染性心内膜炎，1 例出现支架撕裂和严重瓣膜狭窄）。术后 1 年 Melody 瓣膜有效率为 96.9%；随访期间不良事件率为 8%，最常见的不良事件之一是细菌性心内膜炎，7 例发生了支架撕裂，但其中仅 1 例发展为严重狭窄而接受了直视肺动脉瓣置换术。

欧洲的研究在随访至第 28 个月时也得出了类似的满意结果，不需再次手术的患者在第 10、30、50、70 个月随访时分别占比 93%、86%、84% 和 70%。该研究纳入了 155 例患者，其中 59 例置入的是第一代瓣膜装置（因瓣膜并非全长缝合在支架上，可引起“吊床效应”而使部分患者出现瓣膜狭窄，且当时预支架还不是常规操作。随访至第 83 个月，存活率为 97%。法国纳入了 64 例患者的研究最新数据报道，中位随访时间为 4.6 年时，有 3 例死亡发生（4.7%）。随访至 60 个月时，不需再次手术者占 95%。术后 6 个月可观察到右心室收缩末期容积明显减少（从 111ml/m^2 降至 87ml/m^2，右心室射血分数没有明显变化（术前和术后均约为 48%）。

美国 Melody 瓣膜的 IDE 研究纳入了 148 例患者并进行了随访，中位随访时间为 4.5 年时，最长为 7 年时，也显示出满意的中期效果。5 年内不需介入手术和装置取出手术的比例分别为 76% 和 92%。多数再次手术（69%）是由于梗阻，发生支架撕裂的患者。需要再次手术与既往存在右心室 - 肺动脉带瓣管道和出院时右心室流出道压差较小有关。不需再次手术的患者，中位随访时间为 4.5 年时，右心室流出道压差较 PPVR 术后无明显变化。

总之，Melody 瓣膜功能异常现已不多见，主要表现为梗阻，最常见原因是支架的衰败。瓣膜在术后中期仍可保持功能良好，目前尚无病例因 Melody 瓣膜反流而需要再次手术。预支架操作的早期数据令人满意，尽管无支架破裂的情况下也可能出现梗阻复发，但非常少见。多数情况下，若右心室流出道尺寸允许，Melody 瓣膜功能异常可通过用另一个 Melody 瓣膜进行经皮行瓣中瓣置入术来解决。

3. 细菌性心内膜炎

截至目前，所有关于 Melody 瓣膜的研究都发现了细菌性心内膜炎病例，发病率为 2.5% ～ 3%/人年。3 个来自北美和欧洲的前瞻性研究纳入了 311 例患者，细菌性心内膜炎的发病率为 2.4%/ 人年，从 PPVR 术至诊断细菌性心内膜炎的中位时间为 1.3 年时。术后 2 年时，细菌性心内膜炎免除率为 96%，4 年时为 92%。大多数病例发生于术后 6 个月以后，与手术操作或植入物污染并不相关。病灶内可分离出多种细菌，最常见的是葡萄球菌属或链球菌属。前述研究发现，术前及术后右心室流出道压差较大为细菌性心内膜炎的危险因素。此外，细菌性心内膜炎患者中约 2/3 有相关病史，如既往感染性心内膜炎病史、口腔内创面、发病前洁牙史、静脉药物应用史等，这些可能为这些患者的危险因素。其他研究中发现的一些危险因素包括男性性行为、右心室流出道多支架植入、右心室流出道形态严重不规则和阿司匹林突然停药。大部分细菌性心内膜炎患者 Melody 瓣膜跨瓣压差升高，特别是不能用支架损毁等结构性病变解释的急性的跨瓣压差升高，应作为感染性心内膜炎的主要诊断标准。很多时候，细菌性心内膜炎对瓣膜的直接侵犯并无明显表现，且多数患者药物治疗有效。这种情况下，若瓣膜功能没有严重异常且血流动力学没有受到严重影响，则感染急性期不推荐行瓣膜取出术，而某些瓣膜梗阻严重影响血流动力学的患者，仍需尽快行直视肺动脉瓣置换术。对于防治心膜炎，一是应尽力降低细菌性心内膜炎的风险，包括术前洁牙、注意口腔卫生等；二是术中尽量降低肺动脉压差，亦能起到预防细菌性心内膜炎的作用。对 PPVR 术后的患者，BE 的诊断标准和治疗指征要相对放宽，不需严格遵循 Duke 标准。由于直视手术后细菌性心内膜炎发病率在各个研究中报道的结果不一，多数情况下只有需要手术的病例才会被文献报道，故经皮和直视肺动脉瓣置换术后细菌性心内膜炎发生率之间很难比较。一些数据表明，Contegra 管道（一种牛颈静脉瓣膜材料）与其他管道相比，发生细菌性心内膜炎的风险较高，但这一结果在其他研究中尚未被重现。

4．支架毁损

在最早的 Melody 瓣膜置入经验中，20% ～ 25% 的患者发生支架毁损，因此接受再次手术最常见的原因是支架破裂造成右心室流出道再发梗阻。根据欧洲的经验，支架毁损 的风险因素包括植入自体右心室流出道、带瓣管道无钙化和球囊扩张导致支架瓣膜卷曲。美国 Melody 瓣膜 IDE 研究的随访数据表明，Melody 瓣膜对前胸壁的挤压和潜在的移位与过早发生支架毁损有关。这一研究亦表明经过预支架的患者支架毁损的发生明显较晚。而相比之下，支架毁损的患者需要再次手术的时间明显偏早。由于预支架现已广泛开展，现在的各个研究中支架毁损的发生率均已明显下降，并且即便发生毁损，多数也较局限，并不影响瓣膜功能。

5．Edwards SAPIEN 瓣膜

Edwards SAPIEN 瓣膜的预后数据远不如 Melody 瓣膜完善。一项多中心研究纳入了 70 例使用 Edwards SAPIEN（23mm 或 26mm）瓣膜的右心室 - 肺动脉带瓣管道植入术后患者（16mm ≤管道直径≤ 24mm），但目前仅部分早期结果被发表，术后患者的随访尚在进行中。一项单中心研究纳入了 25 例使用 23mm、26mm 和 29mm 瓣膜的患者，手术成功率为 96%，其中 1 例患者因术后跨瓣压差仍很大而不得不接受直视手术治疗。平均随访时间 3.5 年时，1 例因肺动脉瓣重度反流而需再次手术。尚未出现支架毁损（25 例均经过预支架处理），亦未发生感染性心内膜炎。

九、非传统 Melody 瓣膜置入

在某些情况下，如右心室流出道过宽而不具备传统 PPVR 条件的而直视手术高危的患者，可通过在两侧肺动脉分别置入 Melody 瓣膜来达到相同的生理学效果。亦有术者将支架植入近端肺动脉内，由远及近叠加支架直至右心室流出道。此外，对于有些不具备直视手术条件且外周动脉直径不足以通过 22F 输送系统的患者，经剑突下小切口行心室旁杂交入路进行手术。

十、儿科患者的其他经皮瓣膜手术

目前，PPVR 是小儿和成人先天性心脏病最主要的经皮瓣膜置入术。Melody 瓣膜和 Edwards SAPIEN 瓣膜亦用于失效人工三尖瓣的

置换。此外，Melody 瓣膜在很罕见的情况下还用于直视手术风险极高患者的二尖瓣或主动脉瓣置换。

1．三尖瓣置换

Melody 瓣膜、Edwards SAPIEN 瓣膜都曾被用于人工三尖瓣重度狭窄或反流（或两者兼有）的三尖瓣置换。此外，也曾应用于少数行 Fontan 手术后右心房 - 肺动脉带瓣管道功能异常的单心室患儿。经皮三尖瓣置换术最小的患儿体重仅 13kg。术中应用经食管超声心动图或心内超声心动图辅助 X 线透视指导手术操作。入路可经股静脉或经颈内静脉，具体取决于拟置入瓣膜的位置。实际操作中，以股静脉入路最常用，将导丝经股静脉植入一侧肺动脉中。一般需行球囊测量来明确最狭窄处的位置和直径，以选择合适尺寸的瓣膜。原有瓣膜直径＜ 24mm 时，可置入 22mm 的 Melody 瓣膜，而 Edwards SAPIENXT 瓣膜最大尺寸为 29mm，支持置入原有瓣膜尺寸为 28mm 的瓣膜。瓣膜置入前，不必行高压球囊扩张，预支架也并不是常规操作，尤其是较长的 Melody 瓣膜不常行预支架，而较短的 Edwards 瓣膜较常进行预支架操作，当失去功能的人工瓣膜本身也较短时尤甚。可能发生的并发症包括因置入瓣膜位置靠近传导束而导致的全心传导阻滞（一项研究发现其发生率约 1/15）和细菌性心内膜炎。随访时间最长的一项研究纳入了 16 例患者（17 例三尖瓣置换），共 12 例完成随访，中位随访时间 2.1 年时，最长的达 6.3 年时。早期随访的结果非常满意，平均三尖瓣压差＜ 4mmHg，术后早期无轻度以上三尖瓣反流。仅 1 例置入了 22mm Melody 瓣膜的患者在随访至 22 个月时因 Melody 瓣膜发生重度反流而用 29mm SAPIENS XT 瓣膜进行了再次手术，其他患者三尖瓣功能保持良好，无轻度以上三尖瓣反流。一项纳入了 156 例患者（150 例手术），中位随访时间 13.3 个月的国际注册研究报道，经皮三尖瓣置换术的预后不论从技术角度还是临床角度都是成功的，NYHA 分级也明显改善（术前 71% 患者 NYHA Ⅲ或Ⅳ级，该构成比至最后一次随访时降至 14%）。Melody 瓣膜和 Edwards SAPIEN 瓣膜之间无显著差异。术后 1 年时，再次手术或三尖瓣功能异常的豁免率为 83%，数例患者出现瓣膜血栓形成、瓣膜增厚或功能异常，另有 4 例出现感染性心内膜炎。影响存活率的因素包括术前 NYHA Ⅳ 级和年龄＞ 60 岁。

2．二尖瓣置换

数例直视手术高危患者曾用 Melody 瓣膜行经皮二尖瓣置换术，但均为成年患者。

3．主动脉瓣置换

同经皮二尖瓣置换术类似，儿童或青少年先心病患者的经皮 Melody 主动脉瓣置换术仅在几个直视手术高危患者中姑息性地进行过。其中很少病例做到了真正的完全经皮操作，多数是经皮介入操作与经左心室心尖操作相结合的杂交手术。由于 Melody 瓣膜较长，故支架内的部分牛静脉壁需被切除以防止堵塞冠状动脉。此外，随着 Melody 瓣膜支架展开，原有主动脉瓣瓣叶可能被支架牵拉破裂而遮盖冠状动脉开口。在拟置入区上方将瓣膜部分展开，再将瓣膜向下拉以将原有主动脉瓣叶拉开可能避免这一风险。一项样本量非常少、中位随访时间 2.9 个月的研究表明 Melody 瓣膜术后功能满意，即便在左心室的高压环境下也无轻度以上反流。目前，儿童的经皮主动脉瓣置换术仅适用于不能耐受其他手术方式的患者的姑息治疗。

十一、研究前景

经皮瓣膜技术改变了先心病需肺动脉瓣置换术患者的治疗方式。中期随访效果良好且安全。然而，仅部分右心室流出道功能不全者适宜行 PPVR 术，大部分右心室流出道修补术后的患者右心室流出道过宽，现有的瓣膜无法为他们行 PPVR 术。未来需设计新型瓣膜以克服瓣膜尺寸和空间限制。一种新型瓣膜“Native Outflow Tract Transcatheter Pulmonary Valve”（Medtronic Inc., Minneapolis, MN）可适用于右心室流出道＞22mm 的肺动脉瓣反流，目前正在进行可行性试验，已招募了 20 例患者，尚无随访数据。术后患者右心室流出道的形态学变异非常复杂，使得通用性装置的设计极具挑战性。为了能使经皮肺动脉瓣置换技术在临床上广泛应用，在瓣膜装置的设计和选择过程中都应考虑患者特异性的解剖特点。TAVR 现已成为成年高手术风险患者较成熟的手术方式。FDA 已批准中度危险的手术患者行 Edwards SAPIEN XT 和 SAPIEN 3 主动脉瓣置换术。在这项技术应用于儿童或青少年之前，尚有几个待克服的问题，包括输送鞘管的直径、脑血管事件风险（尽管目前主要见于瓣膜钙化的老年人）、针对单叶瓣或二叶瓣畸形的设计，以及儿童小心脏的冠状动脉更加靠近瓣环、年轻患者手术后的长期耐用性等问题。相比之下，为失效的人工主动脉瓣行瓣中瓣 TAVR 术更加现实可行，近十年来经皮瓣膜技术的进展为这些患者提供了保障，这些患者终身的瓣膜病意味着其必须行多次介入或直视手术，而显然，更加微创的手术方式能为他们带来更多获益。

要点总结

- 先天性心血管病患者中约 20% 合并有右心室流出道功能异常，其中大部分需行肺动脉瓣置换术。经皮肺动脉瓣置换术旨在减少这些患者一生中接受开胸手术的次数。
- 肺动脉瓣重度反流的患者行 PPVR 的指征尚未定论，目前倾向于早期干预。心脏磁共振是评估肺动脉瓣反流患者右心室容积和射血分数的金标准。
- 目前的经皮肺动脉瓣技术仅适用于部分需肺动脉瓣置换的患者，大多数仍需直视手术治疗。手术成形后的右心室流出道往往过宽而不适宜行现有的经皮介入瓣膜置换术。
- Melody 瓣膜和 Edwards SAPIEN XT 瓣膜是唯一或 FDA 批准用于右心室 - 肺动脉导管内 PPVR 术的人工瓣膜。它们亦被超指征用于 23 ～ 24mm（Melody 瓣膜）和 27 ～ 28mm（Edwards 瓣膜）的自体右心室流出道。
- Melody 瓣膜功能异常的最常见机制为支架毁损导致的再发梗阻。瓣膜置入前对拟置入区行预支架可显著降低支架破裂的风险，减少瓣膜功能异常的发生。
- 冠状动脉压迫是 PPVR 术致命的并发症之一。对绝大多数患者，可通过冠状动脉造影同时行球囊压迫试验的方法来避免这一风险。
- 约 6% 的患者在行右心室流出道准备的过程中发生管道撕裂，其中 1% ～ 2% 为非局限性。这一并发症并无明显预测因素，但多数可通过覆膜支架植入来修补，而部分患者需急诊手术治疗。
- Melody 瓣膜的中期随访结果非常理想，术后 5 年时的再手术或装置取出豁免率分别为 76% 和 92%。美国 IDE 研究的患者中，包括未行预支架的患者在内，瓣膜功能均保持长期良好，到术后 4.5 年时，仅 1 例有轻度以上肺动脉瓣反流。
- 所有研究中均曾发生感染性心内膜炎，发病率约为 2.5%/ 人年。对该并发症应保持高度警惕。瓣膜狭窄复发既是感染性心内膜炎的发生机制，又可以是感染性心内膜炎的表现。许多患者抗感染治疗有效，是否行瓣膜取出术应结合患者具体情况分析。

- Melody 瓣膜亦应用于其他心脏瓣膜的置换。值得注意的是，虽然远期预后尚无数据，但对功能异常的人工三尖瓣行经皮置换术的早期结果非常理想。

推荐阅读

[1] Armstrong AK, Balzer DT, Cabalka AK, et al. One-year follow-up of the melody transcatheter pulmonary valve multicenter post-approval study. *JACC Cardiovasc Interv*. 2014;7(11):1254–1262.

[2] Bonhoeffer P, Boudjemline Y, Saliba Z, et al. Percutaneous replacement of pulmonary valve in a right-ventricle to pulmonary-artery prosthetic conduit with valve dysfunction. *Lancet*. 2000;356(9239):1403–1405.

[3] Cheatham JP, Hellenbrand WE, Zahn EM, et al. Clinical and hemodynamic outcomes up to 7 years after transcatheter pulmonary valve replacement in the US melody valve investigational device exemption trial. *Circulation*. 2015;131(22):1960–1970.

[4] Fraisse A, Aldebert P, Malekzadeh-Milani S, et al. Melody (R) transcatheter pulmonary valve implantation: results from a French registry. *Arch Cardiovasc Dis*. 2014;107(11):607–614.

[5] Geva T. Repaired Tetralogy of Fallot: the roles of cardiovascular magnetic resonance in evaluating pathophysiology and for pulmonary valve replacement decision support. *J Cardiovasc Magn Reson*. 2011;13:9.

[6] Gillespie MJ, Rome JJ, Levi DS, et al. Melody valve implant within failed bioprosthetic valves in the pulmonary position: a multicenter experience. *Circ Cardiovasc Interv*. 2012;5(6):862–870.

[7] Hijazi ZM, Ruiz CE, Zahn E, et al. SCAI/AATS/ACC/STS operator and institutional requirements for transcatheter valve repair and replacement, Part Ⅲ: pulmonic valve. *J Am Coll Cardiol*. 2015;65(23):2556–2563.

[8] Kenny D, Hijazi ZM, Kar S, et al. Percutaneous implantation of the Edwards SAPIEN transcatheter heart valve for conduit failure in the pulmonary position: early phase 1 results from an international multicenter clinical trial. *J Am Coll Cardiol*. 2011;58(21):2248–2256.

[9] Lurz P, Coats L, Khambadkone S, et al. Percutaneous pulmonary valve implantation: impact of evolving technology and learning curve on clinical outcome. *Circulation*. 2008;117(15):1964–1972.

[10] McElhinney DB, Benson LN, Eicken A, et al. Infective endocarditis after transcatheter pulmonary valve replacement using the melody valve: combined results of 3 prospective North American and European studies. *Circ Cardiovasc Interv*. 2013;6(3):292–300.

[11] McElhinney DB, Cabalka AK, Aboulhosn JA, et al. Transcatheter tricuspid valve-in-valve implantation for the treatment of dysfunctional surgical bioprosthetic valves: an international, multicenter registry study. *Circulation*. 2016;133(16):1582–1593.

[12] McElhinney DB, Cheatham JP, Jones TK, et al. Stent fracture, valve dysfunction, and right ventricular outflow tract reintervention after transcatheter pulmonary valve implantation: patient-related and procedural risk factors in the US melody valve trial. *Circ Cardiovasc Interv*. 2011;4(6):602–614.

[13] McElhinney DB, Hellenbrand WE, Zahn EM, et al. Short- and medium-term outcomes after transcatheter pulmonary valve placement in the expanded multicenter US melody valve trial. *Circulation*. 2010;122(5):507–516.

[14] Meadows JJ, Moore PM, Berman DP, et al. Use and performance of the melody transcatheter pulmonary valve in native and postsurgical, nonconduit right ventricular outflow tracts. *Circ Cardiovasc Interv*. 2014;7(3):374–380.

[15] Morray BH, McElhinney DB, Cheatham JP, et al. Risk of coronary artery compression among patients referred for transcatheter pulmonary valve implantation: a multicenter experience. *Circ Cardiovasc Interv*. 2013;6(5):535–542.

[16] Nordmeyer J, Khambadkone S, Coats L, et al. Risk stratification, systematic classification, and anticipatory management strategies for stent fracture after percutaneous pulmonary valve implantation. *Circulation*. 2007;115(11):1392–1397.

[17] Roberts PA, Boudjemline Y, Cheatham JP, et al. Percutaneous tricuspid valve replacement in congenital and acquired heart disease. *J Am Coll Cardiol*. 2011;58(2):117–122.

[18] Therrien J, Provost Y, Merchant N, et al. Optimal timing for pulmonary valve replacement in adults after Tetralogy of Fallot repair. *Am J Cardiol*. 2005;95(6):779–782.

[19] Tzifa A, Momenah T, Al Sahari A, et al. Transcatheter valve-in-valve implantation in the tricuspid position. *EuroIntervention*. 2014;10(8):995–999.

[20] Warnes CA, Williams RG, Bashore TM, et al. ACC/AHA 2008 Guidelines for the Management of Adults with Congenital Heart Disease: a report of the American College of Cardiology/American Heart Association Task Force on Practice Guidelines (Writing Committee to Develop Guidelines on the Management of Adults with Congenital Heart Disease): developed in collaboration

with the American Society of Echocardiography, Heart Rhythm Society, International Society for Adult Congenital Heart Disease, Society for Cardiovascular Angiography and Interventions, and Society of Thoracic Surgeons. *J Am Coll Cardiol*. 2008;52(23):e143–e263.

[21] Wilson WM, Benson LN, Osten MD, et al. Transcatheter pulmonary valve replacement with the Edwards Sapien system: the Toronto experience. *JACC Cardiovasc Interv*. 2015;8(14):1819–1827.

[22] Yamasaki Y, Nagao M, Yamamura K, et al. Quantitative assessment of right ventricular function and pulmonary regurgitation in surgically repaired Tetralogy of Fallot using 256-slice CT: comparison with 3-tesla MRI. *Eur Radiol*. 2014;24(12):3289–3299.

第 14 章 二尖瓣和三尖瓣手术

Surgery of the Mitral and Tricuspid Valves

Patrick R. Vargo，Stephanie L. Mick，A. Marc Gillinov　著

梁　湄　译

刘剑州　校

一、二尖瓣

1．概述

二尖瓣装置由前叶和后叶，二尖瓣环，腱索和乳头肌组成。退行性、缺血性、风湿性和感染性（心内膜炎）过程是造成绝大多数成人二尖瓣病变的原因（表 14-1）。

二尖瓣反流（MR）可由这些结构中的任何一个的功能障碍而发生。在原发性 MR 中，瓣膜的一个或多个部件的功能障碍本身导致瓣膜功能不全，血液从左心室到左心房收缩反流。在继发性 MR 中，瓣叶和腱索结构正常。然而，左心室扩张和（或）功能障碍（例如，由于心肌梗死或非缺血性心肌病）使瓣膜失去功能。这种功能障碍是左心室扩张时乳头肌移位的结果，导致小叶束缚，而相关的瓣环扩张可能导致小叶接合失败。

二尖瓣狭窄（MS）是影响瓣叶、瓣环和瓣下装置的过程（最常见于风湿病）的结果。小叶和腱索的增厚和融合抑制舒张期间的正常小叶偏移（表 14-1）。

2．手术适应证

（1）急性二尖瓣反流：急性、严重 MR 患者通常需要紧急手术治疗。来自心内膜炎或腱索破裂的小叶穿孔可能是这种疾病的原因。然而，这种表现通常是心肌梗死导致乳头肌功能障碍或破裂的结果。血流动力学稳定的患者受益于后负荷减少的药物，这有助于增加前向流动。在患有心源性休克的患者中，变力性和加压支持通常是有害的，尤其是在缺血性疾病的情况下。这些药剂增加心肌需氧量，从而可进一步加剧急性冠状动脉综合征。如果在手术前需要临时辅助，主动脉内球囊反搏（intra-aortic balloon pump，IABP）或偶尔需要体外膜肺（extracorporeal membranous oxygenation，ECMO）。

（2）慢性二尖瓣反流。

① 症状性患者：大多数有症状的慢性中重度至重度原发性 MR 患者应考虑行手术治疗（表 14-2）。

表 14-1　二尖瓣病变的原因

反流
黏液性退行性变
感染性心内膜炎
风湿性心脏病
先天性心脏病（裂隙，肥厚性梗阻性心肌病）
瓣环扩张
乳头肌破裂
缺血性心脏病
狭窄
风湿性心脏病
感染性心内膜炎
二尖瓣环状钙化
类癌
自身免疫性疾病
先天性心脏病

在慢性中重度至重度继发性 MR 的情况下，尽管采取积极的医疗管理，仍应考虑对患有难治性症状的患者进行手术。对于中重度缺血性 MR 患者，建议对冠状动脉旁路移植术（coronary artery bypass graft，CABG）同时进行瓣膜修复或置换（表 14-3）。

② 无症状患者：在无症状患者中，目标是识别和监测患有严重 MR 的患者，并在发展为左心衰竭或左心扩张之前进行干预。如果能够在大的医学中心实现持久性修复或者出现新发房颤或静息肺动脉高压，那么干预无症状的严重原发性 MR 是合理的。

（3）二尖瓣狭窄：经皮二尖瓣球囊切开术（percutaneous mitral balloon commissurotomy，PMBC）适用于严重症状的 MS 患者。对于没有行 PMBC 的候选者或正在接受其他心脏病变手术严重症状的 MS 患者，应考虑手术干预。参见第 4 章，表 4-5（“根据 2014 年 ACC / AHA 指南对二尖瓣狭窄患者进行干预的适应证”）。

3．禁忌证

身体虚弱且无法忍受手术的患者不应进行手术修复。这可能是由于年龄增长和并发

表 14-2　AHA/ACC 对慢性原发性二尖瓣反流的治疗建议摘要

分级及建议	证据水平
Ⅰ级	
对于慢性重度原发性 MR 和 LVEF 大于＞ 30% 的有症状患者，建议进行二尖瓣手术	B
对于患有慢性严重原发性 MR 和左心室功能不全［LVEF 30% ～ 60% 和（或）LVESD ≥ 40mm］的无症状患者，建议进行二尖瓣手术	
当对于局限于后叶的慢性严重原发性 MR 患者进行手术治疗时，建议优先采用二尖瓣修复术，而不是二尖瓣置换术	
当对可以完成成功且持久的修复的慢性严重原发性 MR，并涉及前叶或两个小叶的患者进行手术治疗时，建议优先使用二尖瓣修复术	
对于患有其他适应证的心脏手术的慢性严重原发性 MR 患者，需要同时进行二尖瓣修复或置换	
Ⅱa 类	
对于无症状的慢性重度原发性 MR 患者，左心室功能保留（LVEF ＞ 60% 和 LVESD ＜ 40 mm），二尖瓣修复是合理的 在没有残留 MR 的情况下，成功且持久修复的可能性＞ 95%，在大的心脏瓣膜中心进行手术的预期死亡率＜ 1%	B
二尖瓣修复对于患有慢性严重非风湿性原发性 MR 的无症状患者是合理的，并且保留了左心室功能，其中两种情况可被成功且持久地修复：① 新发性心房颤动；② 静息肺动脉高压（PA）收缩压＞ 50 mm Hg	B
对于患有其他适应证的心脏手术的慢性中度原发性 MR 患者，同期行二尖瓣修复是合理的	C
Ⅱ b 类	
对于慢性严重原发性 MR 和 LVEF ≤ 30% 有症状的患者，可考虑进行二尖瓣手术	C
对于风湿性二尖瓣病变患者，如果进行持久且成功修复的可能性或长期抗凝治疗的可靠性值得怀疑，则可考虑进行二尖瓣修复	B
经导管二尖瓣修复可考虑用于具有合理预期寿命但手术风险高的慢性严重原发性 MR 的严重症状患者（NYHA Ⅲ / Ⅳ级）	B
Ⅲ类	
除非已尝试进行二尖瓣修复且不成功，否则不应进行二尖瓣置换以治疗仅限于小于后叶 1/2 的孤立的严重原发性 MR	C

AHA/ACC. 美国心脏协会 / 美国心脏病学会；LVEF. 左心室射血分数；LVESD. 左心室收缩末期直径；MR. 二尖瓣反流；NYHA. 纽约心脏协会；PA. 肺动脉

表 14-3　AHA / ACC 对慢性病严重继发性二尖瓣反流治疗建议摘要

分级及建议	证据水平
Ⅱa 类	
对于正在接受 CABG 或 AVR 的慢性严重继发性 MR 患者，二尖瓣手术是合理的	C
Ⅱb 类	
对于患有慢性严重继发性 MR 的严重症状患者（NYHA Ⅲ / Ⅳ级），可考虑进行二尖瓣手术	B
对于正在接受其他心脏手术的慢性中度继发性 MR（B 期）患者，可考虑进行二尖瓣修复	C

AHA /ACC. 美国心脏协会 / 美国心脏病学会；AVR. 主动脉瓣置换术；CABG. 冠状动脉旁路移植术；MR. 二尖瓣反流；NYHA. 组约心脏协会

症出现。胸外科医师协会（STS）风险评分和 EuroSCORE 是评估工具，可帮助识别手术风险过高的患者。

尽管不是绝对禁忌证，严重的二尖瓣环钙化可使修复和置换变得困难，并增加房室分离的风险。患有严重肺动脉高压伴右心衰竭的患者因二尖瓣手术而导致预后不良的风险增加。

4．评价

应首先获得详细的病史和体格检查，以确定症状，辨别并发症和患者的虚弱程度。诊断二尖瓣的主要方式是超声心动图。应获得经胸超声心动图以判断心室功能、二尖瓣病理生理学和其他心脏瓣膜的状态。严重的二尖瓣钙化和心内膜炎的广泛损害等因素可能会不适合修复。运动超声心动图可以帮助分析左心室对二尖瓣反流的适应性。左心室射血分数随着运动的增加失败，提示储备减少。如果瓣膜没有充分可视化，应考虑经食管超声心动图（TEE）。所有接受 PMBC 治疗的患者都应该接受术前 TEE 检查，那些进行手术修复的患者应该行术中 TEE。镇静可能导致后负荷减少并降低 MR 的程度。进而，心脏超声心动图检查不足时，MRI 可用于评估慢性 MR。

5．术前管理

二尖瓣反流和狭窄都会增加肺水肿的风险。加强利尿对于减少肺血管系统负荷很重要，但不应过度，以便为左心室充盈保持足够的前负荷。如前所述，使用血管扩张药减少后负荷可以改善前向血流并减少通过瓣膜的反流。然而，这些疗法不会影响 MR 的进展。在不稳定的患者中，可以考虑 IABP 和 ECMO。

在 MS 的情况下，患者可能需要药剂来促进窦性心律，例如 β 受体拮抗药或钙通道阻滞剂。

6．手术治疗

二尖瓣的开放式外科手术可以通过完整的胸骨切开术，部分胸骨切开术或右胸廓切开术或通过右侧胸部进行机器人辅助（图 14-1）。可以通过左心房切口，右心房和经房间隔切口手术进入瓣膜，或者极少数可以经主动脉切开术通过主动脉瓣（尽管这可能是非常有限的）。如果患者患有心房颤动，建议同时进行结扎或夹闭左心耳的迷宫手术。

（1）修复二尖瓣。

① 修复二尖瓣的技术取决于病变病理。对于导致后叶脱垂或连枷的退行性疾病，可以采用切除技术。可以切除一部分小叶（四边形或三角形切除），并将剩余的小叶组织重新接近并缝合到位。

② 处理多余和脱垂的后叶组织的另一种策略是患病部分的折叠缝合。多余的小叶组织可以折叠在自身上并固定在适当位置。如果交界处损坏，即使有足够的瓣口面积，也可能会复杂。

③ 前叶的脱垂不常见，需要使用不同的修复技术。由于其较小的面积，谨慎使用切除术

以减少多余的组织。腱索从后叶到前叶，或构造人工腱索以支撑脱垂区域。在另一种技术中，可以使用 8 字形（Alfieri）针脚，缝合 A_2 和 P_2 一起形成双瓣口。该策略已通过经皮介入技术进行调整以减少瓣叶脱垂。

④ 瓣环成形术对于包括修复退行性瓣膜很重要。它提供结构支撑并重新调整鞍形瓣环的几何形状。虽然有完整的、不完整的、软环、硬环，但很少有数据支持哪一种类型更优。把环缝合固定在瓣环上，注意不要损伤冠状动脉回旋支，房室结或主动脉瓣。

⑤ 对于二尖瓣狭窄，一线治疗是经皮球囊二尖瓣切开术。当经皮治疗不可行时（严重钙化，联合 MS 和 MR），通常需要手术二尖瓣置换。

（2）二尖瓣置换。

① 当无法进行修复或 PMBC 时，通常在有瓣膜下融合或厚的钙化小叶时，更换瓣膜是合理的。二尖瓣置换可以利用生物人工、机械或不太常见的同种移植瓣膜。使用机械瓣膜的患者需要终身抗凝。

② 小心清除纤维化和钙化组织，以保持瓣环的乳头状和腱索附着。将贴合的缝合线周向地放置在瓣环周围，并且避免了先前提到的结构（房室结、主动脉瓣、冠状动脉回旋支）。双叶片机械瓣以垂直于自体瓣膜的方向固定。

③ 二尖瓣手术的微创技术不断完善。目前的微创策略通过胸骨切开或胸骨部分切开进入心脏结构。在适当选择的个体中，已经显示通过腔镜或小切口手术的机器人二尖瓣手术是安全的，具有良好的存活率并且卒中或再次手术的发生率没有差异。目前正在研究不适合手术的患者的替代性介入治疗。这些技术包括二尖

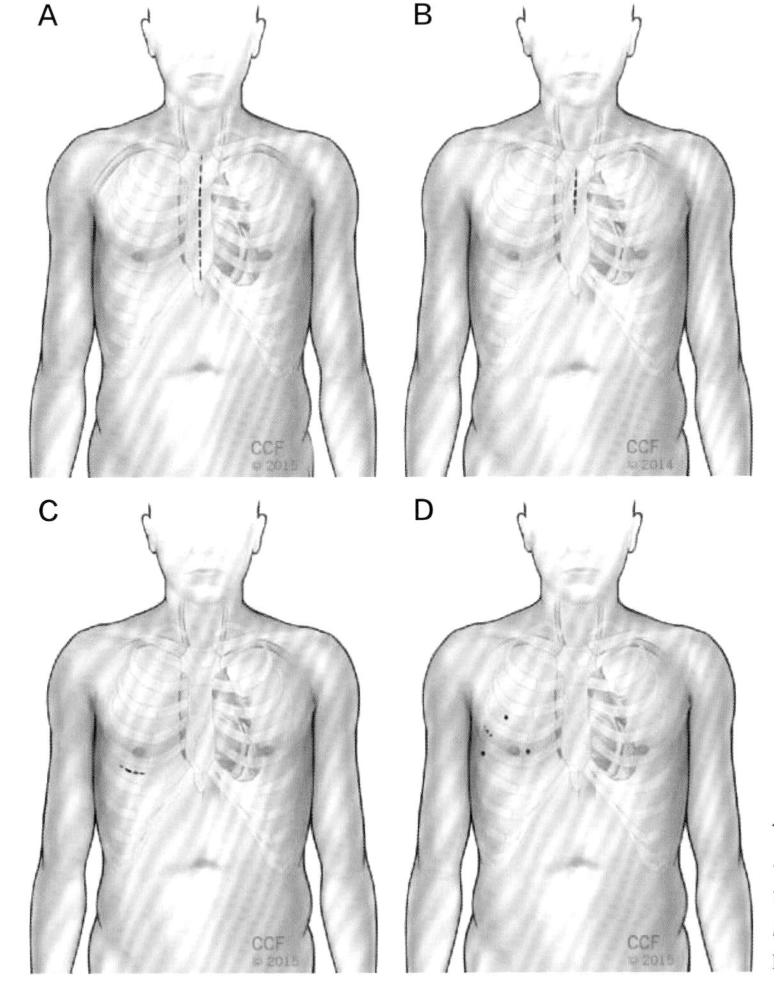

◀**图 14-1　二尖瓣手术的切口方法**
皮肤切口由虚线表示。全胸骨切开术（A），部分胸骨切开术（B），右侧小切口术（C）和胸腔镜端口（D）（引自 Cleveland Clinic Center for Medical Art & Photography. ©2015. 版权所有）

瓣夹和经皮二尖瓣置换术。在退行性疾病的情况下，介入方式将需要继续解决瓣叶 / 腱索结构并重新建立适当的瓣环几何形状以进行持久的修复。

7．并发症

术中损伤可导致二尖瓣环周围结构的损伤。心肌缺血可能损伤到左冠状动脉回旋支。解决方案是去除损伤远端的有问题的缝针或 CABG。缝线位置不正确可能直接或通过局部水肿破坏房室结并导致传导阻滞。同样，错位的缝线可能会夹住主动脉瓣的无冠瓣，导致急性主动脉瓣关闭不全。

二尖瓣手术期间潜在的灾难性并发症是房室破裂或心肌穿孔。当人工瓣膜放置时，由于心脏的抬高和操作而导致广泛的瓣环损伤或支架突出，可能发生这些损伤。

在二尖瓣修复后，二尖瓣前叶的收缩前运动（SAM）可能阻塞左心室流出道。这种情况更可能发生在双叶脱垂和多余小叶组织的情况下。应通过术中 TEE 检测 SAM。可能需要进一步减少后叶或较大环瓣环成形术。

远期并发症包括血栓栓塞事件和心内膜炎。生物瓣膜患者和治疗性抗凝机械瓣膜患者每年血栓栓塞事件的风险相似，为 1%～2%。心内膜炎的发病率也相似，每年不到 1%。

8．结果

二尖瓣修复的持久性与潜在的病因有关。对于 90% 以上的退行性瓣膜病患者，10 年时无须再次手术，而功能性或风湿性疾病则为 60%。对于经验丰富的中心治疗退行性疾病，术后生存率极佳，30d 死亡率为 1% 或更低；如果病因是功能性 MR，早期死亡率接近 5%。

与修复相比，单纯的二尖瓣置换术的死亡率略有增加。据报道，在最近的大型数据库分析中，院内死亡率为 5%～9%。生物人工瓣膜会随着时间的推移而退化，15 年后，大约 50% 的幸存患者会出现结构性衰竭。机械瓣膜可抵抗变性，但存在与抗凝治疗相关的出血风险。

二、三尖瓣

1．概述

三尖瓣装置由三尖瓣环、腱索、乳头肌及三个瓣叶组成（隔瓣、前瓣和后瓣）。

三尖瓣反流（TR）的最常见原因是右心室扩张，产生具有解剖学正常瓣膜瓣叶的功能性反流。这可能继发于二尖瓣和主动脉瓣或肺心病的病变引起的肺动脉高压。TR 的其他病因是引起结构性瓣膜异常的病因。这些包括先天性畸形、风湿性疾病、退行性疾病、类癌、感染性心内膜炎、瓣叶脱垂，以及心内起搏器导致的瓣叶瘢痕形成，胸部放疗瓣叶损伤等（表 14-4）。

表 14-4　三尖瓣病变的原因

原因
反流
右心室扩张（继发性三尖瓣反流）
感染性心内膜炎
风湿性心脏病
先天性心脏病（Ebstein 畸形）
结缔组织病
乳头功能障碍缺血 / 梗阻
放射
起搏器
狭窄
风湿性心脏病
类癌
先天性心脏病
感染性心内膜炎

三尖瓣狭窄（TS）的原因是风湿性心脏病（＞ 90%）。不太常见的原因包括类癌性心脏病、感染性心内膜炎和先天性心脏病（表 14-4）。

2．手术指征

（1）三尖瓣反流：如现行指南（表 14-5）所示，当进行伴随的左心瓣膜手术并且存在严重 TR 或中度功能性 TR 时，建议对三尖瓣进行干预。在由二尖瓣疾病发展而来的长期显著肺动脉高压的情况下，重要的是要考虑到仅通过左心，TR 可能不会改善。

单纯孤立的 TR 可以很好地耐受和保守治疗，无须干预。孤立性三尖瓣手术可考虑用于药物治疗无效的严重症状性 TR，或右心室进行性扩张的轻微症状性严重 TR（表 14-5）。

（2）三尖瓣狭窄：建议对接受左心手术的严重 TS 患者或有严重症状的孤立性 TS 患者进行手术（表 14-6）。

3．禁忌证

身体虚弱且无法忍受手术的患者不应进行手术修复。这可能是由于年龄增长和并发症状。STS 风险评分和 EuroSCORE 是评估工具，可以帮助识别手术风险过高的患者。应仔细评估是否存在心源性肝硬化，因为这可能是这些患者的一个重要的额外风险因素。

4．评价

应首先获得详细的病史和体格检查，以确定症状，辨别并发症和患者的脆弱性。经胸超声心动图显示评估 TR 和 TS。可以识别瓣膜解剖结构、病变严重程度和相关缺陷。

如果数据不一致或数据不足，应考虑通过右心导管插入术进行有创血流动力学测量。对

表 14-5　关于三尖瓣反流 AHA / ACC 建议

	证据水平
Ⅰ级	
对于接受左侧瓣膜手术的严重 TR 患者，建议进行三尖瓣手术	C
Ⅱa 类	
瓣膜修复对于患有轻度、中度或更大功能性 TR 的患者在左侧瓣膜手术时具有三尖瓣环状扩张或右侧心力衰竭的先前证据可能是有益的	B
对于因药物治疗难以治愈的严重原发性 TR 症状的患者，三尖瓣手术可能是有益的	C
Ⅱb 类	
对于左侧瓣膜手术时中度功能性 TR 和肺动脉高压的患者，可考虑进行三尖瓣修复	C
对于患有严重原发性 TR 和进行性中度或更大 RV 扩张和（或）收缩功能障碍的无症状或极轻症状患者，可考虑进行三尖瓣手术	C
对于经历过左侧瓣膜手术并且没有严重肺动脉高压或显著 RV 收缩功能障碍的患者，由于严重 TR 引起的持续症状，可考虑再次手术进行修复或置换	C

AHA/ACC. 美国心脏协会 / 美国心脏病学会；RV. 右心室；TR. 三尖瓣反流

表 14-6　三尖瓣中 AHA / ACC 建议的摘要狭窄

	证据水平
Ⅰ级	
对于患有左侧瓣膜疾病的严重 TS 患者，建议进行三尖瓣手术	C
对于患有孤立性，症状性严重 TS 的患者，建议进行三尖瓣手术	C
Ⅱb 类	
PBTC 可能被认为是患有孤立性，症状性严重 TS 而无伴随 TR 的患者	C

AHA/ACC. 美国心脏协会 / 美国心脏病学会；PBTC. 经皮球囊三尖瓣切开术；TR. 三尖瓣反流；TS. 三尖瓣狭窄

于严重 TR 和经胸超声心动图不足的患者，心脏 MRI 可作为评估右心室特征的重要工具。

5．术前管理

保持窦性心律可以保持心房收缩，有助于改善心排血量。患有反流的患者可以从更快的心率中受益，患有狭窄的患者受益于较慢的速率。利尿可以帮助改善右心衰竭的症状。然而，升高的中心静脉压力对于驱动通过右心的前向血流是必要的。

6．手术治疗

通过右心房切口实现对三尖瓣的开放式外科手术（通常通过全部或部分胸骨切开术）。

（1）三尖瓣的修复：TR（主要是功能性的）手术修复的主要策略是瓣环成形术。随着右心室的扩张，瓣环在前后轴扭曲，因为隔瓣和瓣叶更加固定。将瓣膜成形术环缝合到位以恢复正常的大小和形状并促进瓣叶接合。瓣环可以是完整的或不完整的（打开的）。环被设计成避免在房室结附近放置缝线并且对传导系统造成损害。修复三尖瓣的替代策略包括瓣膜的二尖瓣和环缝合折叠（DeVega 技术）。

（2）更换三尖瓣：如果瓣膜不适合修复，可以用人工替换。严重 TS 需要球囊瓣膜成形术或置换术。人工的选择包括机械、生物人工（环内或环上），或更罕见的同种移植（二尖瓣组织）瓣。机械瓣膜确实需要终身抗凝，必须予以考虑。植入瓣膜时，要注意避免损伤房室结。应保留瓣膜装置的瓣叶和腱索。

7．并发症

由于房室结和传导系统接近三尖瓣环，术后存在完全心脏传导阻滞的风险。在使用二尖瓣和三尖瓣人工瓣膜的患者中，10 年后晚期完全心脏传导阻滞的发生率约为 25%。如果传导系统出现异常，在手术前，可以在手术时放置心外膜起搏器引线，以避免后来通过修复 / 更换的三尖瓣植入经静脉导线。生物人工和机械人工三尖瓣患者的总生存期没有差异。然而，机械瓣膜每年的血栓形成风险约为 1%。这种并发症通常通过溶栓治疗来控制。

8．结果

使用瓣环成形术，进行三尖瓣修复，85% 的患者可在 6 年内从免于中度至重度反流复发。与瓣膜的缝合折叠或二尖瓣形成相比，硬环瓣成形术具有更大的自发性反流。

TR 最常发生在左侧瓣膜病变的继发，并且即使在矫正左侧病理损伤后也常常持续存在。虽然在二尖瓣修复时实践模式正在转向伴随的三尖瓣瓣环成形术，但不确定右心衰竭和死亡率的长期发生率是否会降低。需要同时进行二尖瓣和三尖瓣置换术患者的手术死亡率为 5%～10%，10 年时为 55%。三尖瓣修复术的再次手术与高短期和长期死亡率相关。

要点总结

- 如果瓣膜解剖学允许，则首先用球囊切开术治疗孤立的症状性严重二尖瓣狭窄和三尖瓣狭窄。
- 二尖瓣后叶脱垂应采用瓣叶切除术和瓣环支撑术进行环瓣成形术。
- 二尖瓣修复的结果取决于反流的病因。
- 由于右心室扩张，三尖瓣反流最常见。
- 如果存在长期肺动脉高压，则二尖瓣的修复可能不会改善三尖瓣反流。
- 在更换二尖瓣和三尖瓣期间，应注意保持瓣环的乳头状或腱索附着。

推荐阅读

[1] Cao C, Wolfenden H, Liou K, et al. A meta-analysis of robotic vs. conventional mitral valve surgery. *Ann Cardiothorac Surg*. 2015;4:305–314.

[2] Cohn LH, ed. *Cardiac Surgery in the Adult*. 4th ed. China: McGraw-Hill; 2012.

[3] Cohn LH, Tchantchaleishvili V, Rajab TK. Evolution of the concept and practice of mitral valve repair. *Ann Cardiothorac Surg*. 2015;4:315–321.

[4] Filsoufi F, Anyanwu AC, Salzberg SP, et al. Long-term outcomes of tricuspid valve replacement in the current era. *Ann Thorac Surg*. 2005;80:845–850.

[5] Griffin BP, Callahan TD, Menon V, eds. *Manual of Cardiovascular Medicine*. 4th ed. Philadelphia, PA: Lippincott Williams & Wilkins; 2013.

[6] Johnston DR, Gillinov AM, Blackstone EH, et al. Surgical repair of posterior mitral valve prolapse: implications for guidelines and percutaneous repair. *Ann Thorac Surg*. 2010;89:1385–1394.

[7] Kilic A, Shah AS, Conte JV, et al. Operative outcomes in mitral valve surgery: combined effect of surgeon and hospital volume in a population-based analysis. *J Thorac Cardiovasc Surg*. 2013;146:638–646.

[8] Mick SL, Keshavamurthy S, Gillinov AM. Mitral valve repair versus replacement. *Ann Cardiothorac Surg*. 2015;4:230–237.

[9] Mihaljevic T, Jarrett CM, Gillinov AM, et al. Robotic repair of posterior mitral valve prolapse versus conventional approaches: potential realized. *J Thorac Cardiovasc Surg*. 2011;141:72–80.

[10] Nishimura RA, Otto CM, Bonow RO, et al. 2014 AHA/ACC guideline for the management of patients with valvular heart disease: a report of the American College of Cardiology/American Heart Association Task Force on Practice Guidelines. *J Thorac Cardiovasc Surg*. 2014;148:e1–e132.

[11] Rogers JH, Bolling SF. The tricuspid valve: current perspective and evolving management of tricuspid regurgitation. *Circulation*. 2009;119:2718–2725.

[12] Stout KK, Verrier ED. Acute valvular regurgitation. *Circulation*. 2009;119:3232–3241.

[13] Tang GHL, David TE, Singh SK, et al. Tricuspid valve repair with an annuloplasty ring results in improved long-term outcomes. *Circulation*. 2006;114:I-577–I-581.

[14] Vassileva CM, Mishkel G, McNeely C et al. Long-term survival of patients undergoing mitral valve repair and replacement: a longitudinal analysis of Medicare fee-for-service beneficiaries. *Circulation*. 2013;127:1870–1876.

第 15 章
主动脉瓣 / 肺动脉瓣的直视瓣膜手术
Valve Surgery：Aortic/Pulmonary

Douglas R. Johnston　著
刘鑫裴　译
刘兴荣　校

一、概述

主动脉瓣和肺动脉瓣具有相似的解剖结构和功能，均为在舒张期阻止动脉内血流反流回心室，而在收缩期保证血流由心室流出道通畅地进入主动脉或肺动脉。两者的正常结构均为三叶瓣，良好的瓣膜功能有赖于 3 个大小相似的半月瓣的充分对合，这又取决于瓣叶的形状和柔韧性、瓣环及窦口的大小和朝向，以及瓣叶间交界区的位置。主动脉瓣和肺动脉瓣的手术依手术指征不同可分为瓣膜狭窄手术和瓣膜反流手术，依手术方式可分为瓣膜成形和瓣膜置换手术，此外还分是否需要同期行其他手术以及不同的手术入路。尽管主、肺动脉瓣膜解剖类似，肺动脉瓣与主动脉瓣不同之处在于它没有与相邻瓣膜有共用的纤维结构（图 15-1），这对于评估瓣膜尺寸及是否同期处理其他瓣膜非常重要。

二、主动脉瓣的手术指征

1．主动脉瓣狭窄

主动脉瓣手术最常见的指征是主动脉瓣狭窄，主动脉瓣狭窄最常见的原因是退行性的瓣膜钙化。少量的主动脉瓣胶原结构断裂或钙化在正常人中很常见，然而 30 岁前出现的三叶主动脉瓣严重钙化较罕见，而二叶瓣或单叶瓣畸形患者主动脉瓣钙化速度可能加快。主动脉瓣钙化性狭窄的组织病理学特征与冠状动脉粥样硬化相似，危险因素也大致相同。因此，目前

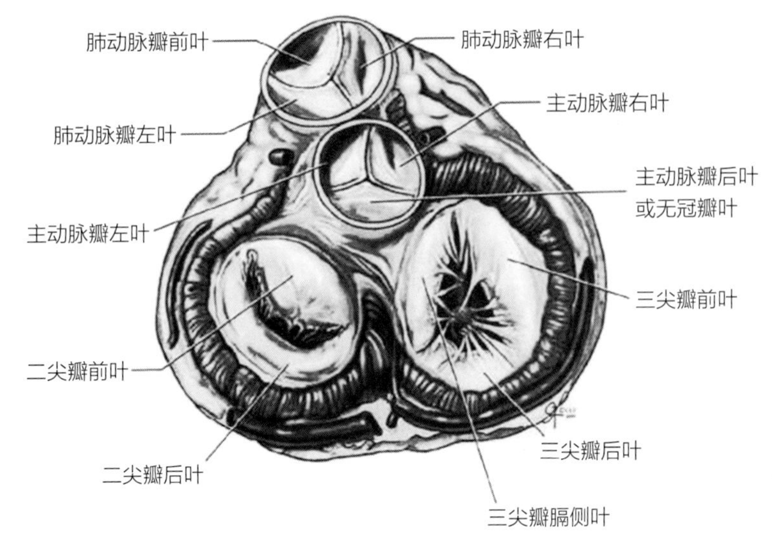

◀图 15-1　主动脉瓣与肺动脉瓣的关系
注意主动脉瓣、二尖瓣和三尖瓣共用一个纤维结构，而肺动脉瓣环与其他三个瓣的瓣环之间则是肌性连接

已有通过降脂药物抑制主动脉瓣钙化进展的相关研究开展。

风湿性主动脉疾病的特点为早期炎症性改变，包括水肿、淋巴细胞浸润、新生血管形成；随后是增生期改变，瓣叶增厚、挛缩，边缘卷曲、交界融合。瓣叶可发生严重钙化，但瓣环钙化少见。

主动脉瓣叶数目和位置的先天异常可导致二叶化畸形（图 15-2）、单叶畸形或四叶化畸形。其中二叶化畸形最常见，人群中发病率约 2%，男 / 女比例为 2∶1，患者的一级亲属中有二叶化畸形者更为常见。

主动脉瓣狭窄的钙化区域可局限于瓣叶，也可累及瓣环、室间隔甚至二尖瓣前叶。钙化初期仅是存在于组织表面，逐渐发展可累及组织深部，钙化严重的主动脉瓣上甚至可形成成熟的板层骨结构。这种侵袭性钙化在手术切除时须加倍小心，避免伤及周围正常组织，一旦发生损伤，需用自体心包补片或其他材料进行修补。钙化的分布将影响手术入路及人工瓣膜的选择。图 15-3 所示为一钙化严重（累及室间隔）的单叶主动脉瓣的 CT 表现。

2．主动脉瓣关闭不全

瓣环、瓣叶或窦管交界处的连续性或形态学异常均可导致主动脉瓣关闭不全。在北美洲，主动脉瓣关闭不全最常见的原因是主动脉根部

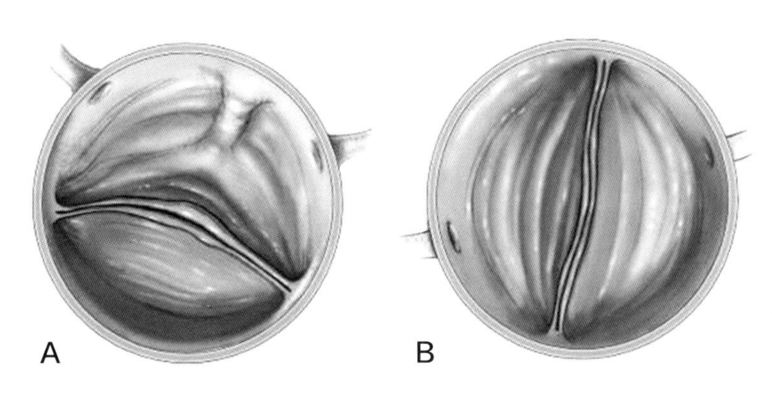

◀图 15-2 主动脉二叶瓣畸形

A. 最常见的形态学类型为左右冠瓣融合成嵴；B. 较少见的为"真性二叶瓣畸形"，两个瓣叶等大，只有 2 个交界区

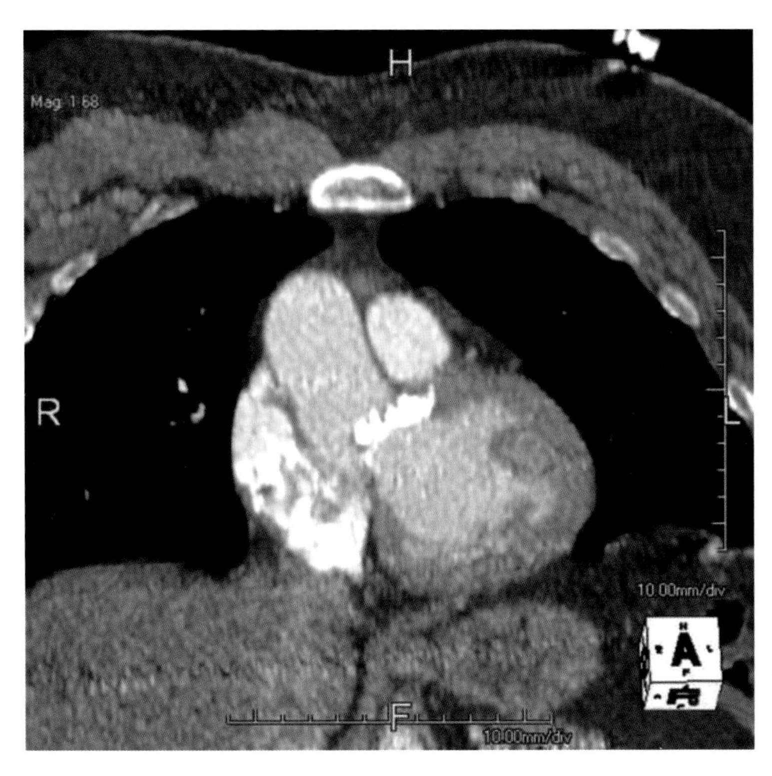

◀图 15-3 主动脉瓣严重钙化的 CT 表现

本例为主动脉瓣单叶化畸形患者，钙化累及室间隔

扩张。高龄患者窦管交界扩张导致的主动脉瓣相对关闭不全与粥样硬化性升主动脉动脉瘤形成有关。

退行性主动脉瓣病变患者常表现为主动脉瓣狭窄合并反流，因为随着瓣膜的硬化、皱缩、固定，会出现瓣叶对合不良。相似地，风湿性心脏病也可导致瓣叶活动受限，进而导致主动脉瓣反流。

先天性二叶主动脉瓣畸形可与正常三叶主动脉瓣一样会发生相似的瓣叶纤维化和钙化等退行性改变而导致瓣膜关闭不全。此外，瓣叶的变形和牵拉亦可能导致瓣膜对合不良，一个瓣叶骑跨在另一个瓣叶之上，从而产生偏心反流束。

主动脉夹层常常导致解剖正常的主动脉瓣发生重度反流，原因是交界区内膜从主动脉壁上撕脱导致瓣膜向内脱垂导致。

10% 以上的主动脉瓣反流是由细菌性心内膜炎导致的。愈合期心内膜炎可能仅表现为瓣叶穿孔。

主动脉瓣反流其他不常见的原因包括两类：① 钝性或穿透性胸部创伤导致的瓣膜损伤；② 心导管操作导致的医源性瓣膜损伤和二尖瓣手术缝线导致的损伤。

3．肺动脉瓣狭窄

发达国家中肺动脉瓣狭窄最常见的原因是先天性心脏病、心脏手术或介入操作史，罕见风湿性疾病。

4．肺动脉瓣关闭不全

肺动脉瓣关闭不全最常见的原因为瓣环扩张、先天性畸形、介入操作史或肺动脉高压。

三、评估

1．主动脉瓣狭窄

二维超声心动图测量主动脉瓣血流速度可以用来推算主动脉瓣跨瓣压差，这是评价主动脉瓣狭窄严重程度最准确、重复性最好的非侵入性方法。因此，很少使用心导管直接测量主动脉瓣跨瓣压差，仅用于少数特定的患者（如低压差主动脉瓣狭窄，见后述）。最近的研究表明，心电门控 CT 可能比超声心动图更能准确地评估主动脉瓣的形态和瓣口面积。因其可

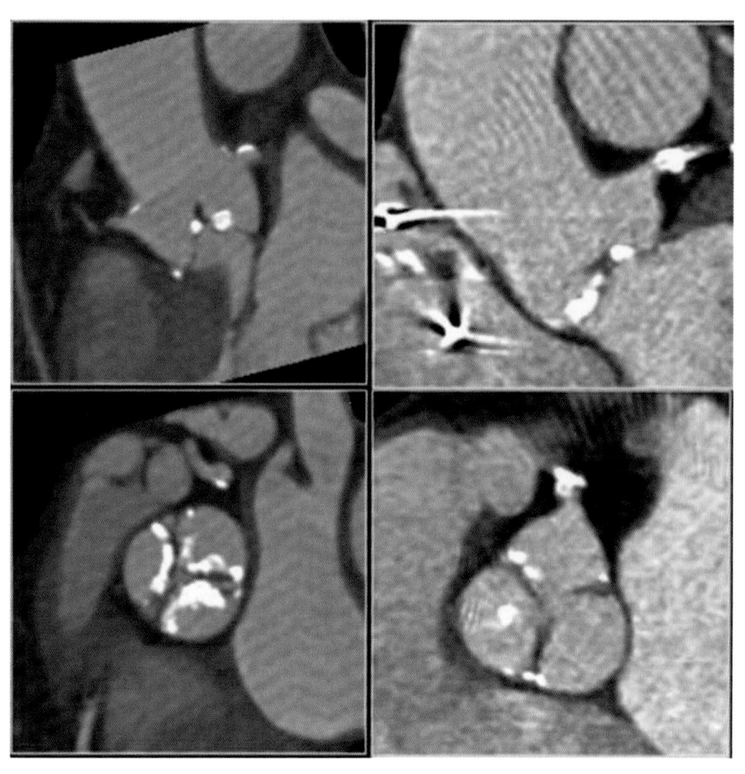

◀图 15-4 CT 评估主动脉瓣钙化的位置、范围及冠状动脉开口累及情况

提供主动脉瓣叶钙化和冠状动脉开口关系的相关数据（图 15-4），故心电门控 CT 尤其适用于考虑经导管介入主动脉瓣植入术的患者。心脏 CT、心脏 MRI 以及三维超声心动图均可对主动脉瓣口面积进行直接测量，尽管如此，它们均可能低估主动脉瓣功能性狭窄对瓣膜功能影响的严重程度，这事实上取决于左心室收缩、左心室流出道和主动脉瓣口三者的动力学耦合结果。因此，主动脉瓣狭窄的手术时机必须同时考虑病因、病程、心室功能、合并主动脉瓣关闭不全的程度，以及是否合并其他瓣膜或冠状动脉病变来决定。

（1）主动脉瓣狭窄分度。

分度	瓣口面积（cm^2）
轻度	＞ 1.5
中度	1 ～ 1.5
重度	＜ 1

（2）自然病程：自 1968 年 Ross 和 Braunwald 首次发表关于主动脉瓣狭窄的研究报道以来，人们对主动脉瓣狭窄自然病程认识的愈发完善。起初，常见的胸痛、呼吸困难、晕厥三联征为评价主动脉瓣狭窄的标志。Ross 等报道了症状性主动脉瓣狭窄患者不经干预的平均生存期，其中胸痛和晕厥患者为 3 年，出现呼吸困难者为 2 年，心力衰竭患者为 1.5 年。这一结果被多个后续研究证明后，指南开始推荐对症状性主动脉瓣重度狭窄采用积极的手术治疗方案。相比之下，无症状患者的治疗方案则争议较多。无症状性主动脉瓣狭窄患者发生猝死的概率每年约低于 1%。此外，无症状性主动脉瓣重度狭窄患者中有 1/3 将在 2 年内出现症状；5 年内，有 2/3 的患者会接受主动脉瓣置换术（aortic valve replacement，AVR）或死于心脏疾病。无症状性主动脉瓣狭窄患者中，很大一部分已经有严重检查结果异常，如严重左心室肥大或左心室射血分数减低，且负荷试验结果常为阳性。在这些无症状患者中进行负荷试验也不够多，其实，负荷试验阳性的无症状患者的预后与有症状者类似，亦需尽早手术治疗。

（3）药物治疗：基于主动脉瓣狭窄和冠状动脉疾病潜在的病理联系，人们热衷于使用降脂药物来减缓主动脉瓣病变的进展，尽管人们对此期望很高，但事实上结果并不理想。一项 SEAS 随机对照研究对使用辛伐他汀 + 依折麦布或安慰剂治疗 1873 名轻 - 中度症状性主动脉瓣狭窄患者进行调查，结果未能发现降脂药物组的主动脉瓣狭窄相关事件发生率有明显降低。尽管如此，寻找能减缓主动脉瓣狭窄进展的药物的努力并未停止，目前对无症状主动脉瓣狭窄的药物治疗主要致力于维持有症状患者的血流动力学稳定和控制并发症。

控制高血压有助于减轻左心室肥大，然而，过度降压治疗会降低舒张压，减少冠状动脉灌注，对于已严重肥大且依赖舒张灌注的左心室来说，失代偿风险明显上升。有证据表明，血管紧张素转换酶抑制药对合并高血压的主动脉瓣狭窄患者有一定短期获益。主动脉瓣狭窄的患者依赖心房收缩来保证左心室充盈，故房颤将带来严重的不良影响。因此，AVR 术前和术后均应积极转复房颤、强化心律控制。此外，所有主动脉瓣狭窄患者均应预防感染性心内膜炎。

（4）主动脉瓣狭窄的手术时机：指南推荐对有症状的主动脉重度狭窄患者行 AVR 术。而症状不明显，或症状与心脏超声结果不吻合的患者临床治疗具有挑战性。对这部分患者，外科医生需在行 AVR 术和随访等待的风险之间进行风险权衡，随访等待的风险包括心脏性猝死和左心室重塑进展。常规心电图检查发现左心室肥大是主动脉重度狭窄患者症状加重的独立预测因素。运动负荷试验中出现症状加重是未来 12 个月内症状进展的预测因素。以往无症状的主动脉瓣狭窄患者出现症状提示预后较差。此外，主动脉瓣狭窄患者常不自觉地减少运动量，从而无法及时发现自身的症状，运动负荷试验对这些患者尤其重要。

Iung 等研究表明，独立的症状性主动脉瓣重度反流患者中，至少约 1/3 未行手术治疗，这一结果被多个后续研究证实。然而，随着经皮主动脉瓣置换术（TAVR）的广泛开展，这一比例将有望减少。事实上，在几乎所有病例中，即使是老年患者都可以从 AVR 手术中获益，而大量的无症状患者都合并有严重的检查结果异常，这些事实都支持积极的早期手术治疗。

（5）低压差 - 低流量主动脉瓣狭窄（AS）：这类患者在解剖上存在 AS，但静息态跨瓣压差不升高（＜ 40mmHg），手术死亡率可高达 18%，3 年生存率仅 57%。这些患者的术前评估中，最重要的是明确心室功能不全究竟继发于缺血性心肌病变、原发心肌病变，抑或为后负荷过高。可以对此类患者进行低剂量多巴酚丁胺负荷试验，如果用药后超声心动图测得的搏出量较基线升高≥ 20%，则提示尚有足够的收缩力储备。收缩力储备不足是围术期死亡的预测因素。针对低压差 - 低流量 AS 的多中心研究（TOPAS 研究）表明，这些患者可从 AVR 术中获益。入组患者中有的患者术前主动脉瓣口面积最大可达 $1.2cm^2$，表明即使仅有中度 AS，在收缩力储备不足的情况下左心室也很难耐受。提示结局较差的危险因素包括 Duke 活动状态指数，或者 6min 步行实验提示心功能储备不足、重度狭窄、负荷试验后左室射血分数改善不佳。尽管如此，AVR 术后存活的患者，其心功能储备和左心室射血分数均可改善，只要指征把握合适，AVR 术效果远好于药物治疗。

2．主动脉瓣关闭不全

评估主动脉瓣关闭不全的目的是明确瓣膜关闭不全的机制、瓣叶形态学，以及是否合并主动脉根部和升主动脉疾病，以指导手术治疗方案。

除为主动脉关闭不全进行分度外，超声心动图评估更应关注瓣叶形态、厚度、活动度和对合情况，以在术前评估瓣膜成形的可行性。

排除主动脉夹层后，可行瓣膜成形的三叶主动脉表现为瓣膜形态、活动度正常，仅有主动脉根部和（或）窦管交界处扩张导致的瓣膜对合不全。二叶主动脉瓣除瓣环扩张外，还可表现为融合瓣膜脱垂导致的偏心反流。而瓣膜增厚、钙化、裂孔或其他瓣叶病变提示成形术成功率较低。

CT 或 MRI 主动脉根部及升主动脉三维成像对二叶化主动脉瓣患者及三叶瓣合并主动脉根部或升主动脉扩张的患者评估至关重要。多平面 3D 重建程序可以从外科医生的视角详细地评估主动脉根部及升主动脉的解剖情况。

四、围术期处理

1．术前评估

（1）经胸超声心动图：主动脉瓣疾病中，跨瓣压差、瓣口面积、反流程度、瓣膜形态、主动脉 / 肺动脉扩张、其他瓣膜疾病和心室功能的评估至关重要。而肺动脉瓣疾病中，更需特别注意肺动脉高压的评价。

（2）冠状动脉造影：目的是评估冠状动脉解剖、是否存在冠状动脉畸形或是否需同期行冠状动脉旁路移植。

（3）常规化验：内容包括血常规、电解质、血尿素氮 / 肌酐比值、肝功能、尿常规、尿培养凝血功能和配血等。

（4）胸腹 CT 增强：胸部 CT 亦适用于超声心动图发现主动脉扩张的患者，或评估升主动脉或主动脉弓钙化情况，又或用于 TAVR 等经外周血管介入手术术前对降主动脉、髂动脉、股动脉直径和动脉质量的评估。除此之外，CT 亦用于二次开胸或微创手术入路设计（图 15-5）。

（5）心电图：心电图用作心律基线，以便术后及时对比、明确有无心肌缺血。

（6）用于风险分层的辅助检查：肺功能检

查用于肺部疾病病史、长期吸烟史及放射性心肌病患者。颈部和下肢血管彩色超声检测用于有相关病史或体征的患者，并不用于常规检查。

2．手术禁忌证

（1）绝对禁忌证：绝对禁忌证包括期望寿命获益有限的极虚弱患者、无法治疗的恶性肿瘤、活动期脑出血和 Childs 评分 C 级的肝硬化患者。

（2）相对禁忌证：手术的相对禁忌证包括活动期感染、Childs 评分 B 级的肝硬化、升主动脉钙化、多次手术、心室功能差、存在并发症、患者虚弱、患有比主动脉疾病更急需处理的并发症。

（3）围术期药物治疗。

① 需停用长效降压药物和长效抗凝药物。

② 药物敷膜支架患者需收入院，并用静脉 GP- Ⅱa/ Ⅲb 受体拮抗药过渡，阿司匹林可不停药。

③ 谨慎麻醉诱导，避免低血压，严重左心室肥大患者可能需短期快速补液。

五、术后处理

1．左心室肥大

主动脉瓣长期狭窄的患者可能合并严重的左心室肥大，从而给术后处理带来难度。术后快室率型房颤可能导致低心排血量状态，此时应谨慎利尿以维持一定容量，保证心脏有效射血。AVR 术偶尔可使术前被左心室高压掩盖的左心室流出道梗阻性疾病暴露出来，这些患者可能需要同期行 Morrow 手术切除部分室间隔心肌，某些罕见的情况下，梗阻实为 SAM 征的表现，甚至需要同期行二尖瓣置换术。

2．术后心律失常

瓣膜术后的患者中，约 1/3 可发生房颤，对左心室严重肥大或射血分数较低的患者而言，房颤可能对其血流动力学造成严重影响。心律失常的发病率在术后 1 ～ 2 周达到高峰，术后 6 ～ 8 周下降。大多数患者可通过室率控制或心律控制进行治疗，并加用华法林短期抗凝治疗，而对血流动力学不稳定者，可考虑电复律。

3．心内膜下心肌缺血

长期 AS 合并严重左心室肥大的治疗面临挑战。尽管在现代的心脏停搏技术下，术中心肌保护仍可能不够充分，而导致心内膜下心肌缺血，表现为广泛导联 ST 段抬高或压低，某些病例中还可表现为新出现二尖瓣反流。患者还可出现影响血流动力学的室性心律失常，可考

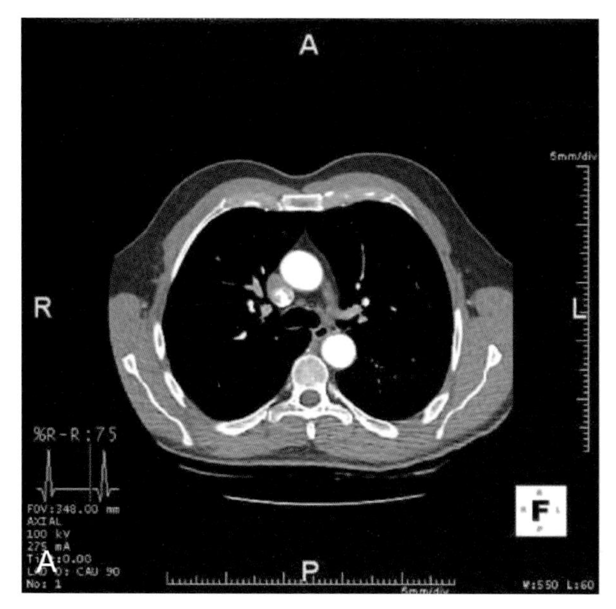

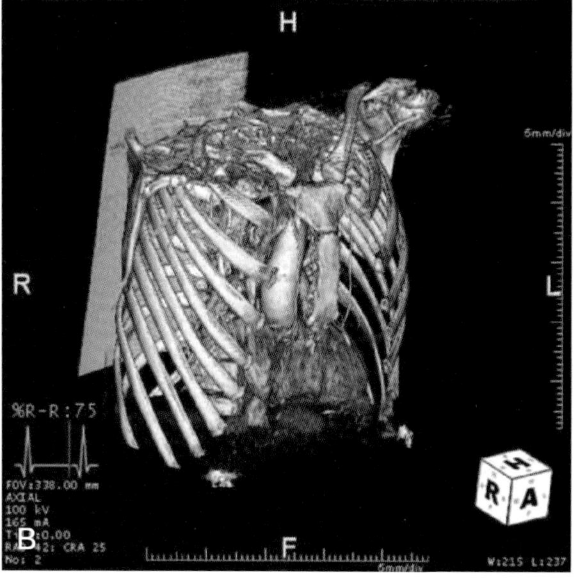

▲图 15-5 **CT 三维重建可用于辅助手术设计**

A. 可观察主动脉与胸骨的位置关系，此图提示通过开胸入路进入主动脉瓣的难易程度；B. 实时 3D 重建，其中皮肤计划切口与升主动脉相关

虑予主动脉球囊反搏，极端情况下可短期使用体外膜肺氧合治疗进行支持。

六、主动脉瓣手术

1．球囊瓣膜成形术

经皮球囊主动脉瓣成形术（balloon aortic valvuloplasty，BAV），除应用于一般情况太差无法耐受直视手术的患者外，在具备直视手术条件的患者中很少应用。球囊主动脉瓣成形术后的生存期明显短于球囊成形术后接受外科换瓣手术治疗患者，术后获得的改善多在6个月左右就消失。球囊主动脉瓣成形术最大的局限性是其可能导致主动脉瓣反流，而这对已经肥大的左心室而言是难以耐受的。此外，其还可能导致狭窄复发。大多数情况下，这一术式已被TAVR术取代，尽管如此，在某些情况下，BAV术也有助于缓解患者的AS，抑或用于一般情况较差且AS与其他合并疾病关系不明患者的诊断性治疗。

2．直视主动脉手术

手术操作中须特别留意的解剖结构包括二尖瓣前叶基底部、室间隔膜部以及房室传导束（图15-1）。由于术中切除钙化灶、缝合或术后人工瓣膜的牵拉都容易对这些结构造成损伤，故掌握这些解剖结构与主动脉瓣的关系对手术安全至关重要。术前行CT或MRI主动脉根部三维重建有助于提前评估患者的解剖情况，减少术中隐患。

（1）手术入路：所有首次直视AVR手术患者均应考虑行小切口入路手术，为评估手术条件，尚需行一系列术前检查。而对肺动脉瓣手术而言，因为肺动脉瓣的解剖位置变异较多，且肺动脉瓣环的处理需更广泛的显露，故更倾向于行开胸的入路。

① 正中开胸入路（图15-6）：当需同期行冠状动脉旁路移植，二尖瓣或三尖瓣手术，迷宫手术，心肌切除术等合并术式时，需选择开胸入路。此外，主动脉根部手术，尤其是保留主动脉瓣的根部替换术亦应考虑开胸入路，除非术者本人对小切口下冠状动脉重建有丰富的经验。

② 胸骨上段小切口（图15-7）：可经胸骨上段小切口J形切开至右侧第4肋间，如需处理升主动脉、主动脉根部或主动脉瓣扩大成形术，则可行倒T形切开至两侧3或4肋间。这一切口稍加改变亦可同时行主动脉半弓置换术。

③ 右胸小切口（图15-8）：经此切口可行单纯主动脉瓣置换或成形术，甚至某些患者可经

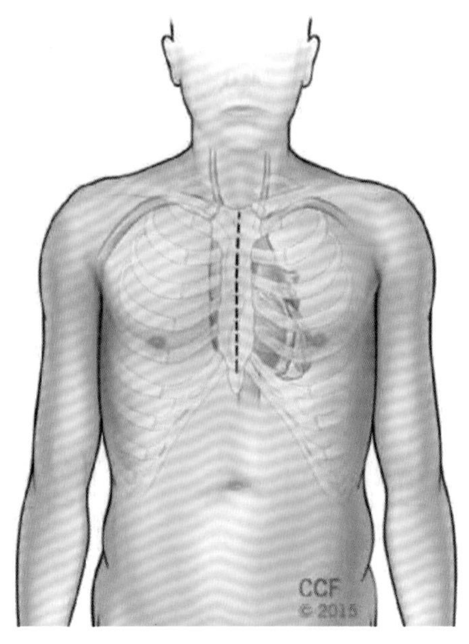

▲图15-6　胸骨正中切口

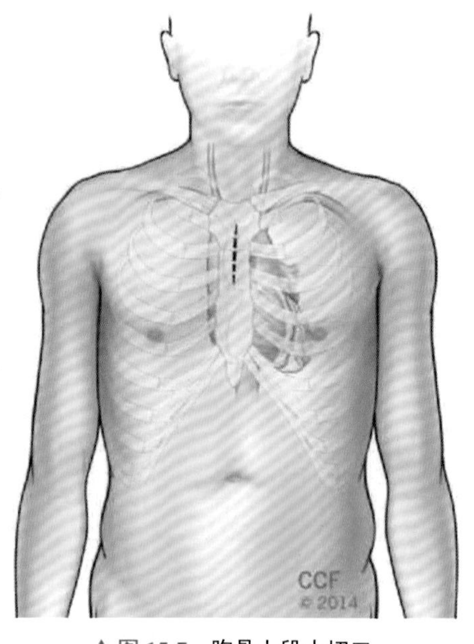

▲图15-7　胸骨上段小切口

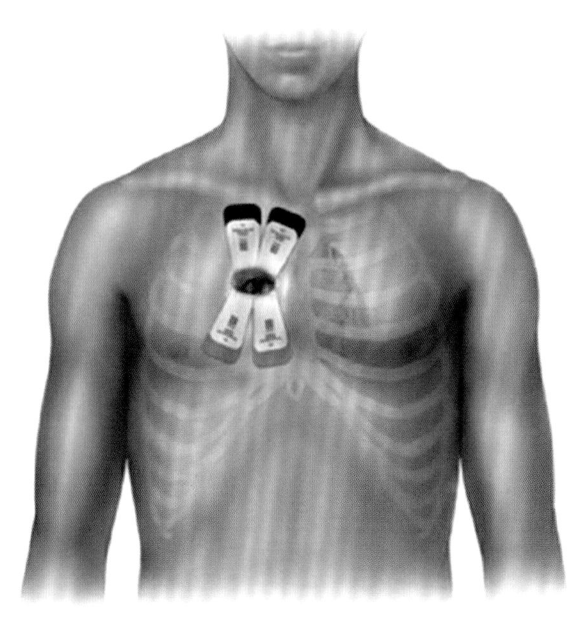

▲图 15-8　右胸小切口入路

此切口行升主动脉成形术。此切口要求升主动脉无钙化，无明显的根部或升主动脉扩张。最好行中心主动脉插管和外周静脉插管，若降主动脉、髂动脉和股动脉经术前 CT 评估无明显粥样硬化，则也可行股动脉插管。

（2）体外循环：除 TAVR 术外，主动脉瓣和肺动脉瓣的直视手术均需要体外循环辅助。

① 中心性主动脉插管：比较安全、可重复性高，且可避免降主动脉内逆向血流，故适用于大多数主动脉瓣、肺动脉瓣手术。

② 腋动脉插管：适用于因主动脉弓部动脉瘤、夹层或弥漫性主动脉钙化需停循环行主动脉置换术的弥漫性主动脉钙化而需在升主动脉远端行手术的患者，一般用直径 8mm 的涤纶人工血管与腋动脉行端侧吻合。

③ 股动脉插管：经髂动脉和降主动脉逆行灌注，可能导致小斑块脱落进入颈动脉内。基于主动脉瓣狭窄和粥样硬化的病理联系，主动脉和肺动脉瓣膜手术需尽量避免经股动脉插管，但经胸小切口行手术的血管条件较好的年轻患者以及复杂的再次手术患者，特别是曾行过腋动脉插管的患者可以考虑股动脉插管。

④ 静脉插管通常仅需直接心房插管，或经上腔静脉或股静脉插管。在主动脉根部解剖情况复杂时需行上下腔静脉插管，因为此时可通过冠状窦逆灌停跳液、简化冠状动脉纽扣移植时的心肌保护。

（3）心肌保护。

① Del Nido 停跳液：单剂顺灌停跳液简化了主动脉瓣和升主动脉手术，尤其适用于小切口入路手术。

② Buckberg 顺灌和逆灌停跳液：无论是否合并主动脉瓣反流，Buckberg 停跳液都可用于主动脉和肺动脉瓣手术。其中逆灌停跳液对主动脉瓣重度反流可以顺利诱导心肌停搏，而在主动脉夹层情况等顺灌难度太大，逆灌尤为适用。

③ 不停跳手术：多数情况下，只要有双腔插管，且右心引流充分，术野清晰，就可在不停跳的情况下行肺动脉瓣置换术。而更加复杂的肺动脉瓣手术更应在停跳下进行。

（4）主动脉瓣置换。

① 显露瓣膜：心脏停搏后，横行或斜行切开主动脉可到达主动脉瓣。若考虑型主动脉根部扩大成形术，则切口需延长至无冠瓣。若拟行 AVR 术，则最常用的是保留窦管交界的主动脉横行切口，若显露有困难，可在窦管交界处上方横断主动脉（图 15-9）。

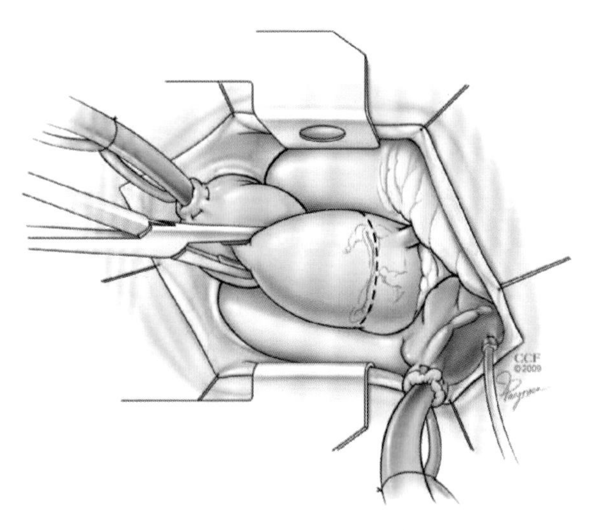

▲图 15-9　主动脉瓣手术入路

② 瓣环清创：为了可靠地置入尽可能大号的人工瓣膜，需将瓣环的钙化部分完全切除。尤其是主动脉二叶化畸形患者，钙化范围可延续至瓣环下方、二尖瓣前叶，这种程度的钙化通常与下方组织形成疏松的附着，应在保护软组织的前提下完全切除。侵袭性钙化需完全切除以保证人工瓣的顺利安装，手术中要注意防止钙化碎片导致栓塞。人工瓣置入前，主动脉或瓣环的缺损最好使用自体心包进行无张力修补。

③ 缝合方式：可使用间断缝合、连续缝合、褥式缝合或 8 字缝合的方式，缝至室间隔膜部时应注意不要进针过深，以免损伤传导系统。

④ 人工瓣的选择：人工瓣选择要考虑多种影响因素，本小节不展开讨论，只强调几个值得考虑的原则：首先，即便对年轻患者而言，机械瓣或生物瓣对患者寿命的影响没有差异。生物瓣患者往往因瓣膜耐久性差而需要多次手术，而机械瓣患者则更易发生出凝血相关并发症。因此，在选择人工瓣时必须结合患者的年龄、活动能力、瓣膜大小、生活方式等多方面具体考虑，大多数单纯性 AS 或 AR，无瓣膜成形条件的患者，有支架牛心包瓣膜、有支架猪瓣膜或二叶机械瓣都非常容易置入，耐久性也非常好。

⑤ 免缝合瓣膜：本质上免缝合瓣膜是传统支架瓣膜和经导管主动脉瓣的杂交产物，可在清创后的瓣环上迅速释放。这一技术的开展，将可能拓宽小切口手术的指征。但目前，这类瓣膜的价格明显比普通人工瓣高昂，且早期研究表明，术后心律异常需起搏器植入的比例较高。

⑥ 主动脉全根部替换：这一手术的指征包括主动脉根部和瓣环扩张，或为在非常小的主动脉根部置入某些低压差瓣膜——无支架猪瓣膜或同种异体瓣膜。操作时应将主动脉根部人工直接缝在瓣环上，并行冠状动脉用纽扣式吻合术仔细吻合于根部人工（人工血管、猪血管或自体材料血管）的侧面。应注意避免因手术操作导致冠状动脉扭转。随着主动脉生物瓣在年轻患者中的应用增多，当考虑同时行根部置换时，更应考虑可能影响患者再次手术的相关因素，较二次 AVR 术而言，主动脉瓣根部人工取出再植入手术的风险和死亡率更高。

⑦ 根部扩大成形术：新款的主动脉瓣在血流动力学方面更加优异，置入较小的瓣膜即可满足需要，且对手术远期效果无影响。尽管如此，对主动脉根部较小，而拟置入生物瓣，且考虑到日后可能因瓣膜退变而行瓣中瓣 TAVR 手术的患者，主动脉根部扩大成形术仍然是很好的选择。主动脉根部扩大成形术可在主动脉无冠瓣瓣环处行一小切口后用自体心包补片扩大成形，可将拟置入瓣膜的直径至少增加 2mm。

⑧ Ross 手术：将自体的肺动脉瓣完整取下，植入到主动脉瓣的位置，另用同种异体肺动脉瓣替换肺动脉瓣。在部分经验丰富的医疗中心，Ross 手术术后死亡率很低，远期耐久度也很好。然而，随着生物瓣耐久性的提高，除了在非常年轻的患者有生长发育需要以外，Ross 手术的好处已变得非常有争议。这一手术的弊端在于需使用同种异体瓣膜重建右心室流出道，并不可避免地需要对退变的肺动脉瓣进行再次干预。经皮介入技术已使得这些弊端一定程度上可以接受，但 Ross 手术在主动脉瓣疾病中仍相对少有应用。

⑨ 经导管主动脉瓣置换：TAVR 术与直视主动脉瓣置换术（surgical AVR，SAVR）术的根本不同之处在于，TAVR 术中保留主动脉瓣瓣叶以利于人工瓣膜的固定（图 15-10）。由于这一设计，目前的 TAVR 瓣膜均非常适合治疗 AS，狭窄的主动脉瓣叶往往增厚、钙化，恰好可为人工瓣膜的锚定提供稳固的支撑。经导管瓣膜的牢固性有赖于径向作用力，故同理，TAVR 瓣膜因为依赖于径向的锚定力，相对不适用于主动脉瓣反流患者，伴有瓣环扩张者尤甚。

理论上，TAVR 术可规避很多直视下 AVR 术相关的风险，包括二次开胸对仍然通畅的搭桥血管的潜在破坏、主动脉严重钙化等，经导管主动脉瓣置入术也需特殊考虑如下情形。

- 入路：可经选经股动脉或经心尖入路。其中，经股动脉入路在髂动脉粥样硬化的患者中可能面临风险，早期的经股动脉瓣膜置入术中，入路相关并发症是术后早期死亡的常见原因。

- 定位和固定：现有产品中，将瓣膜置入正确位置有赖于 X 线透视和经食管超声相结合。定位上的一点偏差将可能导致固定不良和人工瓣脱落，血栓可脱落进入心室或主动脉远端。新研发的产品允许修正瓣膜定位、甚至或取出定位不当的瓣膜，或可解决这一问题。

- 人工瓣和周围结构的关系：钙化瓣叶被带支架的人工瓣膜挤压移位后，可能导致冠状动脉开口梗阻。而人工瓣膜对左心室流出道的径向压力可能影响心脏传导系统，导致某些设计的瓣膜术后起搏器植入率较高。

早期的主动脉瓣装置常因人工瓣与瓣叶之间密封不全而导致术后主动脉瓣重度反流。新型的瓣膜增加了密封设计，大大降低了术后主动脉瓣反流的发生率，但仍较 SAVR 常见。

（5）主动脉瓣成形。

① 瓣叶缩短和折叠：二叶化主动脉瓣反流的发生机制很复杂，包括瓣叶不等长导致的融合瓣叶脱垂、瓣环和窦管交界扩张，以及瓣叶增厚或瓣叶穿孔。不合并钙化的二叶瓣反流，约 2/3 可通过同时处理瓣叶和瓣环而得到成功修复。成形术得到修复。成形的原则是使两个瓣叶变为等长，可以通过对融合瓣叶进行折叠（图 15-11），若冗余组织过多则可切除部分瓣叶然后进行重建。交界区用 Cabrol 褥式缝合以缩小瓣环、增加瓣缘对合高度。需注意避免过度减少瓣口面积而导致继发狭窄。

标准的瓣叶及交界区成形术的耐久度很好，很少发生术后瓣膜反流复发，术后远期瓣膜问题以狭窄常见。然而，这一术式仅处理瓣叶和交界区，并未纠正瓣环扩张的源头，可能增加对瓣叶的张力，因此，许多研究者推荐瓣叶成形的同时行主动脉根部替换术。

② 保留瓣膜的主动脉根部替换术（David 手术）：正常三叶主动脉瓣因瓣环和窦管交界处扩张导致的反流（常见于马方综合征）通常可使用再植技术的保留瓣膜的主动脉根部替换术纠正。冠状动脉按照根部替换术处理，并保留瓣叶和交界区。主动脉根部需从周围组织上游离至瓣环水平。瓣叶和交界区重新缝合在人工

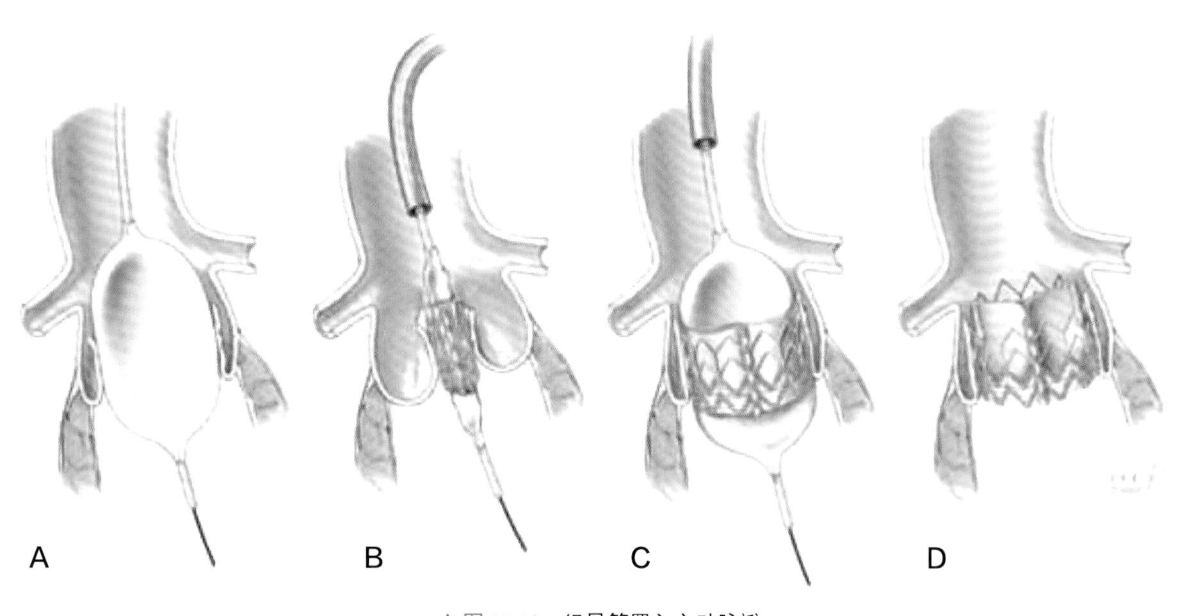

▲图 15-10　**经导管置入主动脉瓣**
A 至 D 示瓣膜置入流程

材料上，缩小瓣环尺寸，使瓣叶充分对合。然后，将冠状动脉纽扣缝合在人工材料上。而对于二叶化主动脉瓣，瓣叶需要进行重建使两者等长，然后将两个交界区正对放置，从而使其成为真性二叶瓣的形态。

③ 心内膜炎的瓣叶成形：愈合期感染性心内膜炎的单纯瓣叶穿孔，可用心包补片直接修补。这种缺损的边缘通常增厚，在比正常的相对菲薄和脆弱的主动脉瓣叶组织上反而更便于进行缝合。

④ 交界区的悬吊：急性主动脉夹层时，主动脉瓣交界区常常向中心、向左心室方向移位，从而导致主动脉瓣重度反流。如果瓣叶形态正常，只要恢复主动脉壁各层在窦管交界水平的连续性，即可纠正反流。仅需用3层毡片沿主动脉圆周进行加固即可，而不需在每个交界逐个缝合（图15-12）。

（6）肺动脉瓣置换。

① 生物瓣置入：随着血流动力学疲劳的降低，肺动脉瓣瓣膜置换多选用生物瓣。对于晚期瓣膜功能丧失者，可简单行瓣中瓣经导管人工瓣膜置入术。最好选用大号的人工生物瓣膜。特别是法洛四联症跨瓣补片术后患者，需要对瓣环进行切开，然后用一块自体心包或者牛心包片加宽瓣环，以置入更大尺寸的人工瓣膜。

② 经导管置入：由于大量使用同种瓣膜做肺动脉瓣膜置换治疗先天性心脏病或行Ross手术，故使用经导管瓣中瓣肺动脉瓣置入术的经验已非常成熟。可使用TAVR瓣膜或专用的牛颈静脉瓣膜进行置换，对一生中需多次手术的

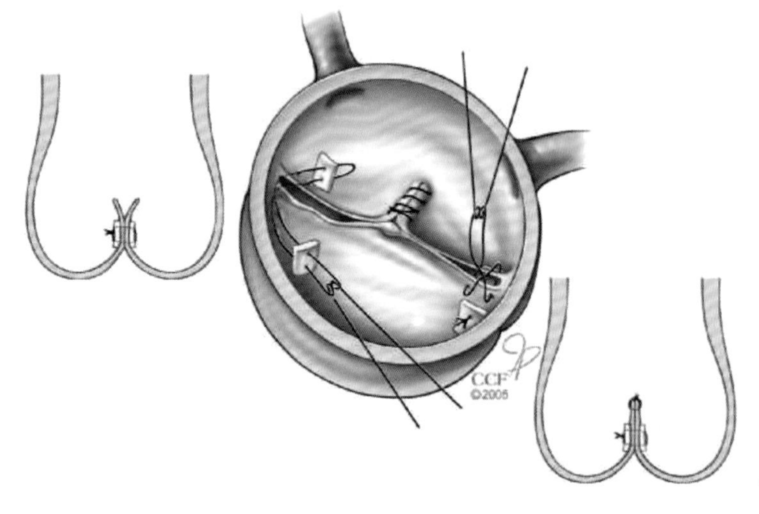

◀图15-11　瓣叶折叠修补二叶化主动脉瓣

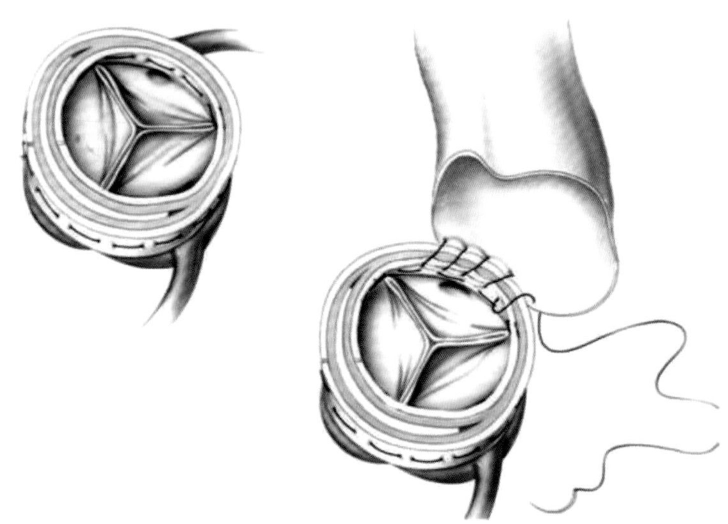

◀图15-12　主动脉夹层时对交界区的再悬吊处理

患者而言，可避免或推迟外科开胸手术的时间。

③ 同种异体肺动脉瓣衰败的再次手术：目前，开胸肺动脉瓣置换术常用于多次导管置换术后的患者，故需小心地取出其钙化的同种肺动脉，以避免损伤与之粘连的周围组织。然后通常置入一个新的同种异体动脉瓣，当然也可选用带瓣管道。

七、手术结果

1．手术死亡率

对大型国家数据库中的数据分析结果表明，SAVR 术的早期死亡率为 2% ～ 5%。而最近，一些由经验丰富的治疗中心报告的 SAVR 术死亡率低于 1%。术后早期死亡的危险因素包括再次手术、同期行冠状动脉搭桥术、同期行二尖瓣置换术和高龄。其他患者相关的风险因素包括左心室功能不全、术前心功能分级不佳、肾功能不全和房颤。术后早期死因主要为心肌梗死或心力衰竭（58%）、出血（11%）、感染（7%）、心律失常（5%）和脑卒中（4%）。

2．术后早期并发症

SAVR 术后早期严重的并发症包括脑卒中（1% ～ 2%）、纵隔出血导致的再次手术（5% ～ 11%）、伤口感染（1% ～ 2%）、需永久起搏器植入的心脏传导阻滞（＜ 1%），需透析治疗的肾衰竭（0.7%）、长期呼吸支持（3%）和围术期心肌梗死（2%）。除主动脉严重钙化患者脑卒中的风险稍高外，SAVR 并发症的风险同直视主动脉瓣成形术相似。脑卒中的预防有赖于仔细移除术中瓣膜碎屑和术中充分排气，向术野中灌注 CO_2 可减少空气进入心腔的概率。在插管和阻断前对升主动脉情况进行评估也非常重要。对升主动脉严重粥样硬化或钙化者，考虑行 TAVR 手术或采用其他的主动脉插管位置，可降低脑卒中的风险。

3．术后晚期并发症

（1）血栓栓塞：据报道，主动脉生物瓣置换术后不抗凝，血栓栓塞发生率为 0.2% ～ 1.3%，而机械瓣置换术后抗凝治疗的患者，血栓栓塞发生率为 1.5% ～ 2.0%。另外，生物瓣术后严重出血的发生率为 0.3%，机械瓣华法林抗凝相关出血的发生率为 2% ～ 3%。其中老年患者更易发生抗凝相关出血。

（2）心内膜炎：术后晚期（＞术后 6 个月）感染性心内膜炎发病率为 0.5% ～ 1.0%。感染性心内膜炎发病率似与瓣膜种类无关，尽管如此，主动脉瓣周脓肿更常见于机械瓣，约占总数的 65%，猪瓣膜约 36%，而同种异体材料约为 20%。

（3）人工瓣功能障碍：与人工瓣功能障碍率相关因素包括换瓣年龄、跨瓣压差和瓣膜种类。更新款的瓣膜、更先进的抗钙化处理可能减缓瓣膜结构的退变。数据表明，牛心包瓣膜在跨瓣压差稳定的年轻患者中表现出极其优异的长期耐久度；而机械瓣功能障碍常常继发于瓣下肉芽翳组织增生导致的卡瓣。

（4）瓣周漏：术中小范围的瓣周漏可在应用鱼精蛋白中和肝素后自行缓解。无菌性瓣周漏在术后任何时间（甚至多年后）都可发生，瓣周漏的危险因素包括感染性心内膜炎、再次手术和大号瓣膜。瓣周漏的总发病率为 0.2% ～ 0.5%，多数与感染有关。

（5）其他较少见的并发症为溶血，通常与瓣周漏、瓣叶穿孔及机械瓣相关。

（6）患者 - 人工瓣不匹配（patient prosthesis mismatch, PPM）：相比于正常人体的半月瓣，多数可置入的人工瓣膜尺寸都小于自体天然的主动脉瓣口面积，这一现象通常没被充分认识甚至有误解。PPM 对患者的影响与患者年龄、心功能、心室肥大程度有关。年轻患者或左心室重度肥大的患者如发生重度 PPM，则其远期生存率和心力衰竭豁免率明显降低，而 PPM 对高龄、活动能力差的患者影响相对较小。

4．远期生存率

AS 患者的生存期与年龄、性别匹配的正常人群相当。影响生存的因素包括左心室功能不全、合并冠心病和肾脏病。年轻患者的术后寿命与同年龄常人差距较大，而老年患者与同龄正常人的寿命几乎没有差别。这一特点可能说明，年轻患者往往在疾病较晚期才行手术，不可逆的心室改变在术前就已发生。术后死亡的原因包括心力衰竭或心脏性猝死(42% ～ 83%)，出血、感染或血栓栓塞等与瓣膜相关并发症(15%)。

5．症状缓解

多数患者在度过手术恢复期后，症状会获得即刻缓解。术前心室功能接近正常者，术后体力活动耐量方面的症状缓解会非常明显，而左心室扩张合并低流量、低压差性 AS 或合并左心室扩大、射血分数下降的 AR 患者，心室功能往往需很长一段时间才能恢复。手术成功，但术后 6 个月时症状仍无明显缓解，提示预后差。

6．研究前景

手术技术的改进、器材的更新迭代（特别是 TAVR 器械）和患者管理的完善可明显降低主动脉瓣手术的风险。越来越多的证据表明许多“无症状”的患者往往有严重病变的征象，术后结局也更差。这些患者往往未行运动负荷试验，故其治疗往往拖延至症状出现时才开始，导致手术风险升高，患者术后生活质量也不佳。目前的生物瓣使用寿命已较长，支持更早期、更积极的手术治疗，并可使用小切口手术方式以满足患者的需求。

要点总结

- 症状性主动脉瓣重度狭窄的自然病程特点很鲜明，所有有症状的患者应尽快考虑行经皮或直视手术处理。
- 无症状性主动脉瓣重度狭窄的正确处理尚有分歧。心脏性猝死和发生率约为 1%/人年，并有左心室重塑的风险。无症状性主动脉瓣重度狭窄患者中，约 1/3 会在 2 年内出现症状，2/3 会在 5 年内出现症状。
- 负荷超声心动图有助于识别具有潜在预后不良因素、症状被掩盖的患者，尽早进行手术治疗。
- 低剂量多巴酚丁胺负荷超声心动图可识别收缩力储备(搏出量升高≥ 20%)患者。这一指标是 TAVR 或 SAVR 重要的预后因素。
- 主动脉瓣狭窄或反流的手术入路包括胸骨正中切口、胸骨上段小切口或右胸小切口。首次行 AVR 术者均应考虑小切口手术。
- 人工主动脉瓣膜的选择应基于患者年龄、活动能力、拟置入瓣膜的尺寸、期望的生活方式等多个因素进行评估。生物瓣和机械瓣的术后期望寿命无明显差异。选择生物瓣可能因瓣膜结构性衰败而需多次手术，而选择机械瓣则会有更多的出凝血相关并发症的风险。
- 约 2/3 的二叶化主动脉瓣合并单纯反流的患者可行主动脉瓣成形术，术后结果良好。而瓣叶活动受限、瓣膜组织缺损和钙化则提示成形成功率较低。
- 肺动脉瓣置换通常选用同种异体瓣膜或生物瓣膜，可经皮介入或开胸直视进行，常用于先天性心脏病患者。
- 主动脉瓣手术的远期并发症包括血栓栓塞、心内膜炎、人工瓣功能障碍、瓣周漏和人工瓣不匹配。

推荐阅读

[1] Borer JS, Herrold EM, Hochreiter C, et al. Natural history of left ventricular performance at rest and during exercise after aortic valve replacement for aortic regurgitation. *Circulation*. 1991;84:III133–III139.

[2] Chan V, Lam BK, Rubens FD, et al. Long-term evaluation of biological versus mechanical prosthesis use at reoperative aortic valve replacement. *J Thorac Cardiovasc Surg*. 2012;144(1):146–151.

[3] Clavel MA, Fuchs C, Burwash, IG, et al. Predictors of outcomes in low-flow, low-gradient aortic stenosis: results of the multicenter TOPAS study. *Circulation*. 2008;111:S234–S242.

[4] Dal-Bianco JP, Khanderia BK, Mookadam F, et al. Management of asymptomatic severe aortic stenosis. *J Am Coll Cardiol*. 2008;52:1279–1292.

[5] Das P, Rimington H, Chambers J. Exercise testing to stratify risk in aortic stenosis. *Eur Heart J*. 2005;26:1309–1313.

[6] Fedak PW, Verma S, David TE, et al. Clinical update: clinical and pathophysiological implications of a bicuspid aortic valve. *Circulation*. 2002;106:900–904.

[7] Galli D, Manuguerra R, Monaco R, et al. Understanding the structural features of symptomatic calcific aortic valve stenosis: a broad-spectrum clinico-pathologic study in 236 consecutive surgical cases. *Int J Cardiol*. 2017;228:364–374.

[8] Iung B, Cahier A, Baron G, et al, Decision making in elderly patients with severe aortic stenosis: why are so many denied surgery? *Eur Heart J*. 2005;26:2714–2720.

[9] Johnston DR, Atik FA, Rajeswaran J. Outcomes of less invasive J-incision approach to aortic valve surgery. *J Thorac Cardiovasc Surg*. 2012;144(4):852–858.

[10] Johnston DR, Roselli EE. Minimally invasive aortic valve surgery: Cleveland Clinic experience. *Ann Cardiothorac Surg*. 2015;4(2):140–147.

[11] Johnston DR, Soltesz EG, Vakil N, et al. Long-term durability of bioprosthetic aortic valves: implications from 12,569 implants. *Ann Thorac Surg*. 2015;99(4):1239–1247.

[12] Lancellotti P, Lebois F, Simon M. Prognostic importance of quantitative exercise Doppler echocardiography in asymptomatic valvular aortic stenosis. *Circulation*. 2005;112:1377–1382.

[13] Lembcke A, Kivelitz DE, Borges AC, et al. Quantification of aortic valve stenosis: head-to-head comparison of 64 slice spiral computed tomography with transesophageal and transthoracic echocardiography and cardiac catheterization. *Invest Radiol*. 2009;44(1):7–14.

[14] Mentias A, Feng K, Alashi A, et al. Long-term outcomes in patients with aortic regurgitation and preserved left ventricular ejection fraction. *J Am Coll Cardiol*. 2016;68(20):2144–2153.

[15] Mihaljevic T, Nowicki ER, Rajeswaran J, et al. Survival after valve replacement for aortic stenosis: implications for decision making. *J Thorac Cardiovasc Surg*. 2008; 135:1270–1278.

[16] Nishimura RA, Otto CM, Bonow RO, et al. 2014 AHA/ACC guideline for the management of patients with valvular heart disease: a report of the American College of Cardiology/American Heart Association Task Force on Practice Guidelines. *J Thorac Cardiovasc Surg*. 2014;148(1):e1–e132.

[17] Pellika PA, Sarano ME, Nishimura RA, et al. Outcome of 622 adults with asymptomatic, hemodynamically significant aortic stenosis during prolonged follow-up. *Circulation*. 2005;111:3290–3295.

[18] Pettersson GB, Crucean, AC, Savage R, et al. Toward predictable repair of regurgitant aortic valves: a systematic morphology-directed approach to bicommissural repair. *J Am Coll Cardiol*. 2008;51:40–49.

[19] Ross DN. Replacement of the aortic valve with a pulmonary autograft: the "switch" operation. *Ann Thorac Surg*. 1991;52:1346–1350.

[20] Ross J Jr, Braunwald E. Aortic stenosis. *Circulation*. 1968;38:61–67.

第16章
心内膜炎的瓣膜手术
Valve Surgery: Endocarditis

Gösta B. Pettersson，Syed T. Hussain 著
梁 湄 译
马国涛 校

一、概述

感染性心内膜炎是最严重且可能合并严重并发症的心脏瓣膜病，包括原生瓣膜、人工瓣膜和其他心脏装置的感染。如果没有治疗，感染性心内膜炎将是致命的。旧的概念中，急性、亚急性和慢性心内膜炎的区别仅指在患者死亡之前预期经历的时间。多中心研究显示，即使在目前的治疗阶段，通过适当应用抗生素和手术干预，该病的医院内死亡率为15%～20%，1年死亡率接近40%。在患有瓣膜病，装置有心脏人工瓣膜，有既往感染性心内膜炎病史，进行免疫抑制、透析，存在药物滥用和其他医疗疾病等情况下，感染性心内膜炎的患病风险增加。与医学和手术治疗进步相矛盾，感染性心内膜炎的发病率在过去30年中有所增加。这是由于合并有感染性心内膜炎风险因素的患者数量增加，包括患有退行性瓣膜病的老年患者数量增加，发生葡萄球菌感染的患者数量增加。正常瓣膜被感染的情况极为罕见，但确实有发生。

感染性心内膜炎患者的临床表现通常很复杂。同时，感染性心内膜炎需要及早诊断以便尽早进行抗生素治疗，以及与并发症相关的决策，包括栓塞风险、高风险手术的必要性和时机。感染性心内膜炎患者需要多专科团队管理，感染性疾病专家、心脏病专家和心脏外科医生构成了团队的核心，但通常也需要来自其他专科的投入（最常见为神经病学）专家的帮助。手术中彻底清创和重建心脏和心脏瓣膜，这需要经验和特殊专业知识。尽管手术技术有所进步，但感染性心内膜炎的手术仍然是各瓣膜病中死亡率最高的，即使在最有经验的中心也是如此。

二、发病机制和病理学，微生物学，左侧和右侧感染性心内膜炎

1．发病机制、位置（主动脉瓣、二尖瓣或右侧）和感染瓣膜类型（原生瓣膜或人工瓣膜）对病理和预后非常重要。导致机体感染、存活和破坏能力的因素称为毒力因子，包括允许病原体附着在感染部位，避开宿主的免疫反应，同时产生破坏性酶、毒素，以及保护性物质等因素。

2．当循环中微生物黏附于天然或人工瓣膜的受损内皮时，瓣膜被感染。微生物生长繁殖，产生毒素和酶，破坏瓣膜组织并向血管外侵犯。

3．多种微生物可引起感染性心内膜炎，其致病因子不同，决定了它们的侵袭性。感染性心内膜炎的微生物学取决于瓣膜是自体的还是异体，感染是社区获得还是医院获得。葡萄球菌、链球菌和肠球菌是最重要的致病微生物，约占所有感染性心内膜炎的85%。葡萄球菌和链球菌是引起感染性心内膜炎的最常见的侵袭性和

破坏性细菌。

虽然金黄色葡萄球菌感染在原生瓣膜中更常见，但表皮葡萄球菌感染在人工瓣膜中更常见。真菌形成的赘生物大而侵袭性较小，尽管曲霉菌感染性心内膜炎与霉菌性动脉瘤的形成相关。我们最近描述了原生瓣膜的研究进展和病理阶段，并在人工瓣膜图谱中进行了描述（参见 Pettersson，Hussain，Shrestha，2014）。

4. 尽管应用了抗生素，但感染性心内膜炎仍然难以治疗，甚至延长大剂量抗生素疗程也常常无法治愈感染。最近的研究通过引入生物膜假说为此提供了合理的解释。生物膜发育和群体感应是细菌的社会学行为。细菌群体产生并存活于自我产生的细胞外多糖细胞基质中，群体感应是一种细胞之间的化学通讯机制，其使基因表达同步化并以协调的方式激活生物膜的成熟和组装。生物膜提供针对宿主免疫系统的防护，并且是抗生素难以渗透的屏障。形成生物膜的能力是常见引起感染性心内膜炎的细菌的特征，包括葡萄球菌、链球菌和肠球菌。手术能有效地破坏生物膜并将残留的细菌暴露于循环中的抗生素、抗体和活性免疫细胞。

5. 由毒素和酶引起的组织崩解和侵袭导致了严重的并发症，包括瓣膜反流或瘘引起的心力衰竭。血管外侵犯导致主动脉根部或房室沟周围的脓肿，可能导致心脏传导阻滞。赘生物碎片的栓塞可引起卒中、细菌性动脉瘤和其他栓塞表现。被破坏的组织不会再生；即使感染通过抗生素治愈，因细菌破坏而渗漏的瓣膜也不会愈合并变得有能力。

6. 感染性心内膜炎治疗结果通常与其是原生瓣膜还是人工瓣膜感染有关。人工瓣膜感染通常更具侵袭性，并且仅使用抗生素更难以治疗和治愈。生物膜形成以保护了病原体，这也解释了为什么人工瓣膜经常需要手术的原因。

7. 当比较主动脉瓣和二尖瓣感染性心内膜炎时，我们观察到主动脉瓣膜感染性心内膜炎更具侵入性（对于原生瓣膜和人工瓣膜都是如此），并且它是人工瓣膜感染比例较高的原因。尽管如此，二尖瓣感染性心内膜炎的手术治疗预后比主动脉感染性心内膜炎差。我们发现了二尖瓣感染性心内膜炎更难以处理的 3 个原因：认为二尖瓣病变患者本身病情较重，手术解剖欠佳，而且我们没有同种异体瓣膜置换替代二尖瓣。在另一项近期尚未发表的研究中，我们研究了左侧和右侧感染性心内膜炎之间的侵袭性差异，并确认右侧感染性心内膜炎从不侵入，尽管它是由侵袭性相同的金黄色葡萄球菌引起。我们的假设是入侵是由高压驱动的，尽管左侧的氧合血也可能是一个因素，因为大多数引起感染性心内膜炎的细菌都是需氧的。

8. 全身性栓塞中以脑部栓塞是最常见和重要。在左侧感染性心内膜炎患者中非常常见。全身性化脓性栓塞虽然罕见，但可引起包括主动脉在内任何动脉和部位的细菌性动脉瘤。右侧感染性心内膜炎的脓毒性栓子常转运到肺内，进而出现肺脓肿。

三、手术在治疗中的价值

1. 部分研究质疑手术价值，研究方法中考虑到“生存偏倚”和“转诊偏倚”。对存活足够长时间的患者，自我选择是否进行手术。通过观察整个感染性心内膜炎群体，来研究增加手术可否改善预后。大型转诊中心的外科医生仅限于研究仍然存活的患者并以“手术”并发症转诊，因此，转诊和生存偏倚在这些中心研究中始终是一个问题。然而，随着目前的结局改善，在指南支持下，专家有一个共识，认为手术在管理感染性心内膜炎中发挥着重要作用。

Kang 及其同事最近发表了一项随机性研究，特别研究了感染性心内膜炎的手术时机，证据支持早期手术（48h 内）优于等待心力衰竭发展。长期以来，我们一直是早期手术的支持者，一旦确定了手术指征，应及时进行手术。

2. 所有被诊断患有感染性心内膜炎的患者首要应用抗生素治疗，最初是广谱，获知敏感抗生素后及时调整。应用敏感的抗生素抑制感染，可预防或阻止进一步的破坏，而且如果起始治疗足够早，可治愈患者。然而，抗生素不会恢复受损组织和瓣膜的完整性。

感染性心内膜炎是生物膜相关感染的假说，解释了为什么在看似成功的治疗后，仍难以治疗这种感染及其复发，以及除抗生素外还常需要手术治疗的原因。手术机械地破坏生物膜并去除赘生物、感染的坏死组织和外来物质，并引流感染部位，从而改善抗生素的进入。此外，瓣膜修复或置换可恢复瓣膜功能和心脏完整性。最终治愈还是抗生素的结果。包括我们在内大多数经验丰富的团体都相信手术可以使患者获益，并且越来越积极地倡导尽早手术，而不是等待并发症的发生。这种演变是基于手术后疗效的改善，以及越来越多的人相信，对有感染活动期中的患者进行手术需要付出很小的代价，术前抗生素治疗的持续时间对结果没有影响或影响很小。

四、诊断感染性心内膜炎

1. 根据患者的病史和症状中怀疑感染性心内膜炎。临床表现因病原体、既往心脏病、并发症而异。感染性心内膜炎可能表现为急性、快速进展的感染，或伴有反复发热和不适的亚急性或慢性疾病。发烧通常伴寒战、盗汗、食欲不振和体重减轻等全身症状，这也是典型症状。查体包括新发杂音或已有杂音的变化，或瘀斑、Roth 斑、Osler 结节、Janeway 病变等栓塞表现。脑血管事件是最严重的，发生率为 20%～40%，而细菌性动脉瘤则不常见。对高度怀疑且排除可能性低的感染性心内膜炎，及时诊断和早期治疗至关重要。超声心动图和血培养是诊断感染性心内膜炎的基石。

2. 超声心动图仍然是确诊感染性心内膜炎的最重要的影像学方法。经食管超声心动图（TEE）比经胸超声心动图（TTE）更敏感，是目前感染性心内膜炎的金标准诊断方法。感染性心内膜炎的超声心动图检查内容包括赘生物、人工瓣膜患者的人工周围渗漏、内瘘和脓肿腔。超声心动图检查在评估瓣膜功能方面非常出色，但在评估感染的严重程度和侵袭性方面不太可靠。阴性的超声心动图并不能排除诊断感染性心内膜炎。超声心动图在原生瓣膜患者中优势大于人工瓣膜，并且在机械瓣膜患者中声影一直是一个特殊的问题。必须先做 TTE，但在大多数疑诊或确诊的感染性心内膜炎病例中，TTE 和 TEE 都应该做。心脏计算机断层扫描（CT）和磁共振成像（MRI）的补充价值仍存在争议。在大多数感染性心内膜炎患者中，MRI 会显示出瓣环组织的异常。

3. 在使用抗生素之前，应尽可能确保细菌学诊断。当怀疑感染性心内膜炎时，理想情况下起始抗生素前收集 3 次或更多次血培养，并且从外周不同部位获得至少两次血培养。几小时后再次抽取血培养。除非患者是败血症，否则在收集到足够数量的血培养物之前，暂不开始使用抗生素。

细菌性心内膜炎患者中来自不同部位的血培养通常呈阳性；3 个培养中的 2 个阳性可考虑确诊。虽然诊断方法有所改善，但在合成培养基上不易生长的微生物或真菌的培养可能需要 3 周以上才能呈阳性。血培养阴性的感染性心内膜炎病例（10%）可能是在抽血前已用抗生素治疗或感染了在合成培养基上不易生长的微生物。对于感染了在合成培养基上不易生长的微生物，血清学检测或瓣膜聚合酶链反应检测可以在 60% 的情况下识别病原体。引起感染性心内膜炎的典型微生物包括草绿色链球菌、金黄色葡萄球菌、表皮葡萄球菌、牛链球菌、HACEK 群微生物（嗜血杆菌属、伴放线放线杆菌、人心杆菌、啮蚀艾肯菌属、金格杆菌）和社区获得性肠球菌。

4．改良的 Duke 标准（表 16-1），基于临床、超声心动图和病原体分为主要和次要标准，为感染性心内膜炎的诊断提供了灵敏性和特异性（约 80%）。然而，临床判断仍然是必不可少的，特别是在血培养阴性、人工瓣膜等 Duke 标准敏感性差的情况下。

五、适应证和手术时机

1．感染性心内膜炎患者的管理应由多学科团队讨论。团队包括心脏病专家、感染性疾病专家和心脏外科医生。合并神经系统并发症时，神经科医生甚至神经外科医生也会参与其中，也可能需要肾内科医生来治疗肾衰竭。精神科医生和社工帮助管理药物成瘾者。根据特定患者的要求咨询其他专科医生。根据 2014 年美国心脏协会 / 美国心脏病学会（AHA/ACC）关于感染性心内膜炎的指南认为，关于外科手术干预时机的决定应该由心脏病学、心胸外科和传染病学专家组成的多学科心脏瓣膜疾病治疗团队做出的Ⅰ级推荐。

2．基于 2014 年 AHA/ACC 指南的感染性心内膜炎诊断和治疗建议如图 16-1 所示。感染性心内膜炎患者手术的标准适应证见表 16-2。在原生瓣膜患者中，充血性心力衰竭是感染性心内膜炎最常见和最严重的并发症，并且是Ⅰ级手术指征。在适当的抗生素治疗后，感染的病原体仍治疗困难且具有侵袭性和血管外侵犯，伴随持续发热和脓毒症的情况，也是早期外科手术干预的指征。对于有充血性心力衰竭、急

表 16-1　用于诊断感染性心内膜炎（IE）的改良 Duke 标准

主要标准

IE 的血培养阳性

- 2 次独立血培养检测出 IE 的典型致病微生物：草绿色链球菌、牛链球菌、HACEK 群、金黄色葡萄球菌或社区获得性肠球菌，且无原发病灶
- 符合 IE 的微生物持续血培养阳性，定义如下：
  至少两次间隔＞ 12h 以上的血液样本阳性
  （或）3 次细血培养均阳性或≥ 4 次血培养中大多数阳性（第一次和最后一次采集标本时间至少间隔 1h）
- 贝纳柯克斯体单次血培养阳性或Ⅰ期免疫球蛋白抗体滴度＞ 1 ∶ 800

心内膜受累的证据

- IE 的超声心动图阳性：推荐人工瓣膜患者行 TEE，临床标准至少分级为“可疑 IE”或复杂（IE 瓣周脓肿），其他患者的首次检查推荐 TTE，定义如下：
  摆动的心内团块，位于反流血流喷射路径上的瓣膜或支撑结构上，或位于植入材料上且没有其他解剖结构可疑解释
  （或）脓肿
  （或）人工瓣膜新发生的部分裂开
  新的瓣膜反流（原有杂音的加重或改变不是充分标准）

次要标准

- 易感性：易患心脏病或注射吸毒
- 发热：体温＞ 38℃
- 血管现象：大动脉栓塞、脓毒性肺梗死、细菌性动脉瘤、颅内出血、结膜出血和 Janeway 损害
- 免疫现象：肾小球肾炎、Osler 结节、Roth 斑和类风湿因子
- 微生物学证据：血培养阳性但不符合上述主要标准，或活动性感染病原体血清学证据符合 IE

在以下情况下，明确诊断 IE	**以下情况下，可能诊断 IE**
2 个主要标准，或	1 个主要和 1 个次要标准，或 3 个次要标准
1 个主要和 3 个次要标准，或	
5 个次要标准	

经牛津大学出版社许可，改编自 Li JS, Sexton DJ, Mick N, et al. Proposed modifications to the Duke criteria for the diagnosis of infective endocarditis. *Clin Infect Dis*. 2000;30:633–638.HACEK 群（嗜血杆菌属、伴放线放线杆菌、人心杆菌、啮蚀艾肯菌属、金格杆菌）

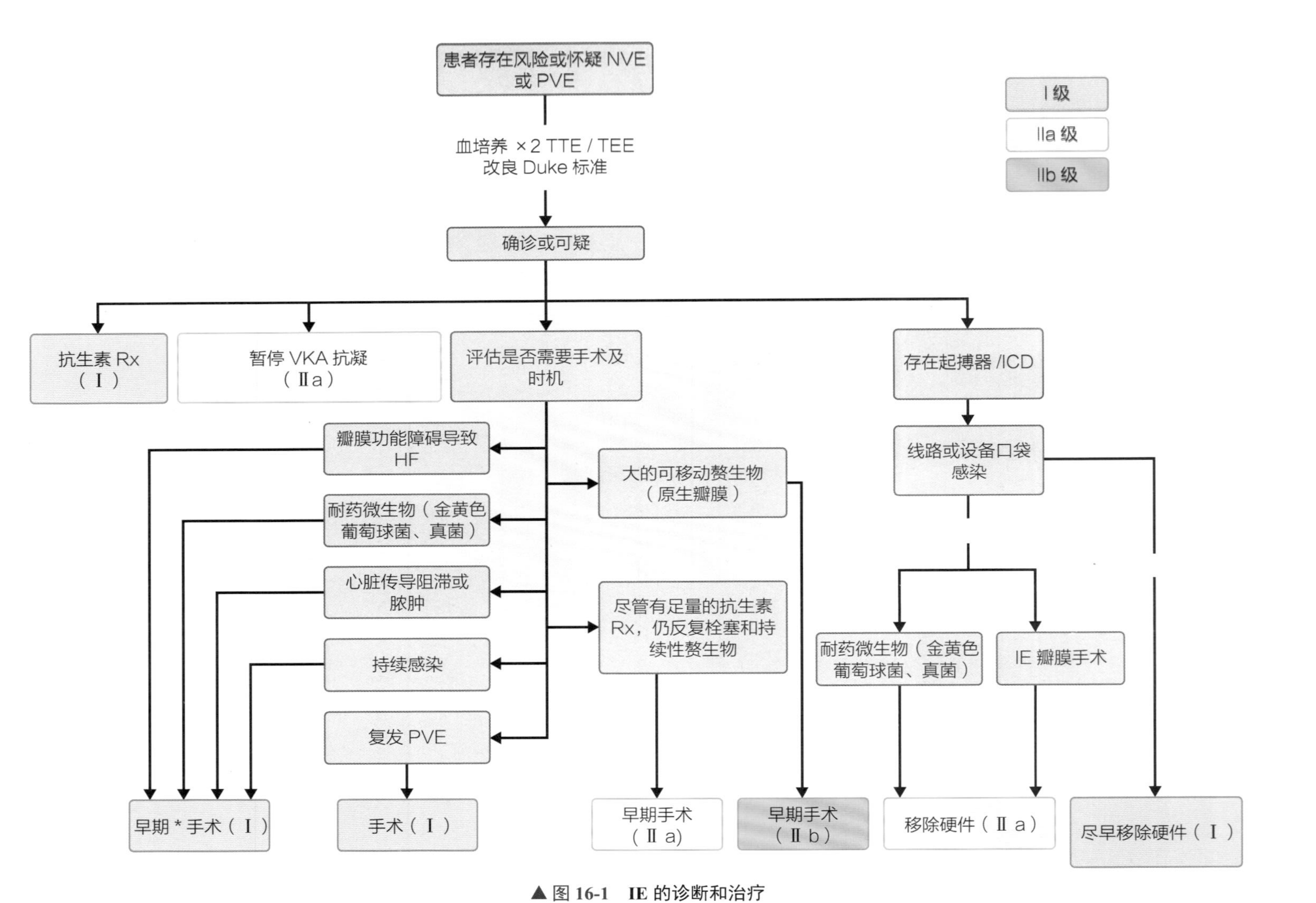

▲图 16-1 **IE 的诊断和治疗**

* 早期手术定义为在初始住院期间，尚未完成抗生素足疗程之前。HF. 心力衰竭；ICD. 植入式心律转复除颤器；IE. 感染性心内膜炎；NVE. 原生瓣膜心内膜炎；PVE. 人工瓣膜心内膜炎；Rx. 疗法；TEE. 经食管超声心动图；TTE. 经胸超声心动图；VKA. 维生素 K 拮抗药（经许可转载自 Nishimura RA, Otto CM, Bonow RO, et al. 2014 AHA/ACC guideline for the management of patients with valvular heart disease: executive summary: a report of the American College of Cardiology/ American Heart Association Task Force on Practice Guidelines. *Circulation*. 2014;129:2440–2492.）

性瓣膜功能障碍、瓣膜周围脓肿或心脏内瘘、复发性全身性栓塞或持续性脓毒症的患者，应考虑手术治疗，尽管足量抗生素治疗时间超过 4 ～ 5d。

3．对于合并较大可移动赘生物的患者，手术以预防栓塞存在争议。赘生物的位置、大小和移动度；既往栓塞史；病原体类型；抗生素疗程均影响手术的适应证。可以明确的是，二尖瓣前叶上的活动赘生物＞ 10mm 已被证实与较高的栓塞风险相关。在这些情况下，我们倾向于更积极的治疗，因为我们已经更加确信对活动性感染性心内膜炎患者，手术的损失更小并且通常可以保留瓣膜。

4．对于无并发症、非葡萄球菌感染和晚期人工瓣膜的患者，单独抗生素治疗可值得尝试，但通常感染将在几个月内复发。在侵袭性较低的细菌（例如肠球菌）的患者中，赘生物可能微不足道且感染是非侵入性的，这也使得诊断非常困难。侵袭性葡萄球菌人工瓣膜和早期人工瓣膜患者需要早期手术。

5．大约一半的感染性心内膜炎患者会出现严重的并发症，迟早需要手术。Kang 等和我们团队均倡导在心力衰竭发生前出现任何情况时早期手术。在 Kang 等的研究中，常规治疗组中最常见的可预防并发症是栓塞性脑卒中。因此，一旦出现手术指征，就不应该延迟手术。

六、术前患者管理和计划

1．当确保足够的血培养时，应开始覆盖所有可疑生物的抗生素方案。一旦确认了生物体

表 16-2　IE 的手术适应证

适应证等级	证据等级
Ⅰ级	
患有瓣膜功能障碍导致心力衰竭症状的 IE 患者推荐早期手术（住院初期，完成足疗程抗生素治疗前）	B
由金黄色葡萄球菌、真菌或其他高度耐药的微生物引起的左侧 IE 患者推荐早期手术（住院初期，完成足疗程抗生素治疗前）	B
IE 合并心脏传导阻滞、瓣周或主动脉脓肿或破坏性穿透性病变推荐早期手术（住院初期，完成足疗程抗生素治疗前）	B
适当的抗菌治疗后持续菌血症或发热超过 5 ～ 7d，表明存在持续感染的患者推荐 IE 早期手术（住院初期，完成足疗程抗生素治疗前）	B
对于 PVE 和复发感染（定义为经过足量适当抗生素治疗且血培养阴性后，复发菌血症），且没有其他感染灶的患者，推荐手术治疗	B
作为早期管理计划的一部分，对于有记录的设备或导线感染的 IE 患者，完全移除心脏起搏器或除颤器系统，包括所有导线和发生器	B
Ⅱa 类	
完全去除起搏器或除颤器系统，包括所有导线和发生器，对于由金黄色葡萄球菌或真菌引起的瓣膜 IE 患者是合理的，即使没有装置或铅导线感染的证据	B
完全去除起搏器或除颤器系统，包括所有导联和发生器，对于接受瓣膜手术治疗瓣膜 IE 的患者是合理的	B
尽管进行了适当的抗生素治疗，早期手术（在完成抗生素完整治疗疗程之前的住院初期）对于复发性栓子和持续存在赘生物的 IE 患者是合理的	B
Ⅱb 类	
NVE 患者赘生物＞ 10 mm 的应早期手术（在完成抗生素完整治疗过程之前的住院初期）（有或没有栓塞现象的临床证据）	B

IE. 感染性心内膜炎；NVE. 原生瓣膜心内膜炎；PVE. 人工瓣膜心内膜炎（改编自 2014 年 AHA/ACC 关于瓣膜性心脏病患者管理指南）

的敏感性，延迟手术以允许更长时间的术前抗生素治疗没有额外的益处。结果与手术前抗生素治疗的持续时间无关。然而，如果组织恰好对手术时施用的抗生素不敏感，则复发感染的风险增加。然而，我们的感染科同事已经向我们保证，只要术前怀疑诊断为感染性心内膜炎，发生这种情况的可能性非常低。

2. 计划进行手术的具有神经系统症状的感染性心内膜炎患者应在计划手术后几天内通过CT或MRI进行神经系统评估和脑成像，以观察任何卒中并确定梗死是缺血性还是出血性的。如有新的症状或症状加重，应重复影像学检查。由于栓塞事件和卒中在感染性心内膜炎患者中非常常见，因此对无症状患者，尤其是那些有高危疣状赘生物的患者进行常规术前筛查可能是合理的。标准建议是，非出血性卒中患者应延迟手术1～2周，出血性卒中患者手术应延迟3～4周，以降低心脏手术期间进一步颅内出血的风险。对神经系统严重受损的患者、昏迷的患者或不能听从简单指令的患者，在神经系统未见好转之前，我们不进行手术。出血性病变有较高概率患有细菌性动脉瘤，这通常需要在瓣膜手术前进行治疗。颅内出血患者必须进行脑血管造影以排除细菌性动脉瘤，尽管即使出血患者的产量也很低。对于非出血性栓塞性卒中患者，主要担心的是手术期间神经损伤的恶化和梗死的出血性转化。由于手术导致神经系统症状恶化的风险与时间有关，随着初始神经系统事件的间隔增加而减少。必须权衡卒中症状恶化的风险与手术适应证和等待期间额外栓子的风险。如果患者稳定并且认为额外栓塞的风险较低，我们会尝试将手术延迟1周，之后我们会在手术前重复脑部成像。

其他地方的细菌性动脉瘤并不常见，但确实会发生，如左侧感染性心内膜炎中的颅内感染，脊柱或脾脓肿，右侧感染性心内膜炎中的肺脓肿。在特定情况下，例如在患有曲霉属感染性心内膜炎的患者中，胸部和腹部的CT或MRI成像可能是合理的。

40岁及以上的患者术前检查应包括心导管检查，以根据冠心病风险正常标准的基础上排除冠状动脉疾病。对于主动脉瓣上有大量赘生物的患者，在一定程度上担心引发栓塞事件，以及肾功能受损的患者，当心导管检查对于手术的规划不是绝对必要时，应进行临床判断。

再次开胸之前要充分了解可能造成损伤的结构，并且所有这些患者都应进行胸部平扫CT；MRI不提供相同的信息。当诸如升主动脉，假性动脉瘤或重要移植物的动脉结构与胸骨直接接触时，应考虑外周插管（优选通过腋动脉）和在胸骨切开术之前进行体外循环。

七、手术

1. 一般原则

（1）感染性心内膜炎的手术目的是预防额外的栓塞事件，清除所有感染的组织和异物（破坏菌生物膜），并恢复瓣膜功能和心脏完整性。如果感染仅限于自体瓣膜的瓣膜瓣尖或瓣叶（称为“单纯”感染性心内膜炎），则可以根据与未感染瓣膜相同的原则替换生物或机械瓣膜。没有证据表明生物瓣膜比机械瓣膜更好或更差，但对于有神经系统并发症的患者和病情严重的患者，生物瓣膜可能更好，以避免因让患者接受机械瓣膜所需的抗凝治疗而增加术后管理的复杂性。

（2）血管外侵犯超越瓣尖或小叶之外的患者需要根治性清创和重建，这对于主动脉瓣和根部而言比，比二尖瓣更容易完成。主动脉根部感染更容易暴露和清创，解剖、入路和使用同种异体重建，使得晚期主动脉感染性心内膜炎比晚期二尖瓣感染性心内膜炎更容易进行根治性清除和后续重建。如果患者房室沟受侵袭，坏死和脓肿形成的二尖瓣病例，根治性清除所有感染和坏死组织和异物的根治性清创术是很难完成的，并且我们还没有一种可与主动脉同种异体移植物相媲美的二尖瓣位置重建瓣膜。

（3）在所有感染性心内膜炎病例中，术中 TEE 是必需的。

2．主动脉瓣心内膜炎

（1）在每个感染性心内膜炎病例中，我们都会仔细查看入侵情况，因为一个小入口可能会隐藏广泛的主动脉外感染扩散（图 16-2）。必须彻底切除所有感染组织和异物（人工、拭子和缝合线），然后进行重建。如果患者有任何程度的心脏传导阻滞，感染就会接近房室结和希氏束；如果这些操作要安全和成功，熟悉解剖并掌握不同的根部重建技术，对于手术的安全和成功是必要的。

（2）主动脉同种异体移植物是我们重建主动脉根部的首选，但同种异体移植物的使用并不能替代从根本上切除所有感染的组织：同种异体移植物比人工瓣膜更有抵抗力，但不能避免再感染。当需要额外的材料时，我们更倾向于未经处理的自体心包。

3. 二尖瓣心内膜炎

（1）尽管必须除去所有严重感染的组织，但要谨慎进行所有坏死组织的根治性切除。当感染涉及二尖瓣环状钙化时，所有感染的钙化灶必须进行清创。保留未受影响的瓣叶、腱索和乳头肌，可以用来进行修复，或至少为后叶瓣环提供支撑。

（2）对于原生瓣膜，只要剩余的组织足够用来重建，修复是优先选择，并且可以安全地施行。采用标准修复技术。有经验的外科医生可以在高达 80%的患者中成功进行修复。尽管在感染性心内膜炎手术期间希望避免额外的异物，但是在原生瓣膜中使用人工瓣成形环可能是必要的，以提供持久的修复并且具有低的感染风险。良好和持久修复的好处超过了极低的感染的复发风险。如果修复在技术上不可行并且必须更换瓣膜，则瓣膜的选择遵循瓣膜手术的正常原则。

（3）幸运的是，只有 1/3 的二尖瓣感染性心内膜炎病例是侵入性的，并且侵袭通常相对表浅，即使对于人工瓣膜感染人工瓣膜，并且通常不需要大量的清创和重建。瓣环侵入较深和后瓣环被破坏的需要去除所有坏死和失活的组织以及旧的缝合材料。当深入侵袭到房室沟时，必须非常小心地进行清创，注意该区域中复杂的解剖关系以及重建的需要。用未经处理的自体心包进行环状重建。补片修补空腔入口意味着空腔没有引流，因此必须进行消毒。从感染的角度来看，尽可能向心房或心包引流是比较好的。在大多数侵入性病例中，需要更换瓣膜。有时候，即使在从后叶瓣环入侵的情况下，也可以保留后叶的轮廓和腱索以修复瓣环和瓣叶。

八、双瓣心内膜炎

大多数双瓣膜感染性心内膜炎病例主要是主动脉瓣膜感染性心内膜炎有血流射向二尖瓣前叶，或吻合病变。这些是局部的继发性病变，可以通过切除和自体心包补片容易地处理。瓣膜间纤维连接（intervalvular fibrosa，IVF）的破坏通常发生在影响主动脉瓣和二尖瓣的人工瓣膜感染情况下，尽管它也可能发生在自体瓣膜感染中。感染组织和异体组织的彻底清除必须包括 IVF 的全部或部分，并且需要用自体（或牛）心包进行重建以及更换主动脉瓣和二尖瓣。

九、右心感染性心内膜炎

1．涉及右侧瓣膜的感染性心内膜炎，主要是三尖瓣，很少是肺动脉瓣，这是一个日益严重的问题，占感染性心内膜炎患者的 5%～10%。

2．在西方世界，静脉药物使用仍然是右侧感染性心内膜炎的主要原因，尽管患者情况和致病菌谱都发生了变化，因为老年退行性瓣膜病的人口越来越多，置入人工瓣膜的患者、医院内感染的接触者、接受心脏介入治疗（如起搏器 / 除颤器）患者，以及感染葡萄球菌的患者越来越多。关于手术的决定受到持续静脉注射药物和感染性心内膜炎复发的担忧的影响。

3．金黄色葡萄球菌是最主要感染病原（60％～ 90％），其次是铜绿假单胞菌、其他革兰阴性菌、真菌、肠球菌、链球菌和多种微生物感染。心脏右侧的感染侵袭从不超过瓣膜，因此单纯的右侧感染性心内膜炎对抗生素治疗的反应更好，并且医院内死亡率低（＜ 10％）。当赘生物较大无法用抗生素清除菌血症或有证据表明有脓毒性肺栓塞复发时，需要手术治疗。受感染的起搏器导线需要与起搏器一起移除（表 16-2）。直接拉出导线会导致三尖瓣和静脉严重损坏的风险，特别是如果导线长时间存在的情况下。

4．三尖瓣感染性心内膜炎的外科手术策略包括对感染区域进行清创，并根据患者的具体情况进行最佳的瓣膜修复（尽可能避免使用人造材料）。除非极端情况下，一般不建议对没有进行过瓣膜置换的患者进行瓣膜切除术，但如果肺血管阻力较低则可能。在反复肺动脉栓塞的患者中，肺血管阻力和肺动脉压可能升高。游离三尖瓣反流可能导致右心衰竭。如果瓣膜无法修复，人工瓣膜置换是最后的手段，但持续静脉注射药物很可能导致早期人工瓣膜需要重复手术。如果更换三尖瓣并且预期继续需要起搏，则应考虑放置永久性心外膜导线。

十、术后并发症和处理

1．活动性感染性心内膜炎术后并发症是常见的，包括凝血功能障碍、需要再次手术的出血、血管麻痹、败血症、脑卒中、多系统器官衰竭，以及需要植入永久起搏器的心脏传导阻滞。

2．患有活动性感染性心内膜炎的患者通常接受至少 6 周的术后静脉注射抗生素。对于患有真菌感染性心内膜炎的患者，可能需要终身口服抗真菌治疗。应根除可能的感染原发灶和继发灶。感染性心内膜炎患者复发感染性心内膜炎的风险更大，因此对患者的预防教育非常重要。

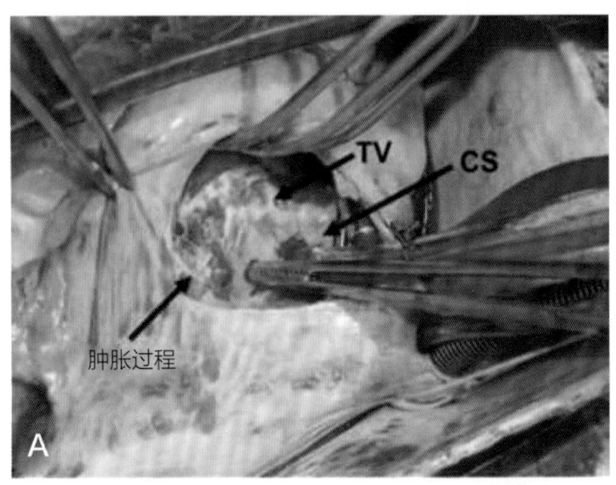

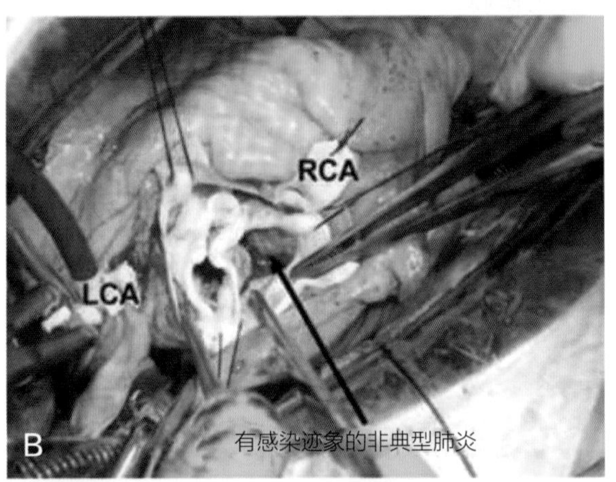

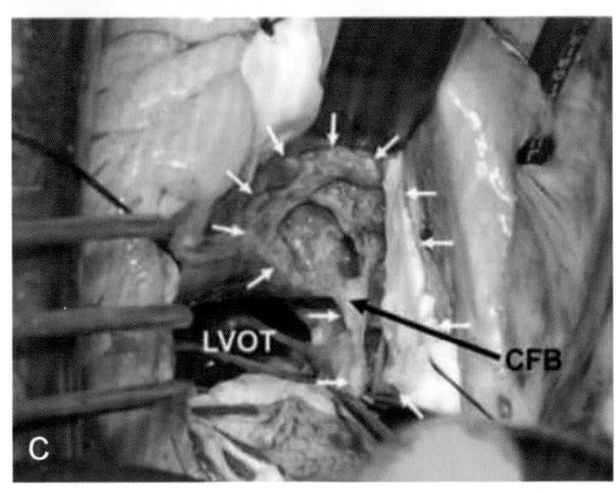

▲**图 16-2　无冠状窦（NCS）的主动脉根部脓肿及清除术**

A 和 B. 涉及无冠状窦（NCS）的主动脉根部脓肿，并且在靠近房室结（AV）的右心房（RA）中呈现为凸出的脓肿。B. 横切主动脉后主动脉瓣的外观。在 NCS 领域可以看到感染和脓肿的迹象。C. 清除脓肿后的左心室流出道（LVOT）视图（白箭）；脓肿的底部是中央纤维体的“后面”。CFB. 中心纤维体；CS. 冠状窦；LCA. 左冠状动脉；RCA. 右冠状动脉；TV . 三尖瓣

十一、结果

尽管手术结果有显著改善，但感染性心内膜炎患者的医院内死亡率仍高于任何其他瓣膜手术后。手术结果取决于许多变量，包括患者特征、所涉及的瓣膜、手术时间、是否需要紧急手术、病原的毒力、自体瓣膜还是人工瓣膜感染性心内膜炎，以及感染是否局限在瓣环内还是延伸到瓣膜瓣环之外。随着时间的推移感染性心内膜炎的手术结果有所改善。结果的差异可能反映了治疗感染性心内膜炎的机构和外科医生经验的差异。

传统上，与较差的风险和预后相关的因素是人工瓣膜，存在晚期疾病如脓肿，或侵袭性生物如金黄色葡萄球菌。我们最近公布了目前的手术治疗感染性心内膜炎的结果。在 775 例连续的活动性左侧感染性心内膜炎患者中，413 例为原生瓣膜，362 例人工瓣膜总死亡率为 8%，高于其他任何瓣膜疾病，但仍优于先前的报道。1 年和 7 年生存率分别为 81% 和 60%。二尖瓣感染性心内膜炎的结果比主动脉感染性心内膜炎更差，但人工瓣膜并不比原生瓣膜的结果差，即使人工瓣膜患者往往年龄较大且并发症较多。

1．主动脉瓣心内膜炎

2014 年，我们报道了连续 395 例单纯主动脉瓣活动性感染性心内膜炎患者目前的感染性心内膜炎手术结果（图 16-3）。163 例患者患有自体瓣膜感染性心内膜炎和 232 例人工瓣膜感染性心内膜炎。85% 的人工瓣膜感染性心内膜炎和 44% 的自体瓣膜感染性心内膜炎患者患有侵袭性疾病，总体手术死亡率为 7%。人工瓣膜和原生瓣膜手术后的生存率相似。侵袭性与非侵袭性感染性心内膜炎之间的生存率也没有差异，这反映了我们对侵入性主动脉瓣感染性心内膜炎手术的能力提高，因为我们能够广泛地清除主动脉根部并用同种异体移植物进行瓣膜重建。

2．二尖瓣心内膜炎

总体而言，需要手术治疗二尖瓣感染性心内膜炎的患者的结果比主动脉瓣感染性心内膜炎患者更差（图 16-3）。这是因为二尖瓣感染性心内膜炎患者病情较重，以及侵入性二尖瓣疾病在外科手术上更难以处理。瓣膜修复的结

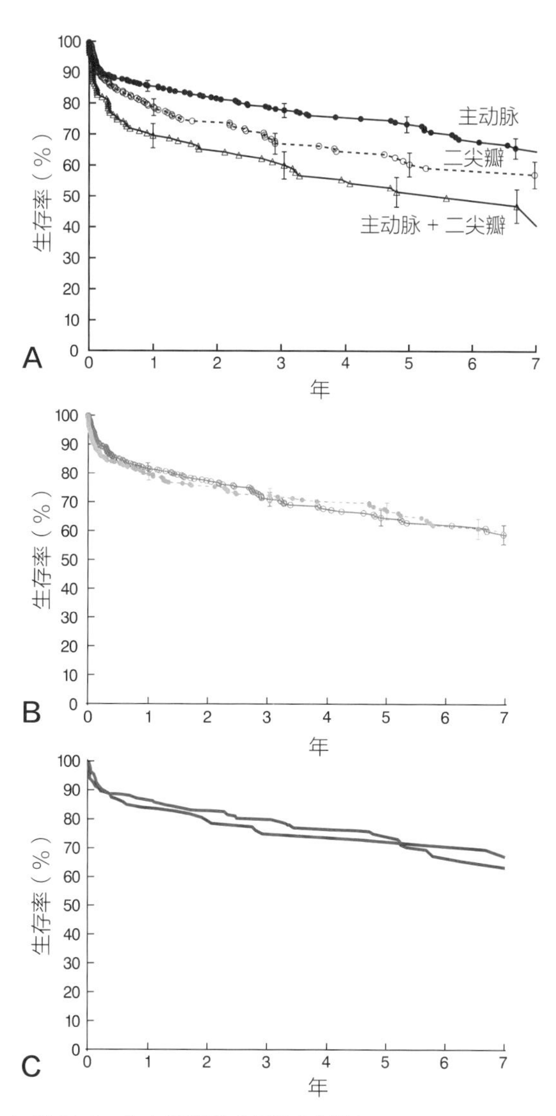

▲图 16-3　心内膜炎手术后的存活率

A. 左侧感染性心内膜炎（IE）手术后的存活率，由所涉及的瓣膜分层。每个符号表示死亡，垂直条表示 68% 置信限，相当于每个图中的 ±1 标准误。实心圆圈表示单独的主动脉瓣 IE；开放圈表示单独使用二尖瓣 IE；三角形表示主动脉和二尖瓣 IE。二尖瓣组和联合组的生存率显著低于独立的主动脉瓣患者（$P < 0.0001$）；B. 手术后的天然（实线绿色）或人工（虚线橙色）主动脉瓣 IE 的手术后存活率；C. 手术后侵入性（红色虚线）与非侵入性（实心蓝线）主动脉瓣 IE 的手术后存活率（经 Elsevier 许可改编自 Hussain ST, Shrestha NK, Gordon SM, et al. Residual patient, anatomic, and surgical obstacles in treating active left-sided infective endocarditis. *J Thorac Cardiovasc Surg*. 2014; 148:981–988.）

果优于二尖瓣感染性心内膜炎瓣膜置换的结果，具有较低的住院死亡率，长期生存率提高，更好的无感染存活率以及每年不到1%的再感染率。接受瓣膜修复的患者晚期病例少，病情较轻，并且可能通过更好地保留与二尖瓣修复相关的左心室功能而获得长期益处。需要进行瓣膜置换的感染性心内膜炎患者是疾病最严重的患者，病情最晚，破坏性最强。

随着对疾病的更好理解和更好的医疗和外科管理，二尖瓣人工瓣膜患者的结果正在改善并接近二尖瓣原生瓣膜的结果。侵袭性二尖瓣感染的结果仍然很糟，人工瓣膜和原生瓣膜也是如此。这是由于我们对房室沟受侵袭的患者的感染区域进行根治性清创，消毒和引流进入房室沟的能力有限。此外，我们缺乏一种对感染性心内膜炎同样理想、植入简单、与主动脉瓣异体移植一样好的二尖瓣替代假体。

十二、结论

管理感染性心内膜炎患者需要一个多学科团队，该团队讨论管理和是否需要其他专家（通常是神经科医生或精神科医生）的评估，以及手术干预的必要性和时机。在开始使用抗生素之前，应确保进行细菌学诊断。感染性心内膜炎的治疗是通过抗菌治疗。手术的目的是去除感染的组织和异物，防止栓塞事件，并恢复心脏完整性和瓣膜功能。为了避免进一步的栓塞并发症及破坏和侵袭，一旦确定手术指征，建议尽快手术。对活动性感染患者进行手术代价似乎最小。了解感染性心内膜炎的病理和手术解剖是手术成功的关键。

要点总结

- 即使采用适当的抗生素治疗和外科手术，感染性心内膜炎的死亡率也很高。
- 对感染性心内膜炎的高度怀疑指数是早期诊断的关键，特别是在发生人工瓣膜感染性心内膜炎时。
- 栓塞事件，特别是脑卒中非常常见。
- 抗生素治疗是感染性心内膜炎治疗的基石。在获得血培养后应开始适当的抗生素治疗。
- 通常需要手术干预来有效治疗感染。一旦出现手术指征，就没有理由等待手术。
- 关于管理策略和手术干预的最佳时机的决定是复杂的，应该由包括心脏病学、传染病和心胸外科医生组成的多专业团队进行。
- 感染性心内膜炎的手术目的是预防额外栓塞事件，去除所有感染和异物，并恢复瓣膜功能和心脏完整性。
- 由于解剖学限制和缺乏与二尖瓣相适应的能媲美同种异体移植物的重建瓣膜，因此对于侵入性感染性心内膜炎的根治性清创和重建，主动脉瓣膜和根部比对于二尖瓣更容易实现。
- 对于二尖瓣感染性心内膜炎，如果可能，二尖瓣修复的结果优于瓣膜置换。
- 二尖瓣感染性心内膜炎相对主动脉瓣膜感染性心内膜炎的结果仍然较差，对于侵袭性疾病患者，这与二尖瓣解剖、缺乏理想的可选择的二尖瓣植入物相关。
- 随着手术结果的改善，左心人工瓣膜心内膜炎的额外风险已经在减少。
- 活动期手术不是禁忌，术前抗生素治疗的持续时间并不重要。
- 治愈感染需要充分的术后抗生素治疗。

推荐阅读

[1] Baddour LM, Wilson WR, Bayer AS, et al. Infective endocarditis: diagnosis, antimicrobial therapy, and management of complications: a statement for healthcare professionals form the Committee on Rheumatic Fever, Endocarditis, and Kawasaki Disease, Council on Cardiovascular Disease in the Young, and the Councils on Clinical Cardiology, Stroke, and Cardiovascular Surgery and Anesthesia, American Herat Association: endorsed by Infectious Disease Society of America. *Circulation*. 2005;111:e394–e434.

[2] Byrne JG, Rezai K, Sanchez JA, et al. Surgical management of endocarditis: the Society of Thoracic Surgeons clinical practice guidelines. *Ann Thorac Surg*. 2011;91:2012–2019.

[3] David TE, Gavra G, Feindel CM, et al. Surgical treatment of active infective endocarditis: a continued challenge. *J Thorac Cardiovasc Surg*. 2007;133:144–149.

[4] Gordon SM, Pettersson GB. Native-valve infective endocarditis—when does it require surgery? (editorial comments). *N Engl J Med*. 2012;366:2519–2521.

[5] Habib G, Hoen B, Tornos P, et al. Guidelines on the prevention, diagnosis, and treatment of infective endocarditis (new version 2009): the Task Force on the Prevention, Diagnosis, and Treatment of Infective Endocarditis of the European Society of Cardiology (ESC). *Eur Heart J*. 2009;30:2369–2413.

[6] Hoen B, Duval X. Clinical practice. Infective endocarditis. *N Engl J Med*. 2013;368:1425–1433.

[7] Hussain ST, Shrestha NK, Gordon SM, et al. Residual patient, anatomic, and surgical obstacles in treating active left-sided infective endocarditis. *J Thorac Cardiovasc Surg*. 2014;148:981–988.

[8] Kang D-H, Kim Y-J, Kim S-H, et al. Early surgery versus conventional treatment for infective endocarditis. *N Engl J Med*. 2012;366:2466–2473.

[9] Li JS, Sexton DJ, Mick N, et al. Proposed modifications to the Duke criteria for the diagnosis of infective endocarditis. *Clin Infect Dis*. 2000;30:633–638.

[10] Lytle BW, Sabik JF, Blackstone EH, et al. Reoperative cryopreserved root and ascending aorta replacement for acute aortic prosthetic valve endocarditis. *Ann Thorac Surg*. 2002;74:S1754–S1757.

[11] Manne MB, Shrestha NK, Lytle BW, et al. Outcomes after surgical treatment of native and prosthetic valve infective endocarditis. *Ann Thorac Surg*. 2012;93:489–493.

[12] Murdroch DR, Corey GR, Hoen B, et al. Clinical presentation, etiology, and outcome of infective endocarditis in the 21st century: the International Collaboration on Endocarditis-Prospective Cohort study. *Arch Intern Med*. 2009;169:463–473.

[13] Musci M, Siniawski H, Pasic M, et al. Surgical treatment of right-sided active infective endocarditis with or without involvement of the left heart: 20 year single-center experience. *Eur J Cardiothorac Surg*. 2007;32:118–125.

[14] Nishimura RA, Otto CM, Bonow RO, et al. 2014 AHA/ACC guideline for the management of patients with valvular heart disease: executive summary: a report of the American College of Cardiology/American Heart Association Task Force on Practice Guidelines. *Circulation*. 2014;129:2440–2492.

[15] Pettersson GB, Hussain ST, Ramankutty RM, et al. Reconstruction of fibrous skeleton: technique, pitfalls and results. *Multimed Man Cardiothorac Surg*. 2014;2014. pii:mmu004. doi:10.1093/mmcts/mmu004.

[16] Pettersson GB, Hussain ST, Shrestha NK, et al. Infective endocarditis: an atlas of disease progression for describing, staging, coding, and understanding the pathology. *J Thorac Cardiovasc Surg*. 2014;147:1142–1149.

[17] Sheikh AM, Elhenawy AM, Maganti M, et al. Outcomes of surgical intervention for isolated active mitral valve endocarditis. *J Thorac Cardiovasc Surg*. 2009;137:110–116.

[18] Thuny F, Beurtheret S, Mancini J, et al. The timing of surgery influences mortality and morbidity in adults with severe complicated infective endocarditis: a propensity analysis. *Eur Heart J*. 2011;32:2027–2033.

[19] Thuny F, Grisoli D, Collart F, et al. Management of infective endocarditis: challenges and perspectives. *Lancet*. 2012;379:965–975.

第四篇　影像学和心导管检查
Multimodality Imaging and Cardiac Catheterization Laboratory Assessment

第 17 章
计算机断层扫描和磁共振成像
Computed Tomography/Magnetic Resonance Imaging

Srikanth Koneru，Milind Y. Desai　著
刘鑫裴　译
张超纪　校

一、概述

越来越多的影像学检查被应用于心脏瓣膜病的评估。目前，超声心动图因其简便易行、成本低廉、设备便携等特点而成为心脏瓣膜病的标准检查手段，然而其在精确评估心脏形态学和瓣膜功能异常的严重程度时的准确度仍比较有限。此外，超声检查的准确度还很大程度上依赖于操作者的技术。近 20 年来，心脏计算机断层扫描（computed tomography，CT）和磁共振（magnetic resonance imaging，MRI）开始用于对各种瓣膜疾病的心脏形态特点和功能状态进行精确评估。

本节主要讨论心脏 CT 和 MRI 在心脏瓣膜结构和功能评估中的应用。

二、主动脉瓣狭窄

1．*形态学*

（1）超声往往可较清晰地评估主动脉瓣形态，然而，在成像质量较差或患者基础情况导致成像困难时，难以用超声进行评估。这种情况下，CT 和 MRI 可有助于准确评估主动脉结构。

（2）使用 CT 评估主动脉瓣时，应同时评估收缩期与舒张期两组影像。例如，有融合嵴的主动脉二叶瓣畸形，其舒张期表现可与正常主动脉瓣相类似，融合嵴是指二叶化主动脉的融合瓣叶的融合线（如左右冠瓣相融合），而收缩期可见典型的“鱼嘴”征。绝大多数情况下，二叶化主动脉瓣的两个瓣叶不等大，融合瓣膜较大，而极少数情况下融合嵴不可见，两个瓣叶等大，称为“单纯二叶化畸形”。鉴别患者的主动脉瓣是单叶瓣、二叶瓣抑或罕见的四叶瓣畸形对临床诊疗非常重要，关乎是否需要进一步评估排除胸主动脉动脉瘤，而这一评估可直接通过心脏 CT 完成。

（3）心脏 MRI 在年轻患者可疑的主动脉瓣畸形评估中具有优势，其不需要射线暴露，且图像信噪比高，更能提供比经胸壁和经食管超声心动图 (transthoracic echocardiogram，TTE) 更高的空间分辨率。评估主动脉瓣结构常用的序列是心电门控（electro-cardiography gating，ECG gating）下的平衡式稳态自由进动序列（steady-state free precession，SSFP）。同样地，MRI 亦可同时发现胸主动脉的病变。

2．主动脉瓣钙化

（1）主动脉钙化和粥样硬化增厚的缓慢进展可导致主动脉瓣叶活动受限，造成左心室流出道梗阻。CT评估主动脉瓣环和瓣叶钙化具有较高的空间分辨率，当钙化累及主动脉瓣环或瓣叶时，称为主动脉瓣钙化。钙化在CT上表现为高亮点，CT值可用Agatston单位（AU）量化。CT值超过130HU，且区域面积大于等于3～4个1mm^{2}的像素点时，定义为钙化。钙化区域的面积和体积逐层计算并加和得出。一项最近的研究表明钙化评分＜700AU可排除主动脉瓣重度狭窄，阴性预测值很高；而钙化评分＞2000AU则提示主动脉瓣重度狭窄。尽管主动脉瓣钙化是主动脉瓣狭窄的主要病因，然而目前的指南仍未推荐用CT诊断主动脉瓣狭窄。

（2）CT亦可用于测量主动脉瓣口面积，使用收缩中期（R-R间期的5%～25%）成像以评估狭窄的严重程度。尽管在临床工作中，CT很少用于此目的，但有研究表明CT对狭窄严重程度评估的结果与TTE评估的结果具有很强的相关性，且CT检查有助于主动脉瓣钙化患者主动脉情况的进一步评估。

（3）心脏MRI可用于超声心动图检查结果不明确患者的评估。使用连续高分辨SSFP序列可测得收缩期峰值瓣口面积。与超声心动图相似，心脏MRI亦可行低剂量[20μg/（kg·min）]多巴酚丁胺负荷试验以辨别假性主动脉瓣狭窄，同时评估心脏收缩力储备。由于SSFP序列的信号缺损，心脏MRI无法对主动脉瓣钙化进行定量评估。

3．病变分级

（1）主动脉瓣狭窄的严重程度可通过超声心动图测量血流速度并将测值代入连续性方程中算出主动脉瓣口面积来进行分级。基于超声心动图的主动脉瓣口面积测量法兼顾了可靠性和准确度。然而，当超声换能器探头朝向与血流方向不平行时，所测血流速度将偏低，导致测量误差。

（2）在这一点上，心脏MRI具有优势，可任选不同角度的平面测量过瓣血流速度。应用相位对比法可逐层分析主动脉瓣处血流速度，以得到峰值流速，评估主动脉瓣狭窄的严重程度。相位对比法通过计算静止质子和在磁场中运动的质子之间的进动变化来对血流进行评估，相移的大小与所选定的速度成正比，采集数据时，应以25～50cm/s为间隔逐层上调编码速度，至无混淆信号时，则达到峰值过瓣血流速度。相位方向与血流方向偏差＞20°时，将导致测值不准确。CT无法对心脏血流的动力学和功能进行评估，目前仍仅处于研究阶段。

4．左心室功能的评估

（1）主动脉瓣狭窄可使左心室后负荷增加，导致左心室代偿性增生。而慢性主动脉瓣狭窄将导致左心室功能不全，左心室功能出现不可逆的损伤，组织学上表现为左心室纤维化。主动脉瓣狭窄的严重程度和病程长短可通过左心室容积、室壁厚度和射血分数进行评估。无症状患者的左心室体积增大、射血分数减低与不良临床结局有关。心脏CT扫描和三维重建技术的发展使得CT的空间、时间分辨率及CT检查的效率迅速提升。心电门控四维CT重建可得到收缩末期和舒张末期的心室三维重建影像，用于详细评估左心室功能。尽管如此，考虑到对比剂、X线的应用及有限的时间分辨率，仅为评估左心室功能而行心脏CT并不必要，但在可同时对其他疾病进行诊断（如评估冠状动脉血管或主动脉）的情况下，可通过CT得到许多重要的临床信息。

（2）心脏MRI使用的造影剂钆对肾功能不全的患者有一定风险，而其仍因无辐射风险而常用于评估左心室功能，即用SSFP序列沿短轴切面由心底至心尖每8mm行断层成像。心脏MRI的优势包括①可直接通过收缩、舒张末期心室断层显像的结果进行面积积分来评估左心室和右心室功能，而无须使用几何学假设；② 可通过面积积分法用标准方程求得每搏输出量、心排血量和射血分数等数据。此外，对心外膜层进行面积积分可准确计算心室体积。在严重粥样硬化的血管中，MRI 增强可见延迟期动脉中膜片状强化，可能是局灶纤维化的表现，提示预后不良。另外，磁共振 T_1 相还可对弥漫性心肌纤维化进行定量评估。

5．术前评估

（1）主动脉钙化和退行性变属于进行性病变，其风险因素与粥样硬化性病变相类似。目前尚无任何治疗方式可延缓这类病变的进展，在合适的时机行主动脉瓣置换是唯一的手段。其中直视手术主要用于有症状的严重主动脉瓣狭窄，且具备手术条件的患者。然而，很多患者因高龄或并发症而导致直视手术死亡率较高（由 EuroSCORE 等手术风险评分得出）。而不耐受直视手术的患者内科治疗疗效又不甚理想，由此促进了介入手术的发展（包括经皮球囊瓣膜成形术和经导管介入瓣膜置换术）。

（2）主动脉瓣狭窄的介入治疗前，心脏 CT 评估已成为拟行 TAVR 术患者的常规术前检查，通常包括主动脉根部、主动脉全程、胸腹主动脉和髂、股动脉 CT 成像，以及一个高分辨率的主动脉根部成像。需使用心电门控 CT 技术，来避免心动周期对 CT 影响和相关测量值造成的误差。前瞻性心电门控具有放射剂量低的优势，然而对心动周期中的某些时相的捕捉不完全准确；相比之下，回顾性心电门控放射剂量明显较高，但可捕捉整个心电周期内的影像，可以行后期心电编辑，有利于评估各个时相的主动脉根部和瓣环处情况，有助于评估左心室功能。

（3）尽管 TAVR 术前评估中，老年患者不需特别在意放射剂量，但其仍是不得不考虑的重要因素。先进的扫描和成像技术可在较低的放射剂量下实现更完善的评估效果。除放射剂量外，另一个需考虑的因素就是对比剂的应用。尽管为准确测量心腔和瓣环尺寸必须使用对比剂，在为患有潜在肾功能不全的老年患者行对比增强检查时仍须谨慎权衡利弊。TAVR 术前评估时，对比剂的常规剂量为 80 ～ 120ml，而回顾性心电门控 CT 评估主动脉时，仅用 30ml 对比剂即可很好地成像，而若经冠状动脉造影时使用的动脉导管从髂 - 股动脉注入对比剂，则可将最低所需剂量降低到 15ml 以下。

（4）过去，评估主动脉瓣环的方法包括经胸壁或食管二维超声心动图和主动脉造影术，观察切面垂直于血管走向，故认为主动脉瓣环是一圆形结构。瓣环的定义是主动脉内瓣叶根部最低的平面，刚好位于左心室流出道之上。而由多个垂直于中轴线的二维图像重建而成的 CT 重建资料可知，主动脉瓣环和左心室流出道截面是椭圆形的，故需在不同的重建平面上分别测量长轴和短轴的长度，计算平均直径。此外，还可用积分法计算瓣环的周径和面积，从而指导人工瓣膜种类和尺寸的选择（图 17-1）。尽管目前尚无方法完全排除 TAVR 术中冠状动脉压迫的风险，测量冠状动脉开口至主动脉瓣环的距离仍有助于降低该风险。Core 瓣膜（Medtronic, Minneapolis, MN）与 Edwards 瓣膜（Edwards Lifesciences, Irvine, CA）不同，超过窦管交界水平进入主动脉内，故 Core 瓣膜置入前应评估升主动脉情况，目前，对应 Core 瓣膜的三种不同尺寸，升主动脉近端直径分别不应超过 40mm、42mm 和 43mm。

而 TAVR 术前评估中，主要需对植入设备最常用的入路——髂股动脉进行评估。相比于目前的新款鞘管（18F），旧款的鞘管较粗（22F ～ 24F），是早期经股动脉介入操作发生血管并发症的主要原因。此外，钙化的评估也非常重要，动脉的马蹄形或环形钙化将会影响输送鞘管的通过性，可能增加动脉夹层或穿孔的风险。CT 可对双侧髂股动脉进行详细评估，包括测量双侧动脉最小内径、发现动脉管腔狭窄

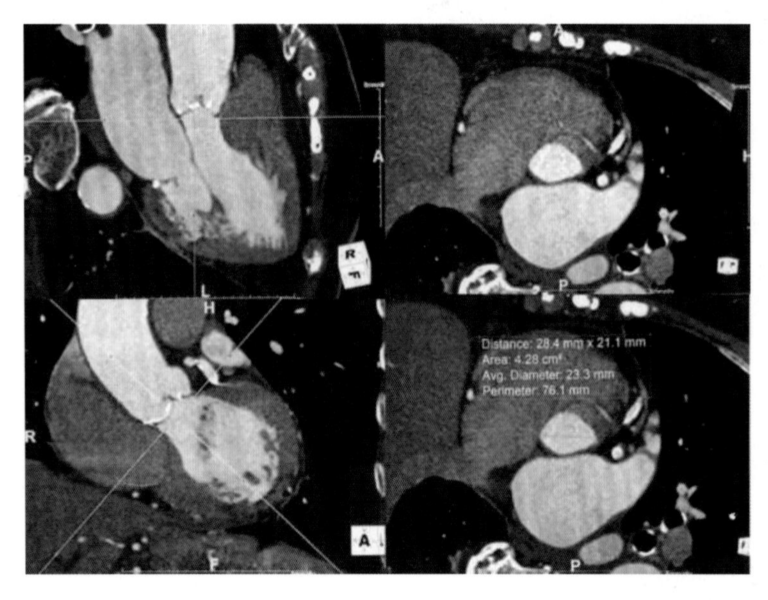

◀ **图 17-1 主动脉瓣环测量：瓣环是指主动脉瓣叶附着点下方的部分**
从不同角度成像可见主动脉瓣环为卵圆形，可测量瓣环长径、短径、周长和面积

和阻塞的斑块等（图 17-2）。

（5）新型的输送系统与 TAVR 术前系统的 CT 评估，进一步降低了血管并发症的风险，而当髂股动脉不适宜行介入操作时，可考虑经锁骨下动脉入路或经心尖入路。

（6）尽管 TAVR 术前可仅行心脏 CT 评估，在少数情况下则需行心脏 MRI 检查，因为 MRI 不需接受辐射、能提供的血流动力学信息也更全面，且对肾功能不全的患者，可不用对比增强检查。MRI 的 SSFP 序列包括主动脉瓣水平短轴成像和包括升主动脉在内的全心三维重建，以准确测量主动脉瓣环大小。

三、主动脉瓣反流

1．形态学

发达国家人群主动脉瓣反流最常见的原因为二叶化畸形和根部扩张，而发展中国家人群最常见的病因是风湿性心脏病。如前所述，通过 CT 和 MRI 检查可通过观察瓣叶、主动脉根部和升主动脉的形态来明确反流的发生机制。CT 和 MRI 均可在心动周期中用积分法算出反流面积，以分析反流分度。对主动脉重度反流（反流面积 0.28cm^2）诊断的敏感度和特异度分别为 90% 和 91%（图 17-3）。而通过磁共振检

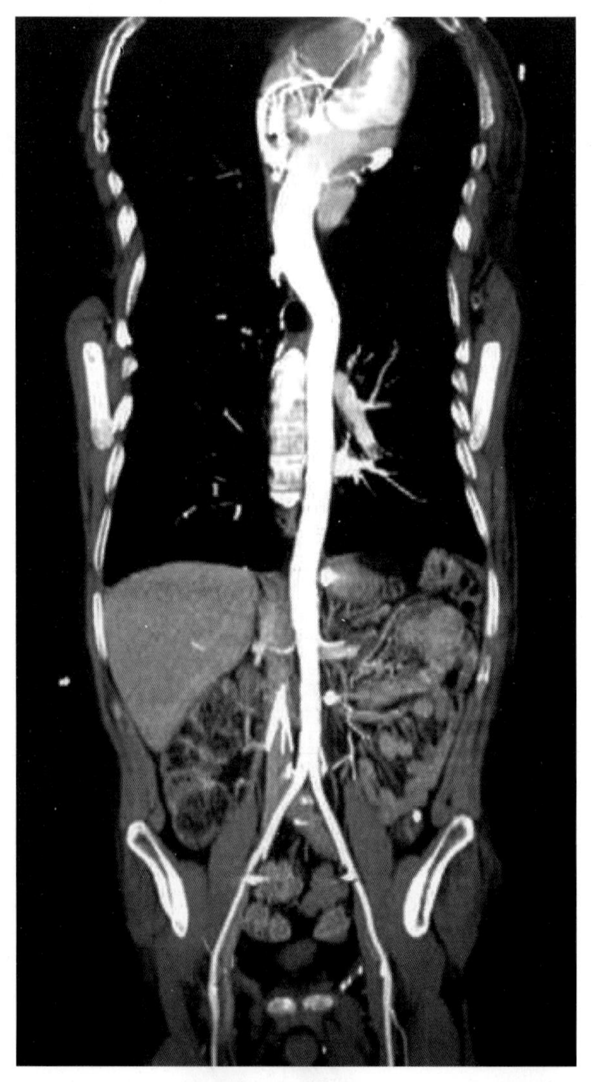

▲ **图 17-2 术前评估髂股动脉穿刺条件：动脉中心线重建可用于评估血管直径、钙化和成角情况**

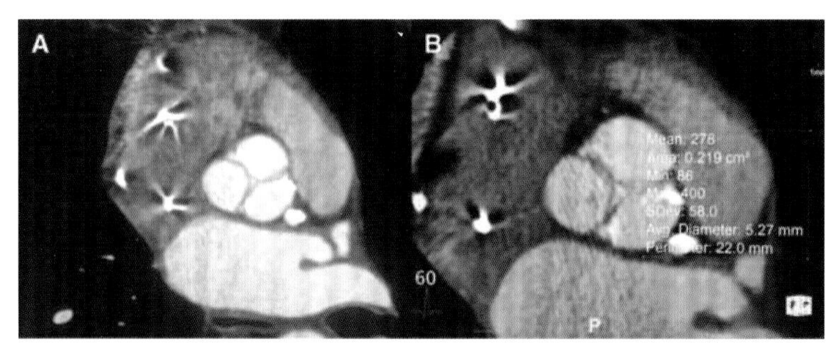

◀ **图 17-3　在心动周期中用积分法计算主动脉重度反流面积**

A. 心动周期中三维重建有助于评估舒张期瓣膜关闭的情况，其中垂直瓣尖平面可测量反流口面积；B. 反流口面积测值 0.219cm^2，后经超声确认为中度反流

查，更可在左心室流出道长轴切面上通过 SSFP 序列或梯度回波序列直接观测反流束（图 17-4），这种湍流可导致质子发生相移而造成信号衰减。早期研究表明信号衰减程度和主动脉瓣反流的超声分级有一定关系，窄且局限于反流开口处的反流束提示反流程度较轻；而宽大且信号衰减明显的反流束则提示反流较重。尽管如此，信号衰减很大程度上受核磁脉冲序列的参数设定影响，仅以此对主动脉瓣反流进行定量评估并不可靠。

2．反流程度的定量评估

（1）心脏 MRI 无须复杂的公式运算即可直接对血流速度进行定量测量，是评估主动脉瓣反流的有力工具。虽然 MRI 测定血流速度的时间分辨率不如心脏超声中使用的连续波多普勒高，但足以应对多数情况的要求。磁场中涡流的存在可能会导致相位偏移误差，影响背景血流的评估。确保成像部位在磁场正中心可尽量

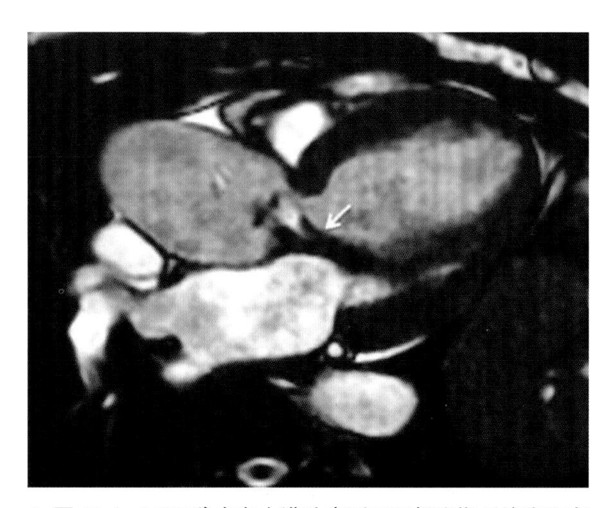

▲ **图 17-4　MRI 稳态自由进动序列可见舒张期反流束和左室流出道处的信号衰减（箭）**

减少误差。

（2）血流成像平面常设置在紧邻主动脉瓣上方的平面，以在同一心动周期对前向血流和反流血流进行评估。成像平面过高虽可降低瓣膜口附近湍流的影响，但会导致测得反流束强度偏低。相位对比法包括两种成像方式，其中核磁成像用于解剖定位，明确血管和心腔的边界；而速度成像将每个像素对应的血流速度进行编码，将每个像素点在一个心动周期中的速度和时间进行积分即得到血流的信息。根据心动周期的时间，绘制各个时间点的瞬时血流量，将收缩期和舒张期的曲线下面积进行积分已计算反流量和反流分数（反流量 / 前向血流量 ×100%）。心脏 MRI 对主动脉瓣反流的分度与超声心动图和心导管检查的结果具有较好的异质性。心脏 MRI 定量评估是唯一依靠计算的直接评估方法，因此，现无更准确地金标准可与之媲美。当 MRI 所测反流量≥ 60ml 或反流分数≥ 50% 时，归为重度反流。而反流分数＞ 33% 时，预计需行瓣膜置换术，或症状可能进展，这可能在未来几年成为指导患者手术治疗的重要指标。

（3）心脏 MRI 下另一种间接定量评估主动脉瓣反流的方法，通过二维 SSFP 短轴和长轴成像计算左右心室的容量并进行比较。这一方法准确的前提是默认被检查者不存在任何其他瓣膜反流或分流，且面积积分法能足够准确地计算心腔容积。这一方法适用于血流定量法无法进行时，或用于验证血流定量法的准确性。

3．评估心室功能

（1）主动脉瓣反流使得左心室容量负荷增

加，导致左心室壁增厚，进而压力负荷增加，通常为慢性、进行性的改变，最终导致左心室扩张、肥大，即便无明显症状，也将影响左心室功能。而随着左心室逐渐扩张，终将发生失代偿，而导致起初可逆，并逐渐不可逆的左心室功能不全。重度左心室扩张和左心室功能减退都是预后不良的预测因素。评估心室容积最适宜的方式就是二维 SSFP 心室扫描，获得一组层厚为 8mm、间隔 2mm，4 个心腔的扫描图像，将每个图像中相应心室的面积按照层厚和间隔进行积分。通常选用收缩末期和舒张末期的两组图像进行积分，以通过公式计算每搏输出量、心排血量和射血分数，还可使用舒张末期容量指数来评估心室舒张功能。心脏 MRI 是评估左、右心室容积最准确、可重复性最高的检查方式。心脏 MRI 测得的左心室容积亦可用于评估症状的产生和用作手术指征（尽管强度上不如反流严重程度的定量评估）。

（2）心脏 MRI 可用于主动脉瓣反流的定量评估、左心室容量分析以及评估主动脉根部解剖情况。其优势在于无放射线暴露，且可不使用对比剂，是主动脉瓣反流评估的有力工具。

（3）尽管不推荐使用 CT 来评估主动脉瓣反流，心脏 CT 仍适用于需同时评估主动脉根部解剖或冠状动脉疾病的患者，有助于选择更加准确的检查方式。

四、二尖瓣狭窄

二尖瓣狭窄更宜用超声心动图（特别是经食管超声心动图）进行评估，TEE 相较于心脏 MRI 和 CT，拥有更好的空间和时间分辨率，故仍是二尖瓣狭窄的一线检查。尽管如此，心脏 MRI 在部分超声声窗不理想的患者中仍有帮助。心脏 MRI 左心室流出道切面可清楚地观察活动受限的二尖瓣瓣叶。将成像平面设置在二尖瓣瓣尖水平进行薄层扫描可更精确地用面积积分法计算舒张期瓣口面积。与主动脉瓣狭窄类似，可应用相位对比成像法测量舒张期跨二尖瓣血流束及血流速度，但当合并房颤时，血流束测量的准确度将受限。心脏 CT 在评估二尖瓣瓣叶及其瓣下组织增厚、钙化及评估球囊成形术条件时具有优势。可通过回顾性心电门控成像测量舒张期二尖瓣瓣口面积，而通过对回顾性心电门控成像进行后处理和三维重建，可得到二尖瓣瓣叶在舒张期的准确高度，以评估相应平面的瓣口面积，但临床上很少使用。

五、二尖瓣反流

超声心动图是评估二尖瓣反流（MR）的有力工具，TTE 和 TEE 均具有较高的空间和时间分辨率，可便捷地评估二尖瓣反流的机制。最新一代的三维 TEE 更可用于评估二尖瓣瓣叶的组织结构和瓣膜功能，通过对数据进行后处理、分析等速平面、进行图像重建来准确评估反流的严重程度。此外，在瓣叶脱垂导致反流的情况下，三维 TEE 可精确定位脱垂瓣叶的位置。某些情况下，患者症状与超声表现不符，或存在偏心反流束时，将影响超声心动图结果的可行性和可靠性，此时，心脏 MRI 或心脏 CT 或许可提供有用的信息，而心脏 MRI 更能通过其他方式对二尖瓣反流严重程度进行准确评估。

1. 形态学

二尖瓣瓣叶通常在通过瓣叶各段的 MRI 长轴切面下进行观察，切面在两个交界区之间，与瓣叶边缘相垂直，此时最有利于观察瓣叶各段的形态，从而有助于明确反流的机制（脱垂、增厚、活动受限或连枷运动等）。心脏 MRI 可在心动周期中对包括乳头肌、腱索和瓣叶在内的二尖瓣装置的各个结构进行评估。在收缩期将成像平面置于二尖瓣瓣尖水平，用 4mm 薄层进行扫描，可直接对二尖瓣反流口面积进行观察和测量。尽管如此，收缩期二尖瓣瓣叶和瓣环的复杂形变和运动将对成像造成一定困难，并非对每个患者都适用。

心脏 CT 也可通过获取整个心动周期中的数据来评估二尖瓣反流的形态学改变。通过四腔心、双腔心和三腔心平面的图像重建来观察二尖瓣装置。心脏 CT 对二尖瓣瓣叶脱垂诊断的灵敏度为 96%，特异度为 93%。CT 上超过 2mm 的瓣叶称为增厚，提示黏液瘤样变性或感染性疾病。CT 亦可精确评估二尖瓣瓣环钙化及其瓣叶累及的精确范围。在罕见的情况下，CT 还可用于鉴别“粥样硬化性”瓣环钙化和心脏肿瘤。

2．严重性的定量评估

（1）二尖瓣反流的严重程度通常用左心室搏出量减去主动脉收缩期血流量而间接得出。二尖瓣反流患者的左心室搏出量将增加以代偿反流入左心房的血量，如前所述，这一数值可通过 MRI 左心室短轴 SSFP 序列扫描重建得出，这代表了包括前向血流量和二尖瓣反流量的左心室总搏出量。另外，再使用如前所述的相位对比成像法测定主动脉瓣处收缩期的总血流量，将二者相减即得到二尖瓣反流量，而反流分数 = 反流量 / 左心室总搏出量 ×100%。这一计算方法包括了两种不同的 MRI 技术（相位对比测速和左心室搏出量测量），故操作中须尽力避免两种技术中可能造成的误差。另外，这一方法也仅用于判断二尖瓣反流是否为单瓣膜病变。

（2）MRI 对二尖瓣反流的定量评估结果与超声心动图和心导管检查结果具有较好的一致性，且可重复性高。此外，MRI 评估反流分数 ≥ 40% 可能作为患者适合早期二尖瓣置换或成形手术的手术指征，这一指征仍需大规模的临床研究进一步证实。

（3）MRI 延迟增强成像技术有助于识别急性心梗继发的二尖瓣反流和心肌缺血顿抑导致的慢性二尖瓣反流，有助于评估血运重建治疗的预期获益或是否需同期行瓣膜置换或成形手术。延迟增强成像技术可无创地评估心肌纤维化。研究表明，多种心血管疾病的患者中，心肌出现延迟强化者的预后都较差。近期的研究发现心肌侧壁和乳头肌急性梗死更易导致二尖瓣反流。延迟增强技术显示左心室侧壁心肌活性差者仅行血运重建治疗的结局较同期行二尖瓣成形或置换术要差。此外，心肌延迟强化还可见于原发性二尖瓣反流，是左心室重塑的标志之一。

（4）目前，更新潮的 MRI 评估二尖瓣反流的方法尚在临床试验阶段，其中包括四维血流心脏 MRI。它无须血流动力学和结合假设，可在数据后处理阶段调整成像面的位置、朝向，分析各个血流束的方向和速度等特征。然而，目前尚无金标准可证实四维血流心脏 MRI 结果的准确性。其广泛的临床应用尚有待于长期临床试验的检验。

3．术前评估

（1）小切口二尖瓣成形术（如右胸小切口或机器人辅助手术）已成为除开胸手术外的另一选择。出于小切口术式经外周血管建立体外循环的需要，心脏 CT 被用于对全身血管解剖情况进行评估以明确血栓并发症的风险，同时评估冠状动脉。拟行小切口手术的患者，若 CT 发现严重的主髂动脉粥样硬化，则应考虑经主动脉插管的常规切口手术。

（2）在未来的经导管二尖瓣置入术中，心脏 CT 可能用于精确评估二尖瓣瓣口面积。另外，心脏 CT 还可在风湿性二尖瓣狭窄行球囊成形术前对二尖瓣钙化进行详细评估。

六、肺动脉瓣狭窄

肺动脉瓣是一三叶半月瓣（前叶、右叶、左叶），无冠状动脉开口。95% 的肺动脉瓣狭窄是先天性畸形。获得性肺动脉瓣狭窄非常罕见，可继发于风湿热或类癌综合征。肺动脉瓣狭窄可使右心室压力增高，影响右心室功能，导致右心室肥大、扩张、右心衰竭。由于肺动脉瓣位于胸骨正后方，故难以用超声评估，右心室容积评估也因其形状复杂而难以进行。

心脏 CT 有可发现主肺动脉和左肺动脉的狭窄后扩张，因为狭窄导致的湍流通常直接进入并影响左肺动脉，故右肺动脉通常不发生扩张。四维断层显像可发现肺动脉瓣增厚和活动受限。与主动脉瓣相似，肺动脉瓣狭窄的严重程度也可通过收缩期成像用面积积分法进行评估。如前所述，四维断层显像亦可用于计算右心室容积和评估右心室功能。总的来说，心脏 CT 有助于评估肺动脉瓣和右心室的功能，但出于放射暴露的考虑，其临床应用价值有限。

心脏 MRI 是肺动脉瓣和右心室流出道评估的金标准。具有便于定位（瓣膜、瓣下或瓣周结构）和评估肺动脉瓣狭窄严重程度的优势，同主动脉瓣狭窄相似，可直接观察收缩期血流和瓣膜运动以对肺动脉瓣狭窄严重程度进行定量评估。亦可通过容积分析法评估右心室功能，辅助手术设计。

七、肺动脉瓣反流

肺动脉瓣重度反流最常见于先心病患者，尤其是法洛四联症矫治术后者。正常人群中常可发现肺动脉瓣轻度或中度反流。心脏 MRI 大大提高了肺动脉瓣反流定量评估和右心室容量、右心室功能评估的准确度。右心室流出道断层显像可定性评估反流的严重程度，而肺动脉瓣水平相位对比测速法可对肺动脉瓣反流进行准确的定量评估。反流分数＞ 40% 视为肺动脉瓣重度反流（图 17-5）。

右心室容量和右心室功能的准确评估对手术时机的选择非常重要。室间隔异常运动可间接提示右心室压力和容量超负荷，在短轴切面观察明显。肺动脉瓣重度反流伴右心室舒张末期容积指数＜ $160ml/m^2$ 提示肺动脉瓣置换术后右心室容积恢复的可能性较大。

心脏 CT 和心脏 MRI 均日渐应用于经皮肺动脉瓣置换术的术前评估，术前评估右心室流出道的解剖形态对评估手术指征和手术步骤设计至关重要。此外，心脏 MRI 还可用术后于瓣膜功能的评估。

八、三尖瓣狭窄

三尖瓣装置由乳头肌、腱索、瓣环和三个瓣叶（膈侧叶、前叶、后叶）组成。与二尖瓣瓣叶相比，三尖瓣的瓣叶通常较薄。

风湿热是三尖瓣狭窄最常见的病因，其他病因包括先天性三尖瓣闭锁、感染性心内膜炎和类癌综合征。最常见的瓣膜病变包括瓣叶增厚、纤维化、交界融合，导致瓣膜开口进行性狭窄，严重将导致右心衰竭。心脏 CT 和 MRI 很少用于三尖瓣评估，但必要时也可进行。心脏 CT 可用于评估瓣膜狭窄、发现瓣叶增厚、右心和腔静脉扩张及肝静脉淤血。MRI 可在舒张期测量瓣口面积，并可用相位对比法测得舒张期三尖瓣血流速度（准确性有限）。

九、三尖瓣反流

三尖瓣反流最常见的原因是肺动脉高压导致的右心室和三尖瓣瓣环扩张。心脏 CT 检查可发现三尖瓣瓣叶和右心的形态学改变。四维 CT 断层显像可准确测定右心室容积和射血分数。对合并 MRI 禁忌证（如心脏起搏器、植入式除颤器）的患者评估非常重要。

心脏 MRI 对三尖瓣反流和右心室功能不全的评估非常有价值。SSFP 序列可用于评估瓣叶的形态学特征，发现瓣叶形态学异常或瓣叶附着部位异常（如 Ebstein 畸形）。右心室长轴血流速度显像可用于定量评估三尖瓣功能。而三尖瓣反流的定量评估有赖于右心室搏出量（通过右心室容积变化计算得出）和肺动脉瓣处血流测量（使用相位对比法），二者相减得出三尖瓣反流量。反流分数 = 反流量 / 右心室总搏出量 ×100%。

使用超声心动图很难评估 Ebstein 畸形患者

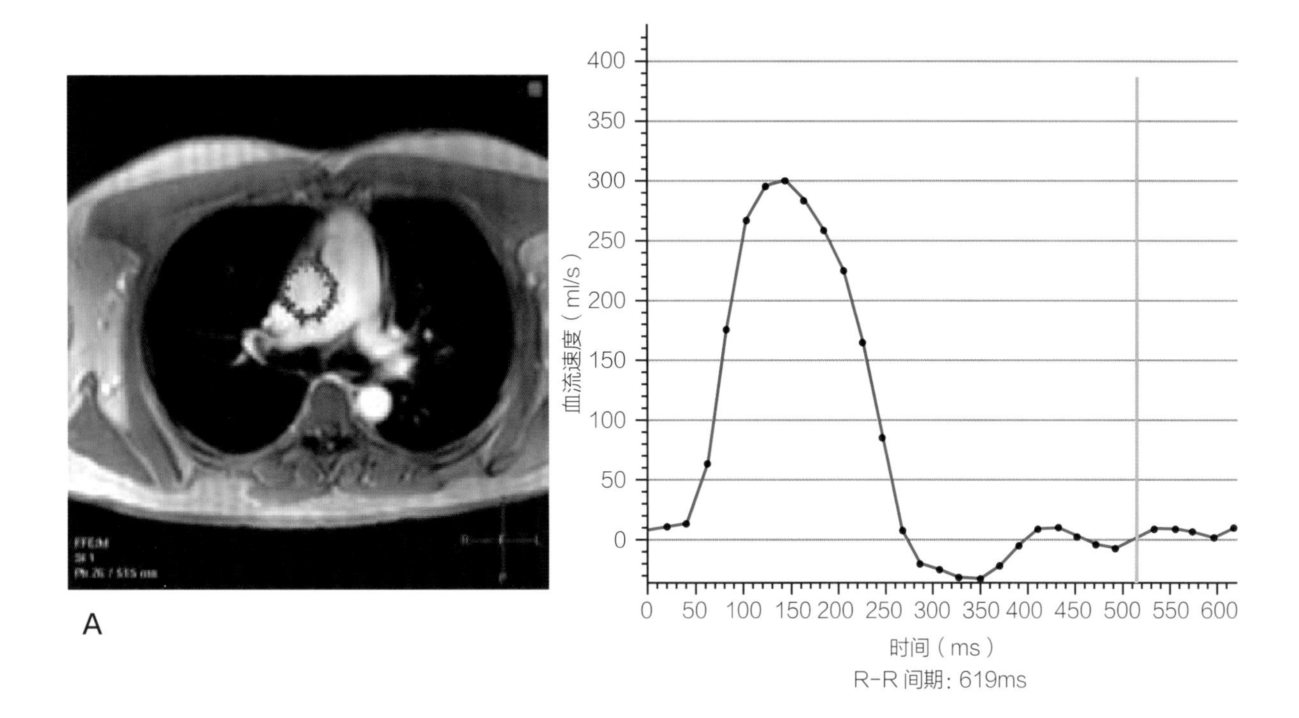

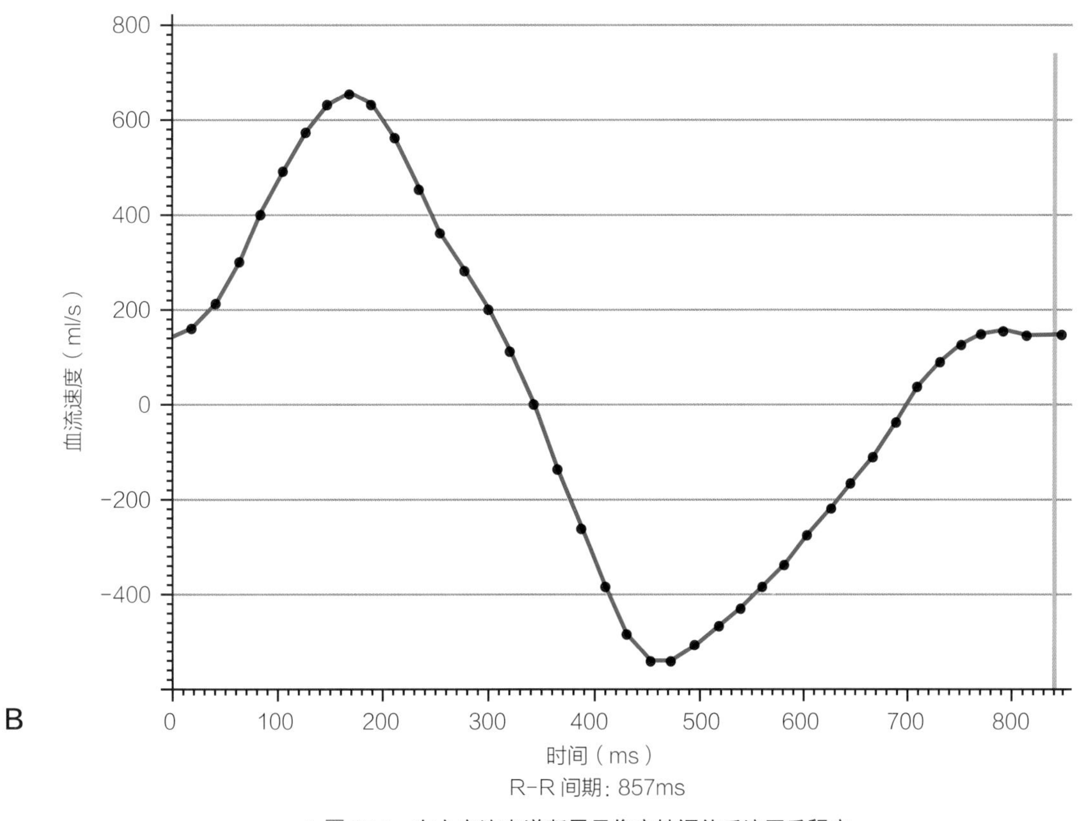

▲图 17-5　右心室流出道断层显像定性评估反流严重程度

A. 主动脉相位对比成像测量搏出量和主动脉血流：曲线下面积代表血流总量，可经软件计算得出；B. 一例法洛四联症行瓣膜切除术后的患者，表现为严重的肺动脉瓣反流。将每个体素的血流速度积分后得到肺动脉的血流速度 - 时间曲线，可见 0 线以上的为前向血流，0 线以下的为肺动脉瓣反流

的右心室功能或解剖特点。而心脏 MRI 可清晰地发现三尖瓣隔侧叶附着点向心尖方向移位及三尖瓣前叶冗长，用于评估是否具备瓣膜成形的条件、排除其他先天畸形（房间隔缺损常见）。心脏 MRI 亦用于规律随访检查，有助于制订手术计划。心脏 CT 四维断层显像亦可提供右心功能和结构的相关信息，只是需要接受较大的辐射剂量。

三尖瓣疾病目前尚无成熟的经皮介入治疗手段，其原因是三尖瓣口缺乏稳定的瓣膜置入区，且瓣环大小多变。尽管如此，仍有数个使用经导管瓣中瓣置入术治疗三尖瓣人工瓣膜功能障碍的个案报道。目前，尚无三尖瓣经皮介入治疗的术前影像学检查手段。

十、人工瓣膜

心脏 CT 可用于评估人工机械瓣的功能，可通过四维断层 CT 评估整个心动周期中机械瓣的工作状态（图 17-6）。心脏 CT 亦有助于诊断人工瓣功能障碍，CT 表现与术中或剖检所见一致性较高。而心脏 MRI 有时可证实瓣膜手术病史（图 17-7）。

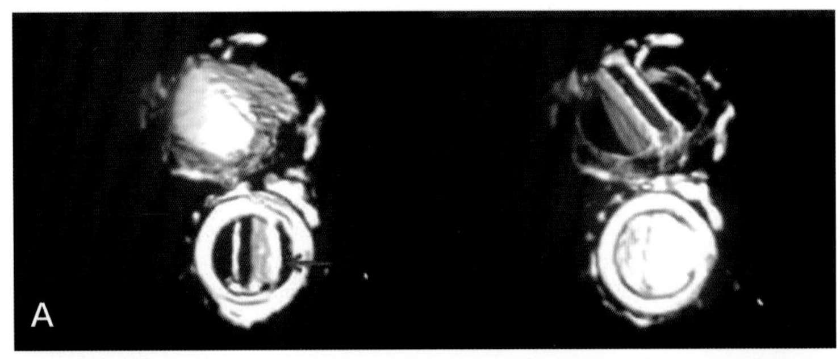

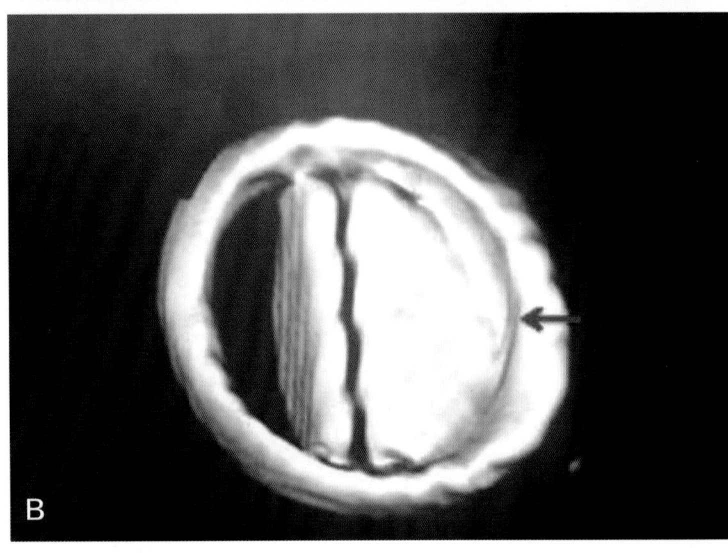

◀ **图 17-6　四维断层 CT 评估整个心动周期中机械瓣的工作状态**
A. 三维容积再现技术（3D-VRT）可对机械瓣形态进行重建，评估图中机械二尖瓣和主动脉瓣的功能。可见收缩期主动脉瓣瓣叶开放受限（箭），而二尖瓣功能正常；B. 3D-VRT 提示主动脉的一叶收缩期开放完全受限（箭）

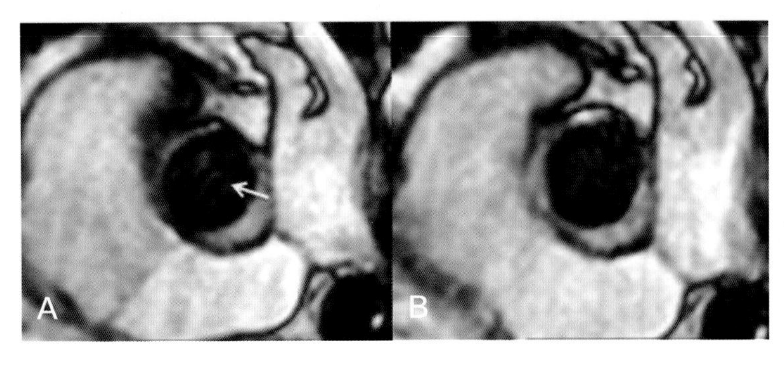

◀ **图 17-7　MRI 稳态自由进动序列可见收缩期和舒张期的主动脉机械瓣（A、B）**
箭所示为机械瓣，A 为收缩期，可评估瓣叶开放情况

要点总结

- 用心脏 CT 评估主动脉瓣时，收缩期和舒张期都需观察以避免带融合嵴的主动脉二叶瓣畸形在舒张期被误认为正常的三叶主动脉瓣。
- 二叶化主动脉瓣患者的心脏 CT 需关注胸主动脉情况，排除胸主动脉动脉瘤。
- 钙化评分＜ 700 AU 基本可排除主动脉重度狭窄，阴性预测值较高；而评分＞ 2000 AU 则提示主动脉重度狭窄。
- 心电门控四维 CT 重建（收缩期和舒张期）有助于评估左心室功能。
- 心脏 MRI 的优势在于其可在舒张末期和收缩末期直接用面积积分法求得左心室和右心室的容积，以计算心室搏出量、心排血量和心脏射血分数。
- 不同角度切面的心脏 MRI 重建表明，左心室流出道截面为卵圆形或椭圆形，可测量其长、短轴长度，以计算平均直径、周长和瓣环面积。可用于辅助人工瓣膜种类和型号的选择。
- TAVR 术前评估外周动脉钙化情况至关重要，外周动脉环形或马蹄形粥样硬化使血管弹性明显降低，阻碍人工瓣膜输送鞘通过，增加动脉夹层和穿孔的风险。
- 主动脉瓣水平的 SSFP 序列短轴成像与上至升主动脉水平的全心三维重建序列结合，可在 TAVR 术前对主动脉瓣环实现多角度的精确评估。
- 心脏 MRI 的相位对比测速法可直接对心脏血流进行定量评估，而不需复杂的公式计算。故常用于主动脉瓣反流的评估。
- CT 和 MRI 均可发现中度至重度的主动脉瓣反流，所测反流面积 0.28cm^2 定义为主动脉瓣重度反流，敏感度和特异度分别为 90% 和 91%。
- 主动脉瓣反流分数≥ 60ml 或反流分数≥ 50% 定义为主动脉瓣重度反流。
- 心脏 MRI 可用于主动脉瓣反流的定量评估、左心室容量分析及评估主动脉根部解剖情况。其优势在于无须接受放射线暴露及不必使用对比剂。
- 心脏 CT 的优势在于其可在球囊二尖瓣成形术前对二尖瓣瓣叶及瓣下结构的钙化和增厚进行评估。
- 心脏 MRI 评估二尖瓣反流分数≥ 40% 时，提示患者可能需早期行二尖瓣成形或置换术。
- 二尖瓣重度反流患者的心脏 MRI 见左心室侧壁心肌延迟强化表示心肌活性丧失，提示仅行血运重建治疗较同期行二尖瓣置换术的效果差。
- 心脏 MRI 对评估三尖瓣反流和潜在的右心室功能不全有重要意义。
- 整个心动周期的四维心脏 CT 重建对评估人工机械瓣功能具有重要意义。

推荐阅读

[1] Akat K, Borggrefe M, Kaden JJ. Aortic valve calcification: basic science to clinical practice. *Heart*. 2009;95:616–623.

[2] Chatzimavroudis GP, Oshinski JN, Franch RH, et al. Quantification of the aortic regurgitant volume with magnetic resonance phase velocity mapping: a clinical investigation of the importance of imaging slice location. *J Heart Valve Dis*. 1998;7:94–101.

[3] Chenot F, Montant P, Goffinet C, et al. Evaluation of anatomic valve opening and leaflet morphology in aortic valve bioprosthesis by using multidetector CT: comparison with transthoracic echocardiography. *Radiology*. 2010;255:377–385.

[4] Cueff C, Serfaty JM, Cimadevilla C, et al. Measurement of aortic valve calcification using multislice computed tomography: correlation with hemodynamic severity of aortic stenosis and clinical implication for patients with low ejection fraction. *Heart*. 2011;97:721–726.
[5] Debl K, Djavidani B, Buchner S, et al. Delayed hyper enhancement in magnetic resonance imaging of left ventricular hypertrophy caused by aortic stenosis and hypertrophic cardiomyopathy: visualization of focal fibrosis. *Heart*. 2006;92:1447–1451.
[6] Gelfand EV, Hughes S, Hauser TH, et al. Severity of mitral and aortic regurgitation as assessed by cardiovascular magnetic resonance: optimizing correlation with Doppler echocardiography. *J Cardiovasc Magn Reson*. 2006;8:503–507.
[7] Holmes DR Jr, Mack MJ, Kaul S, et al. 2012 ACCF/AATS/SCAI/STS expert consensus document on transcatheter aortic valve replacement. *J Am Coll Cardiol*. 2012;59(13):1200–1254.
[8] Kapadia SR, Goel SS, Svensson L, et al. Characterization and outcome of patients with severe symptomatic aortic stenosis referred for percutaneous aortic valve replacement. *J Thorac Cardiovasc Surg*. 2009;137:1430–1435.
[9] Koos R, Mahnken AH, Sinha AM, et al. Aortic valve calcification as a marker for aortic stenosis severity: assessment on 16-MDCT. *AJR Am J Roentgenol*. 2004;183:1813.
[10] Laissy JP, Messika-Zeitoun D, Serfaty JM, et al. Comprehensive evaluation of preoperative patients with aortic valve stenosis: usefulness of cardiac multidetector computed tomography. *Heart*. 2007;93:1121–1125.
[11] Maganti K, Rigolin VH, Sarano ME, et al. Valvular heart disease: diagnosis and management. *Mayo Clin Proc*. 2010;85(5):483–500.
[12] Myerson SG, D' Arcy J, Mohiaddin R, et al. Aortic regurgitation quantification with cardiovascular magnetic resonance predicts clinical outcome. *Heart*. 2011;97:A93–A94.
[13] Nietlispach F, Leipsic J, Al-Bugami S, et al. CT of the ilio-femoral arteries using direct aortic contrast injection: proof of feasibility in patients screened towards percutaneous aortic valve replacement. *Swiss Med Wkly*. 2009;139(31,32):458–462.
[14] Nishimura RA, Otto CM, Bonow RO, et al. 2014 AHA/ACC guideline for the management of patients with valvular heart disease: executive summary: a report of the American College of Cardiology/American Heart Association Task Force on Practice Guidelines. *Circulation*. 2014:129.
[15] Paelinck BP, Van Herck PL, Rodrigus I, et al. Comparison of magnetic resonance imaging of aortic valve stenosis and aortic root to multimodality imaging for selection of transcatheter aortic valve implantation candidażes. *Am J Cardiol*. 2011;108:92–98.
[16] Sabet HY, Edwards WD, Tazelaar HD, et al. Congenitally bicuspid aortic valves: a surgical pathology study of 542 cases (1991 through 1996) and a literature review of 2,715 additional cases. *Mayo Clin Proc*. 1999;74:14–26.
[17] Schoenhagen P, Hausleiter J, Achenbach S, et al. Computed tomography in the evaluation for transcatheter aortic valve implantation (TAVI). *Cardiovasc Diagn Ther*. 2011;1(1):44–56.
[18] Sondergaard L, Stahlberg F, Thomsen C. Magnetic resonance imaging of valvular heart disease. *J Magn Reson Imaging*. 1999;10:627–638.
[19] Tsai IC, Lin YK, Chang Y, et al. Correctness of multi-detector-row computed tomography for diagnosing mechanical prosthetic heart valve disorders using operative findings as a gold standard. *Eur Radiol*. 2009;19(4):857–867.
[20] Van De Heyning CM, Magne J, Piérard LA, et al. Late gadolinium enhancement CMR in primary mitral regurgitation. *Eur J Clin Invest*. 2014;44(9):840–847.

第18章 瓣膜病的术中超声心动图

Intraprocedural Echocardiography in Valve Disease

William J. Stewart 著
梁 湄 译
刘剑州 校

一、概述

超声心动图是结构性心脏病患者心血管手术方案设计和手术成功的重要组成部分。术中超声心动图（intraprocedural echocardiography，IPE）是指在心脏手术或经导管介入术中进行的检测。它明确异常解剖和病理，指导植入物的排列和位置，评估瓣膜反流术后的狭窄，以及评估术后并发症。

术中超声心动图（Intraoperative echocardiography，IOE）始于20世纪80年代早期，在非心脏手术期间进行左心室监测。在接下来的十年中，它在二尖瓣反流的瓣膜修复中作用突出，使用频率呈指数级增长。此时，在大多数瓣膜性心脏病和先天性心脏病的手术中使用IOE。在成人中，主要使用经食管超声心动图（transesophageal echocardiography，TEE），并且操作者的大多为麻醉师。当需要特殊的解剖学挑战或复杂的解剖定位时，IOE是必需的。

同样，最近出现的经导管介入治疗也需要IPE。在大多数情况下，TEE用于透视和血管造影的互补检测以达到预期目标。多学科团队的所有成员都应该能够轻松查看超声心动图图像、透视图像和压力波形数据。

TEE在许多经导管介入治疗中是有价值的，包括人工瓣膜的置入，以及诸如球囊扩张、消融或穿刺的解剖结构的干预。瓣膜介入治疗和瓣膜手术受益于能够描述软组织特征的影像学，而这不能仅仅依靠透视检查。表18-1列出了IPE在导管室或手术室中具有价值的各种操作，其中最常见的操作将在本章中描述。在轻度镇静（而不是全身麻醉）下进行的经导管介入手术中，经胸超声心动图（TTE）的应用价值可能有限。原因是TTE的图像质量较差，并且更有可能破坏无菌区。在这些手术过程中患者经常无法左侧位，致使TTE的质量通常不足以提供IPE所需的精确评估。

表18-1 术中超声心动图可以提供帮助的操作或问题

- 手术或经导管瓣膜修复
- 手术或经导管瓣膜置换术
- 关闭缺损或瘘，包括瓣周漏
- 不确定病因的低血压或血流动力学紊乱
- 先天性心脏病手术
- 复杂的操作，对当前的介入/手术团队来说是全新的、不熟悉的

二、用于指导心血管手术的术中超声心动图的基本概念

对于接受体外循环建立的心脏停搏的手术患者，IPE通常在心脏停搏之前（预备）和之后（停泵）完成。对于大多数心脏不停搏的经导管手术和非体外循环手术，IPE在整个手术过程中均可行，包括植入假体或解剖结构发生变化之前（术前IPE），过程中（术中IPE）和之后（术

后 IPE）。它可以指导手术并可决定成败。

1. 术前 IPE 的作用

在手术之前，通过植入装置或其他方法，手术或经导管治疗是否改变了患者心脏的解剖结构，IPE 在制订治疗计划方面发挥作用。这包括确定手术的可行性，评估可能进行操作的空间，记录术前病变程度，以及除外共存的其他心血管异常。在大多数患者中，IPE 确认了手术前的诊断。操作者术前应仔细查看可能发生的解剖结构变化。这包括其他瓣膜功能障碍、意外心肌功能障碍等，这可避免遗漏和意外结果。

即使患者已经进入手术室，也是如此，术前 IPE 可能会帮助手术。即使患者已经麻醉或切皮，也建议进行术前超声。如果超声心动图发现新的异常，则需要改变手术计划。

治疗瓣膜性心脏病的创新离不开 IPE。当外科医生或介入医师的经验较少时，特别是当操作技术是新的，或是疾病不常见或复杂时，IPE 可评估手术可行性，避免操作复杂化。任何阶段的准确诊断都取决于操作者对相关解剖和生理学的熟悉。

2. 术中 IPE 的作用

类似于体外循环下的心脏手术，经导管手术的大多数操作都是在心脏不停搏下完成的，因此 IPE 提供的成像指导包括植入时刻的操作。IPE 的具体作用是引导治疗活动以正确的角度和方向到达正确的位置。这些成像目标中的许多都是特定于每个步骤的，我们将在本章后面讨论。

3. 术后 IPE 的作用

术后 IPE 有助于记录手术在解剖学和生理学上的疗效，或者确定是否需要进行更多的工作。在离开手术室或操作室之前，了解心肌功能、血流量和瓣膜功能的状态是很有用的。初始治疗失败的概率随原始问题的机制和复杂性而变化。如果需要进一步的介入或手术治疗，IPE 有助于确定和指导可用的补救措施。对于在体外循环中进行的手术，这需要“二次体外循环转机”，IPE 的另一个功能是识别意外的紧急情况。当患者突然出现低血压、休克、电 - 机械交替活动等改变时，实时评估可以帮助立即确定原因。

4. 3D 超声研究的完整性

在大多数正在进行术中成像的患者中，我们建议进行完整的 TEE 研究，包括每个瓣膜和每个腔室的长轴和短轴视图，使用结构成像（黑白）、彩色多普勒，以及每个瓣膜或病变的相关频谱多普勒记录。这种对完整性的关注势必受到临床紧迫性和许多患者特定问题的现实影响。三维超声心动图（3DE）是 IPE 技术的一部分。然而，3DE 有时是烦琐且耗时的，并且并不总是像 2D 成像那样快速决策。尽管如此，3DE 在向缺乏断层成像经验的外科医生或介入医生传达解剖细节方面还是很有用的。它有助于理解异常瓣膜的位置和动态解剖结构，提高预期，并提高成功率。3DE 通常需要对存储的三维数据集进行离线分析。

5. 超声心动图成像模式的选择

TEE 是导管室或手术室中用于瓣膜手术的 IPE 最常用方式，但在某些情况下也会使用 TTE、心外膜超声心动图或心腔内超声心动图（ICE）。极少数情况下，这些其他方式可能是首选，特别是当存在 TEE 放置禁忌或困难（如食管疾病）时，或在处理像肺动脉瓣这样的前部结构时。其固有的风险和潜在的不利影响因每一种手术而异，包括 TEE 可能造成的食管损伤，ICE 可能造成的血管损伤，或其中任何一种手术的数据不完整。经心脏外模超声心动图，将探头置于心脏表面是开胸手术中的替代操作，并且在某些适应证中可能优于 TEE，例如评估肥厚型心肌病或升主动脉粥样硬化斑块。在瓣膜手术过程中，CT 和 MRI 也很有用。然而，目前的成本、空间、速度和辐射暴露使它们变得不切实际。已开发的一种新方法集成了超声心动图和透视（EchoNavigator，Philips Healthcare，Best，the Netherlands），通过结合两个坐标系统，在一个屏幕上同时显示两种模式。通过跟踪这些组合图像上特定点的标记，方便了经导管操作指导。选择何种成像方式取决于成像团队的能力和经验，尤其是外科医生或介入医师将这些信息纳入可改善结果的决策的能力。

6. 主观定量诊断

（1）用 IPE 产生的图像和诊断大多是主观的解释。可以在图像采集时快速进行一些定量测量，但以较小的延迟为代价。在异常光谱（非常好或非常差）的末端，通常不需要这种定量。然而，在许多异常的范围内，特定测量显著增加了成像对程序决策的影响。通过在选定的 IPE 图像上追踪测量直径、面积或体积，可以获得有关瓣膜疾病的重要信息。即使在手术过程中没有完成测量，存储视频剪辑、静止帧或 3D 卷集通常也是有用的，以便日后进行定量。如何有效地获得最相关和可靠信息的学习曲线，通常源于在导管室或手术室外施行和解释超声心动图的经验。

（2）在进行 IPE 之前，操作者应该充分了解患者的临床情况、当前的决策、其他临床医生制订的计划以及预期的操作。这通常需要直接回顾术前影像学资料，而不仅仅是了解主要诊断或诊疗计划。这些先前的工作有助于操作者在 IPE 前识别新信息，这将影响治疗计划。

（3）当计划 TEE 时，重要的是确保没有食管内镜检查禁忌证，如食管狭窄、食管癌或显著的吞咽困难。当提出这些问题时，应进行术前评估，如上消化道内镜检查，以确定是否可以安全地放置 TEE 探头。

（4）患者应在 TEE 前禁食，并与患者或家属及主要责任医生一起评估 TEE 的风险、益处和替代方案。与 TEE 探头插入的轻微额外风险相比，通过成像可获益更多。

（5）在患者不需要气管插管或全身麻醉的手术过程中，是否需要进行 TEE 就不太明确。例如，在轻度镇静下完成的操作可以用 TEE 或 TTE 完成，但后者对操作的成功提供的价值较小。另一个是否行 TEE 检测的影响因素是患者在手术期间的体位。如果患者是仰卧位，在没有气管导管的情况下进行 TEE 需要反复抽吸咽喉部以防误吸。诊疗团队必须在最佳麻醉方法与 TEE 可能提供的额外价值之间作出有价值的判断。同样的，瓣膜修复手术可以不使用 TEE 进行，但是运用 TEE 可能会发现问题，所以仍然是一个很好的选择。

三、特殊手术或经导管手术中超声

1. 二尖瓣手术中的 IPE

（1）这是过去 30 年侵袭性超声心动图运动的基石（表 18-2）。术前 TEE 有助于确定二尖瓣反流的机制和严重程度（图 18-1）。外科医生必须了解功能障碍才能成功修复。根据我们的经验，IPE 前约有 15% 的患者可以改变治疗计划（有时是轻微的）。

（2）IPE 可检测在二尖瓣修复后出现的问题，最常见的是持续性二尖瓣反流。在大多数情况下，IPE 术后轻度或无二尖瓣反流是允许的，如果二尖瓣反流为 3 级（中度严重）或更高，

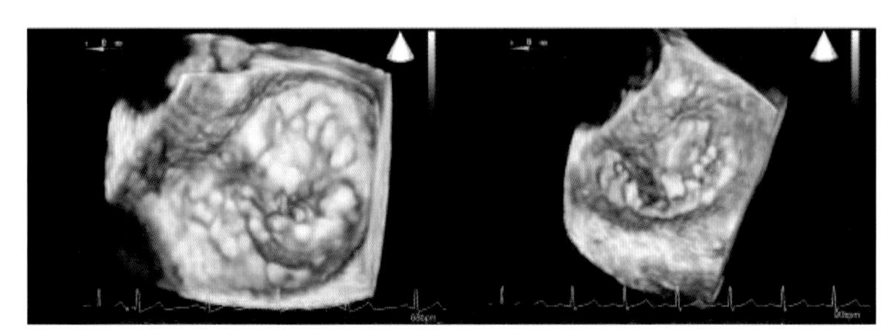

◀ **图 18-1　术前 TEE 有助于确定二尖瓣反流的机制和严重程度**

左心房观的 3D 回声图像（左）显示术前后小叶的连枷部分（左），以及术后用连枷部分的四边形切除，以及瓣环成形术装置的置入（右）

表 18-2　超声心动图在二尖瓣反流的外科修复中的应用

泵前经食管超声心动图（TEE）-“路线图”
- 反流严重程度
- 反流机制，可修复性
- 心室功能，室壁运动
- 其他瓣膜异常

泵后 TEE-“安全网”
- 二尖瓣反流的严重程度
- 二尖瓣收缩期前向运动
- 新出现的左心室功能障碍

则需进行进一步手术。如果是 2 级，如果没有禁忌证，我们会做进一步的手术，或者在没有拔管的情况下继续观察，同时给予去氧肾上腺素负荷量以增加后负荷提高血压。频繁发生的是新出现的二尖瓣新的收缩期前向移动和新的室壁运动异常，特别是在右冠状动脉区域，是因为它的前窦口。术中为了解决这个问题，再次体外循环的发生率为 3% ～ 6%。二尖瓣置换术可因瓣周漏而复杂化，这种渗漏可通过术中 TEE 识别，并可在第二次复跳时修复。

（3）机器人二尖瓣修复通过一组小的右腋窝切口完成。术中除了能观察到右心房的一小部分外，这种手术不能直接观察跳动的心脏，因此它比开胸手术更依赖于 TEE。外科医生依靠 TEE 观察心室充盈是否充分、心腔内空气的存在以及双心室功能障碍。

2．经导管二尖瓣手术中的 IPE

（1）除了用于二尖瓣狭窄的球囊二尖瓣切开术（图 18-2），最常用的经导管手术是使用 MitraClip 行瓣膜修复（表 18-3）。通过使用植入的夹子接近两个小叶边缘以减小二尖瓣反流。这个操作技术要求很高，如果没有实时超声心动图监测指导，则不能（或不应该）进行。显示二尖瓣小叶或二尖瓣反流束，单独的透视不足以指导手术。最初，超声心动图用于确认解剖结构是否有适应证，包括二尖瓣反流的严重程度及发病机制、左心室大小和功能、连枷或顶端束缚的位置和程度，以及纤维化连合融合的缺失。术中 TEE 引导位置并增加经间隔导管插入的安全性。房间隔穿刺的部位应位于其后上部，超声心动图观察经房间隔导管尖端在房间隔处的位置，引导穿刺。主动脉瓣水平的 TEE 短轴切面有助于看到前后方向，而双腔切面可看到上下方向。使用食管中段四腔切面，在收缩期二尖瓣合拢水平以上 3.5 ～ 4.0cm 处，用间隔凹陷定位穿刺部位。

（2）将导管和瓣膜（处于闭合位置）插入左心房后，使用 3D 超声心动图或双平面 TEE 将导管定位于瓣膜上方，并与二尖瓣顺行血流平行。在打开夹之后，来自左心房切面的 3D 成像有助于将其臂旋转到垂直于二尖瓣合拢的位置。使用食管中部连合间二维彩色多普勒或 3D 超声心动图，可以精确地显示出二尖瓣反流血流汇合的中外侧位置，也就是应该用夹子抓住叶瓣的位置。夹子插入左心室后，使用食管中长轴切面来验证二尖瓣瓣叶是否被钳夹，这通常需要进行多次抓握尝试。然后使用 TEE 彩色多普勒确定二尖瓣反流是否已经减少（图 18-3）

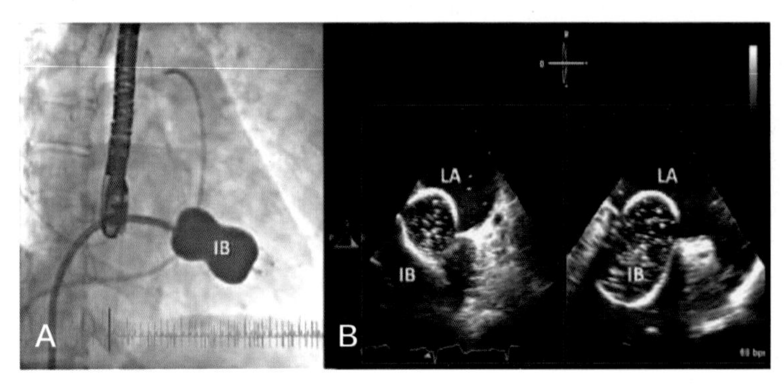

◀**图 18-2　用于二尖瓣狭窄的球囊二尖瓣切开术**

A. 在右前斜投影中二尖瓣球囊切开术期间的荧光镜图像，显示在最大膨胀时刻的球囊（IB），显示球囊颈部扩张瓣膜孔；B.2D X 平面图像显示气球突出部分进入左心房（LA）（经许可引自 Cavalcante JL, Rodriguez LL, Kapadia S, et al. Role of echocardiography in percutaneous mitral valve interventions. JACC Cardiovasc Imaging. 2012;5[7]:733–746.）

表 18-3　超声心动图在用 MitraClip 进行经导管修复二尖瓣反流中的作用

- 评估二尖瓣反流喷射的严重程度，机制和位置
- 其他瓣膜和双心室功能的基线评估
- 通过观察导管的压痕来引导经间隔导管插入术
- 可视下引导输送导管和夹子臂的方向和位置
- 确定二尖瓣夹夹住瓣叶
- 钳夹闭合后重新评估反流量

并确定持续性反流的位置。为了消除大部分二尖瓣反流，通常需要多个夹子才能获得良好的效果。然后，在从输送系统释放夹子之前，应通过连续波（CW）多普勒和导管方法评估二尖瓣顺行速度。在理想的心率控制下，可接受高达 5 mmHg 的平均梯度。3D TEE 可用于两个孔求积及求和，面积应为 1.5 cm^2 或以上。

（3）其他经导管修复二尖瓣反流的方法正在研究中，包括瓣叶修复、心室重塑，以及通过冠状窦的直接瓣环成形术和间接瓣环成形术。这些也将对 IPE 指南提出实质性要求。经导管二尖瓣置换术也正在开发中，所有这些操作都可能需要 TEE 和透视引导。

3. IPE 在经导管封堵瓣周漏中的使用

经导管封堵二尖瓣瓣周漏（图 18-4）或主动脉瓣瓣周漏也需要术中 TEE（表 18-4）。无论瓣周漏是否存在于经导管或外科瓣膜置入后，经导管封堵有时是一个明智的选择。在这些患者中，影像学检查有助于确定反流的位置和严重程度，并排除可能出现的血栓或赘生物。通过彩色多普勒检测渗漏的位置以决定手术的入路，即经间隔或经心尖入路。导线进入病变部位的路径主要由 TEE 引导。一旦将导线放置在反流部位，将气囊充气，同时用彩色多普勒评估渗漏的减少。当插入封堵装置时，IPE 监测反流量的减少和假体小叶的运动，以避免对其活动的干扰。

4. 主动脉瓣疾病手术中的 IPE

（1）对于外科主动脉瓣置换术，术前超声心动图通常只是确认已知的病变。术后超声心动图偶尔会发现瓣周漏，新的左心室功能障碍，二尖瓣反流加重或其他瓣膜功能障碍。在较新

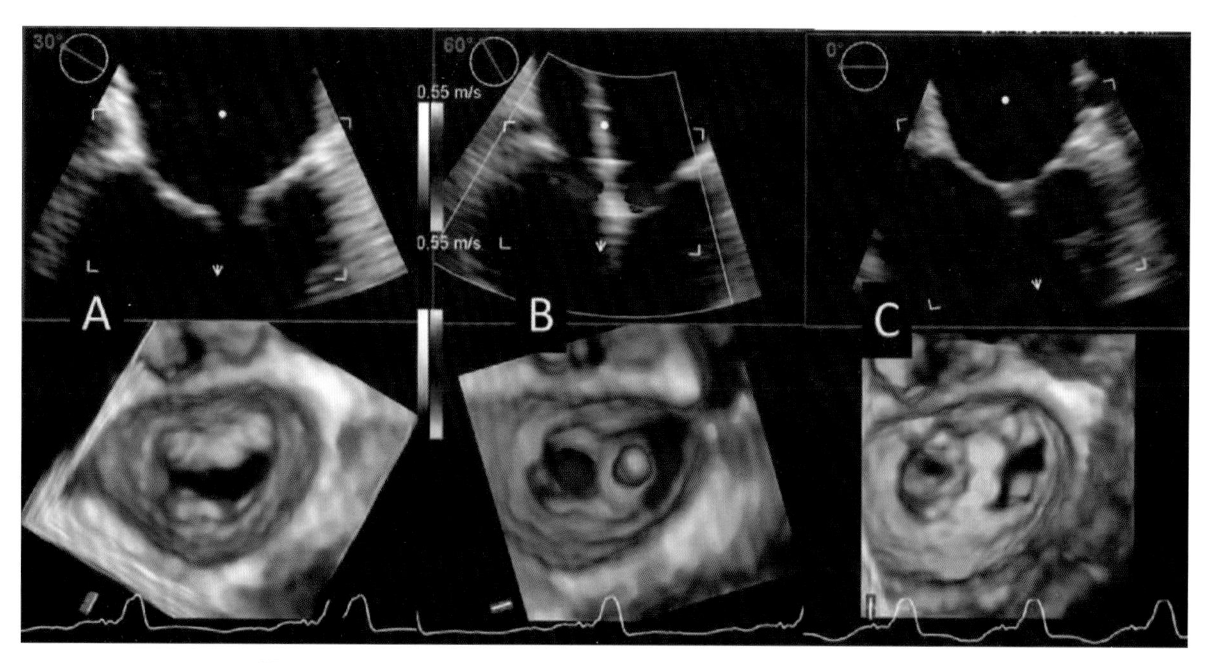

▲图 18-3　严重功能性二尖瓣反流（MR）患者的经导管修复中的经食管图像

A. 在放置夹子之前显示正常瓣叶的尖端牵拉；B. 在放置夹子期间的彩色多普勒图像，显示在抓住瓣叶时 MR 的减少，同时仍然附着输送导管；C. 在移除输送导管之后，夹子在打开期间形成双孔瓣膜。在每对图中，食管 2D 图像在上方，并且从左心房侧观察的二尖瓣的 3D 图像在下方

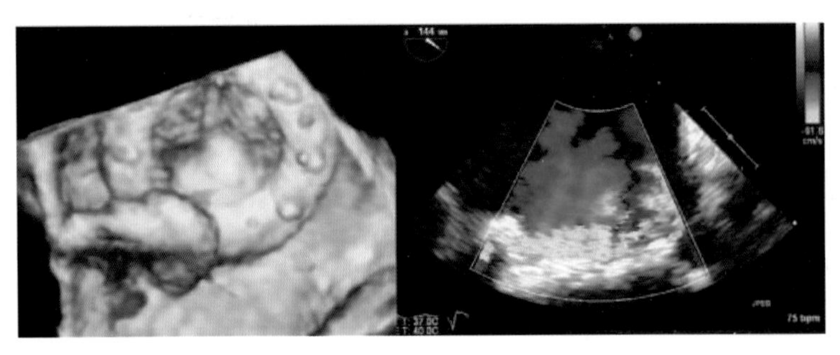

◀ **图 18-4 经导管修复患有二尖瓣生物瓣膜瓣周关闭不全的经食管图像**
来自左心房透视的 3D 回声显示封堵器装置仍附接在输送导管上，邻近生物人工支架和在生物人工支架外部（左）。2D 彩色多普勒图像显示二尖瓣反流射流出现在生物人工支架的前部（右）

表 18-4 围手术期超声心动图在处理瓣膜周围反流中的应用

- 定义反流的严重程度和位置
- 提供心室，心包和其他瓣膜功能的基本资料
- 排除赘生物或血栓
- 引导导丝和导管
- 明确封闭装置的位置和稳定性
- 确认人工瓣膜的功能
- 找出并定量残留的反流
- 检测并发症

的无缝线瓣膜中，停泵后 IPE 可以明确瓣膜的位置和“就位”以及瓣周漏的可能。

（2）对于主动脉瓣二叶瓣畸形患者，外科主动脉瓣膜修复术是一种相当普遍的选择。修复术也是升主动脉手术的一个组成部分，在升主动脉手术中主动脉瓣再悬浮，或者与冠状动脉组合或作为 David 手术的一部分。与那些接受 Bentall 手术的患者一样，将冠状动脉再植入到新的人工血管可能会导致冠状动脉扭转引起心肌缺血，利用 IPE 检测新的节段性左心室功能障碍进行识别。主动脉瓣修复后导致持续反流，而进行再次手术的情况比二尖瓣修复术更常见。

5．经导管主动脉瓣手术中的 TPE

（1）超声心动图（表 18-5）在主动脉瓣狭窄患者中术前确定手术的指征。首先评估狭窄的严重程度，流出道大小，反流程度，心室功能和许多其他变量。2D 超声心动图测量的左心室流出道（LVOT）直径已用于瓣膜面积的连续性方程计算已有 40 年。然而，近期经导管主动脉瓣置换术（TAVR）患者的近期经验表明，在大多数情况下，主动脉下区域的横截面形状是椭圆形的。因此，为了计算 TAVR 装置的最佳尺寸，3D 超声心动图和计算机断层扫描比环形尺寸中的 2D 超声心动图在计算环形尺寸中更精确。

表 18-5 经导管主动脉瓣置换术中超声心动图的应用

- 患者选择
- 人工瓣膜选择和尺寸
- 用于瓣膜成形术的辅助球囊定位
- 检测瓣膜成形术后主动脉瓣关闭不全
- 在置入期间辅助人工瓣膜定位
- 置入后立即确认人工瓣膜功能
- 立即发现并发症

① 术中超声心动图和荧光透视在 TAVR 中具有互补作用。即使术前资料完整，TEE 也应重新评估基本结构和功能。操作者应仔细观察以及时发现心包积液、二尖瓣反流、右心室功能障碍或节段性左心室功能障碍，并可排除心内血栓。右冠状动脉口应在食管长轴视图中识别，而观察左冠状动脉口需要从 3D TEE 获得的 X 平面。如果从主动脉瓣尖的联合点到冠状动脉口的距离小于瓣叶的长度，则冠状动脉闭塞的风险更高，并且（至少）在球囊扩张之前应将导丝放入该冠状动脉中。应重新测量 LVOT 并检查主动脉瓣膜环内的上室间隔增厚或严重的结节钙化，防止术后瓣周漏。

② 准确的尺寸对于最佳 TAVR 结果很重要。置入瓣膜尺寸过小会导致主动脉瓣旁反流或人

工瓣膜移位。尺寸过大可导致血管并发症，难以穿过自体瓣膜，导致扩张不足、瓣叶冗余、中央反流，或降低瓣膜耐久性。

③ TAVR 的第二阶段包括球囊扩张的引导，以及选择装置的位置和角度。在球囊手术后，应重新评估自体瓣膜活动性和主动脉瓣反流严重程度。输送导管的起始位置应与 LVOT 血流同轴。根据 TAVR 装置的类型，装置的上端和下端必须相对于主动脉瓣环置入特定深度。最常见的球囊扩张型瓣膜应定位于心室边缘，位于瓣环下方 2 ~ 4 mm 处（图 18-5），而最常见的自扩张型瓣膜应该以其下缘开始扩张至环形平面下方 5 ~ 10mm。

④ 在置入球囊可扩张装置的过程中，患者应被快速起搏以避免装置被挤出，并且打开的装置应该是坚固的而不是可移动的。当瓣膜部分展开时，自膨胀给介入医生更多机会重新考虑位置和角度。置入后立即进行超声心动图检查对于确定主动脉瓣反流的严重程度和发病机制以及测量顺行速度和梯度至关重要。如前所述，3DE 可用于检测和定量中央或瓣膜周围反流，从而可以决定是否需要进行后扩张或封堵。有时可通过后扩张消除瓣周反流。当输送系统仍然穿过瓣膜时常见中央反流，并且有时会持续几分钟，同时瓣叶从卷曲中反弹。

⑤ TAVR 置入后主动脉瓣反流严重程度的定性评估包括评估近端彩色多普勒射流尺寸、静脉收缩、压力半衰期、CW 多普勒密度、降主动脉血流逆转和顺行性血流体积的多普勒比较。三维超声心动图可用于定义瓣膜周围血流的位置、数量，以及瓣周漏范围、程度。如果人工瓣膜周长的 30% 或更多通过彩色多普勒显示存在主动脉瓣反流，则认为瓣膜周围漏是严重的。基于导管的血流动力学和主动脉造影也是一种有效的辅助手段。

（2）TEE 还可用于检测 TAVR 术后并发症并指导其解决方案。如果瓣膜在 LVOT 中放置得太低，它可能在左心室内明显松动而需要手术，也可能在远端栓塞到主动脉中。另外，人工瓣膜的放置太低会导致二尖瓣前叶受到撞击，导致二尖瓣反流或瓣叶侵蚀。如果 TAVR 在 LVOT 中放置得太高，它可能导致瓣周反流或冠状动脉口阻塞或远端栓塞。冠状动脉阻塞是通过新的节段性或整体性左心室功能障碍的出现来识别。心脏压塞可以发生在左心室或右心室壁穿孔、主动脉夹层或主动脉瓣环破裂引起。新的或增加的二尖瓣反流可以通过超声心动图来识别，这可能由左心室结构改变、右心室起搏不同步或人工瓣膜撞击二尖瓣前叶的直接结构变形而引起。

（3）环形破裂最常见于新的瓣膜间纤维增厚。如果发现穿过房间隔穿刺的严重的右向左分流，TEE 可以帮助封堵它。如果不能用 TAVR 装置覆盖主动脉瓣尖部，可能使它们突出于人工瓣膜顶部，从而导致持续性狭窄。心脏压塞可通过使用 TTE 发现，以选择心包穿刺所需的部位、深度和进针角度。在人工瓣膜栓塞的情况下，如果侧支血管不受损害，应使用

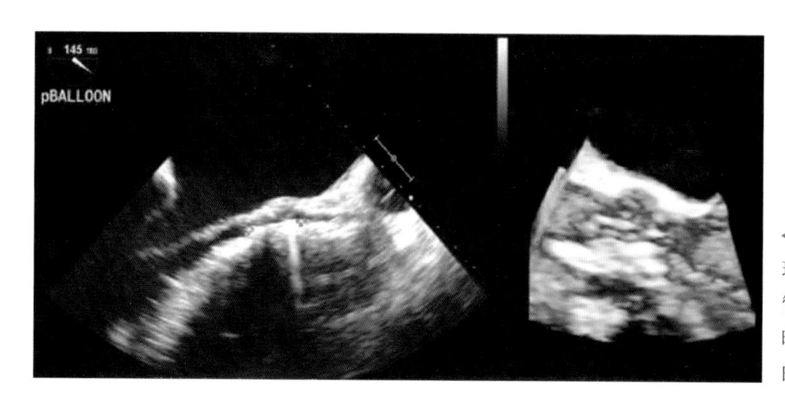

◀图 18-5　**球囊扩张型瓣膜的定位**

球囊扩张后 2D（左）和 3D（右）的术中经食管回声，显示经导管主动脉瓣置换的定位，同时在展开之前它仍然在导管上卷曲。生物瓣膜的上端和下端

透视和超声心动图将人工瓣膜推进降主动脉，以将其展开。如果它的方向不能允许在正向流动时打开，则可以用气囊压缩人工瓣膜，使其在整个心动周期中保持打开。有时超声心动图在 TAVR 置入后是有价值的，比如发现低血压仅由血容量不足引起。

6．梗阻性肥厚型心肌病手术中的 IPE

IPE 在肥厚型心肌病所致 LVOT 的外科治疗中是必不可少的。术前 TEE 表征是收缩前运动、间隔厚度、二尖瓣反流和 CW 多普勒记录的流出道速度（图 18-6）。在基础等容状态下，在激发过程中，通常用异丙肾上腺素输注，通过 TEE 或心外膜超声心动图评估梯度。显著梗阻的持续性可由 40 ～ 50 mmHg 以上的静息或诱导梯度来界定。由于动态梗阻与负荷有关，因此这种疾病的术后 IPE 检测而致再次手术的比例高于任何其他类型的手术。

四、结论

瓣膜修复的外科手术方法的扩展以及针对患有反流性和狭窄性瓣膜病的患者的经导管方法的增加导致对 IPE 的需求增加，以指导装置的递送，并监测解剖学、血流动力学效应及并发症。目前最常见的 IPE 指征是 TAVR，外科和经导管非人工瓣膜手术，以及封堵人工瓣膜瓣周关闭不全。将来，基于导管的手术设备和过程内超声心动图指导的需求可能会扩大。

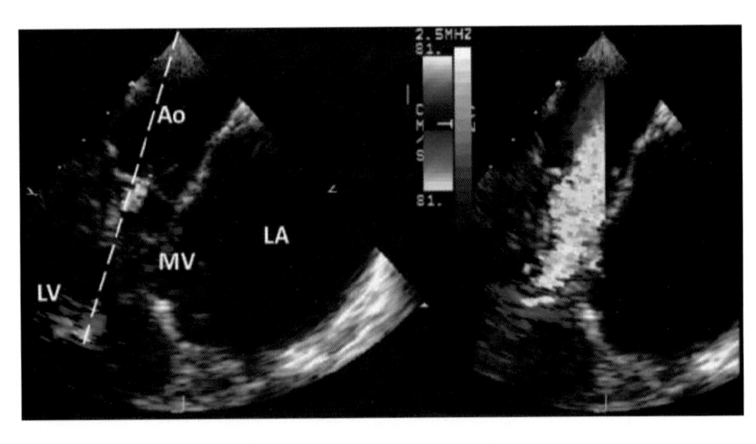

图 18-6 患有肥厚型心肌病的患者在切除术前心室舒张期（左）和心脏收缩期（右）的心外膜彩色多普勒图像

显示左心室流出道速度的连续波多普勒记录用于估计梯度的角度。Ao. 升主动脉；LA. 左心房；LV. 左心室；MV. 二尖瓣

要点总结

- 在任何阶段诊断的准确性取决于对相关解剖结构成像和理解异常生理学的理解能力。
- 应根据手术或介入团队的能力选择成像方法，以便将信息纳入可改善结果的决策中。
- 初始手术（二次重复干预）的治疗失败频率随原始问题的机制和复杂性而异。
- 导管介入或心脏手术期间的最佳成像需要明智地使用超声心动图可用的所有模式，包括 2D 成像、2D 彩色多普勒、3D 成像、3D 彩色多普勒以及脉冲和连续波多普勒。

推荐阅读

[1] Altiok E, Becker M, Hamada S, et al. Real-time 3D TEE allows optimized guidance of percutaneous edge-to-edge repair of the mitral valve. *JACC Cardiovasc Imaging*. 2010;3:1196–1198.

[2] Balzer J, van Hall S, Böring, YC, et al. New role of echocardiography in the Cath Lab: novel approaches of peri-interventional 3D echocardiography. *Curr Cardiovasc Imaging Rep*. 2013;6:445–453.

[3] Cavalcante JL, Rodriguez LL, Kapadia S, et al. Role of echocardiography in percutaneous mitral valve interventions. *JACC Cardiovasc Imaging*. 2012;5(7):733–746.

[4] Corti R, Biaggi P, Gaemperli O, et al. Integrated X-ray and echocardiography imaging for structural heart interventions. *EuroIntervention*. 2013;9:863–869.

[5] Gao G, Penney G, Ma Y, et al. Registration of 3D transesophageal echocardiography to X-ray fluoroscopy using image-based probe tracking. *Med Image Anal*. 2012;16:38–49.

[6] Goncalves A, Almeria C, Marcos-Alberca P, et al. Three-dimensional echocardiography in paravalvular aortic regurgitation assessment after transcatheter aortic valve implantation. *J Am Soc Echocardiogr*. 2012;25(1):47–55.

[7] González-Gómez A, Zamorano JL. Imaging during transcatheter interventions for valvular heart disease. *EMJ Cardiol*. 2014;2:54–60.

[8] Gripari P, Ewe SH, Fusini L, et al. Intraoperative 2D and 3D transoesophageal echocardiographic predictors of aortic regurgitation after transcatheter aortic valve implantation. *Heart*. 2012;98:1229–1236.

[9] Hahn RT. Guidance of transcatheter aortic valve replacement by echocardiography. *Curr Cardiol Rep*. 2014;16(1):442.

[10] Hahn RT, Little SH, Monaghan MJ, et al. Recommen dations for comprehensive intraprocedural echocardiographic imaging during TAVR. *JACC Cardiovasc Imaging*. 2015;8(3):261–287.

[11] Jayasuriya C, Moss RR, Munt B. Transcatheter aortic valve implantation in aortic stenosis: the role of echocardiography. *J Am Soc Echocardiogr*. 2011;24:15–27.

[12] Krishnaswamy A, Kapadia SR, Tuzcu EM. Percutaneous paravalvular leak closure-imaging, techniques and outcomes. *Circ J*. 2013;77:19–27.

[13] Leon MB, Smith CR, Mack M, et al. Transcatheter aortic-valve implantation for aortic stenosis in patients who cannot undergo surgery. *N Engl J Med*. 2010;363:1597–1607.

[14] Ng AC, Delgado V, van der Kley F, et al. Comparison of aortic root dimensions and geometries before and after transcatheter aortic valve implantation by 2- and 3-dimensional transesophageal echocardiography and multislice computed tomography. *Circ Cardiovasc Imaging*. 2010;3(1):94–102.

[15] Perk G, Kronzon I. Interventional echocardiography in structural heart disease. *Curr Cardiol Rep*. 2013;15:338.

[16] Perk G, Lang RM, Garcia-Fernandez MA, et al. Use of real-time three-dimensional transesophageal echocardiography in intracardiac catheter-based interventions. *J Am Soc Echocardiogr*. 2009;22:865–882.

[17] Pibarot P, Hahn RT, Weissman NJ, et al. Assessment of paravalvular regurgitation following TAVR: a proposal of unifying grading scheme. *JACC Cardiovasc Imaging*. 2015;8(3):340–360.

[18] Siegel RJ, Luo H. Echocardiography in transcatheter aortic valve implantation and mitral valve clip. *Korean J Intern Med*. 2012;27(3):245–261.

[19] Siegel RJ, Makkar R, Doumanian A, et al. Transcatheter aortic valve implantation three-dimensional echo monitoring and guidance. *Curr Cardiovasc Imaging Rep*. 2011;4:335–348.

[20] Smith LA, Monaghan MJ. Monitoring of procedures: peri-interventional echo assessment for transcatheter aortic valve implantation. 2013;14(9):840–850.

[21] Smith LA, Dworakowski R, Bhan A, et al. Real-time three-dimensional transesophageal echocardiography adds value to transcatheter aortic valve implantation. *J Am Soc Echocardiogr*. 2013;26:359–369.

[22] Wunderlich NC, Beigel R, Siegel RJ. The role of echocardiography during mitral valve percutaneous interventions. *Cardiol Clin*. 2013;31:237–270.

[23] Zamorano JL, Badano LP, Bruce C, et al. EAE/ASE recommendations for the use of echocardiography in new transcatheter interventions for valvular heart disease. *Eur Heart J*. 2011;32:2189–2214.

第19章 三维超声心动图
3D Echocardiography

Christine L. Jellis　著
刘鑫裴　译
刘兴荣　校

一、概述

近期超声心动图技术的重要进展主要体现在三维超声心动图的临床应用上。目前三维超声心动图已成为二维超声和M型超声基础上更全面的检查方式。不同生产厂家称为三维或四维超声，本质都是实时三维超声成像。如今高质量的三维超声心动图在临床中已广泛应用，经食管三维超声心动图更成为评估和诊断心脏瓣膜病重要的检查手段。

二、适应证

三维超声心动图对心脏瓣膜病结构和功能的评估带来了革命性变化。超声技术的进步使得从各个角度直接、实时地观察瓣膜及瓣下结构成为可能，从而使得超声采集的信息重复性更好，也更便于定量评估。

1．瓣膜评估

超声心动图对瓣膜评估最大的贡献在于现有的超声心动图可从任意角度对二尖瓣进行评估，增进了我们对二尖瓣复杂结构的理解。二尖瓣三维成像技术有助于小切口手术的手术设计，并可指导复杂的经皮介入操作。三维超声心动图的各项测值更加准确，可重复性更好，可直接用于评估瓣口面积、瓣环直径，辅助手术设计。

2．心腔大小

此外，三维容量技术可更加准确地评估心腔的大小，对二尖瓣或主动脉瓣反流等以左心室扩张为手术指征之一的瓣膜病变的诊断和评估至关重要。

三维超声心动图评估瓣膜情况的一般适应证见表19-1。

三、报销

美国医学会(American Medical Association，AMA)有两个CPT代码，可用于三维超声心动图。这两种报销的区别在于3D超声是否在线执行、远程运输，或在离线远程工作站使用处理软件。两个CPT编码是76376和76377。

AMA对3D CPT编码的解释如下。

1．76376

解释和报告的计算机断层扫描（CT）、磁共振成像（MRI）、超声波等其他手段使用图像处理，并且不需要在单独的工作站进行。

在这种情况中，超声心动图技术人员或心内科医生使用3D处理图像；然而，直接提供者使用远程的、非单独的工作站。这种方法可以节省时间和成本，故报销比例低。

（1）2015医疗保险报销科技（基金报销）：21.65美元。

（2）2015医保报销专业（专业报销）：21.65美元。

表 19-1　三维超声心动图评估瓣膜情况的一般适应证

适应证	评估目的
瓣膜结构评估	明确先天性或获得性疾病
瓣膜狭窄或反流的评估	明确机制（瓣膜脱垂、连枷运动、穿孔、人工瓣瓣周漏、血栓形成）及严重程度
瓣膜赘生物的评估	明确病因（如感染性心内膜炎、肿瘤、人工材料等）
手术（操作）设计	经皮介入或直视瓣膜手术术前的准确评估
术中导航	TAVR、瓣膜成形、MitraClip、闭合器、直视瓣膜手术
术后评估	评估手术效果及并发症
其他相关因素的评估	心室容量和功能、评估左心房和左心耳附壁血栓

TAVR. 经皮主动脉瓣置换术

2．76377

在一个独立的工作站使用 3D 技术解释和报告 CT、MRI、超声波等。在这种情况中，超声心动图技术人员或心内科医生执行 3D 渲染使用图像后处理，但提供者执行重新格式化在远程工作，独立工作站专用后处理软件和功能。这种方法被认为是需要更多的劳动力和时间，相对价值较高，故报销比例高。

（1）2015 医疗保险报销科技 (基金报销)：61.53 美元。

（2）2015 医保报销专业 (专业报销)：61.53 美元。

四、仪器设备

1．技术发展

早期的三维超声心动图成像除换能器的方向和位置外，还有赖于心电和呼吸门控二维超声数据的采集，采集到的二维数据后期经重建得到三维成像。这一方法不仅费时，而且有赖于特殊的操作系统，该技术已经被临床淘汰，目前局限应用于研究用途。

2．换能器

三维超声技术的重要成果是从稀疏阵列换能器到全矩阵阵列超声换能器的演变。在此之前，换能器的局限是制约超声技术发展的重要因素。由于换压电晶体的技术限制，无法制造尺寸合适且晶体数目足够的三维超声换能器，这限制了成像的空间分辨率，成像效果较差。压电晶体是一种可产生和接收超声波的晶体，是超声成像技术的重要元件。新一代的换能器经过了大量的开发和迭代更新，现已包含 3000 个微小的压电晶体，排列成矩阵，大大提高了成像的质量（图 19-1）。

3．花费

由于三维换能器涉及的复杂技术，具有三维成像功能的超声心动图设备除其自身的成本以外，有时一些用于特殊功能的矩阵换能器将

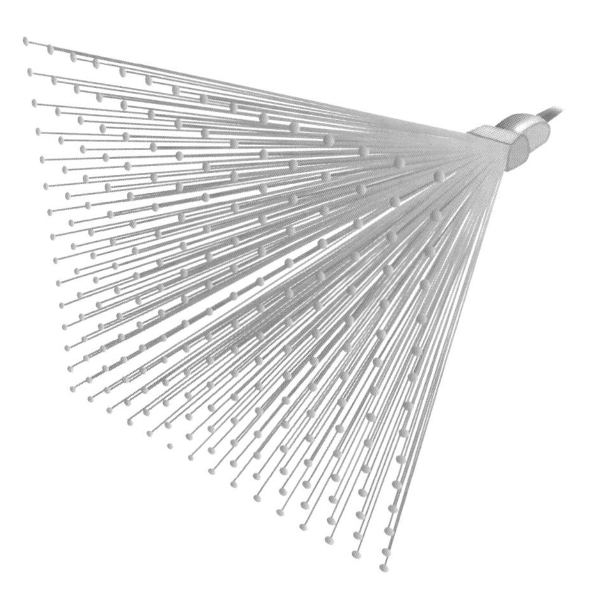

▲ 图 19-1　全矩阵换能器

内含多达 3000 余个等大的正方形压电晶体，可接收和发射超声波

产生额外成本。三维探头的价格明显高于标准二维探头，换能器三维矩阵设计的不断优化使得其体积不断缩小，成像质量则不断提高。

4．图像处理

除超声探头中的换能器元件外，探头本身亦集成了信号处理的功能，这一特征实现了实时三维成像，帧频接近 50ms（约 25f/s），使得谐波成像具备了更好的组织穿透性和对比度，这一即时三维成像技术替代了基于图像后处理的三维重建技术。尽管如此，经食管超声由于对探头体积的要求较高，故仍部分依赖于三维重建技术。可视化的即时图像将非常有助于瓣膜疾病的术中导航和评估，研究经食管实时三维超声成像技术仍然需要继续发展提高，探头也需要进一步小型化。

五、技术

1．三维超声心动图主要技术方式

目前的三维超声心动图主要有以下 3 种技术方式（图 19-2）。

（1）窄角度实时三维成像：窄角度实时三维成像是特定体积扇区的即时三维成像，角度通常在 30°～50°。次技术特别适合于针对如心脏瓣膜这种细小结构的检查，依不同目标分辨率可自由缩放。对视场宽度进行调整后，图像分辨率和帧频可以得到优化。

（2）全容量三维成像：此项技术用于观察较大的心脏结构，需采集全容量的数据。有些新的仪器平台可提供单心搏的全容量三维成像，但传统方式是在保持换能器在置不变的情况下在 4 个连续的心动周期内分别采集 4 个扇区的数据后经后处理合成。尽管如此，合成的结果仍可能受患者体位变化或心率变化的影响而产生拼接伪影。合成的全容量三维图像可经后处理用于观察特定结构。

（3）多平面重建：多平面重建（multiplanar reconstruction，MPR）是包括径线、周长、面积等多元量化评估准确而可重复性好的后处理技术。特别是用于手术患者解剖情况、人工瓣尺寸和匹配程度的评估。不同厂家的设备和处理软件名称不同，但基本的成像原理类似，均为 x、y、z 三轴上进行数据重建。象限轴的位置由操作者根据重点的检查位置进行设置，最终重建得到三维成像。重建工作可以即时进行，也可交由后处理软件在远程工作站进行，详细的定量分析如长度、面积、容积的测量等可能需经后处理程序。多平面重建是精确测量瓣膜或瓣环面积、近端等速平面（PISA）和射流束面积的理想检查技术。

需注意在二维成像质量受限的情况下，三

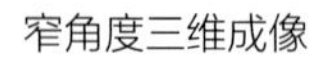

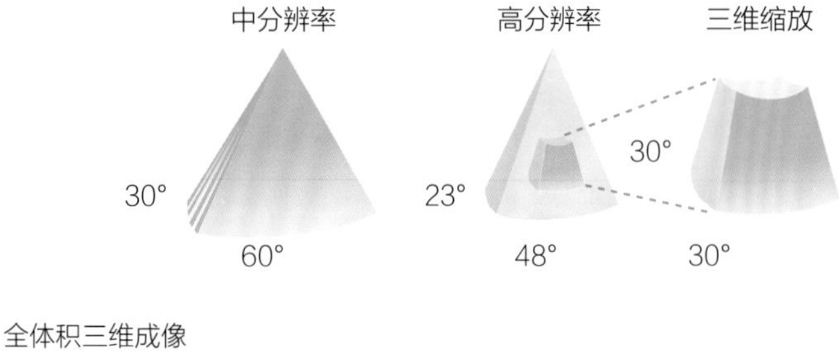

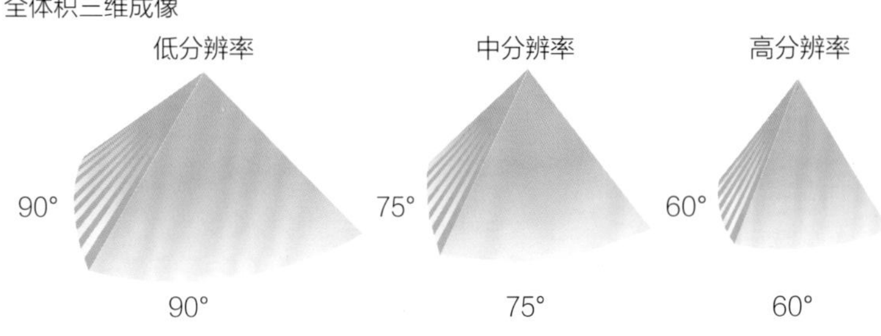

◀**图 19-2　矩阵换能器根据所采集超声信号重建得到的三维超声心动图图像**

声窗角度越窄，对应的图像分辨率和帧频越高（引自 Houck RC, Cooke JE, Gil EA. Live 3D echocardiography: a replacement for traditional 2D echocardiography? *AJR Am J Roentgenol*. 2006;187:1092–1106.）

维成像同样质量欠佳。多数情况下，若二维超声声窗都不理想，三维超声因其探头体量更大而更难以获得理想的声窗。

2．经食管三维超声心动图

实时三维 TEE 自 2007 年起开始用于临床，2008 年首次报道了使用三维 TTE 检查二尖瓣。三维 TEE 较 TTE 拥有更高的空间分辨率，因此成为瓣膜疾病的主流影像学检查手段。TEE 行二尖瓣检查时，既定的规范是从左心房角度（术者角度）成像，使其紧邻的主动脉瓣朝向 12 点钟方向。这一习惯保持了外科和超声学研究的一致性，且有利于超声科医生和心脏外科医生的沟通。然而，当经左心房角度观察腱索和乳头肌不利时，经心室角度大角度三维成像可有利于评估左心室腱索和乳头肌。

3．三维彩色多普勒

实时三维彩色多普勒成像在技术上仍存在挑战，TEE 尤甚（因其帧频较低）。目前，单心拍三维成像要达到可接受时间分辨率，所需帧频至少要达到 16f/s。

4．制造商之间的差异

不同制造商提供的超声心动图平台，其三维技术在数据采集、优化和后处理过程中具有不同的特点。一般均可进行全角度成像、实时窄角度成像、MPR 技术、三维彩色多普勒、缩放、裁切等操作。不同制造商的设备间对这些功能的命名各有差异，可能引起困惑。然而，不同制造商、不同软件之间各个技术选项基本的功能和成像质量是类似的。目前，不同制造商的设备在三维彩色多普勒的帧频和单心拍内全角度数依据采集能力有所不同，然而随着软硬件的不断升级，这些差异不会存在太久。

六、局限性

1．伪影

三维超声心动图的质量取决于超声影像的内在质量，与二维超声心动图相似，也受伪影的影响。影响因素包括技术因素（在三维超声心动图中更加明显，与设备增益的设置有关）和患者因素（包括心电门控、呼吸和声窗限制）。增益过小和过大均可影响三维成像的质量，导致图像丢失或模糊。如前所述，多心拍数据采集技术可因患者呼吸、心跳、换能器位移导致图像接合处产生伪影。尽管如此，这一问题正随着可在单心拍内采集所有所需数据的三维平台的发展而得到缓解（虽然目前这一新技术的帧频还比较低）。

2．帧频

目前，三维超声心动图较低的帧频限制了成像的空间和时间分辨率。这意味着某些细微的结构更适合在二维超声心动图下观察。未来，微处理器技术的发展以及换能器的进一步小型化可逐步使这一问题得到解决。

3．实时成像

三维处理器和矩阵换能器目前仅可对较小的范围（窄角度）进行实时三维成像，全角度三维成像技术还有赖于费时的后处理技术，临床应用上不够便捷，也不能应用于术中成像。而在未来，处理器和换能器技术的发展无疑将使大角度实时三维成像成为可能，从而不再依赖烦琐的后处理技术。

4．成本

目前，具备三维成像功能的高端超声心动图设备和三维超声探头的价格远远高于二维设备。尽管随时间可慢慢回收成本，但很多较小的医疗中心仍很难负担这些昂贵的三维设备。理想的情况下，如果一个中心能够确保至少有一台具备三维超声心动图功能的设备，就可以优先诊治心脏瓣膜病变，并使患者能够得到最大的临床获益。

七、常规操作流程

1．成像平面

与传统的二维超声心动图成像不同，三维成

像没有固定的观察角度规范。故用窄角度实时三维超声成像观察心脏结构时，通常应采取与被观察结构相垂直的角度。这就是所谓的“直视切面”，可从外科医生的视角完整观察瓣膜。

2. *经胸超声心动图*

一般地，先用二维超声心动图模式在标准心尖和胸骨旁切面下观察，然后针对所观察结构的具体特点选用不同的三维超声心动图模式进行观察。检查心腔容积定量等较大结构通常可选用全容积数据采集，经软件后处理得到图像。而瓣膜结构的观察最常用刷新率较高的小角度实时成像模式以获得最佳帧频。

3. *经食管超声心动图*

三维 TEE 成像仍应以传统的二维超声心动图切面为基础。观察瓣膜时，仍先采用食管中段 0°、45°、60°、90° 和 120° 视角，完成这些角度的图像采集后，操作者可切换至三维模式。通常情况下，三维超声心动图的窄角度实时成像模式适用于观察较小的瓣膜结构，以达到较高的图像帧频。三维模式下，可对图像进行剪切、旋转等操作以得到合适的观察视角。

八、经胸或经食管超声心动图的临床应用

理论上，三维超声心动图可用于评估所有心脏瓣膜及瓣下结构，其中在使用经食管超声心动图观察二尖瓣结构时，三维超声模式的优势最明显。

1. *二尖瓣*

二维超声心动图对二尖瓣的评估是复杂、多面的，这可能表明，无论是对二尖瓣狭窄还是反流进行定量评估，单一的方法是不够的，需要从多个不同角度观察二尖瓣的病理情况，最终对病变部位三维结构的判断有赖于检查者的空间想象力。若某一标准的二维平面上成像不理想，则可能影响到整个评估的质量。

而今，三维超声心动图的出现使得应用超声从各个角度（包括术者视角和心室内视角）评估整个二尖瓣及其瓣下结构成为可能，三维 TTE 和 TEE 均反复证实了三维超声的这一优势。得益于此，我们才充分认识了二尖瓣瓣环的马鞍形正常结构及其在不同疾病状态下可能出现的变化（如缺血性心肌病的非对称性改变和扩张性心肌病的对称性改变）。更多的解剖细节亦使我们得以更精确地识别瓣膜局部异常，如某个瓣叶节段的脱垂和连枷运动，而且不会产生旋转伪影，如瓣膜脱垂在成像上表现为向左心房膨出（图 19-3）。容量重建模式可为脱垂部分标记颜色，以便与周围正常瓣膜进行区分。二维超声对交界区病变的观察存在困难，应用容量建模技术则尤为有效。总而言之，对病变的准确定位将有利于制订手术计划或干预策略，亦可通过详细评估手术难度和瓣膜成形的成功率来影响手术团队或手术方式的选择。

三维彩色多普勒则使得我们对二尖瓣动力学有更深理解，这不仅有助于提高手术操作成功率，更重要的是，还将影响手术方式选择进而提高二尖瓣成形术的成功率。

（1）二尖瓣狭窄：经胸实时三维超声心动图的二尖瓣成像，可直接观察狭窄的二尖瓣瓣叶，以定性地评估二尖瓣狭窄的病因及严重程度。交界融合区、瓣叶牵拉、增厚和钙化有助于识别相关病变，判断瓣膜成形术的成功率和可行性（图 19-4）。

二尖瓣瓣口面积（MVA）的准确评估可通过 MPR 技术实现。通过在立体空间内定位漏斗形瓣口中最狭窄的横截面积，以确保瓣口面积测值的准确性。这一方法测得的 MVA 值与有创检查的结果具有很好的关联性，优于二维 TTE。

（2）二尖瓣反流。

① 经胸三维超声心动图相较于二维超声可更准确评估二尖瓣反流的病因。三维超声心动图测得的反流量同 MRI 血流定量评估法的测值也有很好的相关性。此外，三维超声的结果与

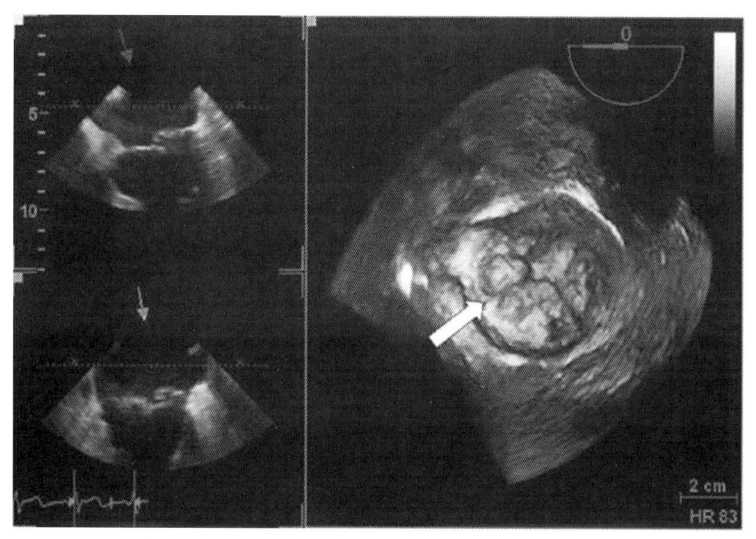

◀ **图 19-3　经食管三维超声心动图二尖瓣术者视角重建成像**

可见二尖瓣后叶外侧部和中部（P_1、P_2）脱垂，其中外侧部脱垂较明显（箭）

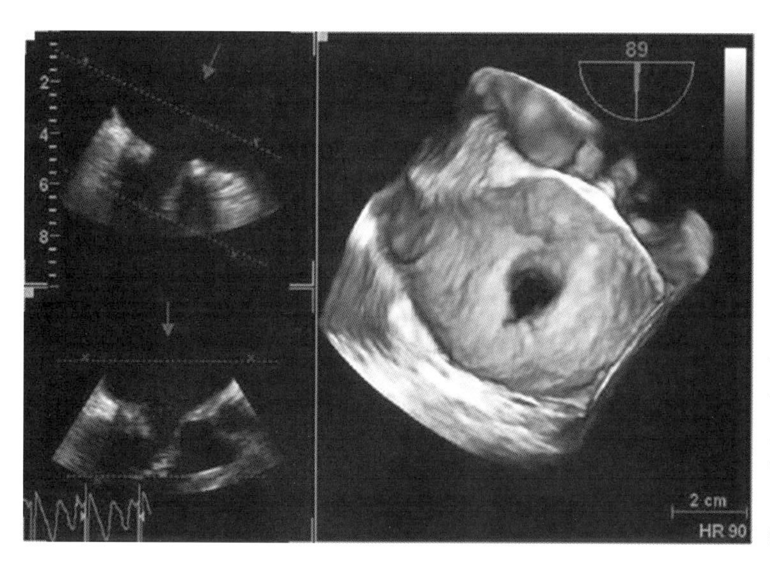

◀ **图 19-4　经食管三维超声心动图下，带原位成形环的二尖瓣**

成形环周围严重的炎症反应导致了二尖瓣重度狭窄（峰值跨瓣压差 23mmHg，平均跨瓣压差 14mmHg），瓣环广泛增厚并累及瓣叶基底部，瓣叶开放受限

术中所见通常更加相符，其对交界区和二尖瓣前叶病变的评估尤为准确。

② 除用三维超声评估瓣膜结构外，三维彩色多普勒超声对瓣膜功能的评估尽管图像帧频较低，但也十分重要。三维彩色血流信息可用于准确定位二尖瓣反流，并通过测量反流孔面积和反流量来定量评估其严重程度。此外，还可同时获得能提示反流病因的二尖瓣结构相关信息。三维彩色多普勒成像有助于克服二维超声对血流的评估有赖于空间想象力的缺点，提高二尖瓣反流严重程度评估的准确率。三维成像清晰地表明，很多情况下血流汇聚区（PISA）并非理想的半球体，而是更复杂的半椭球体。三维成像还可发现二维超声下不明显的偏心反流和多孔反流，避免低估二尖瓣反流的严重程度。此外，三维成像还可用于明确射流束以评估反流的严重程度。然而，在某些情况下，特别是存在偏心反流时，三维超声确定射流束的方法可能遇到技术困难。

③ 对人工瓣瓣周漏的患者而言，准确定位瓣周漏的起源对干预方式的选择至关重要（图 19-5）。由实时三维超声心动图作术中导航的经皮介入封堵术可减少操作时间，降低并发症的风险。

2．*主动脉瓣*

主动脉瓣环、瓣膜和主动脉根部的解剖

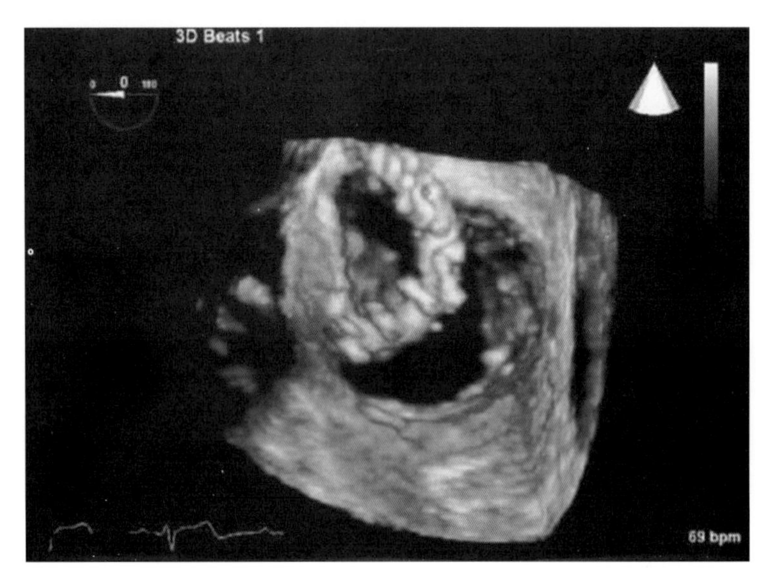

◀图 19-5 经食管三维超声心动图显示先前修复的二尖瓣瓣环发生严重的瓣周漏，累及50% 的周长

结构适合使用三维超声进行观察。与二尖瓣相似，在三维 TEE 高空间分辨率的辅助下结构更加清晰，三维 TTE 亦可提供有效的临床资料。窄角度成像因其具有观察范围小、实时成像、单心拍数据采集的特点，故适用于准确细致地评估主动脉瓣的形态和功能。一般采用主动脉内视角，可见主动脉各瓣叶及冠状动脉开口。三维超声可观察到主动脉瓣更多解剖细节，有助于识别二维超声下难以发现的四叶化和单叶化等罕见畸形。此外，还有助于发现瓣膜相关结构的问题，如乳头肌弹力纤维瘤、兰伯赘生物等。

（1）主动脉瓣狭窄：与三维超声心动图相比，二维超声心动图因将左心室流出道横截面按正圆形处理而常常低估主动脉瓣口的面积。三维 TEE 证实，左心室流出道截面实际上为近似椭圆形，故用三维超声测得左心室流出道截面积再代入连续性方程得到的测值更加准确。

$$\text{主动脉瓣口面积（cm}^2\text{）}=\frac{\text{LVOT 3D 面积（cm}^2\text{）}\times\text{LVOT VTI（cm）}}{\text{主动脉瓣 VTI（cm）}}$$

其中，LVOT 为左心室流出道；VTI 为速度 - 时间积分。

三维超声心动图计算主动脉瓣口面积除面积积分法外，还可采用容量计算法，即使用全角度三维数据测得左心室容积和每搏输出量，用左心室每搏输出量除以主动脉瓣的速度 - 时间积分，可得到主动脉瓣口面积测值。

$$\text{主动脉瓣口面积（cm}^2\text{）}=\frac{\text{左心室 3D 容积（cm}^3\text{）}}{\text{主动脉瓣 VTI（cm）}}$$

除此之外，主动脉瓣口面积还可通过多平面重建（MPR）法进行面积积分，即：在三维坐标系中确定瓣口最窄的位置，并对该位置进行三维重建，之后就可在三维图像上直接进行面积积分和径线测量。

以上提到的 3 种方法准确度均可与有创检查相媲美。各个中心使用的方法不尽相同，其中 MPR 技术的使用日渐增多，其原因可能与越来越多的中心使用 MPR 技术辅助 TAVR 手术有关。

三维容量重建数据在注意方向都可以剪裁，这有助于发现瓣下或瓣上狭窄。左心室流出道和主动脉根部三维重建可定性地评估狭窄病因，

MPR 重建可进一步对狭窄的位置和严重程度进行定量测量。瓣膜狭窄的评估应与瓣膜频谱多普勒和左心室功能评估相结合，以确保跨瓣压差和主动脉瓣口面积对狭窄严重程度评估的一致性，若两个角度评估的结果相差较大，则可能为低流量、低压差性主动脉瓣狭窄，或假性主动脉瓣狭窄。

（2）主动脉瓣反流：主动脉瓣反流的严重程度在评估技术上面临挑战，在二维超声心动图的基础上，三维成像技术可提供充分的辅助。射流束面积是反映主动脉瓣反流的可靠指标。射流束的三维彩色多普勒重建使其可以较假设反流孔为正圆形平面的二维超声更准确地测量反流孔面积，在主动脉瓣不对称或偏心反流（见于主动脉瓣二叶化畸形）中，这一优势尤为明显。

3．三尖瓣

三维超声心动图的应用首次使得自右心房视角或右心室视角自由观察三尖瓣瓣叶成为可能。在此之前，二维超声心动图每个切面最多仅可见两个瓣叶。三维超声重建瓣膜解剖结构可用于评估瓣叶的大小，并有助于了解瓣环的椭圆形 / 马鞍形结构。同时，全角度三维重建的双房室瓣切面有助于了解二尖瓣和三尖瓣几何空间上的密切联系。

（1）三尖瓣狭窄：三维超声心动图评估三尖瓣狭窄最大的优势在于其可从术者视角同时观察三尖瓣的全部瓣叶。可评估瓣叶大小、形态、厚度、活动度和钙化等多项指标及其程度分级。相似地，也可由右心室视角观察和评估瓣下结构。与二尖瓣类似，瓣膜面积可用 MPR 技术测量，以确保测得瓣膜最窄处的数据。

（2）三尖瓣反流。

① 三维超声心动供图可更好地识别三尖瓣解剖异常所导致的三尖瓣反流，有利于更准确地对三尖瓣反流作出病因诊断及确定合适的手术方案。与二尖瓣相似，三维超声可识别三尖瓣瓣叶的脱垂和连枷运动，这一特点尤其适用于创伤性三尖瓣反流的诊断，胸壁外伤可导致三尖瓣前叶腱索和乳头肌发生断裂，从而导致急性三尖瓣重度反流，需急诊手术处理。故术前三维超声心动图评估瓣膜结构受损的程度并选择最佳干预手段。除定性评估瓣膜功能和形态外，三维彩色多普勒超声可用于明确反流的严重程度。一般方法是将三维血流颜色进行目视分级，亦可用三维超声测量射流束的面积。与二维超声不同，三维超声可进行血流的精确测量，对偏心反流、椭圆形反流或多束反流的评估尤为重要。

② 三维超声心动图的窄角度成像和全角度三维重建亦可发现 Ebstein 畸形、房室管畸形等其他先天畸形。功能性三尖瓣反流中，亦可发现瓣环扩张和心室的球形扩张。一般地，功能性三尖瓣反流与右心室游离壁扩张导致的瓣环前后径增大有关。对拟行瓣膜成形环手术的患者而言，术前准确评估瓣环直径非常重要。

③ 植入式起搏器和植入式除颤器导线的普遍应用也增加了三尖瓣反流的发生率。其主要原因是植入装置导线导致的瓣叶嵌夹，而瓣叶穿孔和瓣下结构撞击也有报道。二维超声很难对装置导线进行跟踪观察，也很难明确具体的受累瓣膜。而三维超声观察植入式导线的成功率更高（90%），并发现三尖瓣后叶和隔叶最易受累（图 19-6）。

4．肺动脉瓣

由于无论 TTE 还是 TEE，肺动脉瓣都是距离换能器最远的瓣膜，故二维超声心动图对肺动脉瓣的评估面临很大挑战。此外，标准二维超声心动图切面中，每次只能同时观察 2 个瓣叶。相比之下，三维超声心动图的优势主要在于可自由选择观察角度，同时显示肺动脉全部 3 个瓣叶。尽管如此，三维超声心动图对肺动脉瓣的观察亦因距离因素而逊于其他瓣膜，因回声丢失而影响成像质量，约 60% 的肺动脉瓣可通过三维超声心动图达到准确评估。

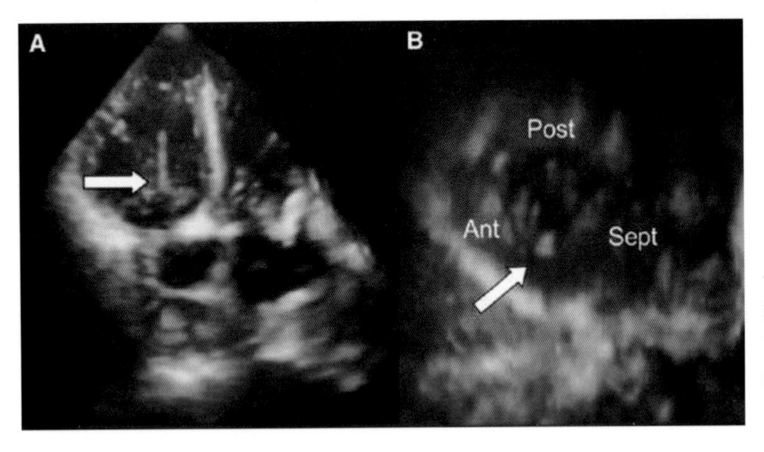

◀**图 19-6　右心三维全角度重建的右心室长轴（A）和右心室短轴（B）切面**

可见起搏器导线（白箭）穿过三尖瓣。三尖瓣瓣叶标注为前叶（Ant）、后叶（Post）和膈侧叶（Sept）

（1）肺动脉瓣狭窄：先天性心脏病是肺动脉瓣狭窄最常见的原因，此外，类癌瓣膜病变亦可导致肺动脉瓣开启受限，造成肺动脉瓣重度狭窄。先天性狭窄亦包括瓣上和瓣下型狭窄，或漏斗部狭窄（见于右心室双出口畸形）。尽管不是每个病例都能理想地观察到右心室流出道和肺动脉瓣的情况，但三维超声心动图仍可为肺动脉瓣疾病的诊断、功能评价和干预手段的选择提供有用的信息。

（2）肺动脉瓣反流：临床症状明显的肺动脉瓣反流，常见的病因同样是先天性心脏病和类癌瓣膜病变。在这两种情况下，三维重建后自由角度观察三个瓣叶对肺动脉瓣的形态和功能评估都有意义。三维超声心动图可发现类癌综合征导致的瓣叶增厚、活动受限或挛缩；此外，还可通过三维彩色多普勒超声评估瓣膜的活动情况及反流的严重程度。与其他瓣膜类似，肺动脉瓣反流的严重程度可通过 MPR 技术精确计算射流束来评估。三维超声心动图与二维超声相比另外一个优势是可通过 3D MPR 技术从各个角度准确评估右心室流出道截面积，而不用把右心室流出道截面假想成正圆形。将真实的截面积代入连续性方程可更加准确地计算反流量和反流分数。

5．人工瓣膜

（1）三维超声心动图，特别是 3D TEE 为人工瓣的诊断、功能评价和相关并发症评估带来了革命性的改进。正面视角三维成像可同时观察整个瓣膜的结构细节，包括瓣叶、瓣环、瓣环支架等正常结构和赘生物、血栓等异常结构。三维彩色多普勒超声更可对瓣周漏、瓣膜开裂和瓣膜反流进行定位诊断。

（2）人工二尖瓣用 3D TEE 评估最为可靠，尽管传统成像平面下观察可能受瓣膜声影的影响，但三维重建后可自由选择切面，无论各个瓣叶的方向和位置如何，均可获得满意的观察效果。三维超声能可靠地观察人工主动脉和三尖瓣的瓣架，但瓣叶观察效果不甚满意，这可能与瓣叶和换能器之间的距离转远以及声波束的发射角度有关。同样地，三维超声对肺动脉瓣的观察也较难满意。为了充分可靠地观察各个位置的人工瓣情况，作出诊断，三维超声技术尚需发展，换能器体积需进一步缩小，图像帧频也需进一步提高。

6．心内膜炎

3D TEE 可用于自体或人工瓣膜心内膜炎的评估。而由于 3D TEE 的空间分辨率和图像帧频略逊于 2D TEE，故在识别较小且活动性大的损伤时，敏感度不如 2D TEE 高。3D TEE 的优势在于其可以对整个瓣膜进行观察，并准确识别赘生物附着的位置和所累及的瓣叶、瓣环结构，或识别人工瓣并发症。小自由角度三维成像或全角度三维成像可自由选择任意角度切面成像，以观察赘生物同瓣膜或其他心脏结构之间的关系。在某些情况下，可观察到二维超声无法看到的病变。

这样可更好地了解占位病变的特征，鉴别赘生物与其他心脏占位如血栓、人工瓣肉芽、心脏肿瘤或线结等。三维超声成像对人工瓣开裂和瓣周漏的诊断尤为重要，此时需对图像进行旋转等后处理以明确缺损的位置、并用于介入操作的术前计划和术中导航。三维彩色多普勒超声更有助于反流束的定量评估和反流来源（通常是瓣叶穿孔或瓣周开裂）的精确定位。

7．先天性心脏病

（1）先天性心脏病是三维超声心动图的另一重要临床应用领域，三维成像的角度便利性使得人们不仅可以了解结构畸形本身，更能对单一结构畸形对整个心脏结构和功能的影响有更深入的认识。对先天性瓣膜疾病而言，自由角度成像功能有助于复杂瓣膜病或既往手术的评估，某些情况下，甚至可替代心导管检查或心脏增强 CT、MRI。

（2）三维超声心动图可对心脏结构畸形进行直接观察，如心内膜垫缺损导致的二尖瓣裂缺、瓣上或瓣下型狭窄、肺动脉瓣病变和 Ebstein 畸形等。在三维自由角度成像的帮助下，这些结构的术前评估可更准确地估计继续矫治的可行性，有助于确定备选的手术方案。

九、三维超声心动图在术前计划、术中导航和术后评估中的应用

1．经导管主动脉瓣置换术

三维超声心动图在 TAVR 术中的核心作用也许最能体现其优势。理论上讲，若非 3D TEE 的术前评估和术中导航，TAVR 术的可行性和成功率都会大打折扣。主动脉瓣紧邻周围多个重要结构，故准确的径线和面积测量对这一区域内的各种操作都至关重要。一般地，使用 MPR 技术可准确测量瓣膜最小面积、瓣环和主动脉根部最大直径和与冠状动脉开口之间的距离。

（1）TAVR 术前评估。

① 术前评估包括对主动脉瓣的形态和功能进行详细的二维和三维 TEE 定性评价。之后使用 MPR 技术对相关数据进行测量，这对评估 TAVR 的可能性和选择人工瓣型号至关重要。3D MPR 技术可选取完全垂直的左心室流出道正切面，以实现精确的径线测量，需测量的数据包括主动脉瓣环尺寸（直径、周长、面积），主动脉瓣环与冠状动脉开口的距离和主动脉瓣最窄处面积（用于评估狭窄的严重程度）（图 19-7）。若瓣环过大、过小或过于椭圆，都可能导致瓣环撕裂、瓣周漏或瓣膜脱落等并发症。人工瓣尺寸偏大亦会增加主动脉瓣环周围传导系统损伤的风险。目前市场上各厂家生产的 TAVR 专用人工主动脉瓣尺寸从 23 ～ 29(31) 不等，各厂家所生产的瓣膜适用的瓣环大小有所不同，如 Edwards SAPIEN 3 主动脉瓣，适用于直径 18 ～ 27mm，面积 338 ～ 680mm^2 的瓣环。尽管经皮手术专用瓣环已经为免堵塞冠状动脉开口而尽量采取了低瓣架设计，但仍需在初始术前评估时测量主动脉瓣环与冠状动脉开口之间的距离。此外，过长的瓣叶也可能在人工瓣膜释放后堵塞冠状动脉开口，故术前仍应测量自体主动脉瓣瓣叶的长度。

② 与二维超声心动图相比，TAVR 术前用三维 MPR 技术测量的数据可重复性更高，与 CT 和 MRI 检查结果的一致性也比二维 TEE 更好。在选择人工瓣型号时，需注意三维超声测得的瓣环面积往往比二维超声测得结果大，但比 CT 和 MRI 测值要小。多数中心在 TAVR 术前评估中常规使用 3D TEE，以及心电门控心脏 CT 或非增强心脏 MRI 平扫（如有严重肾功能不全）。两种技术相互配合，相互印证，互为补充。

（2）TAVR 术中 TEE：超声心动图仍是 TAVR 术中导航的重要部分。通常情况下使用 TEE，而特别是在欧洲，许多中心正尝试在患者清醒状况下使用 TTE 辅助进行手术。尽管人工瓣定位主要依靠 X 线透视，TEE 仍有助于指导导管的植入，以及判断瓣膜是否放置到位并正确

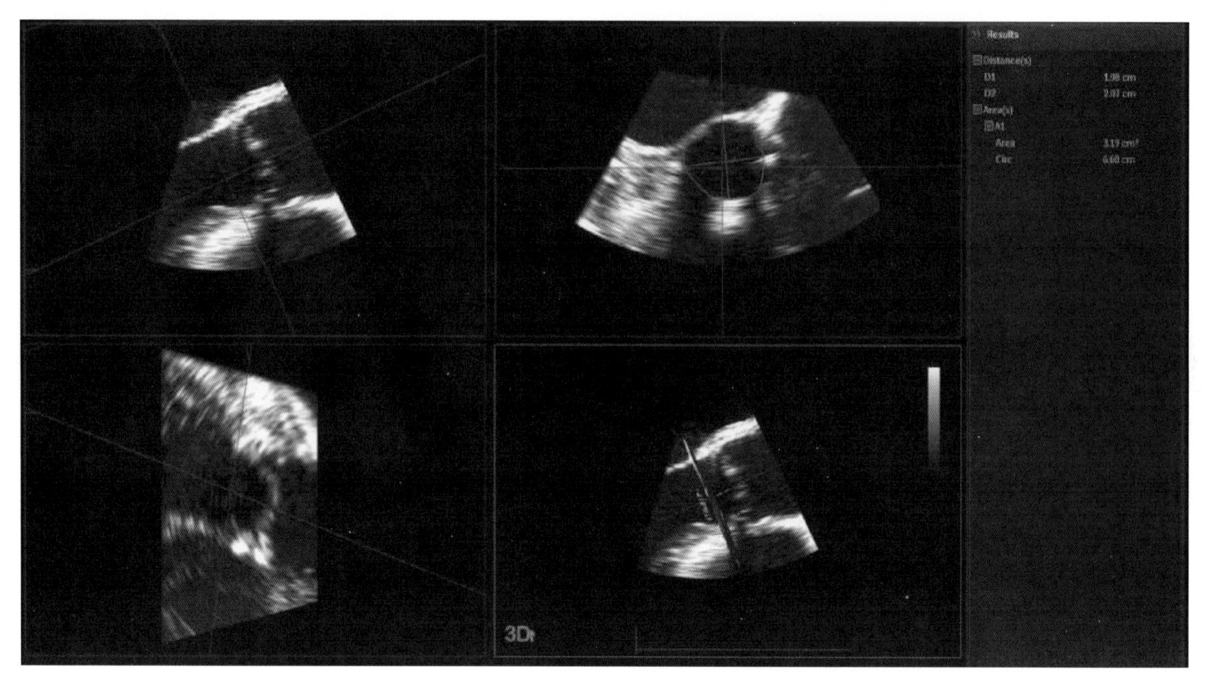

▲图 19-7 **3D TEE MPR 技术可用于测量瓣环尺寸和面积，以辅助经皮瓣膜置换术瓣膜型号的选择**
这一技术涉及用三维坐标系内的多个二维平面对整个瓣膜区域进行三维重建，而后进行精确测量

释放。若人工瓣在主动脉根部放置过远，则可能堵塞冠状动脉开口；相反地，若人工瓣位置过低，位于左心室流出道中，则可能损伤主动脉下幕帘或损伤二尖瓣前叶，导致二尖瓣反流。

（3）TAVR 术后 TEE：TAVR 术后 TEE 的目的是诊断主动脉瓣反流、瓣周漏或新发室壁运动不良等并发症，或发现瓣环撕裂、心脏压塞等更严重的情况。主动脉瓣反流和瓣周漏有时难以用二维超声鉴别。三维超声则正适用于此目的，三维模式下可从任意角度观察瓣膜，在直视切面下使用三维彩色多普勒的辅助更能准确定位反流束的位置。将反流束实时、可靠地呈现出来，意味着可将检查结果清晰、合逻辑地传达给外科医生。在人工瓣重度反流和人工瓣移位时，这些结果可指导操作者采取进一步措施，如瓣中瓣或瓣周封堵器置入术。在瓣环撕裂等罕见的严重并发症发生时，三维超声心动图可作出及时准确的诊断，为快速复苏和外科手术干预争取时间。

2．*瓣周漏封堵器*

（1）当今随着介入技术的普遍开展，出现了多种可用于临床的介入封堵装置，这些装置越来越多地被成功用于封堵瓣周漏。三维超声心动图，特别是 3D TEE 对这些介入操作至关重要。术前三维超声成像有助于单个或多个缺损的准确定位和测量。三维超声对评估缺损的形状尤其重要，某些较大、椭圆形或形状不规则的缺损无法用封堵器修补，三维超声可识别这些缺损，并直接建议外科手术处理。二维超声错误地高估缺损的形状从而导致为本不适合封堵器的不规则漏口接受了尝试性介入封堵手术。而通过三维超声成像，可提前了解缺损的全貌，并用 MPR 技术进一步对缺损的径线进行准确测量，再用三维彩色多普勒对瓣周漏的大小、位置和方向进行定量评估，所得数据亦有助于封堵器种类和型号的选择。

（2）瓣周漏封堵器多用于治疗主动脉瓣和二尖瓣人工瓣瓣周漏，与左心瓣膜置换术较多有关。与其他介入操作类似，术中使用 3D TEE 指示导管位置和装置释放。一般地，瓣周漏封堵需将导丝穿过漏口，以保证封堵器在合适的位置展开。导丝可顺行或逆行置入，可根据装

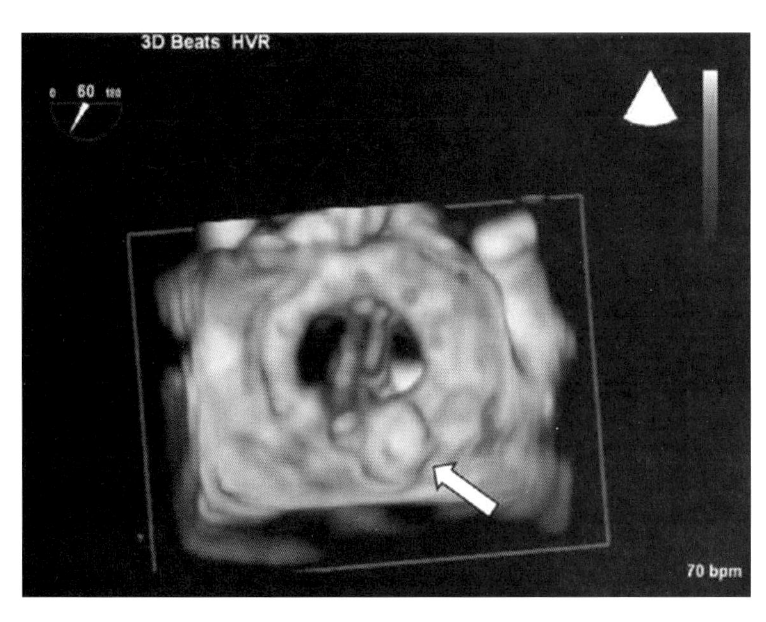

◀**图 19-8　封堵器封堵二尖瓣人工瓣瓣周漏**
3D TEE 见二尖瓣机械瓣瓣周漏封堵器（Amplatzer Vascular Plug Ⅱ）封堵二尖瓣人工瓣瓣周漏（箭）。患者术前表现为二尖瓣后下方轻度 - 中度瓣周漏，合并机械瓣相关溶血

置入路、缺损位置和其他技术因素而采取可顺行或逆行途经置入。用 X 线透视或 2D TEE 等二维技术来引导导丝放置有时较困难，在缺损较小、反流较重或方向不清时尤甚。术中更换 X 线透视或二维超声的观察切面可能使操作变得烦琐而复杂，而 3D TEE 的直视切面可很方便地解决这一问题。三维成像通过同时对缺损及周围结构、导管、球囊和封堵器进行观察，从而为术者提供更全面的解剖信息，更好地指导术中操作。

3．球囊瓣膜成形术

（1）尽管某些情况下会使用主动脉球囊瓣膜成形术作为高风险或不稳定患者主动脉瓣置换术前的过渡治疗，但球囊成形术最常见的适应证还是风湿性二尖瓣狭窄。传统方式使用 X 线透视进行术中导航，而术中 3D TEE 可能发挥有巨大的辅助作用。三维超声成像不仅可引导球囊置入，还可用于评估手术效果和并发症，包括交界区分离的程度，是否发生瓣叶撕裂，以及用三维彩色多普勒超声评估术后反流的严重程度。3D MPR 技术亦可用于术前、术后瓣膜狭窄程度的定量评估。3D MPR 可替代二维超声进行术后即刻二尖瓣瓣口面积的测量，结果更为可靠，与 Gorlin 公式的结果一致性也更好。

（2）球囊瓣膜成形术的患者选择和指征把握至关重要。从前常用 Wilkins 评分，基于瓣叶活动性和厚度、瓣膜钙化和瓣下结构增厚的程度判断是否适合行球囊瓣膜成形术。Wilkins 评分的在临床应用中的不足促使三维超声心动图为基础的评分标准发展。三维超声技术可对瓣膜结构异常进行更细致的评估，即分别观察瓣叶的每一段及其瓣下结构，其中包括分别评估每个交界区的情况。交界区是球囊成形术能否成功的关键。每个解剖区域的得分根据其影响手术成功率的重要程度加权，并逐一加和，得到最终的总分（0 ～ 31 分）。总分＜ 8 分为轻度二尖瓣病变；总分 8 ～ 13 分为中度二尖瓣病变；≥ 14 分为重度二尖瓣病变。故≤ 13 分认为可行瓣膜球囊成形术（表 19-2）。

4．经皮二尖瓣边对边夹闭成形术

（1）经皮二尖瓣边对边夹闭成形术于 2013 年在美国被批准用于退行性二尖瓣反流的高危手术患者。这一技术旨在用一个（或多个）夹闭装置将二尖瓣前后叶瓣尖夹合，实现 Alfieri 瓣膜成形术，从而改善二尖瓣功能，减少反流。3D TEE 对这一术式的各方面都很重要，包括术前评估、手术计划、术中导航和手术效果及并发症评估。这一术式多数无法在标准 X 线透视的引导

表 19-2　风湿性二尖瓣狭窄瓣叶及其瓣下结构的实时三维超声心动图评分

瓣叶	前叶			后叶			总分
	A1	**A2**	**A3**	**P1**	**P2**	**P3**	
增厚（0= 正常，1= 增厚）	0 ～ 1	0 ～ 1	0 ～ 1	0 ～ 1	0 ～ 1	0 ～ 1	0 ～ 6
活动性（0= 正常，1= 受限）	0 ～ 1	0 ～ 1	0 ～ 1	0 ～ 1	0 ～ 1	0 ～ 1	0 ～ 6
钙化（0= 无，1 ～ 2= 钙化）	0 ～ 2	0 ～ 1	0 ～ 2	0 ～ 2	0 ～ 1	0 ～ 2	0 ～ 10
瓣下结构	近端 1/3		中段 1/3		远端 1/3		
增厚（0= 正常，1= 增厚）	0 ～ 1		0 ～ 1		0 ～ 1		0 ～ 3
分离（0= 无，1= 部分分离，2= 无分离）	0 ～ 2		0 ～ 2		0 ～ 2		0 ～ 6
							0 ～ 31

引自 Anwar AM, Attia WM, Nosir YF, et al.Validation of a new score for the assessment of mitral stenosis using real-time three-dimensional echocardiography. *J Am Soc Echocardiogr*. 2010;23(1):13–22

下进行，3D TTE 同样既不充分，也不实用。

（2）3D TEE 可自由选择角度对整个瓣膜进行观察，结合多平面成像技术，更可准确地为导管和夹子的置入进行引导，以保证夹子正确地将前后两叶瓣尖捕获并夹合。三维成像技术亦可确保夹子远离瓣周结构，且不会对瓣下装置造成牵拉（图 19-9）。

（3）术前和术后使用三维彩色多普勒超声评估亦十分有用，这一技术可在术前明确反流束的来源和严重程度，并在术后验证反流减少的效果。反流偶尔会持续存在，此时则有必要置入第二个（甚至第三个）夹子以确保足够的瓣叶对合度。由于新的夹子置入过程中牵拉到瓣下装置或碰掉之前的夹子风险更高，故使用三维超声为夹子置入进行导航就愈加重要。同其他情形下一样，二维频谱多普勒仍是三维超声基础上排除手术相关二尖瓣狭窄的重要辅助技术。

5．围术期瓣膜评估

当前多数心脏手术间都配备有 TEE 设备。通常由心脏专科麻醉医生或心内科医生使用 TEE 在术前明确诊断，在术后（脱离体外循环后，关闭胸腔前）评估手术效果。3D TEE 在评估瓣周漏和其他瓣膜病变如二尖瓣收缩期前移（SAM 征）中尤其有效。在关胸前及时准确地

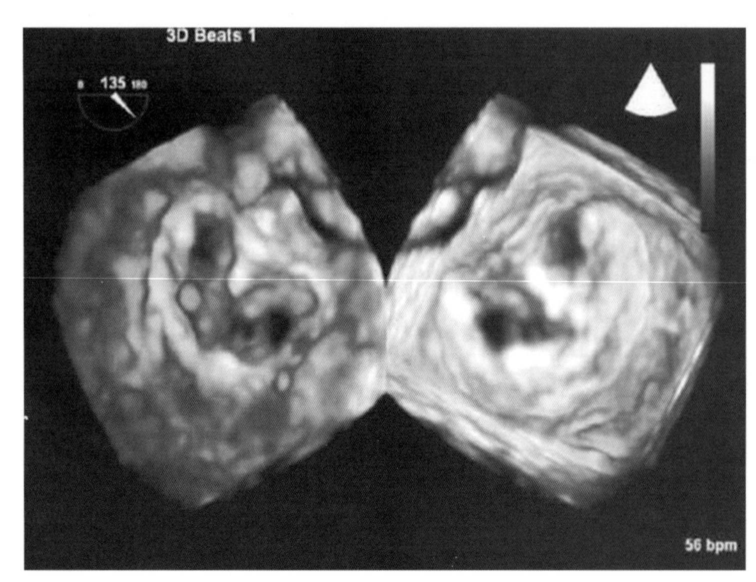

◀**图 19-9　经皮二尖瓣边对边夹闭成形术治疗重度退行性二尖瓣反流合并后叶脱垂、P_2 连枷和中重度肺动脉高压**

两个相邻的夹子被用来充分连接前叶和后叶的尖端。二尖瓣的三维变焦成像从左心室（左图）和左心房（右图）两个方面显示了 Alfieri 型瓣膜修复术，随后形成了双瓣膜孔

识别这些问题，可即刻进入体外循环下进行解决，手术预后更佳。三维心脏超声可从任意角度观察瓣膜，可选择术者视角观察，以更方便地与外科医生进行交流。

要点总结

- 三维超声心动图可从任意角度观察瓣膜全貌，创造性地改变了瓣膜评估的方式。
- 稀疏矩阵换能器到全矩阵阵列换能器的变革使得三维超声心动图技术变得实用，现有的换能器具有超过3000枚压电晶体，成像质量较前明显提升。
- 微处理器技术的发展缩小了换能器的体积，同时加快了数据处理的速度，从而使得经食管超声也具备了三维功能。
- 三维超声的主要成像模式包括以下 3 种。
  - 窄角度实时三维成像 是特定体积扇区的即时三维成像，常用于针对如心脏瓣膜这种细小结构的检查和术中导航，图像帧频、组织穿透性和图像分辨率高。
  - 全容量、大角度三维成像 可在单心拍内或多个心拍内采集成像所需数据，通常用于观察较大的结构，如行心室容量评估等。可对图像进行裁切等后处理。
  - 多平面重建（multiplanar reconstruction，MPR）在 x、y、z 三轴上进行图像重建。可对长度、面积、容积等进行详细定量分析。
- 三维彩色多普勒超声图像帧频偏低，然而当前技术的进步已将时间分辨率提升到了可应用于临床的水平。
- 三维超声与二维超声一样，都受伪影的影响，因此在二维成像质量有限时，三维成像往往也不理想。
- 三维超声，无论 TTE 还是 TEE 的图像帧频都低于二维超声，故图像的空间和时间分辨率都较低，这就意味着三维超声心动图在识别一些小的、活动度大的结构，如识别某些赘生物和弹性纤维瘤时，敏感度不及二维超声。
- 三维超声心动图对术前评估、术中导航、手术效果及并发症的评估都很有意义。尤其适用于经皮主动脉瓣置换术、经皮边对边二尖瓣成形术和瓣周漏介入封堵术。
- 三维超声的自由视角成像对人工瓣功能不全、撕裂和瓣周漏的评估尤为重要。所得三维图像经过后处理可从任意角度对缺损进行定位和测量，有助于手术计划或用于指导手术操作。
- 近 10 年来随着心脏起搏器和植入式除颤器的使用，植入装置导线相关瓣膜并发症的发生率升高。在这种情况下，三维超声较二维超声更有利于观察植入装置导线的走行，发现其导致的瓣叶嵌夹、穿孔或瓣下结构的损伤。

推荐阅读

[1] Anwar AM, Attia WM, Nosir YF, et al. Validation of a new score for the assessment of mitral stenosis using real-time three-dimensional echocardiography. *J Am Soc Echocardiogr*. 2010;23(1):13–22.

[2] Breburda CS, Griffin BP, Pu M, et al. Three-dimensional echocardiographic planimetry of maximal regurgitant orifice area in myxomatous mitral regurgitation: intraoperative comparison with proximal flow convergence. *J Am Coll Cardiol*. 1998;32(2):432–437.

[3] Iwakura K, Ito H, Kawano S, et al. Comparison of orifice area by transthoracic three-dimensional doppler echocardiography versus proximal isovelocity surface area (PISA) method for assessment of mitral regurgitation. *Am J Cardiol*. 2006;97(11):1630–1637.

[4] Jilaihawi H, Doctor N, Kashif M, et al. Aortic annular sizing for transcatheter aortic valve replacement using cross-sectional 3-dimensional transesophageal echocardiography. *J Am Coll Cardiol*. 2013;61(9):908–916.

[5] Kelly NF, Platts DG, Burstow DJ. Feasibility of pulmonary valve imaging using three-dimensional transthoracic echocardiography. *J Am Soc Echocardiogr*. 2010;23(10):1076–1080.

[6] Langerveld J, Valocik G, Plokker HW, et al. Additional value of three-dimensional transesophageal echocardiography for patients with mitral valve stenosis undergoing balloon valvuloplasty. *J Am Soc Echocardiogr*. 2003;16(8):841–849.

[7] Mediratta A, Addetia K, Yamat M, et al. 3D Echocardiographic location of implantable device leads and mechanism of associated tricuspid regurgitation. *JACC Cardiovasc Imaging*. 2014;7(4):337–347.

[8] Messika-Zeitoun D, Serfaty JM, Brochet E, et al. Multimodal assessment of the aortic annulus diameter: implications for transcatheter aortic valve implantation. *J Am Coll Cardiol*. 2010;55(3):186–194.

[9] Mori Y, Shiota T, Jones M, et al. Three-dimensional reconstruction of the color Doppler-imaged vena contracta for quantifying aortic regurgitation: studies in a chronic animal model. *Circulation*. 1999;99(12):1611–1617.

[10] Nishimura RA, Otto CM, Bonow RO, et al; ACC/AHA Task Force Members. 2014 AHA/ACC guideline for the management of patients with valvular heart disease: executive summary: a report of the American College of Cardiology/American Heart Association Task Force on Practice Guidelines. *Circulation*. 2014;129(23):2440–2492.

[11] Sugeng L, Shernan SK, Salgo IS, et al. Live 3-dimensional transesophageal echocardiography initial experience using the fully-sampled matrix array probe. *J Am Coll Cardiol*. 2008;52(6):446–449.

[12] Sugeng L, Shernan SK, Weinert L, et al. Real-time three-dimensional transesophageal echocardiography in valve disease: comparison with surgical findings and evaluation of prosthetic valves. *J Am Soc Echocardiogr*. 2008;21(12):1347–1354.

[13] Sugeng L, Weinert L, Lang RM. Real-time 3-dimensional color Doppler flow of mitral and tricuspid regurgitation: feasibility and initial quantitative comparison with 2-dimensional methods. *J Am Soc Echocardiogr*. 2007;20(9):1050–1057.

[14] Zamorano J, Cordeiro P, Sugeng L, et al. Real-time three-dimensional echocardiography for rheumatic mitral valve stenosis evaluation: an accurate and novel approach. *J Am Coll Cardiol*. 2004;43(11):2091–2096.

第 20 章 血流动力学和公式

Catheterization Hemodynamics and Formulae

Grant W. Reed，Amar Krishnaswamy 著
梁 湄 译
马国涛 校

一、概述

掌握用于诊断瓣膜病理的血流动力学压力波形和公式，可以成为瓣膜性心脏病管理的重要工具。由于心血管影像学的进步已经降低了对常规侵入性血流动力学评估的需求，导管检查通常用于那些症状与基于无创检测的瓣膜病理严重程度不相称的患者。其他可能受益的患者包括那些需要精确评估瓣膜梯度、瓣膜面积、心排血量或心内压的患者。正常血流动力学知识对于解释常见瓣膜病变的血流动力学描记至关重要，将于稍后讨论。

二、正常有创血流动力学

1. 右心导管

右侧血流动力学压力波形可通过右心导管检查（right heart catheterization，RHC）获得。在 RHC 期间，通过静脉鞘经皮插入球囊尖端导管（通常为 7F 或 8FSwan-Ganz 导管），通常置于颈内静脉或股静脉中。有时使用锁骨下静脉，并且在通过腕部进行冠状动脉造影的患者中，可以漂浮 5F 肱静脉 Swan-Ganz 导管。导管依次通过中央静脉至右心房、右心室，并进入两个主要肺动脉之一。

当导管尖端处于中 / 远肺动脉分支时，充气球囊可阻断前向血流，并允许间接测量左心房的压力，也称为肺毛细血管楔压（PCWP）。在没有肺静脉狭窄的情况下，PCWP 是左心房压力的合理替代指标，其在没有二尖瓣狭窄的情况下接近左心室舒张压。如果 PCWP 在给定患者中看起来不准确或者需要更精确的左心房压力测量，则可以通过穿过右心房到左心房的经房间隔穿刺，直接测量左心房的压力。

主动脉和左心室血流动力学是通过左心导管检查（left heart catheterization，LHC）来测量的。这常通过在桡动脉或股总动脉上的鞘将猪尾导管推进到主动脉根部和左心室来完成。

通过这些操作，可以获得每个心腔的血流动力学波形和血氧饱和度。这可以诊断瓣膜病，评估心排血量、心内分流、缩窄性或限制性心肌病，以及许多其他疾病。RHC 和 LHC 的完整描述超出了本章的范围，但有关心排血量计算的详细信息将在后面进一步讨论。

（1）右心房压力。

① 了解每个心腔中的正常压力波形对于正确解释这些血流动力学描记如何随瓣膜疾病而变化是必要的。每个心腔的正常压力波形，PCW 和肺动脉显示在图 20-1 和表 20-1 中提供了正常值。

② 正常右心房平均压力为 2 ～ 6 mm Hg，其特征为“a- ”,“c-” 和 “v-” 波，带有 “x-” 和 “y-”（图 20-1）。a 波表示心房收缩导致的压

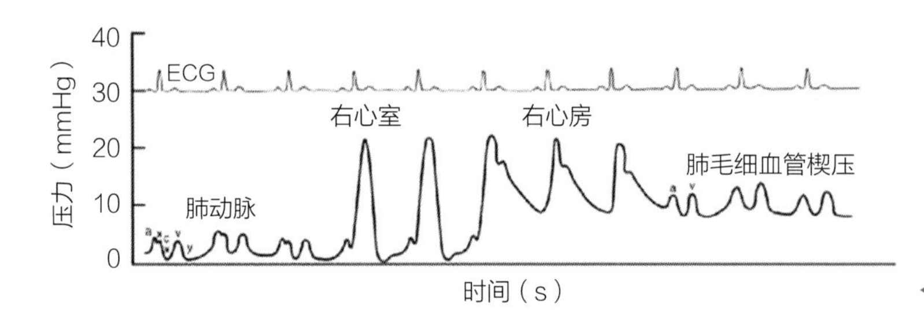

图 20-1　正常血流动力学描记

力上升，并且跟随心电图（ECG）上的 P 波。x-下降紧随其后，代表心房舒张和收缩引起的房室交界处的突然向下运动。接下来是 c 波，这表示由于三尖瓣的闭合以及心室收缩期间向右心房的运动导致的微小压力上升。在c波之后，x-下降继续（并且如果存在 c 波，则将其称为 x' -下降）。最后一个是 v 波，它代表心室收缩期间的被动静脉充盈，对应于心电图上的 T 波。

③ 在吸气期间，胸内压力降低，这增加了静脉反流和右心充盈，因此 v 波和 y- 下降明显。另外，虽然通常 a 波振幅超过 v 波振幅，但是诸如三尖瓣反流的某些病理状况与大 v 波相关。最后，在心房颤动期间未见 a 波。

表 20-1　正常血流动力学参数

参数	正常值
右心房	2 ～ 6mmHg
右心室	（20 ～ 30）/（2 ～ 8）mmHg
肺动脉	（20 ～ 30）/（4 ～ 14）mmHg
肺毛细血管楔压	4 ～ 14 mmHg
左心房	4 ～ 14 mmHg
左心室	（90 ～ 140）/（10 ～ 16）mmHg
主动脉	（90 ～ 140）/（60 ～ 90）mmHg
心排血量	5 ～ 6L/min
心脏指数	2.6 ～ 4.2 L/（min · m^2）

（2）右心室压力：正常右心室压力为收缩压 20 ～ 30mmHg 和舒张压 2 ～ 8mmHg。收缩期由于心室收缩而迅速升高，舒张期随心室舒张而迅速下降（图 20-1）。舒张期由于右心室充盈，舒张压逐渐升高。除非存在三尖瓣狭窄，右心房平均压力应在右心室舒张末期压力（RVEDP）的几毫米汞柱以内。在这种情况下右心房平均压力大于 RVEDP。与右心房不同，右心室通常不会出现 a 波。如果存在 a 波，则可以在 RVEDP 之前看到它，并且仅在右心室顺应性降低的状态下看到，如容量超负荷、右心室肥大或肺动脉高压。

（3）肺动脉压。

① 在正常情况下，肺动脉压力为收缩压 20 ～ 30mmHg 和舒张压 4 ～ 14mmHg。与其他动脉波形类似，肺动脉具有快速上升、定义明确的峰值，重搏切迹（来自肺动脉瓣闭合），以及心脏舒张期明确定义的最低值（图 20-1）。肺动脉收缩压（PASP）应接近右心室收缩压（RVSP），除非存在肺动脉瓣狭窄，在这种情况下 RVSP ＞ PASP。此外，尽管 PASP 和 RVSP 在数量上通常相似，但存在个体差异，并且这些值在某些患者处于正常条件下可能不同。

② 比较右心室和肺动脉描记，重要的识别特征是从右心室到肺动脉的舒张压增加约 5mmHg，以及肺动脉中的重搏切迹的出现。此外，关于 ECG，肺动脉波形的事件相对于心电图稍微延迟，PASP 在 ECG 上的 T 波内达到峰值。

（4）肺毛细血管楔压。

① PCWP 的正常范围为 4 ～ 14 mmHg，a-，c- 和 v- 波类似于心房波形（因为它近似于左心房血流动力学）（图 20-1）。与心房波形不同，压力从左心房穿过肺静脉和肺毛细血管床时有一个延迟。这种延迟在心电图上通常将 a 波置于 QRS 波之后，v 波置于 T 波之后。此外，与右

心房描记不同的是，在 PCW 描记中，由于压力衰减，c 波不可见，v 波的幅度通常超过 a 波。

② PCWP 通常报告为平均值，其正常值比肺动脉舒张压低 0 ～ 5 mm Hg，除非肺血管阻力升高。在呼吸周期中胸腔压力的变化会改变 PCWP 示踪基线，并且平均 PCWP 通常在呼气末期测量（对应于正常患者的“峰值”，以及接受机械通气插管的患者的“谷值”）。对于呼吸压力变化较大的清醒患者来说，单纯屏住呼吸可能会有帮助，但应建议他们在此次呼吸前不要深呼吸（或呼气）。

③ 虽然在理想情况下，PCWP 近似于左心房压力（接近 LVEDP），但这取决于几个假设，包括没有远端血流受阻。在存在肺静脉狭窄的情况下，PCWP 与左心房压力无关，并且在患者具有二尖瓣狭窄、严重二尖瓣反流、严重主动脉瓣关闭不全或左心室顺应性差时，左心房压力不适合作为 LVEDP 的替代指标。此外，存在呼气末正压通气和 RHC 放置不当将降低 PCW 描记的可靠性。

（5）左心室压力：正常左心室压力为收缩压 90 ～ 140mmHg/ 舒张压 10 ～ 16mmHg，与右心室波形类似，其特点是快速上升和快速下降。舒张压在舒张期内缓慢上升至 LVEDP，这是在收缩期快速上冲前的呼气末测量。与右心室描记类似，除了在左心室顺应性差的情况下，通常不会看到 a 波。图 20-2 中显示了同时测量的左心室压、动脉压和 PCWP。

（6）主动脉压。

中心动脉压通常在主动脉根部或升主动脉中测量，并且通常测量收缩压 90 ～ 140mmHg 和舒张压 60 ～ 90mmHg。与其他动脉描记相似，快速上冲到明确的峰值和逐渐下降，被重搏切迹打断，这是由主动脉瓣关闭造成的。

① 在左心室、主动脉瓣水平（即主动脉瓣狭窄）或近端主动脉（即主动脉瓣上隔膜）无阻塞时，主动脉收缩压应等于左心室收缩压。

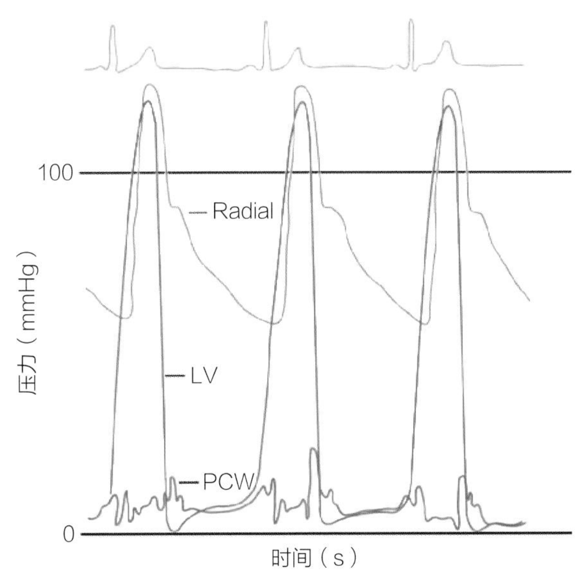

▲图 20-2　同时桡动脉、左心室和肺毛细血管楔压力描记

虽然通常看不到，但在射血时有湍流的患者（即重度主动脉瓣狭窄）的患者的收缩压升高期间可能存在上升切迹。

② 当评估主动脉瓣狭窄以确定跨瓣梯度时，通常同时测量左心室和主动脉压力（稍后进一步讨论）。虽然有时股动脉（或桡动脉）动脉鞘压力代替中心动脉压，但外周动脉鞘压与中心动脉压之间的差异常见。例如，在患有外周动脉疾病、鞘扭曲、动脉迂曲或鞘血栓形成的患者中，中心动脉压可高于股动脉（或桡动脉）动脉鞘压。相反，反射动脉压波的外周放大可能导致外周动脉鞘压力大于某些个体的中心动脉压。

2．心排血量的测量

有创评估是确定心排血量的金标准。正常心排血量根据满足系统氧需求而增加。因此，任何影响全身需氧量的因素都会影响心排血量。简言之，心排血量（CO）是心率（HR）和每搏输出量（SV）的乘积：

$$CO = HR \times SV$$

由于体型越大心排血量越大，心排血量通常标准化为体表面积（BSA），导致心脏指数

（CI）：

$$BSA（m^2）=\sqrt{[Ht（cm）\times Wt（kg）]/3600}$$

$$CI = CO/BSA$$

心排血量的正常值为 5 ～ 6 L/min，而 CI 的正常值在 2.6 ～ 4.2 L/（min · m²）。在导管穿刺中测定心排血量的两种主要方法是 Fick 法和热稀释法。

（1）Fick 法。

① Fick 方程是最常用的计算心排血量的方法。Fick 方程基于组织（即肺）对某种物质的总吸收（或释放）量与组织的血流量成正比的原理。乘以物质的动静脉（A-V）浓度差异。假设没有心内分流，进入肺循环的血流应该等于血液流入左心室和全身循环，因此：

$$CO（L/min）=\frac{O_2\text{消耗量（ml/min）}}{（A\text{-}V）O_2\text{含量差异}}$$

② O_2 消耗可以通过使用 Douglas 袋、代谢罩或心肺运动试验机从室内空气中减去 O_2 摄取来测量。鉴于使用这些方法的可用性，成本和时间有限，大多数实验室使用假定的氧气消耗量为 125 ml /（min · m²）或 3 ml /（min · kg）。

③ 然后通过取肺静脉血 O_2 饱和度（或全身动脉 O_2 饱和度，SaO_2）与肺动脉 O_2 饱和度之间的差异来获得肺部的动静脉 O_2 饱和度差异（或“混合静脉” O_2 饱和，SvO_2）。然后将该差异乘以血红蛋白（Hb）的 O_2 携带能力，以获得动静脉 O_2 含量差异：

动静脉 O_2 含量差异 =（SaO_2 - SvO_2）× 1.36 ml /（O_2 · g Hb）× g Hb / dl 血液 × 10

最终的计算公式变为：

$$CO（L/min）=\frac{O_2\text{消耗量（ml/min）}}{（SaO_2 - SvO_2）\times Hgb（g/dl）\times 1.36\times 10}$$

④ 在没有分流的情况下，使用全身动脉血来估计肺静脉血 O_2 含量通常是可接受的，因为只有少量静脉血通过心最小静脉进入心脏内的动脉回路。使用中心静脉血（来自腔静脉的 $ScvO_2$，不太准确。静息时，$ScvO_2$ 低于 SvO_2，因为 $ScvO_2$ 仅包含上腔静脉（SVC）血液（从脑中提取更高的氧气），而 SvO_2 包含 SVC 和腔静脉血。

（2）热稀释法：另外，可以通过指示剂稀释法估计心排血量，最常见的是通过热稀释法。

在热稀释法中，将大剂量的室温盐水注入右心房。通过肺动脉导管末端（6 ～ 10cm 远）的热敏电阻连续测量肺动脉中血液的温度，并绘制成时间函数图。由计算机分析得到的曲线，并且通过基本前提来计算心排血量，即慢速温度变化对应于低心排血量，并且快速温度变化对应于高心排血量。因此，用热稀释法温度变化的程度和速度与心排血量成正比。进行 3 ～ 4 次重复测量，以确保准确性。

（3）Fick 法和热稀释法的比较：在考虑计算心排血量（或瓣口面积）的方法时，重要的是要认识到 Fick 法和热稀释法的优点和缺点。当可以直接测量 O_2 消耗时，Fick 方程是最准确的，因为实际 O_2 消耗量与假设的 125 ml /（min · m²）相差多达 25%，在有全身应激源（如败血症）的患者中甚至更多。此外，Fick 法在正常或低心排血量的患者中最准确，因为大的动静脉 O_2 饱和度差异（如在高心排血量状态下）更容易引入误差。相反，热稀释法取决于血液和注射温度的精确测量，如果在注射过程中让注射液在注射器中停留时间过长或用手握住注射器，不适当地提高注射液温度，则心排血量将被高估。类似地，由于在低流动状态下心腔的血液变暖，热稀释法在正常或高流动状态下最准确。另外，在存在重度三尖瓣反流的情况下它是不可靠的。

（4）其他技术：通过左心室造影术估计左心室舒张末期和收缩末期容量，可以进行 SV 的血管造影测量。当在心室造影时乘以心率时，这可以估计心排血量。然而，这种方法很少使用，因为它在节律不规则的患者中容易出错，并且单独的血管造影对左心室容量的估计是具有挑战性的。

三、瓣膜病变

1．*瓣口面积的计算*

（1）Gorlin 公式：瓣口面积（VOA）的有创计算通常通过 Gorlin 公式进行，该公式依赖于心排血量，瓣膜上的平均压力梯度（ΔP）和血流周期 (心脏周期中血液流经瓣膜的部分)。因此，收缩期射血期（SEP）用于主动脉瓣和肺动脉瓣，舒张期充盈期（DFP）用于二尖瓣和三尖瓣。根据 Gorlin 方程，VOA 的计算如下所示。

$$\mathrm{VOA} = \frac{\mathrm{CO}/（\mathrm{HR} \times \mathrm{SEP}\ 或\ \mathrm{DFP}）}{44.3 \times C \times \sqrt{\Delta P}}$$

其中 VOA 以 cm^2 为单位；心排血量以 ml / min 为单位；心率以 bpm 为单位；SEP 与 DFP 以秒 / 节拍为单位。对于除二尖瓣之外的所有瓣膜 C 是经验常数 1.0，式中其为 0.85。

（2）Hakki 公式：Hakki 公式是 Gorlin 方程的简化形式。根据观察结果，在正常心率（HR）时，大多数患者 HR、SEP 或 DFP 的乘积约为 1。

$$\mathrm{VOA} = \frac{\mathrm{CO}/（\mathrm{L/min}）}{\sqrt{\Delta P}}$$

Hakki 公式的局限性在于心动过速时 SEP 和 DFP 显著改变。为了解决这个问题，Angel 建议对 HR 进行校正，这样当主动脉瓣狭窄的 HR ＞ 90 bpm 时，以及当二尖瓣狭窄的 HR ＜ 75 bpm 时，Hakki 公式应该除以 1.35。

（3）主动脉瓣阻力：主动脉瓣狭窄严重程度的另一个衡量指标是主动脉瓣阻力（AVR），以简化形式测量，如下所示。

$$\mathrm{AVR} = （\mathrm{dynes\text{-}s\text{-}cm^{-5}}） = \frac{（\mathrm{LV\text{-}Ao}） \times 80}{（\mathrm{CO} \times 2.5）}$$

其中 LV-Ao 是峰值到峰值主动脉瓣梯度，80 是转换因子，2.5 为假设 SEP 为 RR 间期的 40％。严重主动脉瓣狭窄（VOA ＜ 0.7 cm^2）对应于 AVR ≥ 300dynes –s-cm^{-5}。

2．*主动脉瓣狭窄*

（1）超声心动图通常足以评估主动脉瓣狭窄。然而，对于超声心动图严重程度与症状不相称或无创检查相矛盾的患者，可能需要进行有创血流动力学评估。

严重主动脉瓣狭窄的诊断依赖于以下 3 种主动脉瓣梯度的测量。

① 峰值瞬时压差：从超声心动图上的多普勒血流速度获得。

② 平均压差：由同时主动脉和左心室压力测量期间曲线下面积之差表示（图 20-3）。

③ 峰 - 峰压差：最大左心室和主动脉压力之间的差异，近似于超声心动图获得的平均压差。

（2）在使用 Gorlin 或 Hakki 方程计算主动脉瓣口面积期间，有几种可能的技术用于测量峰值或平均压差（ΔP）。为获得最高精度，应同时测量左心室和主动脉根部压力。从历史上看，这是通过双导管技术进行的，包括静脉通路和随后的经中隔穿刺，直接测量左心室压力，同时通过主动脉根部的第二导管测量动脉压力。作为替代方案，用双导管技术可以获得两个动脉通路，其中一个导管前进到左心室中部，而另一个导管放置在主动脉根部。更常见的是因为它侵入性较小且仅涉及单次动脉穿刺，可以使用同时测量左心室和主动脉根部压力的双腔尾纤（或 Langston）导管（图 20-3）。相反，可以在左心室中放置导管，然后快速将其拉回到主动脉根部，获得“回拉”或峰 - 峰压差。然而，应该提醒的是，由于缺乏同时的左心室：主动脉压力测量，以及导管与左心室和左心室流出道（LVOT）在回拉时接触引起的室性早搏（PVC），可能会出现不准的现象。可能导致压力读数不准确。

（3）值得注意的是，双腔和回拉技术可能略有不同高估主动脉瓣狭窄，因为导管穿

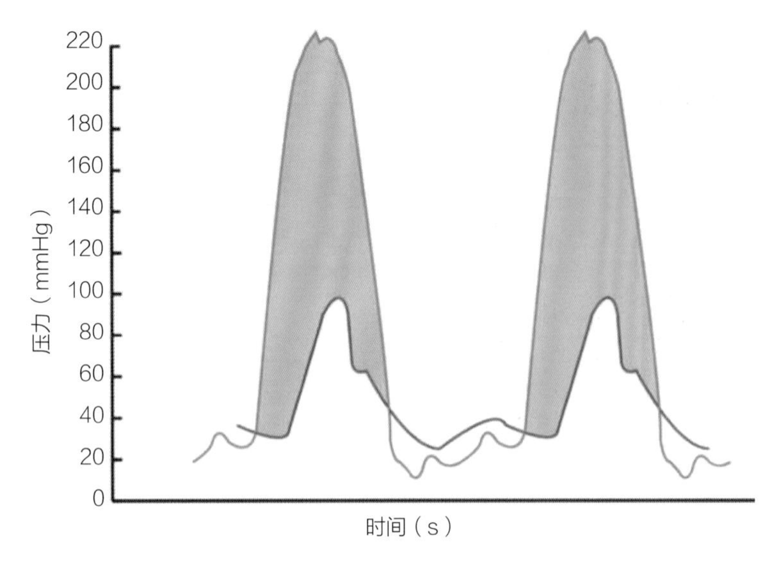

◀图 20-3　严重主动脉瓣狭窄的同时左心室（LV）和主动脉描记

利用双换能器尾纤导管，可以在左心室和主动脉中同时获得压力。测量心脏收缩期间两者之间的压力差以计算峰值和平均压差，随后将其用于瓣口面积计算

过瓣膜会导致一些阻塞（特别是 AVA < 0.6 cm^2 和使用 7F 或更大的导管时）。另外，回拉梯度在生理学上比由超声心动图计算的峰值瞬时梯度更小，因为峰值出现在不同时间，并且通常瞬时峰值速度计算得到的回波梯度稍低。

（4）计算峰值或平均压力梯度时常见的误差来源是导管放置不当（即 LVOT），低流量状态和心律失常（心房颤动或心室异位）。另外，伴有严重的主动脉瓣反流（AR）时，主动脉瓣口面积可能被低估。此外，Gorlin 公式在低流量状态下非常依赖流量，在心排血量为 3 ～ 4 L/min 时变得不可靠。因此，低流量、低梯度的患者在输注正性肌力药物（即多巴酚丁胺）或硝普钠后应考虑测量压力梯度。这些药物会使血液流动加速，增加心排血量并允许更可靠的瓣口面积计算。与多巴酚丁胺负荷超声心动图一样，在假性主动脉瓣狭窄中，瓣口面积将增加，而在真正严重的主动脉瓣狭窄下，瓣口面积将保持较小。

（5）除了峰值和平均压差外，在严重主动脉瓣狭窄中还观察到其他几种特征性血流动力学异常。主动脉波形通常有一个缓慢的上冲，但对于钙化的、血管顺应差的患者主动脉波形可以是活跃的。穿过瓣膜的湍流可能导致主动脉上行程中的切迹，这在严重的主动脉瓣反流中也常见。在通过逆行方法测量左心室压力的情况下，将导管放置在主动脉瓣上，导管的轮廓可能使阻塞更严重。当导管被移除时，即在拉回期间，可以看到主动脉压力增加至少 5 mmHg（称为 Carabello 征），尽管这通常被认为是在 AVA < 0.6 cm^2 的患者使用大号（8F 或更高）的导管。

3．*主动脉瓣反流*

（1）与主动脉瓣狭窄患者相似，主动脉瓣反流的有创血流动力学评估仅在无创检查不确定或与临床发现不一致时指示。导管检查可用于利用造影剂注射、主动脉压力追踪的检查，同时测量 LVEDP 和主动脉舒张压来量化主动脉瓣反流的程度。

（2）在具有显著主动脉瓣反流患者中，可见正常的重搏切迹缺失或存在畸形切迹。急性主动脉瓣反流中，由于每搏输出量下降，LVEDP 明显突然升高，收缩压（SBP）下降。当反流量增加至 LVEDP = 主动脉舒张压（DBP）时，这称为分离。从舒张中期至晚期，LVEDP 可能超过左心房（或 PCW）压力，导致二尖瓣过早闭合（图 20-4）。在严重的情况下，LVEDP >左心房压力，并且可能有舒张期二尖瓣反流。

（3）相反，慢性严重主动脉瓣反流与高主动脉 SBP（每搏输出量增加）和低主动脉 DBP

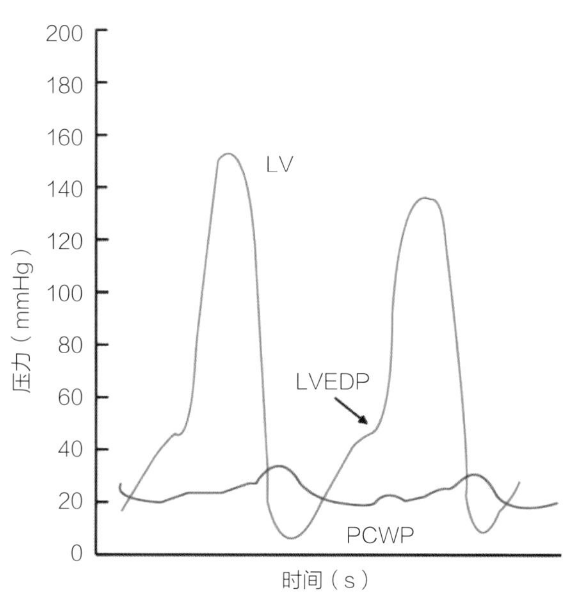

▲ **图 20-4　急性主动脉瓣关闭不全患者的左心室（LV）压力和肺毛细血管楔压（PCWP）**

患有重度急性主动脉瓣关闭不全的患者的实例。请注意，LV 舒张末期压力（LVEDP）升高到比 PCWP 更大的程度，表明急性 LV 容量超负荷

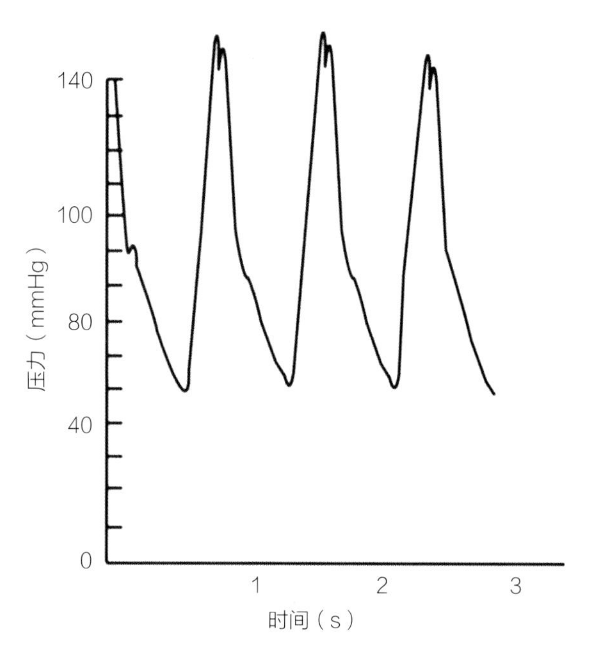

▲ **图 20-5　慢性主动脉瓣关闭不全患者的主动脉血流动力学示例**

注意大约 110 mm Hg 的大脉压以及跟踪的舒张部分中明确定义的重搏切迹的丢失

（通常＜ 50mmHg）相关，产生大的脉压（通常＞ 100mmHg）（PP = SBP-DBP）（图 20-5）。主动脉 DBP 接近舒张末期的 LVEDP。由于左心室收缩性增加，收缩期上行通常很快。在代偿性慢性主动脉瓣反流中，因为左心室顺应性有时间适应长期升高的左心室容量，LVEDP 通常是正常的或略微升高。

（4）根据升主动脉造影时造影剂反流的量，对主动脉瓣反流的严重程度进行分级。为确保准确性，将猪尾导管置于主动脉瓣上方 2cm 处的主动脉根部，并应使用动力注射器注射 20 ～ 30ml 造影剂。虽然左前斜（LAO）投影通常用于观察主动脉和弓部分支血管，但是在该投影中心脏轮廓与降主动脉的重叠和（或）左心室的缩短可能导致高估主动脉瓣反流的程度。因此，右前斜（RAO）投影可能是优选的（如果没有双平面成像）。在两个心动周期中观察到造影剂反流的量，并且主动脉瓣反流的严重程度归类为不完全左心室浑浊（轻度，1 级）；中度左心室浑浊＜主动脉根部浑浊（中度，2 级）；左心室浑浊 = 2 个周期内的主动脉根部浑浊（中度 - 重度，3 级）；以及立即左心室浑浊＞主动脉根部浑浊（严重，4 级）。应注意观察不透明左心室的对比度在心脏舒张期间进入，而不是由于在心脏收缩期主动脉瓣打开时通过猪尾导丝注入。

4．二尖瓣狭窄

（1）二尖瓣梯度的测量是通过同时测量左心室和左心房的压力来实现的。这通常通过放置在左心室中的动脉导管，经间隔穿刺放置在左心房中的静脉导管，或通过 RHC 的 PCWP 来实现（图 20-6）。虽然常用，但对于肺静脉闭塞症（或肺静脉狭窄）的患者，使用 PCWP 来近似左心房压力可能不准确，对于人工二尖瓣狭窄的患者，可能会导致左心房压力的高估，对于伴有二尖瓣反流的患者，可能难以解释。此外，与左心房压力相比，PCWP 波形被减弱，由于 PCWP 描记中 v 波延迟（时间延迟），PCWP 与左心室之间的 DFP 并不完全匹配。因此，对于那些进一步的管理（如手术或球囊二尖瓣成形术）依赖于非常精确的二尖瓣梯度的患者，应考虑直接测量左心房（LA）压力。在管理二尖瓣狭窄和肺动脉导管患者的液体状态时，应注意“真实”PCWP/LA 压力是测得的 PCWP 减去平均二尖瓣梯度。

（2）二尖瓣狭窄中的心房波形取决于二尖瓣狭窄的严重程度和二尖瓣的顺应性。其特征性是在左心房（或 PCWP）和 LVEDP 之间存在舒张期压力梯度（图 20-6）。在正常条件下，舒张早期可能存在小的压力梯度。随着二尖瓣狭窄变得更加严重，舒张期梯度逐渐发展，在舒张早期通常最大。如前所述，用如下 Gorlin 方程计算二尖瓣瓣口面积。

$$VOA=\frac{CO/（HR\times DFP）}{37.7\times\sqrt{\Delta P}}$$

（3）与主动脉瓣狭窄一样，二尖瓣梯度（峰值或平均值）取决于心率，并且在心动过速时观察到更高的梯度。因此，当在 Hakki 方程中使用平均二尖瓣梯度时，对于心率 ＜ 70bpm，瓣口面积必须除以 1.35（如前所述，称为 Angel 校正）。

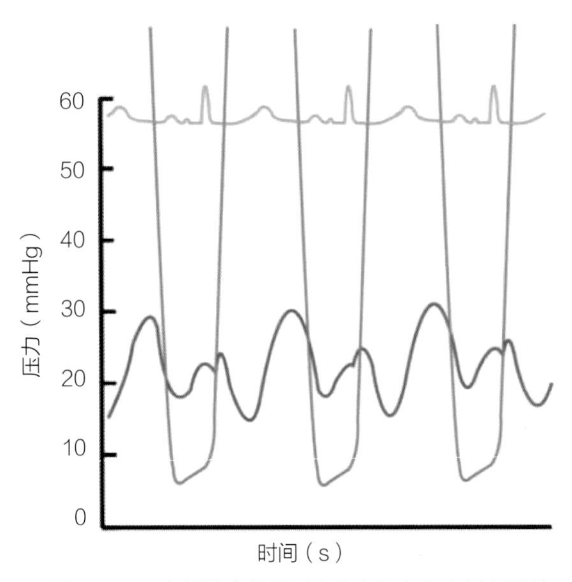

▲图 20-6　二尖瓣狭窄的同时左心室和左心房压力测量
可以通过经中隔穿刺并测量左心室和左心房中的同时压力以评估二尖瓣狭窄。二尖瓣狭窄的严重程度通过计算瓣膜上的平均梯度来确定，该平均梯度由心脏舒张期间左心室和左心房压力描记之间的面积确定

（4）二尖瓣狭窄中血流动力学左心房或 PCWP 描记的特征包括突出的 a 波（由于心房对瓣膜阻塞的收缩）（图 20-7 A）和（或）突出的 v 波（由于在较高压力，低顺应状态下发生左心房充盈）（图 20-7 B）。请注意，尽管 v 波在二尖瓣反流中更常见，但它们也可以在严重的二尖瓣狭窄中观察到。

（5）有几个因素可能会导致二尖瓣瓣口面积测量误差。理想情况下，心排血量应与压力梯度同时测量。此外，在伴随二尖瓣反流的情况下，仅使用净前向血流计算二尖瓣瓣口面积将低估实际瓣口面积。这不能解释二尖瓣反流引起的穿过瓣膜舒张流量。

5．二尖瓣反流

（1）很少需要基于导管的二尖瓣反流血流

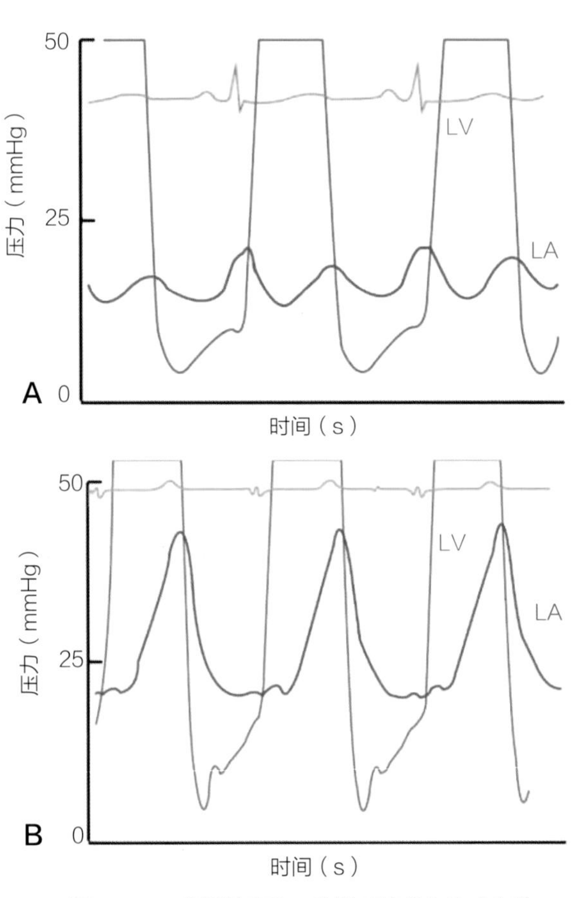

▲图 20-7　二尖瓣狭窄和二尖瓣反流的血流动力学
A. 在二尖瓣狭窄中，a 波可能在左心房或肺毛细血管楔压追踪中得到加重；B. 类似地，在二尖瓣狭窄中，在左心房或肺毛细血管楔压追踪上可能看到大的 v 波。这也可以在二尖瓣反流中看到。LV. 左心室；LA. 左心房

动力学评估，只有当非侵入性检查结果不确定或症状与超声心动图检查结果不成比例时才需要。在急性二尖瓣反流中，经典发现是左心房或 PCWP 示踪上的大“v”波（图 20-8）。这在外观上类似于二尖瓣狭窄中的“v”波。然而，这是由于低顺应性左心房的大量反流。反流量也会升高左心室充盈压，导致 LVEDP 增加。

（2）在慢性二尖瓣反流中，左心房顺应性将随着时间的推移而增加，因此“v”波将更小。同样地，左心室随着时间的推移增加其对慢性体积超负荷的依从性，类似于它如何处理主动脉瓣反流，因此，充盈压力将不会像急性二尖瓣反流那样高。

（3）与主动脉瓣反流相似，心室造影可用于二尖瓣反流评分，并使用类似的量表：1 级 = 短暂，轻度左心房浑浊，无左心房增大；2 级 = 中度左心房浑浊＜左心室浑浊，无左心房增大；3 级 = 相等的左心房和左心室浑浊，需要至少 2 个周期才能清除，左心房增大；4 级 = 即刻左心房＞左心室浑浊伴肺静脉充盈和左心房增大。摄像机应放置在 RAO 投影中以便观察左心房，并且应注意猪尾导管不会缠绕在瓣膜下装置中（从而导致医源性二尖瓣反流）。另外，由导管诱导的 PVC 可导致左心室收缩，同时二尖瓣打开并且可能给出二尖瓣反流严重性的错误印象。

6．肺动脉瓣狭窄

（1）肺动脉瓣狭窄几乎总是由于先天性原因而在成人中很少出现。大多数肺动脉瓣狭窄是由于小叶的融合，并且 85% ～ 90% 的肺动脉瓣狭窄可用球囊或手术切开术治疗。

（2）瓣膜性肺动脉瓣狭窄会引起横跨肺动脉和右心室的收缩压梯度，而外周性肺动脉瓣狭窄则会引起右心室和肺动脉的一个分支之间的梯度。为了测量瓣膜性肺动脉瓣狭窄中的压力梯度，需要同时测量肺动脉的压力和右心室的压力，可以使用两个单独的导管，或者将肺动脉导管换成双腔猪尾导管（远端口在肺动脉，近端口在右心室）。与其他瓣膜一样，Gorlin 和（或）Hakki 方程可用于计算肺动脉瓣口面积。然而，大多数临床医生仅根据肺动脉瓣梯度对肺动脉狭窄的严重程度进行分类，并决定是否进行瓣膜切开术。目前的指南建议，一旦平均收缩压梯度＞ 40mmHg，无症状患者要进行手术或球囊瓣膜成形术；一旦平均收缩压梯度＞ 30mmHg，有症状患者要进行手术或球囊瓣膜成形术。球囊瓣膜成形术的结果一般都很好，肺动脉狭窄不常复发（图 20-9）。

7．肺动脉瓣反流

显著的肺动脉瓣反流并不常见，并且通常见于先天性心脏病，由于手术修复或瓣膜成形术，或由于心内膜炎。患有严重肺动脉瓣反流的患者可能具有加宽的肺动脉压，快速的重搏塌陷，以及 RVEDP 和 PAEDP 的快速平衡。由于肺动脉波形看起来与右心室类似，因此存在肺动脉追踪的“心室化”。与主动脉瓣反流和二尖瓣反流不同，造影剂注射无法用于量化肺动

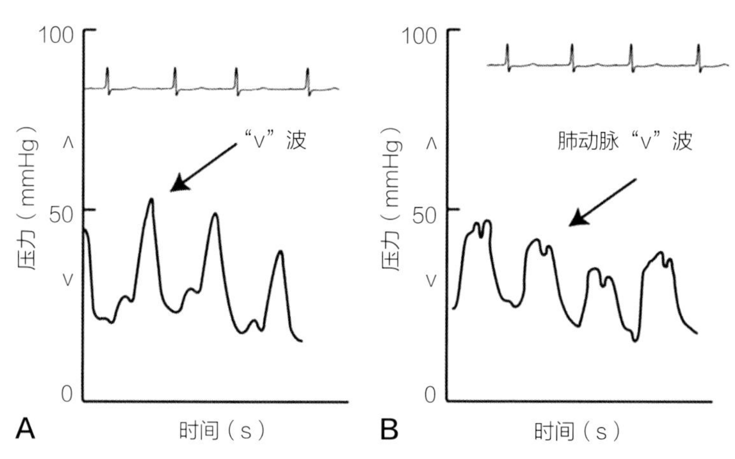

◀图 20-8　肺毛细血管楔压力追踪（A）中二尖瓣反流的 v 波示例并传递给肺动脉波形（B）

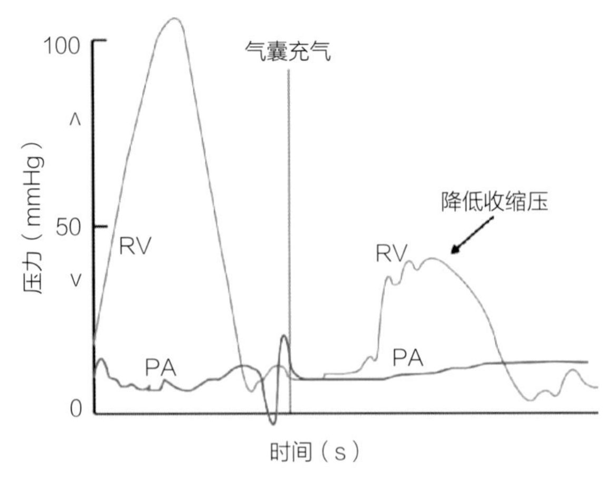

▲图 20-9 肺动脉瓣狭窄球囊瓣膜成形术前后

这是右心室（RV）峰值收缩压降低的一个例子。PA. 肺动脉；RA. 右心房；RV. 右心室

脉瓣反流的严重程度。

8．三尖瓣狭窄

重度三尖瓣狭窄并不常见，通常由与二尖瓣狭窄相关的风湿性心脏病引起。在其他条件下很少看到，如类癌综合征。在三尖瓣狭窄中，右心房排空受阻并且右心室充盈受损。因此，右心房压力升高，并且患者可能具有较大的 a 波。血流动力学描记显示右心房和右心室之间存在舒张梯度。与其他瓣膜类似，同时测量右心室和右心房压力可精确测量三尖瓣梯度，并通过 Gorlin 或 Hakki 方程计算三尖瓣瓣口面积。就像在主动脉瓣狭窄或二尖瓣狭窄中一样，伴随的三尖瓣反流将导致低估瓣口面积，因为实际的跨瓣流量是混乱的。应该指出的是 Gorlin 方程尚未在三尖瓣狭窄中得到验证，尽管小系列表明计算的瓣口面积与接受手术的患者的真实瓣膜面积相关。

9．三尖瓣反流

（1）三尖瓣反流是最常见的右侧瓣膜问题，在许多情况下都能观察到，包括先天性畸形，风湿性心脏病，肺动脉高压和右心室衰竭等。轻度三尖瓣反流很常见，但没有临床意义。重度三尖瓣反流可导致右心房和右心室容量超负荷，并最终导致右心室衰竭。

（2）三尖瓣反流的血流动力学发现，包括右心房压力升高、右心房压力波形失真和颈静脉压相应升高。在三尖瓣反流中，x- 下降变钝，并且随着三尖瓣反流的严重性恶化而最终消失。最终，x- 下降被对应于右心室收缩的收缩波代替，称为 cv 波，具有“峰顶 - 穹隆”轮廓。v 波之后是快速的 y- 下降。因此，右心房波形可能看起来类似于右心室波形，并且可能发生“心室化”（图 20-10）。应该注意的是，虽然支持严重三尖瓣反流，但并不总能看到这些表现，尤其是心房颤动和血容量不足的患者（因为反流量取决于右心室容量）。

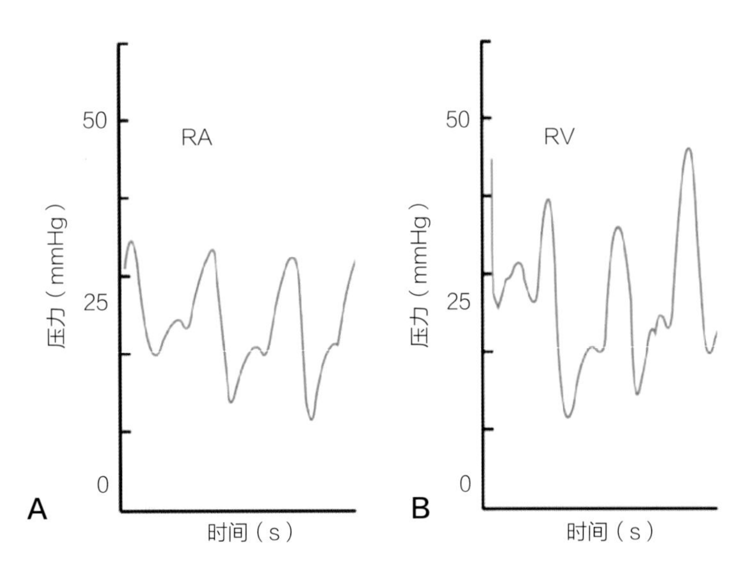

◀图 20-10 三尖瓣反流

A. 类似于左心房伴有二尖瓣反流，在患有显著三尖瓣反流的患者的右心房（RA）跟踪中可能存在大的 v 波，从而导致右心房追踪的完全“心室化”；B. 同一患者的右心室（RV）压力追踪

要点总结

- 当非侵入性试验的结果与瓣膜疾病的临床严重程度无关或不一致时，有创血流动力学评估适用于瓣膜病。
- 了解正常的血流动力学值和压力波形对于解释瓣膜性心脏病的病理性血流动力学发现至关重要。
- 用于计算心排血量的最常用技术是 Fick 方程，如下所示。

$$心排血量（L/min）= \frac{O_2\ 消耗量（ml/min）}{[（SaO_2 - SvO_2）Hgb（g/dl）\times 1.36 \times 10]}$$

大多数实验室使用假定值 O_2 消耗 125 ml /（min•m^2）。

- 心排血量测量的替代方案是热稀释法，其测量盐水注射后肺动脉血液的温度随时间的变化。
- 在高流量状态、高 O_2 需求量的情况下（如发热或败血症），或在心内分流的情况下，Fick 不太准确。热稀释法在低血流状态或存在明显的三尖瓣反流时准确性较低。
- 用于计算任何瓣膜口的面积的最广泛使用的公式是 Gorlin 方程，如下所示。

$$VOA = \frac{CO/（HR \times SEP\ 或\ DFP）}{44.3 \times C \times \sqrt{\Delta P}}$$

C 是除 MV 外所有瓣的经验常数为 1.0，MV 为 0.85。

- Hakki 公式是 Gorlin 方程的简化形式。

$$VOA = \frac{CO（L/min）}{\sqrt{\Delta P}}$$

为了校正 HR，当 AS 的 HR ＞ 90bpm，MS 的 HR ＜ 75bpm 时，Hakki 公式应除以 1.35。

- 通过使用单个导管同时测量主动脉根部和左心室压力或回拉梯度来实现对主动脉瓣上的瓣膜梯度的评估。血流动力学描记的特征性发现包括细迟脉、颈动脉搏动图（升支切迹）和 Carabello 征（在关键主动脉瓣狭窄或大号导管中）。
- 在急性主动脉瓣反流中，由于每搏输出量降低，LVEDP 突然升高而导致 SBP 下降，并且当 LVEDP 高于左心房压力时，可能发生舒张二尖瓣反流。相反，在慢性主动脉瓣反流中，可能存在保留的 SBP，其具有加宽的脉压，并且由于左心室顺应性的逐渐适应而具有正常至略微升高的 LVEDP。
- 通过同时测量左心室压力和左心房压力（或 PCWP）测量获得二尖瓣狭窄的跨瓣梯度。典型发现是在舒张早期存在最大的舒张期梯度，以及左心房和（或）PCWP 描记上存在突出的 a 波和 v 波。
- 在急性二尖瓣反流中，左心房或 PCWP 描记通常存在大 v 波，其在慢性二尖瓣反流中较小，这是由于随着时间推移左心房顺应性增加。
- 重度主动脉瓣反流和二尖瓣反流根据连续心动周期中对比度反流的量进行分级。
- 肺动脉瓣狭窄和肺动脉瓣反流在成人中都不常见。虽然可以通过 Gorlin 或 Hakki 方程计算瓣口面积，但无症状患者平均收缩梯度＞ 40mmHg，有症状患者的平均收缩梯度＞ 30 mmHg 通常用作进行球囊瓣膜成形术或手术的阈值。
- 在重度三尖瓣狭窄中，右心房描记图上可能出现大的 a 波。在重度三尖瓣反流中，右心房和中心静脉压描记图中可出现大的 C-V 波，呈“峰顶 - 穹隆”的轮廓。

推荐阅读

[1] Angel J, Soler-Soler J, Anivarro I, et al. Hemodynamic evaluation of stenotic cardiac valves, Part II: modification of the simplified valve formula for mitral and aortic valve area calculation. *Catet Cardiov Diagn*. 1985;11:127–138.

[2] Biam DS, Grossman W, eds. *Cardiac Catheterization, Angiography and Intervention*. 5th ed. Philadelphia, PA: Lippincott Williams & Wilkins; 1996.

[3] Hakki AH, Iskandrian AS, Bemis CE, et al. A simplified valve formula for the calculation of stenotic cardiac valve areas. *Circulation*. 1981;63:1050–1055.

[4] Nishimura RA, Otto CM, Bonow RO, et al. 2014 AHA/ACC Guideline for the management of patients with valvular heart disease. *J Am Col Cardiol*. 2014;63(22): e57–e185.

[5] Ragosta M. *Textbook of Clinical Hemodynamics*. 1st ed. Philadelphia, PA: Saunders; 2008.

第五篇 超声心动图和心导管病例
Echocardiography and Cardiac Catheterization Cases and Calculations

第21章 超声心动图的计算与病例
Echocardiographic Calculations and Case Examples

Terence Hill，Richard A. Grimm 著
刘鑫裴 译
刘兴荣 校

一、概述

本章中将讨论多普勒超声定量评估瓣膜狭窄和瓣膜反流的计算。将首先讨论必要的方程式和必须采集的数据，并讲述如何计算，以及如何利用结果分析瓣膜狭窄和反流的严重程度。此外，还将讨论这些计算过程中可能出现的陷阱。本章末将使用真实的超声数据来展示几个范例。

二、主动脉瓣相关的计算

1．主动脉瓣狭窄

（1）二维多普勒超声成像技术可用于评估主动脉瓣狭窄的严重程度。主动脉瓣峰值血流速度、峰值跨瓣压差、平均跨膜压差、主动脉瓣口面积（aortic valve area，AVA）和无量纲指数（dimensionless Index，DI）与主动脉瓣的二维成像相结合用以得出狭窄的严重程度。主动脉瓣血流速度是一个用连续波（CW）多普勒超声测量得到的变量，测量时使用心尖五腔心（A5C）切面或心尖三腔心（A3C）切面，光标与主动脉瓣血流方向平行。此外，还可使用右胸骨旁、胸骨上窝或剑突下切面进行观察。专用道 Pedoff 多普勒探头可确保在每个平面上测得的速度为该平面内的最大值。测得的最大速度值称为“多普勒速度”，由于多普勒超声只能测得与多普勒信号平行方向的分速度，故成像角度未平行于血流方向可能使得这一测值比实际值偏小。而主动脉瓣峰值压差通常由峰值速度经过简化伯努利方程计算得出（适用于瓣下血流速度$<$ 1.5m/s 时），如下所示。

$$\Delta P=4V^2$$

式中ΔP，为主动脉瓣瞬间跨瓣压差的峰值，V 为多普勒血流速度。主动脉平均压差由左心室射血期的平时瞬时压差计算得出。

（2）AVA 则用连续性方程计算得出，如下所示。

$$AVA=CSA_{(LVOT)}\times VTI_{(LVOT)}/VTI_{(AV)}$$

（3）连续性方程中的主要变量包括左心室流出道直径、主动脉瓣下血流及跨瓣血流。其中主动脉瓣下血流和跨瓣血流均用速度 - 时间积分（VTI）来表示，左心室流出道直径则用于计算左心室流出道的横截面积（CSA），胸骨下

长轴切面中测量的主动脉瓣下部位的直径即为左心室流出道直径，将左心室流出道截面假设为正圆，则有 $CSA_{(LVOT)}=[D_{(LVOT)}/2]^2\times\pi$。$VTI_{(LVOT)}$ 是心室收缩期多普勒速度 - 时间曲线的曲线下面积，表示主动脉瓣下血流量，测量方法是使用脉冲多普勒（通常使用 A5C 或 A3C 切面），取样点位于主动脉瓣心室侧 0.5 ～ 1cm 处。$VTI_{(AV)}$ 表示跨主动脉瓣的血流量，在多个平面内用连续波多普勒测得收缩期多普勒速度 - 时间曲线下的面积得到。需特别注意的是，用左心室流出道直径的测量对截面积的计算有巨大影响，可能因为公式中的平方计算会放大测量误差。当以上各种原因导致的测量值不够确切时，可仅报告左心室流出道峰值速度和跨瓣峰值速度的比值即 DI：

$$DI=V_{(LVOT)}/V_{(AV)}$$

（4）经常会遇到的情况是，计算得到的 AVA、DI 和主动脉跨瓣压差三者之间可能呈现分歧，若 AVA 计算值＜ $1.0cm^2$ 但跨瓣压差并未明显升高，则暗示病变较严重，这种情况提示患者可能进入了低流量状态或存在超声测值误差或存在多普勒采样方式的误差。低流量状态的原因有很多，包括左心室收缩功能异常、心室容积过小导致低心排血量、房颤、二尖瓣反流、舒张功能障碍、高血压性心脏病或瓣膜 - 动脉阻抗升高等 。为准确识别这些患者，需计算心室搏出量（stroke volume，SV）和心指数（stroke volume index，SVI）。心指数的计算公式如下（体表面积：body surface area，BSA）。

$$SVI=CSA_{(LVOT)}\times VTI_{(LVOT)}/BSA$$

（5）一般认为，SVI ＜ $35ml/m^2$ 存在低流量状态。对左心室功能较差的患者，可行多巴酚丁胺负荷超声心动图来测试患者的瓣膜狭窄是真性狭窄还是因左心室收缩功能下降而导致的“假性狭窄”。这一测试可明确真性主动脉瓣重度狭窄（跨瓣压差增大，但 AVA 不变），亦可揭示假性狭窄（跨瓣压差不变，但 AVA 增大）。此外，多巴酚丁胺负荷下 SVI 升高＞ 20% 表示收缩力储备良好，而 SVI 升高＜ 20% 则提示预后不佳。基于以上介绍的这些变量，我们可将主动脉瓣狭窄进行分级（详见表 21-1）。

（6）主动脉瓣狭窄分级的最常见失误为不正确或不满意的多普勒采样，以及多普勒信号跟踪和测量中出现的误差。其他陷阱包括 A5C 切面用连续波测量跨主动脉瓣血流束时，误将二尖瓣反流束当作主动脉瓣血流束（两者方向相同）。其鉴别要点是，二尖瓣反流束特征性的抛物线形状、占收缩期时相更长，并且跨越等容收缩期和松弛期，其峰值血流速度至少为 5m/s 以上。此外，连续波多普勒发现的血流加速亦可源于主动脉瓣狭窄以外的原因，通常为主动脉瓣下狭窄，如膜状瓣下狭窄或左心室流出道梗阻（即肥厚型心肌病）。其鉴别要点是，连续波多普勒波形所见的主动脉瓣狭窄图形为三角形，而左心室流出道动态梗阻时的波形呈“匕首”状。进一步可行彩色多普勒超声检查，

表 21-1　主动脉瓣狭窄的定量评估

	粥样硬化	轻度狭窄	中度狭窄	重度狭窄
峰值流速（m/s）	≤ 2.5	2.6 ～ 2.9	3.0 ～ 4.0	＞ 4.0
峰值压差（mmHg）		27 ～ 34	35 ～ 64	＞ 64
平均压差（mmHg）		＜ 20	20 ～ 40	＞ 40
瓣口面积（cm^2）		＞ 1.5	1.0 ～ 1.5	＜ 1.0
无量纲常数（DI）		＞ 0.5	0.25 ～ 0.5	＜ 0.25

明确血流速度增加的位置，以确认狭窄的水平，亦可对左心室腔内多点行脉冲多普勒检查，确定血流速度增加的位置。此外，需特别注意主动脉瓣的形态，在压差很高但瓣膜未见明显钙化或开放受限时，需行进一步检查，可于胸骨旁主动脉短轴声窗用积分法计算主动脉瓣面积（这一方法主观性较强，也易出错）。正常三叶主动脉瓣的左心室流出道直径约为2cm，故若测值显著偏离于2cm，则应尤其谨慎地复查图像。在AVA和DI测值（未包含左心室流出道测量）互相矛盾时，需主要考虑这一方面的问题。

2．主动脉瓣关闭不全

（1）主动脉瓣关闭不全通常用半定量的方法进行评估，但也可通过测量缩流断面（vena contracta，VC），计算反流口面积（regurgitant orifice area，ROA）及反流容积量（regurgitant volume，RV）、反流分数（regurgitant fraction，RF）的方法定量评估。VC是指瓣叶水平舒张期反流束的最窄处，用彩色多普勒超声测量，Nyquist极限设定为50～60cm/s。ROA根据观察到的反流量推测的瓣膜缺损面积，计算方法为先用彩色多普勒超声测定反流束近端等速面（proximal isovelocity surface area，PISA）的半径（PISA是指主动脉侧反流束中等速的半球形彩色血流紊乱，通常使用右胸骨旁切面或A3C切面观察），用以下公式计算ROA：

$$\text{ROA}=2\pi（r_{\text{PISA}}）^2\times V_{\text{aliasing}}/V_{\text{AI Jet}}$$

其中，r_{PISA}是测得的PISA半径，V_{aliasing}是测得PISA半径时所设的Nyquist极限速度，$V_{\text{AI Jet}}$则是用连续波多普勒从主动脉瓣水平测得的通过主动脉瓣反流束的峰值速度。反流容量和反流分数是计算得到的反流总量和反流量占左心室搏出量的百分数。在正常无反流的心脏中，由二尖瓣进入左心室的血量与经主动脉瓣射入主动脉内的血量相等。每搏输出量（SV）是每次心搏进出心脏的血量，故在正常心脏内有如下公式。

$$SV_{LVOT}=SV_{MV\ \text{Inflow}}$$

由于全部血液由二尖瓣进入左心室，并从左心室流出道和主动脉瓣流出，故对左心室内任意平面都有如下公式。

$$\text{SV}=\text{CSA}_{\text{area of interest}}\times\text{VTI}_{\text{area of interest}}$$

及

$$\text{CSA}=2\pi r^2$$

代入可得，在正常心脏中有如下公式。

$$\pi r_{\text{LVOT}}\times VTI_{\text{LVOT}}=\pi r_{\text{MV}}^2\times VTI_{\text{MV inflow}}$$

$$\pi r_{\text{LVOT}}^2\times VTI_{\text{LVOT}}=\pi r_{\text{MV}}^2\times VTI_{\text{MV inflow}}+RV$$

$$\text{RV}=\pi r_{\text{LVOT}}^2\times VTI_{\text{LVOT}}-\pi r_{\text{MV}}^2\times VTI_{\text{MV inflow}}$$

（2）当RV确定后，则RF可用RV除以总搏出量SV（在主动脉瓣关闭不全中，为LVOT SV）：

$$\text{RF}=\text{RV}/（\pi r_{\text{LVOT}}^2\times VTI_{\text{LVOT}}）\times 100\%$$

（3）RV可用ROA（用PISA计算得出）乘以主动脉瓣反流束的VTI得出，如下所示。

$$\text{RV}=\text{ROA}\times VTI_{\text{AI Jet}}$$

这一公式虽较简便，但有赖于ROA的精确测量和多普勒主动脉瓣反流信号测量采样的准确性。根据VC、ROA、RV、RF等值，可将主动脉瓣关闭不全如表21-2定量分度。

（4）多种因素可影响多普勒超声定量测量主动脉瓣反流的准确性，通常与成像质量较低和数据采集技术有关。当主动脉瓣发生多发或偏心性反流时，缩流断面（VC）的测量可能出现误差。反流束的等速球面很难确定，故PISA的测量通常面临很大挑战。此外，在合并升主动脉动脉瘤、瓣叶穿孔或交界区反流时，使用PISA测量主动脉瓣反流可能不准确。上述局限性的复正原因在于偏心反流。

（5）用脉冲多普勒容量技术测量反流量和

表 21-2 主动脉瓣关闭不全的定量评估

指标	轻度反流	中度反流	重度反流
VC（cm）	＜ 0.3（＜ 25% 左心室流出道直径）	0.31 ～ 0.6	＞ 0.6（＞ 65% 左心室流出道直径）
ROA（cm^2）	＜ 0.10	0.1 ～ 0.29	≥ 0.30
RV（ml）	＜ 30	30 ～ 59	≥ 60
RF（%）	＜ 30	30 ～ 49	≥ 50

RF. 反流量；ROA. 反流口面积；VC. 缩流断面直径；RV. 反流的体积

反流分数若要准确，要求二尖瓣为心室的唯一入口，而主动脉瓣为心室的唯一出口，故仅在不合并明显二尖瓣反流或心内分流时才准确。此外，这种方程式需均设计到左心室流出道和二尖瓣瓣环的面积，估算时均将瓣环按正圆处理（尤其对二尖瓣而言误差较大），任何显著的测量误差经过公式计算都可能导致严重偏倚。另外，在评估主动脉瓣关闭不全时，需注意彩色多普勒所见反流束的长度与反流的严重程度并不是很好地相关。而彩色多普勒发现降主动脉近端逆向血流也可能为主动脉瓣反流外的其他病因，包括动脉导管未闭或动静脉瘘。应用超声心动图评估瓣膜功能障碍的严重程度的原则应当是结合各种测量方法及参数进行综合判断。

三、二尖瓣相关的计算

1．*二尖瓣反流*

（1）二尖瓣反流的评价方法与主动脉瓣关闭不全相似，但较主动脉瓣反流更常使用定量方法进行评估，这很大程度上是因为 PISA 法在评估二尖瓣反流时可行性更好。二尖瓣反流的 ROA 计算公式与主动脉瓣关闭不全的类似，如下所示。

$$ROA=2\pi（r_{PISA}）^2 \times V_{aliasing}/V_{MR\ Jet}$$

需注意的是，当 Nyquist 极限速度设置为 40cm/s，且二尖瓣反流束速度为 5m/s（左心房室压差为 100mmHg）时，公式简化如下所示。

$$ROA=（r_{PISA}）^2/2$$

反流量（RV）和反流分数（RF）的计算方法亦与主动脉瓣关闭不全类似。需注意，舒张期左心室入量即是舒张期跨二尖瓣的总血流量，而收缩期左心室出量包括左心室流出道血流量和二尖瓣反流量，故有如下公式。

$$RV=SV_{MV\ Inflow}-SV_{LVOT}$$

$$RV=\pi r_{MV}^2 \times VTI_{MV\ inflow}-\pi r_{LVOT}^2 \times VTI_{LVOT}$$

计算 RF 时，总搏出量 SV 即为 $SV_{MV\ Inflow}$ 故对 RF 有如下公式。

$$RF=RV/（\pi r_{MV}^2 \times VTI_{MV\ inflow}）\times 100\%$$

与主动脉瓣关闭不全类似，RV 亦可用 ROA 计算如下所示。

$$RV=ROA \times VTI_{MV\ Jet}$$

二尖瓣反流严重程度使用表 21-3 中提到的参数来描述。

（2）二尖瓣反流测量时的误差与主动脉瓣关闭不全类似，由于 PISA 法将等速面估计为理想的半球形，故当数据采集不佳，或为多发反流时，PISA 法测得的 ROA 可能偏小，而当心肌病或左心室壁运动不良导致偏心反流影响等速面形状时，则可能高估二尖瓣反流的严重程度。经食管超声心动图（TEE）可能有助于了解更详细的解剖情况。同样地，当合并主动脉反流时，建立在容量守恒假设上的 RF 和 RV 的测量也会失准。此外，在使用 VTI 计算 SV 时，将瓣环按正圆计算，也会导致更多的误差。

表 21-3 二尖瓣反流的定量评估

指标	轻度	中度	重度
缩流断面宽度（cm）	＜ 0.3	0.3 ～ 0.69	≥ 0.7
反流量（ml）	＜ 30	30 ～ 59	≥ 60
反流分数	＜ 30	30 ～ 49	≥ 50
有效反流口面积（cm^2）	＜ 0.2	0.2 ～ 0.39	≥ 0.4

2．二尖瓣狭窄

（1）与主动脉瓣狭窄类似，二尖瓣狭窄严重程度的评估主要基于二尖瓣瓣口面积和跨瓣压差的定量测量。峰值跨瓣压差（对二尖瓣狭窄的意义不如主动脉瓣狭窄大）可用连续波多普勒在 A4C 平面观察二尖瓣来测量。平均跨瓣压差（MV area，MVA）由舒张期多普勒连续波（包括 E 波和 A 波）的积分求得，MVA 可直接用面积法测量或用经验公式计算，如下所示。

$$MVA=220/PHT$$

其中 PHT 为压差减半时间，是指压差从峰值减半所需的时间。经验公式计算具有局限性，故可在胸骨旁短轴切面下用面积法直接测量二尖瓣瓣口面积。面积法虽然准确，但对观察和测量操作的技术有一定要求，需在垂直于二尖瓣瓣口的平面内准确定位二尖瓣瓣尖，成像角度和质量不良都会导致测量结果不准确（通常会偏大），除此之外，在合并二尖瓣钙化时，声窗的选择也可能受限。面积法的上述局限性可用三维超声克服。尽管三维超声未能大范围应用，它事实上却是比二维超声更适用于评估二尖瓣狭窄的检查手段。二尖瓣狭窄的分度见表 21-4。

表 21-4 二尖瓣狭窄的分度

指 标	进展性狭窄	重度狭窄	极重度狭窄
瓣口面积（cm^2）	＞ 1.5	≤ 1.5	＜ 1.0
平均压差	＜ 5	＞ 5 ～ 10	＞ 10

（2）跨瓣压差评估二尖瓣狭窄的误差可能的原因是：跨瓣压差通常与负荷状态相关，并可随左心室后负荷增加（如血压升高）而加重，例如低血压和镇静状态的患者，跨瓣压差均偏低。心率亦能影响心室负荷，故对患者多次复查心脏超声检查结果进行对比时，应特别注意心率可能导致的误差。而面积测量法，无论二维或三维超声，都受到仪器成像质量和操作者水平的影响。三维超声可有助于确定正确的测量平面，而经食管超声可获得最好的成形质量。需注意，二尖瓣狭窄通常合并反流，若反流不重，往往仅使峰值压差测值偏高，而不会对平均跨瓣压差、直接测量瓣口面积或用 PHT 计算瓣口面积造成影响。

四、三尖瓣相关的计算

1．三尖瓣反流（TR）通常用半定量的方法进行评估，亦可用缩流断面（VC）和近端等速面（PISA）方法进行定量评估（表 21-5），采用的声窗为 A4C。而 RF、RV 和 ROA 等指标对三尖瓣反流意义不大，也很少应用。

2．三尖瓣狭窄尽管不常见，但可用与二尖瓣狭窄类似的评估方法进行定量评估。连续波多普勒可用于测量平均跨瓣压差和 PHT。具体方法与评估二尖瓣狭窄时类似，探头角度选择多普勒波束与三尖瓣血流平行为好。三尖瓣狭窄并不如其他瓣膜狭窄般分为轻、中、重度，而仅在平均跨瓣压差＞ 5mmHg，PHT ＞ 190ms 时，归为重度。

表 21-5 三尖瓣反流的定量评估

指 标	轻度	中度	重度
缩流断面宽度（mm）[a]	未定义	＜7	≥7
PISA 半径（cm）[b]	≤0.5	0.6～0.9	＞0.9

a. Nyquist 极限速度设为 50～60cm/s
b. Nyquist 极限速度基线调整为 28cm/s

五、肺动脉瓣相关计算

1. 肺动脉瓣狭窄的评估主要使用多普勒超声测量肺动脉瓣血流的峰值和平均流速，并观察瓣膜的二维形态。最大速度通常在胸骨旁短轴平面测量最准确，峰值压差可由峰值血流速度经伯努利方程计算得到。瓣膜面积和平均压差则不作为肺动脉瓣狭窄严重程度的评价指标（表 21-6）。

表 21-6 肺动脉瓣狭窄 评估

指 标	轻度	中度	重度
峰值速度（m/s）	＜3	3～4	＞4
峰值压差（mmHg）	＜36	36～64	＞64

2. 肺动脉瓣关闭不全通常作半定量评估，原因是定量数据准确度有限、本身发病率较低及对血流动力学影响不大。由于超声观察肺动脉瓣相对困难，且肺动脉瓣重度反流较更高压的左心瓣膜反流少见等原因，肺动脉瓣反流的测量很少应用。

3. 由于右心室瓣膜（三尖瓣和肺动脉瓣）反流的评估通常使用定性或半定量方法，很少定量，故计算的陷阱不多，而误差的原因可能与定性评估有关。三尖瓣反流的缩流断面测量与主动脉瓣和二尖瓣反流有着相似的陷阱，且三尖瓣更常见偏心反流。右心室瓣膜狭窄和反流的测量常受限于很难取得理想的观察平面，其原因可能是肺动脉瓣和三尖瓣的严重病变较少见，故缺乏相关的检查经验。

六、典型案例

案例 1 65 岁男性，可疑主动脉瓣狭窄，行经胸超声心动图检查（图 21-1 至图 21-3）。

（1）为评估主动脉瓣狭窄的严重程度，需要计算峰值跨瓣压差和平均跨瓣压差，以及无量纲常数 DI 和主动脉瓣口面积 AVA。可以应用图 21-2 中测得的峰值流速来计算 AVA，如下所示。

$$\text{峰值压差} = 4V^2$$

$$\text{峰值压差} = 4\times(5.65\text{m/s})^2=128\text{mmHg}$$

（2）在以上计算过程中，速度单位应为 m/s（如报告中为 cm/s 则应换算成 m/s）。平均压差是由软件对主动脉瓣的连续波多普勒积分所得（如图 21-2 中，压差为 75mmHg）。主动脉瓣口面积可用 LVOT 测量法（图 21-1）、主动脉瓣速度 - 时间积分法（图 21-2）和左心室流出道速度 - 时间积分法（图 21-3），经连续性方程计算，如下所示。

$$\text{AVA}= CSA_{(\text{LVOT})}\times VTI_{(\text{LVOT})}/VTI_{(\text{AV})}$$

$$\text{AVA}=\pi\,[D_{(\text{LVOT})}/2]^2\times VTI_{(\text{LVOT})}/VTI_{(\text{AV})}$$

$$\text{AVA}=\pi\,(1.8\text{cm}/2)^2\times 30.1\text{cm}/156\text{cm}=0.49\text{cm}^2$$

（3）无量纲常数 DI 可如下计算。

$$\text{DI} = V_{(LVOT)}/V_{(AV)}$$

$$\text{DI} = 121\text{cm/s}/565\text{cm/s}$$

$$\text{DI}=0.21$$

（4）本例中，峰值压差 128mmHg，平均压差 75mmHg，AVA 0.49cm^2，DI 0.21，均符合主动脉瓣重度狭窄的诊断。

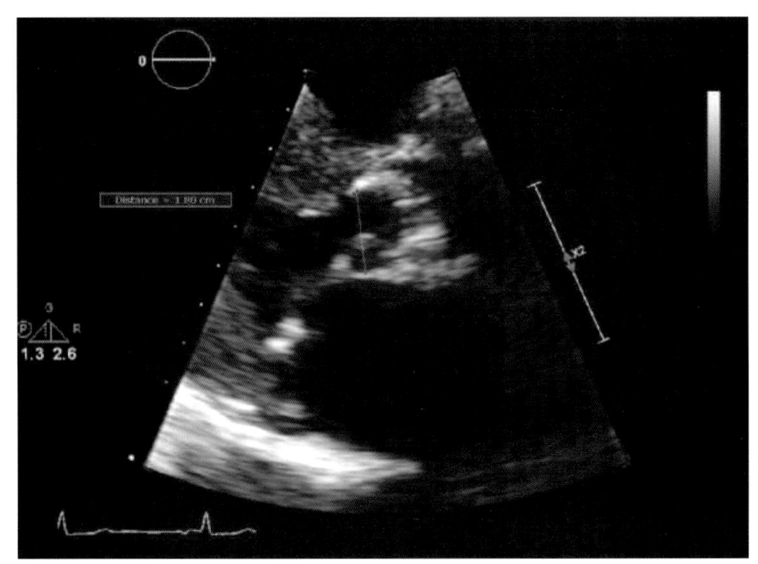

◀图 21-1 **胸骨旁长轴切面可见收缩期左心室流出道（LVOT），用于测量其直径**

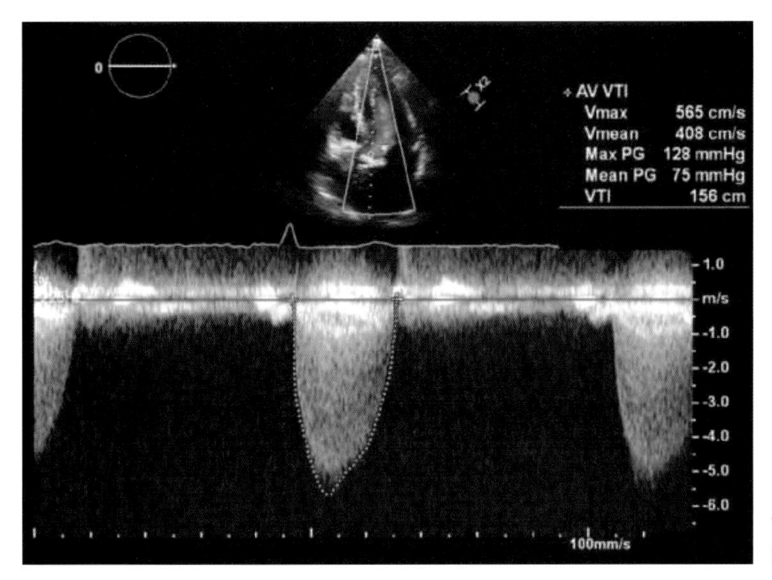

◀图 21-2 **A5C 切面下连续波多普勒观察主动脉瓣血流**

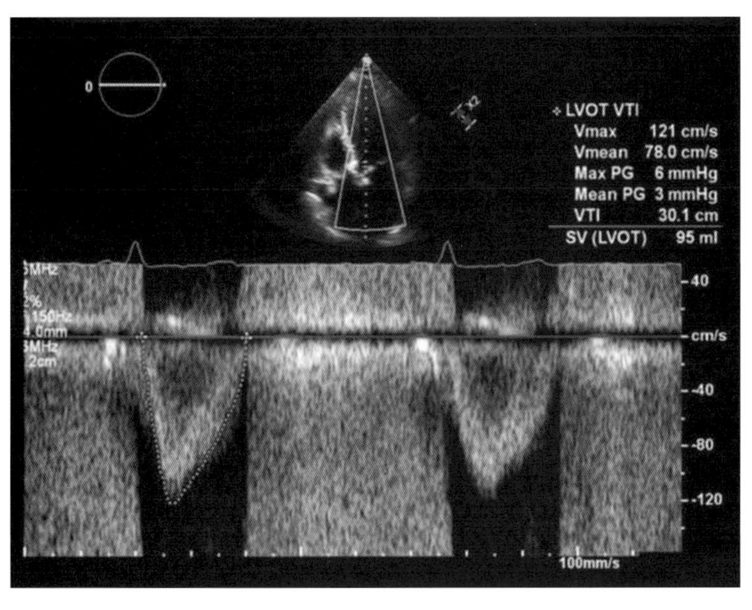

◀图 21-3 **A5C 切面脉冲多普勒观察左心室流出道**

图中可见舒张期湍流明显，与主动脉瓣关闭不全有关。应如图描记血流频谱图(亮处)的边缘。此外，应选择没有明显失真的频谱图像

要点总结

- LVOT 直径在连续性方程中经过乘方，故其测量应尽量准确。
- 收缩期测量 LVOT 直径的理想位置是在主动脉瓣下方 1cm 处。
- DI 可简便地检验这 LVOT 直径测量的准确性，在重度主动脉瓣狭窄中，DI 通常不大于 0.25。

案例 2 85 岁男性（体表面积 $2.05m^2$），主动脉瓣狭窄，行超声心动图检查（图 21-4 至图 21-6）。

（1）如案例 1 中，峰值压差是由主动脉瓣峰值血流速度计算而来，而主动脉瓣平均血流速度是由主动脉瓣血流的连续波多普勒频谱积分得到的。二者都可由机器自动计算并在屏幕上显示（图 21-6），进而可用连续性方程计算 AVA。

（2）左心室流出道直径用胸骨旁长轴切面测得（图 21-4），左心室流出道和主动脉瓣处的 VTI 和峰值流速分别由左心室流出道处的脉冲

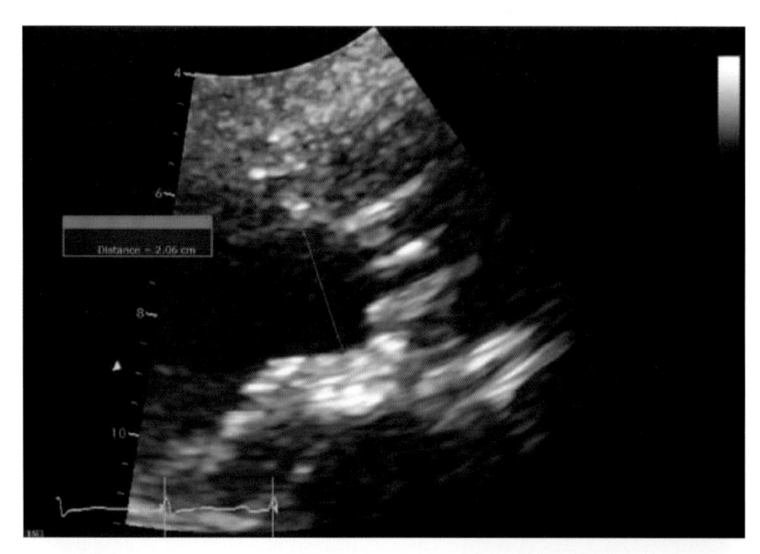

◀图 21-4　胸骨旁长轴切面观察左心室流出道

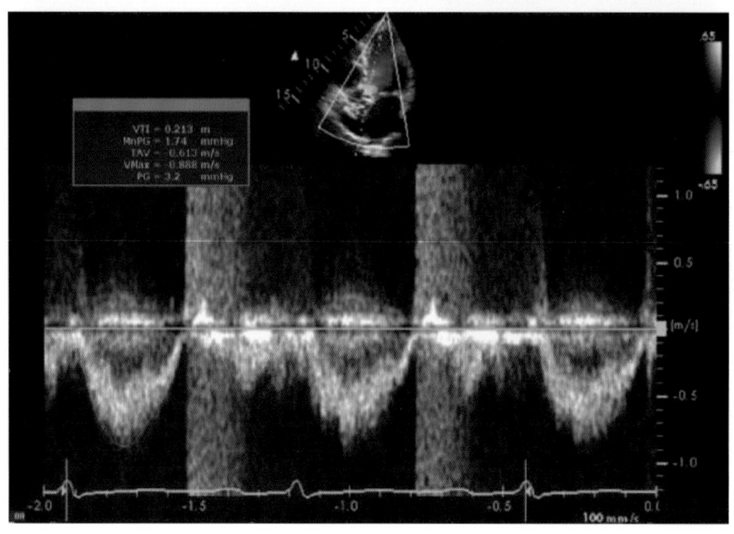

◀图 21-5　A5C 切面计算左心室流出道速度 - 时间积分

多普勒和主动脉瓣处的连续波多普勒测得（分别见图 21-5 和图 21-6）。无量纲常数按如下公式计算。

$$AVA=\pi（D_{LVOT}/2）^2 \times VTI_{（LVOT）}/VTI_{（AV）}$$

$$AVA=\pi（2.06/2）^2 \times（21.3/101.1）=0.70cm^2$$

可见，压差和主动脉瓣血流速度均不满足主动脉瓣重度狭窄的诊断（平均压差＜ 40mmHg，峰值流速＜ 4m/s），但 DI 和 AVA 提示重度狭窄。这种情况下，下一步应计算心指数 SVI 以排除低流量、低压差型主动脉瓣狭窄，如下所示。

$$DI = V_{（LVOT）}/V_{（AV）}$$

$$DI = 21.3/101.1 = 0.21$$

（3）本例的 SVI 位于正常值下限，结合 AVA 和 DI 偏低的计算结果，基本可明确低流量、低压差型主动脉瓣狭窄。本例射血分数正常（图中未提及），因此被诊断为反常性低流量、低压差重度主动脉瓣狭窄。瓣膜钙化（于图 21-4 中显著可见）亦提示主动脉瓣重度狭窄。

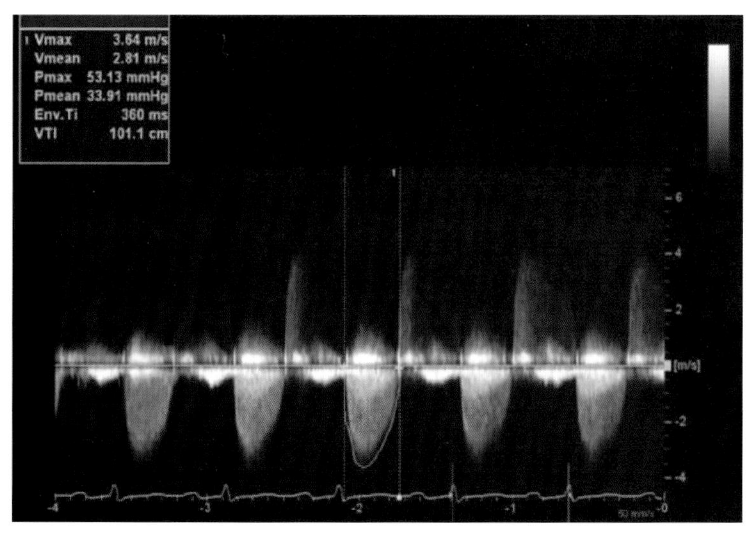

◀图 21-6 胸骨右缘切面下描记连续波多普勒频谱（Pedoff 探头）

要点总结

- AVA 和跨瓣压差的计算值之间若有冲突，则应计算 SVI 以排除低流量、低压差型狭窄，SVI ＜ 35ml/m^2 提示低流量、低压差型狭窄。
- 低流量、低压差型主动脉瓣狭窄原因为左心室射血分数降低或射血分数正常但搏出量不足。
- 通常情况下，二维彩色多普勒超声有助于真性主动脉瓣狭窄的确诊。

案例 3 82 岁女性，复诊诊断为主动脉瓣狭窄，初诊时超声显示峰值跨瓣压差为 48mmHg，平均压差 25mmHg，AVA 0.62cm²，DI 0.24，SVI 24ml/m²，BSA 1.99m²，LVOT 直径 1.8cm（图 21-7 至图 21-9）。左心室射血分数低于正常值下限。

（1）本例中，需在静息态和多巴酚丁胺负荷态分别计算主动脉瓣峰值和平均跨瓣压差、左心室搏出量和主动脉瓣口面积。静息态下，本例患者的主动脉峰值跨瓣压差为 48mmHg，平均压差 25mmHg。负荷状态下，峰值压差升至 61mmHg，平均压差升至 36mmHg。静息状态下，AVA 如下计算。

$$AVA=\pi\ (D_{LVOT}/2)^2 \times VTI_{(LVOT)}/VTI_{(AV)}$$

$$AVA=\pi\ (1.8cm/2)^2 \times (19.2cm/78.5cm) = 0.62cm^2$$

① 多巴酚丁胺负荷状态，AVA 如下计算。

$$AVA=\pi\ (1.8cm/2)^2 \times (18.4cm/72.5cm) =0.64cm^2$$

② 静息状态下，SV 如下计算：

$$SV=\pi r_{LVOT}^2 \times VTI_{LVOT}$$

$$SV=\pi\ (1.8cm/2)^2 \times 1.92cm = 49ml$$

③ 多巴酚丁胺负荷状态，SV 如下计算。

$$SV=\pi\ (1.8cm/2)^2 \times 18.4cm = 47ml\ (未见升高)$$

（2）本例中，AVA 计算值较低（属于重度狭窄的范围），而跨瓣压差属于中度狭窄的范围，左心室射血分数低于正常值下限。多巴酚丁胺负荷状态下，可见跨瓣压差升高，达到重度狭窄标准，AVA 计算值仍提示重度狭窄，这也就证实了真性主动脉瓣狭窄的诊断。而负荷状态下未见 SV 升高，提示无收缩力储备，预后不良。

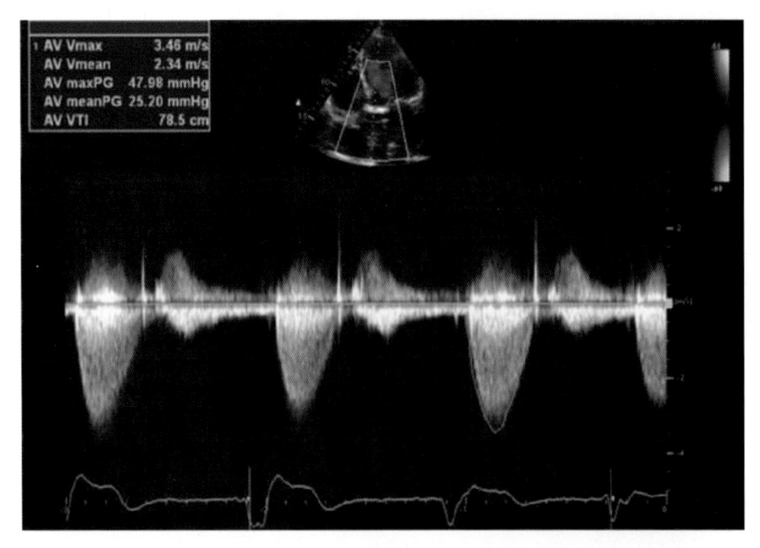

◀ 图 21-7 A5C 平面下的连续多普勒频谱（静息态）

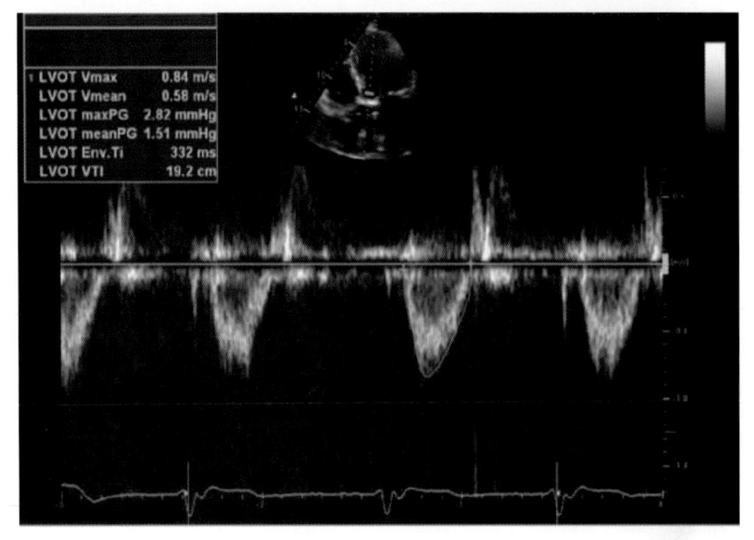

◀ 图 21-8 A5C 平面下左心室流出道脉冲多普勒频谱（静息态）

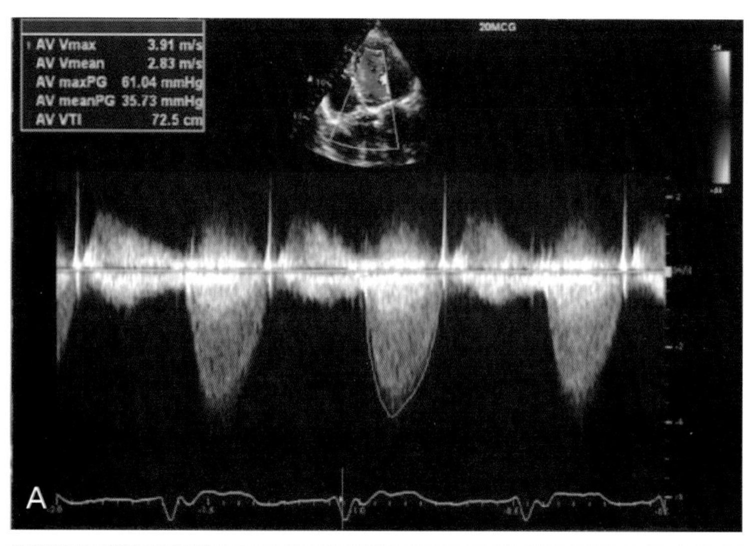

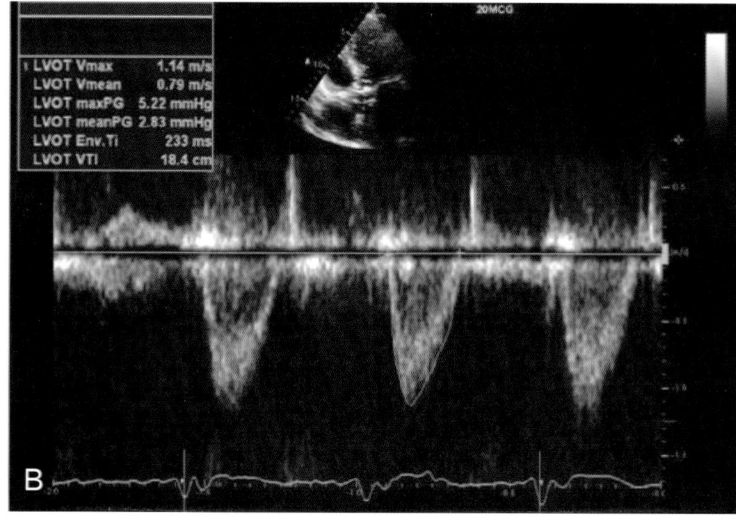

◀ 图 21-9　**A. A5C** 平面主动脉瓣连续波多普勒频谱［多巴酚丁胺负荷 **20μg/（kg·min）**］；**B.A5C** 平面左心室流出道脉冲波多普勒频谱［多巴胺负荷 **20μg/（kg · min）**］

要点总结

- 多巴酚丁胺负荷超声心动图可用于射血分数降低、心指数降低（< $35ml/m^2$）且 AVA 计算值较低的疑诊主动脉瓣狭窄患者的评估。
- 真性主动脉瓣狭窄患者中，多巴酚丁胺负荷状态下跨瓣压差会增大，AVA 无明显改变；而假性主动脉瓣狭窄患者的跨瓣压差将保持不变，AVA 随着搏出量增加而增大。
- 多巴酚丁胺负荷状态的搏出量（SV）增加> 20% 提示有一定的收缩力储备，预后良好。

案例 4　56 岁女性因二尖瓣反流行超声心动图检查，有代表性的图像如图 21-10 至图 21-13。除给出的图像外，患者的 LVOT VTI 和 LVOT 直径分别为 21cm 和 2.4cm（测量方法同前案例）。

（1）如前所述，二尖瓣反流严重程度的评估要基于反流孔面积 ROA、反流分数 RF 和反流量 RV。ROA 可如图 21-10 用 PISA 法计算，见下。

$$ROA=2\pi(r_{PISA})^2 \times V_{aliasing}/V_{MR\ Jet}$$

（2）本例中 Nyquist 速度极限为 39.9cm/s，测得峰值反流速度为 4.5m/s，故简化公式：$ROA=(r_{PISA})^2/2$ 将可能低估反流的严重程度。因此，我们使用完全公式计算如下。

$$ROA=2\pi(r_{PISA})^2 \times V_{aliasing}/V_{MV\ Jet}$$

$$ROA=2\pi(0.76cm)^2 \times (39.9cm/s)/(450cm/s)$$

$$ROA=0.32cm^2$$

① RF 可用如下公式计算。

$$RV=ROA \times VTI_{MV\ Jet}$$

② 二尖瓣反流束的 VTI 如图 21-11 中测得，将其代入公式，如下所示。

$$RV = ROA \times VTI_{MV\ Jet}$$

$$RV = 0.32cm^2 \times 105cm = 34ml$$

（3）除此之外，还可以用体积法用左心室出入量差求得反流量，公式如下。

$$RV=\pi r_{MV}^2 \times VTI_{MV\ inflow} - \pi r_{LVOT}^2 \times VTI_{LVOT}$$

（4）二尖瓣入室血流 VTI 可见图 21-13 测得，MV 瓣环的几何测量见图 21-12，左心室流出道的 VTI 和直径测量未在图中给出，已知测值分别为 21cm 和 2.4cm，将测值代入公式，如下所示。

$$RV=\pi r_{MV}^2 \times VTI_{MV\ inflow} - \pi r_{LVOT}^2 \times VTI_{LVOT}$$

$$RV=[\pi(2.82cm/2)^2 \times 18.7cm]-[\pi(2.4cm/2)^2 \times 21cm]=22ml$$

（5）本例中，容量法与 PISA 和 ROA 法计算的 RV 结果不甚相同。RF 可如下公式计算。

$$RF=RV/(\pi r_{MV\ annulus}^2 \times VTI_{MV\ inflow}) \times 100\%$$

$$RF=22cm^3/[\pi(2.82cm/2)^2 \times 18.7cm] \times 100\%=18\%$$

（6）依据表 21-3，本例为轻 - 中度二尖瓣反流。

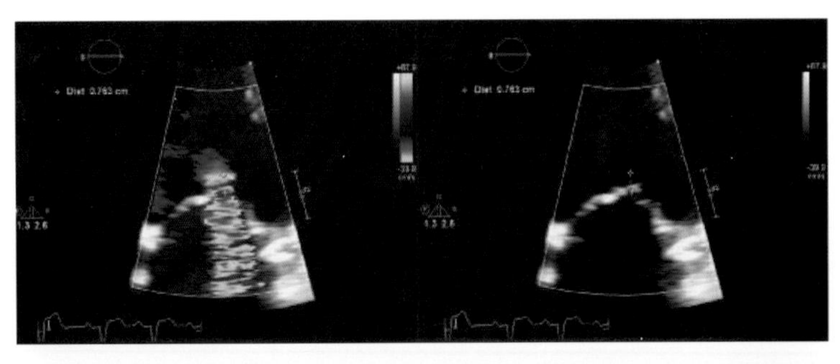

◀图 21-10　A4C 平面下测量二尖瓣反流束的近端等速面

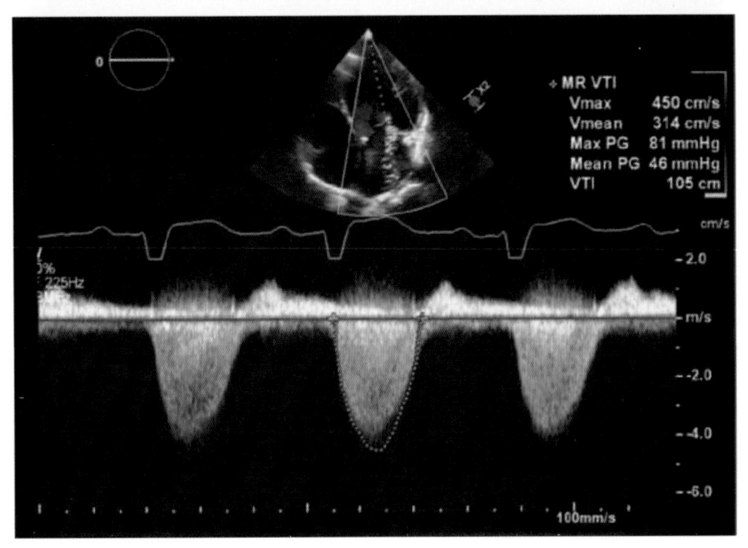

◀图 21-11　A4C 平面下连续波多普勒频谱测量二尖瓣反流束的速度 - 时间积分

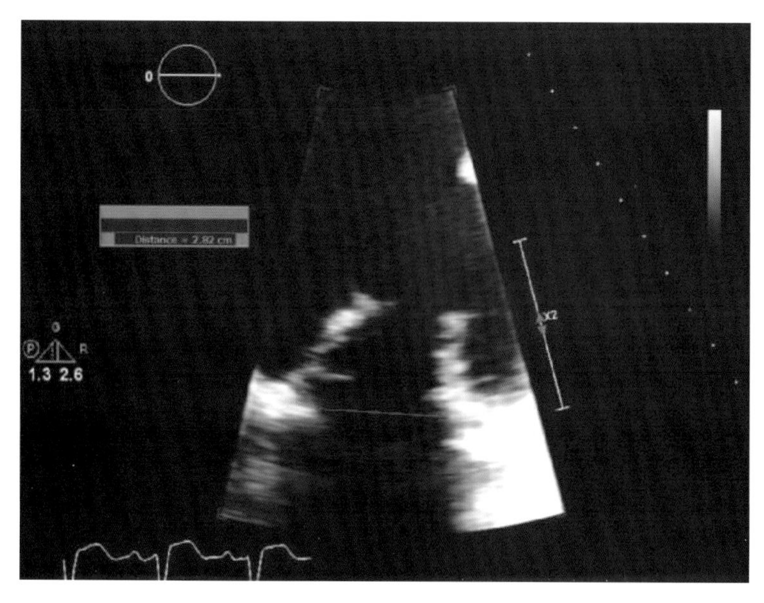

◀图 21-12　**A4C 平面下测量三尖瓣瓣环直径**

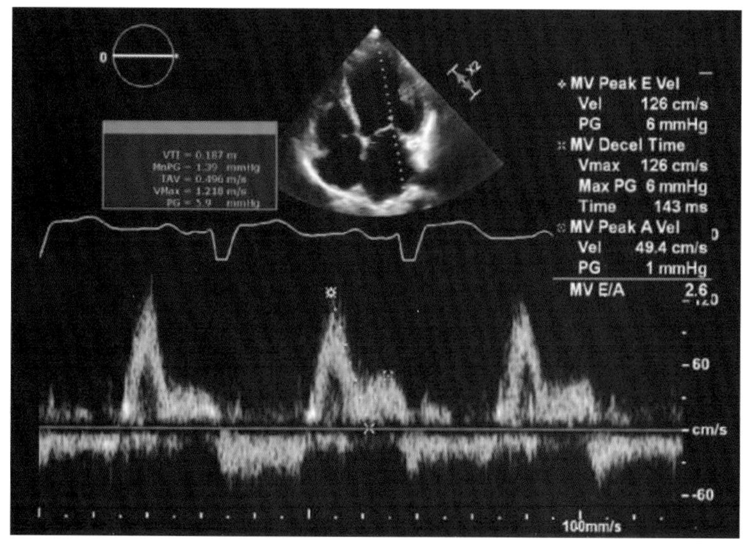

◀图 21-13　脉冲多普勒测量二尖瓣入室血流

要点总结

- 二尖瓣反流可用近端等速面（PISA）法计算反流口面积（ROA）和反流量（RV）来定量评估，或用体积法计算 RV 和反流分数 RF。
- 体积法涉及多种测量，其中 LVOT 直径和二尖瓣直径都需乘方，故容易产生误差，且当合并主动脉瓣反流或心内分流时，亦不准确。
- 简化 ROA 方程仅限于 Nyquist 极限速度接近 40cm/s 且二尖瓣峰值反流速度接近 5.0m/s 时使用。
- 计算二尖瓣血流量时，可将瓣口假设为正圆或椭圆形，但会受到多种测量误差的影响。

案例 5 51岁男性因主动脉瓣关闭不全行超声心动图检查，有代表性的图像见图21-14至图21-16。

（1）主动脉瓣关闭不全的严重程度可用测量缩流断面VC、计算反流孔面积ROA、反流分数RF和反流量RV，以评价主动脉瓣反流的严重程度。如图21-14，测得缩流断面半径为0.37cm，ROA可如图21-15用PISA法计算，峰值反流速度的测量见图21-16。

$$ROA=2\pi（r_{PISA}）^2\times V_{aliasing}/V_{AI\ Jet}$$

$$ROA=2\pi（1.06cm）^2\times（37.1cm/s/370cm/s）=0.71cm^2$$

（2）随后可用主动脉瓣反流束的VTI计算RV（VTI测量见图21-16）。

$$RV=ROA\times VTI_{AI\ Jet}$$

$$RV=0.71cm^2\times 162cm=115ml$$

（3）二尖瓣反流中，亦可用体积法计算RV，用二尖瓣入室血流减去主动脉瓣出室血流，如下所示。

$$RV=\pi r_{LVOT}^2\times VTI_{LVOT}-\pi r_{MV}^2\times VTI_{MV\ inflow}$$

（4）本例患者的LVOT直径和LVOT VTI（测量方法同案例1）已知，分别为2.3cm和34cm。MV直径和MV VTI（测量方法同案例4）已知，分别为2.4cm和20cm。故有如下公式。

$$RV=\pi r_{LVOT}^2\times VTI_{LVOT}-\pi r_{MV}^2\times VTI_{MV\ inflow}$$

$$RV=\pi（2.3cm/2）^2\times 34cm-\pi（2.4cm/2）^2\times 20cm=51ml$$

（5）反流分数（RF）由反流量（RV）和总搏出量（SV）计算得到。需注意在主动脉瓣关闭不全的情况下，SV是指左心室总出量；而在二尖瓣反流中，SV是指左心室总入量。

$$RF=RV/（\pi r_{LVOT}^2\times VTI_{LVOT}）\times 100\%$$

$$RF=51ml/［\pi（2.3/2）^2\times 34］\times 100\%=36\%$$

（6）本例中，用PISA法计算的结果为重度主动脉瓣关闭不全，而用容积法计算的结果为中度主动脉瓣关闭不全，二者偏差较大。这体现了在容量计算的过程中，各个测量值及估算方法都可能导致误差。实际工作中评价主动脉瓣关闭不全的程度需结合多种测量方法及多普勒超声表现（如图21-16示PHT为296ms，属于中度关闭不全的范围；图21-14示VC为0.37cm，亦属于中度关闭不全的）。故本例应诊断为中-大量反流。

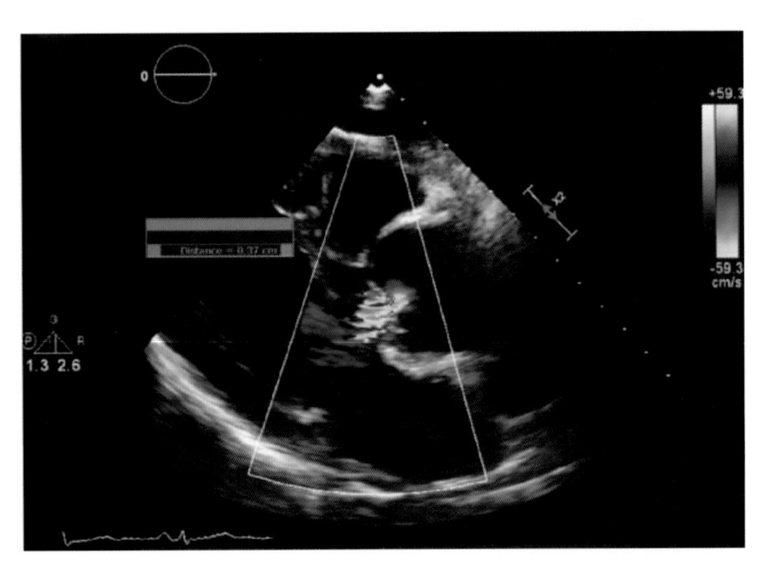

◀图 21-14 胸骨旁长轴切面测量缩流断面

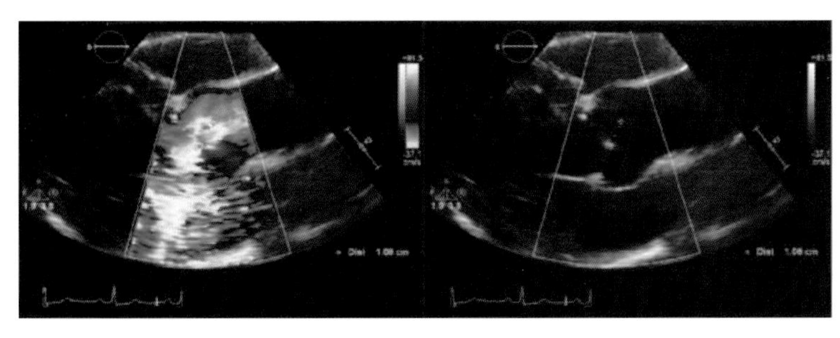

◀图 21-15　右侧胸骨旁长轴切面可见主动脉瓣反流的近端等速面

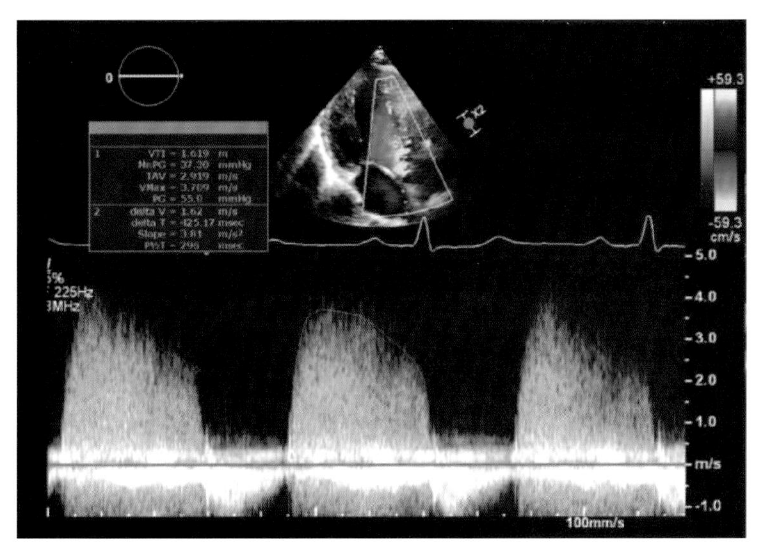

◀图 21-16　A3C 平面连续波多普勒频谱测量主动脉瓣反流束的 VTI、峰值血流速度和反流束衰减时间

要点总结

- 主动脉瓣关闭不全可用与二尖瓣关闭不全相似的参数进行评估，尽管其 PISA 更难以测量。
- 由于计算公式中的变量较多且复杂，易产生误差，故非定量评估（左心室体积、反流束连续波多普勒频谱的信号强度等）对主动脉瓣关闭不全的评估亦显得十分重要。

案例 6　超声心动图评估 62 岁女性二尖瓣狭窄程度，代表性的结果见图 21-17 和图 21-18。

（1）如前所述，二尖瓣狭窄通常使用超声心动图计算平均跨瓣压差和测量瓣口面积来进行定量评估。平均跨瓣压差是对二尖瓣连续波多普勒频谱进行积分所得（图 21-16）。瓣口面积可如图 21-18 中直接测量，或用 PHT 结合经验公式计算，如下所示。

$$MVA = 220 / PHT$$

$$MVA = 220 / 208 = 1.05（cm^2）$$

（2）本例患者的测量结果（平均跨瓣压差 8mmHg，测得 MVA 1.41cm^2，PHT 算得 MVA 1.05cm^2）提示二尖瓣重度狭窄。根据最新的瓣膜病指南，MVA ＜ 1.5cm^2 即为重度狭窄。

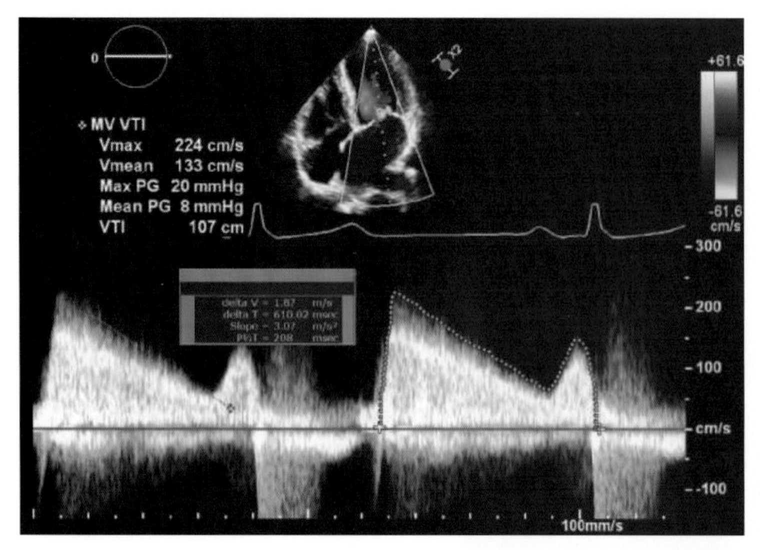

◀图 21-17　**A4C 平面下二尖瓣连续波多普勒频谱，可测量减速时间、压力减半时间和二尖瓣跨瓣压差**

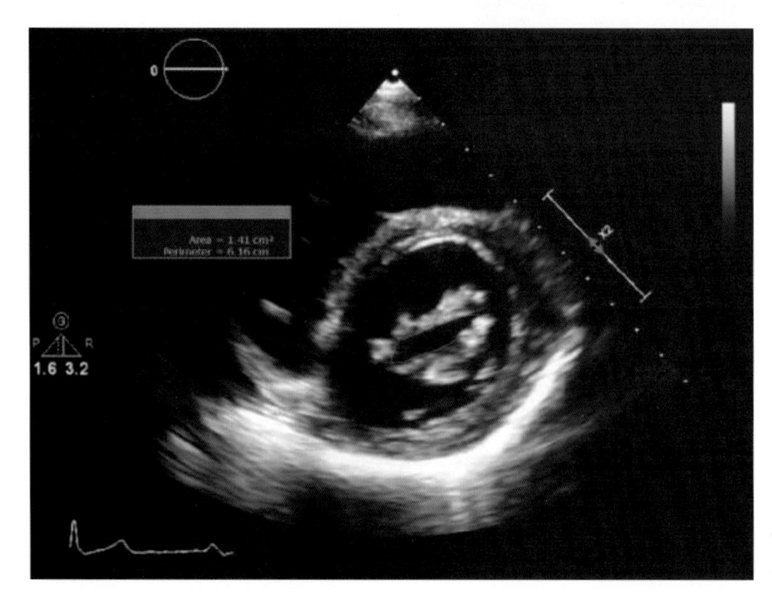

◀图 21-18　**胸骨旁短轴切面下直接测量二尖瓣瓣口面积**

要点总结

- 二尖瓣跨瓣压差是最简单，可重复性最好的用于评估二尖瓣狭窄的测量指标。
- 经胸超声心动图可直接测量二尖瓣瓣口面积，但要求成像平面保持轴位并恰好位于瓣尖水平。否则测值将偏大。
- 三维超声心动图 有助于对二尖瓣瓣口面积进行直接精确的测量。

七、结论

本章总结并举例说明了超声心动图，特别是多普勒超声心动图如何为瓣膜狭窄和反流的定量评估提供有力的帮助，亦阐明了测量过程中的关键步骤和可能存在的误差。由于公式存在经验性因素，故准确性很大程度上有赖于各指标测量的精确度，而且测量值上即便很细微的误差在代入公式计算后都可能导致较大误差。

总体而言，恰当准确的诊断需同时考虑超声心动图测值的计算结果、二维多普勒超声的直观表现和临床特征三方面的因素。

推荐阅读

[1] Baumgartner H, Hung J, Bermejo J, et al. Echocardiographic assessment of valve stenosis: EAE/ASE recommendations for clinical practice. *Eur J Echocardiogr*. 2009;10(1):1–25.

[2] Monin JL, Quere JP, Monchi M, et al. Low-gradient aortic stenosis: operative risk stratification and predictors for long-term outcome: a multicenter study using dobutamine stress hemodynamics. *Circulation*. 2003;108(3):319–324.

[3] Nishimura RA, Otto CM, Bonow RO, et al. 2014 AHA/ACC guideline for the management of patients with valvular heart disease: a report of the American College of Cardiology/American Heart Association Task Force on practice guidelines. *J Am Coll Cardiol*. 2014;63(22):e57–e185.

[4] Thavendiranathan P, Phelan D, Collier P, et al. Quantitative assessment of mitral regurgitation: how best to do it. *JACC Cardiovasc Imaging*. 2012;5(11):1161–1175.

[5] Zoghbi WA, Enriquez-Sarano M, Foster E, et al. Recommendations for evaluation of the severity of native valvular regurgitation with two-dimensional and Doppler echocardiography. *J Am Soc Echocardiogr*. 2003;16(7):777–802.

第22章
心脏病例与计算
Cardiac Cases and Calculations

Joseph Campbell，E. Murat Tuzcu　著
张伯瀚　译
张超纪　校

一、前言

在过去的几十年中，介入心脏病学领域已经出现了几种旨在治疗晚期瓣膜病患者的新型经皮疗法。考虑评估和治疗这些患者的决策过程的复杂性，新一代美国心脏病学会（ACC）/美国心脏协会（AHA）指南提倡建立心脏团队以通过多学科管理方法综合决策。该过程的一个重要环节在于团队拥有获得全面的临床和实验室评估的能力。这需要临床医师熟悉用于瓣膜病变的血流动力学测定的相关的有创及无创技术的应用范围。考虑到这一点，本章的重点是通过讨论常用技术和提供基于病例的实例，回顾心导管实验室中评估瓣膜病的基本方法。

二、适应证

多普勒超声心动图领域的进步使无创地获得准确且可再现的血流动力学数据成为可能，因此，并非所有瓣膜性心脏病患者在评估时都需要进行常规心导管检查。尽管如此，在如下几种情况下，有创血流动力学评估仍可能是有益的。

1．无创检查结果不确定：图像质量欠佳或床边临床评估与超声心动图检查结果之间存在差异。

2．在怀疑低流量低压差主动脉瓣狭窄的患者中使用多巴酚丁胺来区分假性和真性主动脉瓣狭窄，评估收缩力储备，或获得无法通过无创手段评估的信息。

3．评估对经皮结构干预手段的疗效，包括在手术前及手术后立即评估瓣口面积、跨瓣压差和其他相关的血流动力学数据。

4．当由于图像采集不良导致无创评估不充分时评估人工瓣膜。

三、常见计算概述

在下一节中，我们将简要回顾心导管实验室中用于评估心脏瓣膜病患者的常用方法。有关其他信息以及正常血流动力学的讨论，请参阅第20章。

1．瓣口面积

准确评估平均跨瓣压差和瓣口面积是必要的，以确定狭窄性瓣膜病变的血流动力学情况，从而指导决定适当的干预时机。常用Gorlin公式进行瓣口面积计算。也可使用由Hakki的简化公式进行快速计算。

（1）Gorlin等式。

① 1951年，Gorlin开发了一种水力学公式，旨在提供一种有创确定瓣口面积的机制。该公式需要精确测定几个关键变量。

- 跨瓣血流（收缩期的主动脉瓣和舒张期的二尖瓣），等于心排血量（cardiac output，

CO）除以心率（heart rate，HR）与收缩期射血期（systolic ejection period，SEP）或舒张期充盈期（diastolic filling period，DFP）的乘积。

- 平均跨瓣压差（ΔP）测定超过 5 或 10 个心动周期取平均值，取决于患者处于窦性心律还是心房颤动。

② 然后使用这些变量根据以下等式计算瓣口面积。

$$瓣口面积=\frac{CO/(HR\times SEP 或 DFP)}{44.3\times C\times\sqrt{\Delta P}}$$

其中 CO 为心排血量（ml/min），HR 为心率，SEP 和 DFP 分别为收缩期射血时间和舒张期充盈时间，C 为常数，ΔP 为平均跨瓣压差（mmHg）

③ Gorlin 通过比较 11 名患者二尖瓣瓣口面积（MVA）的计算值和直接测量值（6 例于尸检时，5 例于手术时）验证了该公式。在这项研究中，他认为瓣口面积的计算值与测量值之间相关性很高（在 $0.2cm^2$ 内）。

④ 使用这些数据，得出经验常数 0.7 用于计算二尖瓣面积。一旦能够常规测量左心室舒张末期压（LVEDP），可将该值调整为 0.85。尚未确定主动脉瓣狭窄的经验常数，目前其假定值为1。对于患有肺动脉瓣或三尖瓣狭窄的患者，不常规使用瓣口面积，平均跨瓣压差是用于确定严重程度的主要因素。

⑤ 使用 Gorlin 公式，MVA 和主动脉瓣瓣口面积（AVA）可以计算如下。

$$MVA=\frac{CO/(HR\times DFP)}{37.7\times\sqrt{\Delta P}}$$

$$AVA=\frac{CO/(HR\times SEP)}{44.3\times\sqrt{\Delta P}}$$

⑥ 举例。

- 二尖瓣狭窄：假设计算 Fick CO 为 4.0L/min，HR 为 100bpm，DFP 为 0.40s/beat，ΔP 为 25mmHg。

$$MVA=\frac{4000/(100\times0.40)}{44.3\times0.85\times\sqrt{25}}=0.5\ (cm^2)$$

- 主动脉瓣狭窄：假设计算的 Fick CO 为 5L/min，HR 为 100bpm，SEP 为 0.20s/beat，ΔP 为 64mmHg。

$$AVA=\frac{5000/(100\times0.20)}{44.3\times1.0\times\sqrt{64}}=0.7\ (cm^2)$$

（2）Hakki 方程。

① 为了简化有创瓣口面积的计算过程，Hakki 等研究了行左右心导管检查的 100 例连续患者（60 例主动脉瓣狭窄，40 例二尖瓣狭窄），并用 Gorlin 方程计算瓣口面积。他们观察到，在正常 HR 下，对瓣口面积处在很宽的某一范围内的患者而言，HR、SEP 或 DFP，常数和 44.3 的乘积接近 1000。考虑到这一点，他们将方程式简化如下。

$$瓣口面积=\frac{CO}{\sqrt{P}}$$

其中 CO 为心排血量（L/min），P 为跨瓣压差（mmHg）

使用这个等式，他们注意到对于主动脉瓣狭窄（r=0.96）和二尖瓣狭窄（r=0.94）的患者，使用 Gorlin 和 Hakki 等式计算得出的瓣膜面积之间存在正相关关系。

② 在主动脉瓣狭窄患者中，无论是使用平均压差还是使用峰 - 峰压差，相关性均为正值。

③ 在心动过速患者中使用该公式时必须小心，因为在高 HR 时心脏收缩期和舒张期的相对时间可能在高 HR 时明显改变，从而使得用于推导该公式的基本假设无效。

④ 例子。

- 二尖瓣狭窄：使用上述 CO=4.0L/min 和 ΔP 为 25mmHg 的值。

$$MVA=\frac{4.0}{\sqrt{25}}=0.8\ (cm^2)$$

● 主动脉瓣狭窄：使用上述 CO = 5.0 L / min 和 ΔP 为 64 mmHg 的值。

$$AVA=\frac{5.0}{\sqrt{64}}=0.6\ (cm)^2$$

2. *跨瓣压差*

随着心脏瓣膜逐渐变窄，流动阻力因此上升，需要更高的跨瓣压差以维持足够的组织灌注。虽然在临床实践中，超声心动图已成为确定这些值的标准，但仍有一些情况需要在心导管实验室中进行这些计算。在这部分情况下，压力梯度是直接测量的，而不是无创下使用简化的伯努利或连续性方程间接获得。如果认真的采用最佳实践标准，例如对于主动脉瓣狭窄的患者使用双腔猪尾导管同时测定左心室和主动脉压，这些测量应该比无创检查获得的跨瓣压差更为准确。如果不严格遵守这些标准，可能会导致数据采集不当，从而导致临床评估不准确。

（1）主动脉瓣狭窄。

① LV 主动脉压差可用以下形式报告。

● 峰 - 峰值压差：指峰值主动脉压测量值与峰值左心室压测量值之差。尽管它通常用于估测平均压差，但鉴于两者在时间上并无关联，这种测量不具有任何生理意义。

● 瞬时峰值压差：指收缩期射血期间在任何给定时间点左心室压和主动脉压之间存在的梯度的峰值。

● 平均跨瓣压差：通过对左心室 - 主动脉压力波形进行积分获得的曲线下面积来确定。该测量是表达跨瓣压差最可靠的方式，以及用于通过 Gorlin 公式计算瓣口面积时使用。

② 技术。

● 同时左心室 - 外周动脉压力曲线：受脉搏波形的时间延迟和外周放大的限制。Folland 等直接比较了同时左心室 - 主动脉与左心室 - 股动脉曲线，并观察到在没有调整时间延迟的曲线中，压差平均被高估了 9mmHg，而调整后的曲线将压差低估了平均 10mmHg。

● 通过经房间隔导管同时测定左心室 - 主动脉压力曲线：可用于机械主动脉瓣的患者，在某些情况下需要精确测量左心室流出道（LVOT）压差时（即 HOCM 患者），或左心室无法通过逆行插管进入时。应用较少，因其有创且随之而来的并发症的可能性。

● 通过逆行左心室导管插入同时测定左心室 - 主动脉压力曲线：这是最常见和优选的方法。可以使用双腔猪尾导管，或主动脉内单腔猪尾导管与左心室内高保真压力线或额外的单腔猪尾导管组合来完成。

（2）二尖瓣狭窄。

二尖瓣平均跨瓣压差可以通过经房间隔穿刺的直接左心房插管或使用肺毛细血管楔压（PCWP）来推算左心房压力。

Schoenfield 等研究了 12 例人工二尖瓣狭窄的患者，并确定在该人群中使用 PCWP 进行计算总会导致高估平均跨瓣压差（13.2mmHg vs. 6.7mmHg）并因此低估了 MVA（平均 1.29 cm^2 vs. 1.89cm^2）。他们假设这可能是由于 PCWP V 波的相位延迟导致平均舒张压相较于通过左心房直接测定的压力更高 和（或）肺动脉高压患者中，记录结果其实是衰减的肺动脉压而不是真正的 PCWP。

四、血管造影评估主动脉瓣和二尖瓣反流

虽然多普勒超声心动图是主动脉瓣或二尖瓣反流最常见的评估手段，但在某些情况下也需要使用血管造影来进一步评估。使用如下血管造影 Sellers 标准评估主动脉瓣或二尖瓣反流。

Sellers 标准：1 级，近端心腔微弱的浑浊，

每次搏动都可清除；2 级，近端心腔的轻度浑浊，在几次搏动之内清除；3 级，近端心腔的整个腔室中度浑浊，且与程度与远端心腔相同；4 级，近端心腔的重度浑浊，程度大于远端心腔。

五、主动脉瓣反流指数

鉴于主动脉反流（AR）程度与经导管主动脉瓣置换术（TAVR）死亡率的相关性，在该患者群体中对 AR 的精确评估作为术中护理的常规且至关重要的一环。尽管常规使用有创血流动力学检测、主动脉造影术和经食管超声心动图（TEE），想要精确评估仍然很困难。尽管尚未在临床实践中广泛使用，但 AR 指数和时间积分 AR（TIAR）指数的开发有助于提高置入术后 AR 的测量准确度。

1．AR 指数

需要同时测定收缩压（SBP），舒张压（DBP）以及 LVEDP，其相关性如下。

$$\text{AR 指数} = \frac{\text{DBP} - \text{LVEDP}}{\text{SBP}} \times 100$$

在 146 例接受 Medtronic CoreValve 瓣膜置入术的高危患者（平均胸外科学会评分 =9.8%±7.3%）中前瞻性评估了 AR 指数的互补诊断价值。在这项研究中，AR 指数随着 AR 的恶化逐渐降低，并且 AR 指数＜ 25 是患者 1 年内死亡的独立预测因子。

2．TIAR 指数

一种通过在心动周期的相应时间内压力进行积分的尝试，用来提高上述评估的准确性。它需要精确计算左心室（LV）- 主动脉（Ao）舒张压时间积分（DPTI）和左心室收缩压时间积分（SPTI）。

（1）LV-Ao DPTI：通过心脏舒张期间主动脉中心压力曲线和左心室压力曲线之间的积分面积表示。

（2）LV SPTI：通过在心脏收缩期间左心室压力曲线下的积分面积来计算。

（3）然后，这些结果共同确定 TIAR 指数，如下所示：

$$\text{TIAR 指数} = \frac{\text{LV-Ao DPTI}}{\text{LV SPTI}} \times 100$$

（4）在对 64 例重度主动脉瓣狭窄且接受 Sapien 瓣膜置入患者的研究中，TIAR 指数＜ 80 预测存在轻度以上主动脉瓣关闭不全（aortic insufficiency，AI），敏感度为 86％，特异度为 83％。TIAR 指数应用曲线下面积，与 AR 指数相比提高了诊断准确性。

六、机械瓣膜的透视检查评估

有时，当机械瓣膜存在明显伪影且影响观察或怀疑由于压力恢复而无创跨瓣压差异常升高时，可以应用透视检查。这需要非常仔细的获得人工瓣膜在垂直于瓣膜开闭平面的投影。利用这些图像，可以计算打开和关闭角度，并与标准值进行比较，以确定是否存在明显的阻塞（图 22-1）。

七、反流量和反流分数

这一概念最早提出是为了在心导管实验室中建立定量评估瓣膜反流的机制。最初由 Sandler 等于 1963 年描述，它依赖于总左心室每搏输出量（TSV）以及有效的前向每搏输出量（FSV）的确定。虽然没有广泛使用，但这里将简要讨论。

1．TSV：定义为左心室造影确定的舒张末期和收缩末期容积之间的差异。

2．FSV：通过 CO 除以 HR（由 Fick 法或热稀释法获得，测量有效的正向流量）来计算。

3．然后将这些变量带入以下公式以计算反流量（regurgitant volume，RV）。

$$\text{RV} = \text{TSV} - \text{FSV}$$

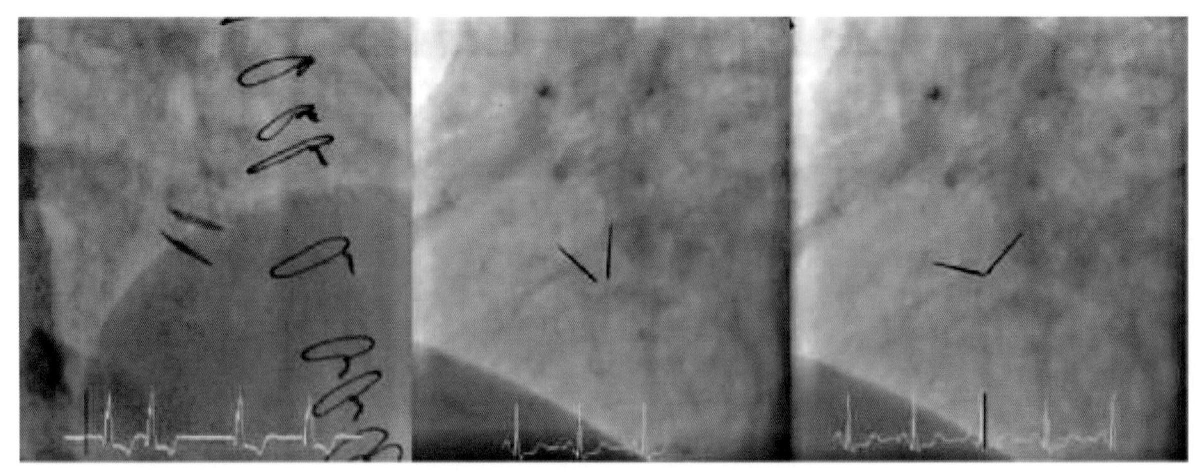

▲图 22-1 机械瓣的透视检查评估

左图明显可见图像角度倾斜，这将导致对瓣膜打开和关闭的不准确评估。中图和右图显示，在具有机械主动脉瓣的同一患者中测量打开和关闭的正确造影角度。开角和闭合角分别代表收缩期和舒张期中两个瓣叶之间形成的角度。将这些测量值与标准值进行比较，可确定是否存在限制

4. 使用此信息，可以确定反流分数（regurgitant fraction，RF），如下所示。

$$RF = (TSV - FSV) / TSV$$

5. 轻度为＜20%；中度为21%～40%；中重度为41%～60%；重度为＞60%。

6. 限制。

（1）可能非常耗时，并且需要使用高度复杂的计算机软件来计算心室容积。

（2）操作者必须确保获得具有代表性的容积，因为它在每次心动周期的搏动中都可能不同。值得注意的是，在R-R间期不定的情况下，例如心房颤动或频繁的异位搏动时，不能获得准确的容积。

（3）用于计算CO的标准方法存在一些限制，也可以造成误差。

（4）瓣膜反流的程度取决于左心室的负荷条件，因此，操作者必须确保在整个测量的过程中，这些因素保持不变。

八、基于病例的一些例子

本章的其余部分将重点介绍在特定病例背景下的情况，旨在通过利用与临床实践相关的各种血流动力学负荷条件和刺激措施来阐述上述技术的临床应用。除上述讨论外，还可参考第20章和第23章，以补充案例中提供的信息。

1. 主动脉瓣

案例1 正常流量伴高跨瓣压差

一名68岁的女性因劳累性呼吸困难加重而进一步评估。病史主要包括高血压、高脂血症、肺动脉高压、中度严重的三尖瓣反流，以及伴有射血分数（ejection fraction，EF）保留的心力衰竭和中度主动脉瓣狭窄。她接受了经胸超声心动图检查，显示EF 65%，右心室收缩压100mmHg，3级三尖瓣反流，中重度主动脉瓣狭窄，平均跨瓣压差33mmHg，AVA 1.0cm²。

患者被带到心脏导管实验室进一步评估病因。冠状动脉造影未显示任何阻塞性冠状动脉疾病（CAD）。患者行右心导管检查，用双腔猪尾管同时测量左心室压与主动脉压，结果见表22-1。

根据以上数据，AVA结果计算如下。

$$AVA=\frac{4700/(75\times0.25)}{44.3\times1.0\times\sqrt{42}}=0.9cm^2$$

表 22-1　患者行右心导管检查并用双腔猪尾管同时测量左心室压与主动脉压的结果

指　标	测量值	指　标	测量值
右动脉压（mmHg）	9	平均左心室主动脉压差（mmHg）	42
右心室压（mmHg）	92/10	心率（bpm）	75
肺动脉压（mmHg）	92/32 (60)	SEP（ms）	25
PCWP（mmHg）	25	每搏输出量（ml）	63
Fick CO（L/min）	4.7	每搏输出指数	37

要点总结

- 当临床评估与无创检查结果之间存在差异时，ACC/AHA 指南支持使用心导管检查来确定主动脉瓣狭窄的严重程度。
- 动脉压波形的外周放大以及左心室与外周动脉压之间的时间延迟可导致的不准确，因此外周动脉压不应代替中心动脉压。应该同时获得左心室 - 主动脉压，其中最常用的方法是使用双腔猪尾导管。
- 在获得并验证高质量测量值后，应记录导管回拉，原因有两个：① 确认双导管腔之间的主动脉中没有压差。这种压差意味着导管或换能器系统存在技术问题，从而影响压力测量的准确性；② 排除伴随的 LVOT 压差的存在。

案例 2　机械瓣膜中压力恢复

一名 88 岁男性因进行性呼吸困难进一步评估。病史主要包括高血压、高脂血症、COPD 和重度主动脉瓣狭窄 s/p AVR，曾置入 24mm St. Jude 瓣膜。行经胸超声心动图检查，结果显示 EF 为 55%，平均跨瓣压差为 60mmHg，AVA 为 0.7cm^2。由于来自机械瓣膜的干扰，TEE 受到严重限制，并且因此进行了透视评估，发现了机械盘的中度偏移。随后，在经房间隔穿刺后获得同时的左心室 - 主动脉压差。测得的机械瓣膜的平均压差为 25mmHg，从而证实存在中度主动脉瓣狭窄。加强支气管扩张药治疗后，患者的呼吸困难得到改善。

要点总结

- 机械瓣膜由于阴影的干扰以及压力恢复的概念，其无创评估可能受到限制。
- 功能正常的侧倾碟双叶机械主动脉瓣的血流是通过小的中心孔和两个侧向孔口发生。因此，局部高压差导致当血液加速通过该中心孔，使远端的中央主动脉中压力快速恢复。
- 因为使用连续频谱多普勒记录的速度代表沿着超声波束方向存在的最高值，所以不能计算压力恢复，因此通过超声心动图测量的压差将反映左心室和中心孔之间，而非是左心室和主动脉之间的血流速度。在这种情况下，即使人工瓣膜功能正常，也可能最终导致跨瓣压力梯度的假性升高。

- 当怀疑压力恢复时，应进行透视荧光检查评估。如果发现瓣膜开口明显受限，则可以诊断重度人工主动脉瓣膜狭窄。如果未发现相关证据，则应进行有创评估。通过在位于瓣膜两侧置入导管，可以直接获得跨瓣压差，因此可以避免由压力恢复造成的误差并进行明确的诊断。

案例 3 低流量、低压差伴收缩力储备

一名 78 岁的女性因进行性疲劳就诊。她的病史主要包括高血压、高脂血症、既往冠状动脉左前降支（LAD）近端药物洗脱支架（DES）植入、心房颤动，以及症状性心动过缓、双腔起搏器植入后。她近期因肺水肿住院治疗，期间发现她的 EF 从 55% 下降到 35%。超声心动图还发现了主动脉瓣的严重钙化，其峰值压差为 36mmHg，平均压差为 16mmHg，AVA 0.86cm^2 和不显著的 AI。鉴于 EF 的下降，她接受了冠状动脉造影，显示 LAD 支架无明显异常。随后，分别在静息时和输注 20μg/(kg•min）的多巴酚丁胺后，使用双腔猪尾导管同时获得左心室 - 主动脉压差，结果见表 22-2。

表 22-2 患者静息时和输注多巴酚丁胺后，使用双腔猪尾导管同时获得左心室 - 主动脉压差结果

指 标	静息态	多巴酚丁胺负荷 20μg/（kg•min）
心排血量（L/min）	3.9	5.8
心率（bpm）	70	85
SEP（ms）	0.31	0.30
平均压差（mmHg）	25	43
每搏输出量（ml）	56	68

根据以上数据，AVA 结果计算如下。

$$AVA_{rest}=\frac{3900/(70\times0.31)}{44.3\times1.0\times\sqrt{25}}=0.8\ (\text{cm}^2)$$

$$AVA_{stress}=\frac{5800/(85\times0.30)}{44.3\times1.0\times\sqrt{43}}=0.8\ (\text{cm}^2)$$

要点总结

- 低流量低压差，伴左心室功能障碍的重度主动脉瓣狭窄患者，指 EF < 50%，AVA < 1.0cm^2，平均压差< 40mmHg。
- 对伴有左心室功能不全和主动脉瓣狭窄的患者进行多巴酚丁胺负荷的血流动力学评估有助于区分几种不同的表型：
  - 低流量低压差重度主动脉瓣狭窄，有收缩力储备：压差升高，AVA 稳定，每搏输出量增加≥ 20%。
  - 低流量低压差重度主动脉瓣狭窄，有收缩力储备：压差不变或升高，AVA 稳定，每搏输出量增加≥ 20%。
  - 假性主动脉瓣狭窄：随着平均压差的变化，AVA 增加。
- 虽然这些信息通常可以通过多巴酚丁胺负荷超声心动图获得，但如果认为这些结果不充分，或者在多巴酚丁胺负荷前需要血供重建的严重 CAD 患者，通常会采用有创评估。
- 对于重度左主干狭窄，活动性冠状动脉缺血，室性心律失常和急性心力衰竭失代偿期的患者，禁忌使用多巴酚

丁胺进行有创性血流动力学评估。在开始评估之前，应该纠正这些情况，即分别采用经皮冠状动脉介入治疗（PCI）和利尿。

案例 4　低流量低压差，无收缩力储备

一名 71 岁男子因劳力后呼吸困难以及下肢水肿加重就诊。他的病史主要包括高血压、高脂血症、糖尿病和风湿性心脏病，以及二尖瓣置换术后。他最近接受了经胸超声心动图检查，结果显示 EF 为 20%，人工机械二尖瓣位置良好，中重度主动脉瓣狭窄（峰值压差 42mmHg，平均压差 26mmHg，AVA 1.0cm^2）和 1 级 AI。利用二维和三维 TEE 通过平面法测得 AVA1.5cm^2。冠状动脉造影显示无明显的动脉粥样硬化性 CAD。增强门控计算机断层扫描（CT）显示主动脉瓣钙化。

评分为 1800 Agatston 单位。考虑低流量压差主动脉瓣狭窄，分别在静息时和输注 20μg/（kg•min）的多巴酚丁胺时，使用双腔猪尾导管进行同时左心室 - 主动脉压测量，结果见表 22-3。

表 22-3　在静息时和输注多巴酚丁胺时，使用双腔猪尾导管同时进行左心室 - 主动脉压测量结果

指　标	静息态	多巴酚丁胺负荷 20μg/（kg•min）
心排血量（L/min）	4.0	4.7
心率（bpm）	80	94
SEP（ms）	25	24
平均压差（mmHg）	14	28
每搏输出量（ml）	50	50

使用以上数据，AVA 结果计算如下。

$$AVA_{rest}=\frac{4000/(80\times0.25)}{44.3\times1.0\times\sqrt{14}}=1.2\ (cm^2)$$

$$AVA_{stress}=\frac{4700/(94\times0.24)}{44.3\times1.0\times\sqrt{28}}=0.9\ (cm^2)$$

要点总结

- 本案例代表低流量低压差的重度主动脉瓣狭窄，没有收缩力储备。值得注意的是，输注多巴酚丁胺时，瓣口面积减少至 0.9cm^2，符合重度主动脉瓣狭窄。尽管如此，每搏输出量未能增加 20%，这表明缺乏收缩力储备。
- 在对 136 例低流量低压差重度主动脉瓣狭窄患者的研究中，有收缩力储备的患者手术死亡率为 5%，而无收缩力储备的患者手术死亡率为 33%。在有收缩力储备组中，AVR 改善了生存率；在没有收缩力储备的患者中也能观察到类似的趋势，但并未达到有统计学意义的程度。基线平均压差＜ 20mmHg 以及收缩力储备不足，都是手术死亡率的独立预测因子。鉴于没有收缩力储备的患者的手术死亡率很高，观察患者对多巴酚丁胺输注的反应是有帮助的，可以用于评估整体风险以决定是否应进行 AVR。
- Herrmann 等研究了 PARTNER 队列中 530 名低流量主动脉瓣狭窄患者后发现，与正常流量的患者相比，该亚组的死亡率更高（47%vs.34%）。在高危以及不能手术的患者中，介入治疗可以提

高生存率。低流量主动脉瓣狭窄是死亡率的独立预测因子，但 EF 或压差并非如此。

- 在没有收缩力储备的患者中，决定是否介入治疗更为复杂，通过 CT 和（或）透视检查评估主动脉瓣钙化可能是有益的。目前证据表明较高程度的钙化与长期死亡率增加相关，并且与钙化较少的个体相比，此类患者从介入治疗中能够获得更大益处。

案例 5 假性主动脉瓣狭窄

一名 76 岁的男性因其进行性加重的劳力性呼吸困难以及左心室功能下降为行进一步评估就诊。他的病史主要包括高血压、高脂血症、CAD、冠状动脉旁路移植术后［左内乳动脉（LIMA）至 LAD，大隐静脉（SVG）至 OM1，SVG 至后降动脉（PDA）］以及主动脉瓣狭窄。在过去的 6 个月中，由于他在日常活动中出现气短进行性加重，因心力衰竭失代偿住院数次。在他最近一次的住院期间，他的 EF 从基线 50% 下降至 25%，伴有主动脉瓣轻度钙化，峰值压差 36mmHg，平均压差 20mmHg，AVA 0.9cm^2，无 AI 。由于担心左侧主干近段狭窄，将患者送往心导管实验室进一步评估其 CAD 以及主动脉瓣狭窄的血流动力学评估。在左主干远段狭窄证实了 0.93 的分流量储备后，分别在静息时和输注 20μg/（kg•min）的多巴酚丁胺时，使用双腔猪尾导管获得同时左心室 - 主动脉压，结果见表 22-4。

表 22-4 在静息时和输注多巴酚丁胺时，使用双腔猪尾导管获得同时左心室 - 主动脉压结果

指　标	静息态	多巴酚丁胺负荷 20μg/（kg•min）
心排血量（L/min）	3.5	7.0
心率（bpm）	80	91
SEP（ms）	26	22
平均梯度（mmHg）	17	30

根据以上数据，AVA 结果计算如下。

$$AVA_{rest}=\frac{3500/(80\times 0.26)}{44.3\times 1.0\times \sqrt{17}}=0.9\ (cm^2)$$

$$AVA_{stress}=\frac{7000/(91\times 0.22)}{44.3\times 1.0\times \sqrt{30}}=1.4\ (cm^2)$$

要点总结

- 本案例提示我们 Gorlin 方程在低流量状态下容易低估真实的 AVA。
- 在多巴酚丁胺负荷后检查主动脉瓣钙化程度以及平均压差和 AVA 的变化可以帮助阐明存在真性抑或是假主动脉瓣狭窄。在患有假性主动脉瓣狭窄的患者中，随着心脏收缩增加，主动脉瓣膜打开得更充分，AVA 增加。
- 非常重要的一点在于，因为这类患者左心室功能障碍与主动脉瓣狭窄无关，故 AVR 或 TAVR 不具有临床效用。

案例 6 机械二尖瓣和主动脉瓣的重度主动脉瓣狭窄

一名 57 岁的女性因进行性呼吸困难和下肢水肿为进一步治疗就诊。她的病史主要包括风湿性瓣膜病、重度二尖瓣和主动脉瓣狭窄、二尖瓣置换术后、主动脉瓣置换术后。患者行经胸超声心动图和 TEE，显示 EF 35%，主动脉跨瓣压差升高，提示重度人工主动脉瓣狭窄，但是由于干扰，瓣膜观察并不清楚。为了进一步检查，患者被送往心导管实验室行主动脉瓣透视检查，结果如图 22-2 所示。主动脉瓣是双叶瓣，开放角度为 35°，明显异常。双叶瓣的开角通常为 80°～85°。

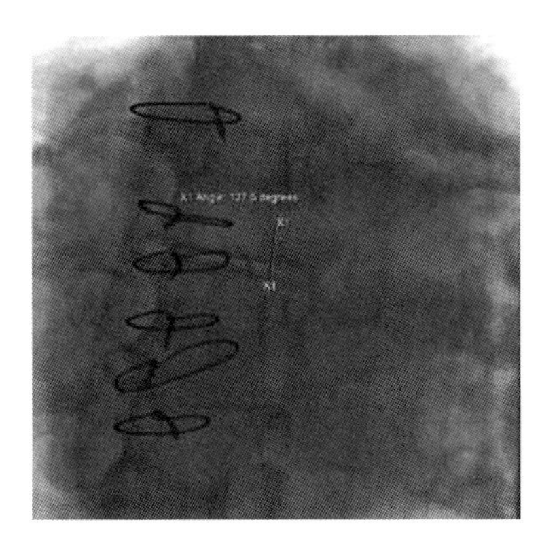

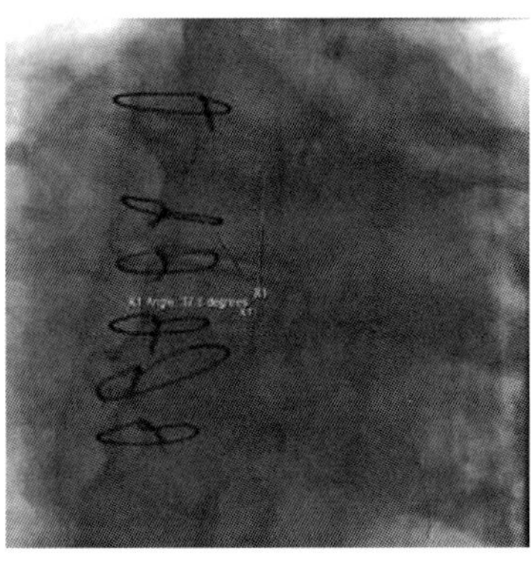

◀图 22-2 主动脉瓣透视检查结果（开角 38°，闭合角 138°）

要点总结

- 在存在伴随的机械主动脉瓣和二尖瓣人工瓣的情况下，通过标准手段进行直接左心室插管是不可行的。在这种情况下，使用透视法直接测量开启和关闭瓣膜角度，并将结果标准值进行比较，可以明确重度人工主动脉瓣狭窄的诊断。在非常罕见的情况下，主动脉瓣狭窄的程度在所有其他方法后仍然存在疑问，可以通过心尖穿刺直接测量 LVEDP。
- 在垂直于瓣膜打开和关闭的平面中成像在测量过程中至关重要。

案例 7 患者 - 人工瓣膜不匹配

一名 69 岁的女性因进行性胸痛和气短为进一步治疗就诊。她曾于 2002 年因重度主动脉瓣狭窄行生物瓣 AVR，于 2011 年使用 19mm 生物假体再次行 AVR、CAD、冠状动脉旁路移植术（LIMA 至 LAD 和 SVG 至 PDA）、DES 置入右冠状动脉（RCA）近段，以及石棉沉积引起的间质性肺病。经胸超声心动图显示 EF 值为 40%，人工主动脉瓣的峰值跨瓣压差为 38mmHg，平均压差为 24mmHg，1 级 AI。患者因胸痛行冠状动脉造影，并由此证实了正常的 LAD 的 LIMA，并且在 RCA 或左旋支动脉中并未发生阻塞。分别在静息时和输注 20μg/(kg•min) 的多巴酚丁胺后使用双腔猪尾导管获得同时左心室 - 主动脉压差，结果如表 22-5 所示。其中，BSA 为 $2.0m^2$。

表 22-5　在静息时和输注多巴酚丁胺后分别使用双腔猪尾导管获得同时左心室 - 主动脉压差结果

指　标	静息态	多巴酚丁胺负荷 20μg/（kg•min）
心排血量（L/min）	3.7	6.8
心率（bpm）	80	94
SEP（ms）	21	23
平均压差（mmHg）	25	65

根据以上数据，AVA 结果计算如下。

$$AVA_{rest}=\frac{3700/(80\times0.21)}{44.3\times1.0\times\sqrt{25}}=1.0\ (cm^2)$$

$$AVA_{stress}=\frac{6800/(94\times0.23)}{44.3\times1.0\times\sqrt{65}}=0.9\ (cm^2)$$

要点总结

- 尽管上述有创血流动力学数据支持低流量低压差重度主动脉瓣狭窄的诊断，但仍然需要考虑导致升高的跨瓣压差的其他情况。
- 当瓣膜的有效开口面积（EOA）相对于患者的体型过小时，会导致患者 - 人工瓣膜不匹配（PPM）的发生，使得人工瓣膜上的压差异常升高。可以通过将 EOA 除以患者的体表面积来计算校正后的 EOA。PPM 的阈值分别为：轻度 ＞ $0.85cm^2/m^2$；中度 0.85 ～ $0.65cm^2/m^2$；重度 ＜ $0.65cm^2/m^2$。19mm 的人工瓣膜特别容易出现这种现象。在主动脉根部较小的患者中，为避免临床上出现显著的 PPM，可使用无支架瓣膜或进行主动脉根部扩大。
- 考虑到对 PPM 的可能，患者随后接受了 TEE，这对于开放良好的轻度钙化的主动脉瓣叶的评估是有意义的。通过平面法测量，计算得 AVA 为 $1.2cm^2$，校正值为 $0.6cm^2$。结合以上情况，考虑压差升高为严重的 PPM 所致。

病例 8　重度主动脉瓣狭窄伴重度主动脉反流

一名 73 岁的女性因进行性加重的呼吸困难和乏力为进一步评估就诊。她的病史主要包括霍奇金淋巴瘤既往胸壁放疗史、CAD 冠状动脉旁路移植术后（LIMA 至 LAD，SVG 至 OM1，SVG 至 PDA），以及重度 COPD，需要持续吸入 5L/min 的 O_2。经胸超声心动图显示 EF60%，主动脉瓣重度钙化，峰值压差为 64mmHg，平均压差为 43mmHg，AVA 为 $0.9cm^2$，中心 AI 为 4 级。通过直接面积测量法在 TEE 上测得 AVA 为 $0.8cm^2$。因为患者不满足外科手术条件，故在心导管实验室对患者进一步行经导管 AVR。瓣膜置换前的基线血流动力学情况见表 22-6。

表 22-6　瓣膜置换前的基线血流动力学结果

指　标	测量值
Fick CO（L/min）	3.5
平均左心室 - 主动脉压差（mmHg）	45
心率（bpm）	75
SEP（ms）	0.25

根据以上数据，AVA 结果计算如下。

$$AVA=\frac{3500/(75\times0.25)}{44.3\times1.0\times\sqrt{45}}=0.6\ (cm^2)$$

要点总结

- 尽管无创检查的结果清楚地显示了严重的主动脉瓣狭窄 / 主动脉瓣关闭不全，存在介入治疗指征；但是上述基线数据证明了 Gorlin 公式在评估同时存在狭窄和反流的患者中的局限性。
- 在患有重度主动脉瓣狭窄和伴随的主动脉瓣关闭不全或二尖瓣反流的患者中，通过热稀释法或 Fick 法评估心排血量时会忽略反流流量。这将导致测得的收缩流量偏低，因此导致测得的 AVA 偏低。

病例 9 球囊主动脉瓣膜成形术

一名 88 岁的男性因慢性左心室舒张性心力衰竭合并急性低氧性呼吸衰竭和急性慢性肾功能不全患者入院治疗。他的病史主要包括 CAD（PCI 治疗 LAD 后）、慢性肾脏病、COPD、FEV1 为 1.0L，以及重度主动脉瓣狭窄。经胸超声心动图显示 EF55％，主动脉瓣严重钙化，峰值压差为 110mmHg，平均压差为 64mmHg，AVA 为 0.5cm^2 和轻微 AI。经过几天的积极静脉输注利尿药和硝普钠治疗，患者的呼吸状况改善，肾功能恢复到基线水平。随后患者被送往心导管实验室进行球囊主动脉瓣膜成形术，术前和术后血流动力学结果见表 22-7。

表 22-7 球囊主动脉瓣膜成形术前和术后血流动力学结果

指　标	术前	术后
心排血量（L/min）	4.0	5.5
峰 - 峰值压差（mmHg）	60	25
LVEVDP (mmHg)	25	21
中心主动脉舒张压（mmHg）	70	73

根据以上数据，AVA 结果计算如下。

$$AVA_{pre}=\frac{4.0}{\sqrt{60}}=0.5\ (cm^2)$$

$$AVA_{post}=\frac{5.5}{\sqrt{25}}=1.1\ (cm^2)$$

要点总结

- 鉴于其准确性和易用性，Hakki 方程通常用作快速计算瓣口面积的方法。
- 虽然传统上在使用 Gorlin 方程进行计算时提倡使用平均压差，但无论是使用峰 - 峰还是平均压差，计算的 AVA 都被证明是相当准确的。
- 对心动过速患者必须谨慎，因为在更快的心率下，推导 Hakki 方程的基本假设可能会受到影响。

病例 10 重度瓣周主动脉瓣关闭不全

一名 87 岁的男子因劳累性呼吸困难和乏力加重为进一步评估入院。他的病史主要包括高血压、既往冠状动脉旁路移植术（LIMA 至 LAD 和 SVG 至 RCA）以及慢性肾病，基线肌酐为 2.0mg/dl。经胸超声心动图显示 EF55％以及重度 AS，平均压差为 56mmHg，AVA 为 0.7cm^2。随后将患者转去行 TAVR。在瓣膜展开后，在主动脉造影时观察到患者脉冲压力宽且存在中度以上 AI。TEE 显示出一种非常古怪的

AI 向后反流束，其严重程度为 2 ～ 3 级。血流动力学结果见表 22-8。

表 22-8　AI 患者血流动力学测定结果

指　标	测量值
血压（mmHg）	110/40
LVEDP（mmHg）	30

使用以上数据，AVA 结果计算如下。

$$AR指数 = \frac{40-30}{110} \times 100 = 9$$

根据这些数据，可以确定患者患有重度瓣周 AI。尽管连续球囊扩张，重度瓣周 AI 仍未缓解，因此他接受了瓣中瓣 TAVR，并使 AI 减少到微量。

要点总结

- 目前而言，确定主动脉瓣关闭不全的严重程度的过程可能很复杂，需要结合血流动力学数据、主动脉造影以及 TEE 进行综合评估。
- 当使用常规评估方法不能明确主动脉反流的程度时，AR 指数可用于帮助解决这个问题。随着主动脉瓣关闭不全的严重程度增加，AR 指数降低。
- AR 指数也可以独立于主动脉瓣关闭不全的严重程度，成为预后的预测因素，接受 TAVR 的患者中，AR 指数＜ 25 与 1 年死亡率增加相关。

2．*二尖瓣*

案例 11　球囊二尖瓣成形术

一名 65 岁的女性因气短进行性加重为进一步评估就诊。她的病史主要包括风湿性二尖瓣狭窄 s/p 二尖瓣交界分离术和严重限制性肺病。她近期因新发房颤，需要紧急直流电复律收入院。经胸超声心动图显示 EF 为 60％，重度风湿性二尖瓣狭窄，峰值压差为 26mmHg，平均压差为 11mmHg，1 级二尖瓣反流，Wilkins 超声评分为 6 分。随后她被送往心导管实验室进行球囊二尖瓣切开术（BMV）。手术前后的血流动力学结果如表 22-9。

表 22-9　患者球囊二尖瓣成形术前后血流动力学结果

指　标	术前	术后
心排血量（L/min）	3.0	3.5
心率（bpm）	65	65
DFP（ms）	35	34
平均压差（mmHg）	14	3

使用以上数据，AVA 结果计算如下。

$$MVA_{pre} = \frac{3000/(65\times0.35)}{44.3\times1.0\times\sqrt{14}} = 1.0\ (cm^2)$$

$$MVA_{post} = \frac{3500/(65\times0.34)}{44.3\times0.85\times\sqrt{3}} = 2.4\ (cm^2)$$

要点总结

- 在行 BMV 之前，行 TEE 检查以排除左心房血栓和＞ 2 级二尖瓣反流是必要的，因为这两种情况都是该手术的禁忌证。
- 当测量平均二尖瓣压差时，PCWP “v”

波中的相位延迟可能导致误差。这种误差尤其容易出现在二尖瓣人工瓣的患者中，若使用 PCWP 计算可能导致明显低估 MVA。

- 除血流动力学评估外，观察透视检查可见的钙化也很重要。在马萨诸塞州综合医院 328 例接受 BMV 的重度二尖瓣狭窄的患者中，不伴二尖瓣钙化的患者 62％获得了成功的手术结果（定义为 MVA ＞ 1.5cm^2，无显著二尖瓣反流或右向左分流），伴二尖瓣钙化的患者 52％（其中 3 级和 4 级钙化分别为 33％和 35％）。与没有瓣膜钙化的患者相比，二尖瓣钙化患者的 2 年无事件生存率也更差（63％ vs. 88％），并且随着钙化程度的增加变得更加明显。

病例 12 重度二尖瓣反流

一名 82 岁的男子因呼吸困难为进一步治疗就诊。他的病史主要包括 CAD，既往冠状动脉旁路移植术后（LIMA 至对角支和右内乳动脉至左回旋支）。在过去一年中，他的呼吸困难进行性加重。经胸超声心动图和 TEE 显示 EF 为 50％，3 级二尖瓣反流。心导管检查显示人工瓣膜通畅。随后本患者行左心室造影并使用血流动力学数据（表 22-10）计算 RF。

表 22-10 重度二尖瓣反流患者血流动力学结果

指 标	测量值
Fick CO（L/min）	3.5
TSV（ml）	118
心率（bpm）	85

使用以上数据，RF 结果计算如下。

$$RF = \frac{118 - 41}{118} \times 100 = 65\%$$

由于患者的高龄和既往胸骨切开术史，考虑手术风险较高，因此转诊进行经皮二尖瓣修复术。在放置二尖瓣夹之后，二尖瓣反流减少至 2 级。

要点总结

- 为了获得收缩末期和舒张末期容积的准确估计，患者必须处于窦性心律而没有大量的异位，因为 R-R 间期的变化可能损害该计算的完整性。
- RF ＞ 60％的存在证实了重度 MR 的诊断。尽管这种计算具有历史意义，但它在临床实践中很少使用。
- 在左心房或 PCWP 曲线中存在大的“v”波是重度 MR 患者的另一个血流动力学发现。如果出现这种情况，最好能够在干预后得到改善（有关代表性血流动力学波形，请参阅第 23 章血流动力学描记图谱中的图 23-14 和图 23-15）。

3. *三尖瓣*

案例 13 重度人工瓣膜三尖瓣狭窄

一名 65 岁男性因慢性右心室收缩性心力衰竭急性加重入院治疗。在经胸超声心动图上怀疑重度三尖瓣狭窄，但由于病态肥胖和明显的呼吸异常，无法获得准确的压差。因此，他被带到心导管实验室，并使用双腔猪尾导管获得同时 RA-RV（右心房 - 右心室）压力。血流动力学结果见图 22-3，确定平均 RA-RV 压差为 9mmHg。患者随后接受了经导管三尖瓣置换术。

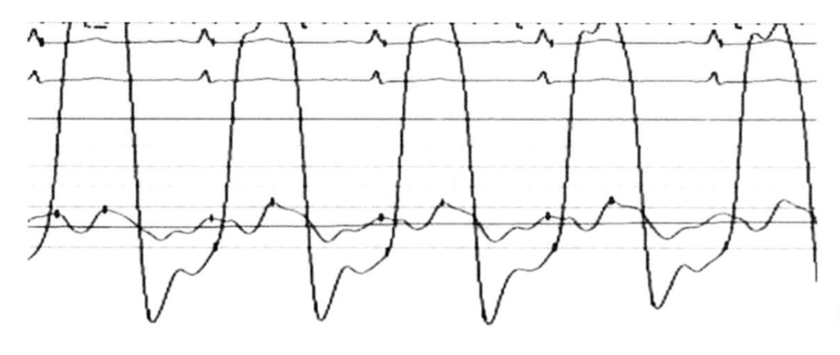

◀图 22-3　重度人工瓣膜三尖瓣狭窄患者平均 RA-RV 压差

要点总结

- 三尖瓣狭窄的有创性评估主要涉及同时右心房至右心室平均压差的测定。一般不常规通过 Gorlin 公式评估三尖瓣瓣口面积。平均压差 5 ～ 10mmHg 通常表示严重的三尖瓣狭窄。

4．*肺动脉瓣*

病例 14　重度肺动脉瓣狭窄伴重度肺动脉瓣功能不全

一名 43 岁的女性因呼吸困难和心悸为进一步诊治就诊。她的病史主要包括复杂的先天性心脏病，包括先天性肺动脉瓣狭窄、房间隔缺损（ASD）和 PDA，并于孩童时接受了肺动脉瓣膜切开术、ASD 闭合术和 PDA 结扎术，随后由于瓣膜变性和重度 AI 而进行肺动脉瓣同种异体移植术。她还需要在重度 AI 和主动脉瘤的情况下进行机械 AVR 和主动脉根部置换术。经胸超声心动图显示右心室收缩功能轻度下降，以及重度肺动脉瓣狭窄和 2 级肺动脉瓣关闭不全。随后将她带入心导管实验室，其中肺动脉瓣的峰值和平均压差分别为 85mmHg 和 52mmHg。肺血管造影见图 22-4。

九、结论

对于瓣膜性心脏病患者的评估，尽管通常使用无创影像学检查，但有几种情况下，有创血流动力学研究可能特别有益。彻底了解该患者群体中进行心导管检查的时机、相对优势和局限性对于那些晚期瓣膜病患者的管理而言至关重要。

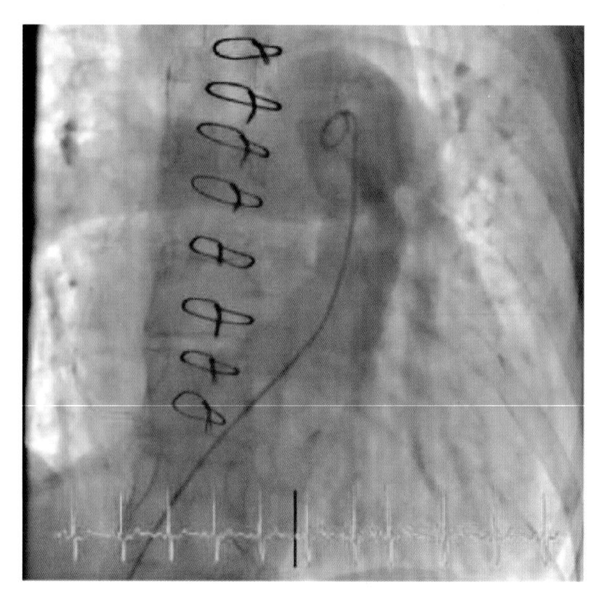

▲图 22-4　肺血管造影

要点总结

- 使用肺血管造影术和测量跨瓣压差均可评估肺动脉瓣狭窄和反流的程度。如该患者所见，平均压差＞50mmHg，考虑为重度。根据视觉评估对肺部反流程度进行分级。评估瓣口面积和反流分数并非临床实践中的常规手段。

推荐阅读

[1] Bache RJ, Wang Y, Jorgensen CR. Hemodynamic effects of exercise in isolated valvular aortic stenosis. *Circulation*. 1971;44:1003–1013.

[2] Bugan B, Kapadia S, Svensson L, et al. Novel hemodynamic index for assessment of aortic regurgitation after transcatheter aortic valve replacement. *Catheter Cardiovasc Interv*. 2015;86:E174–E179.

[3] Burwash IG, Thomas DD, Sadahiro M, et al. Dependence of Gorlin formula and continuity equation valve areas on transvalvular volume flow rate in valvular aortic stenosis. *Circulation*. 1994;89:827–835.

[4] Carabello BA, Barry WH, Grossman W. Changes in arterial pressure during left heart pullback in patients with aortic stenosis: a sign of severe aortic stenosis. *Am J Cardiol*. 1979;44:424–427.

[5] Folland ED, Parisi AF, Carbone C. Is peripheral arterial pressure a satisfactory substitute for ascending aortic pressure when measuring aortic valve gradients? *J Am Coll Cardiol*. 1984;4:1207–1212.

[6] Galan A, Zoghbi WA, Quiñones MA. Determination of severity of valvular aortic stenosis by Doppler echocardiography and relation of findings to clinical outcome and agreement with hemodynamic measurements determined at cardiac catheterization. *Am J Cardiol*. 1991;67:1007–1012.

[7] Gorlin R, Gorlin SG. Hydraulic formula for calculation of the area of the stenotic mitral valve, other cardiac valves, and central circulatory shunts. *I. Am Heart J*. 1951;41:1–29.

[8] Hakki AH, Iskandrian AS, Bemis CE, et al. A simplified valve formula for the calculation of stenotic cardiac valve areas. *Circulation*. 1981;63:1050–1055.

[9] Herrmann HC, Pibarot P, Hueter I, et al. Predictors of mortality and outcomes of therapy in low-flow severe aortic stenosis: a Placement of Aortic Transcatheter Valves (PARTNER) trial analysis. *Circulation*. 2013;127:2316–2326.

[10] Monin JL, Quéré JP, Monchi M, et al. Low-gradient aortic stenosis: operative risk stratification and predictors for long-term outcome: a multicenter study using dobutamine stress hemodynamics. *Circulation*. 2003;108:319–324.

[11] Nishimura RA, Grantham JA, Connolly HM, et al. Low-output, low-gradient aortic stenosis in patients with depressed left ventricular systolic function: the clinical utility of the dobutamine challenge in the catheterization laboratory. *Circulation*. 2002;106:809–813.

[12] Nishimura RA, Otto CM, Bonow RO, et al. 2014 AHA/ACC guideline for the management of patients with valvular heart disease: a report of the American College of Cardiology/American Heart Association Task Force on Practice Guidelines. *J Am Coll Cardiol*. 2014;63:e57–e185.

[13] Nishimura RA, Rihal CS, Tajik AJ, et al. Accurate measurement of the transmitral gradient in patients with mitral stenosis: a simultaneous catheterization and Doppler echocardiographic study. *J Am Coll Cardiol*. 1994;24:152–158.

[14] Oh JK1, Taliercio CP, Holmes DR Jr, et al. Prediction of the severity of aortic stenosis by Doppler aortic valve area determination: prospective Doppler-catheterization correlation in 100 patients. *J Am Coll Cardiol*. 1988;11:1227–1234.

[15] Schoenfeld MH, Palacios IF, Hutter AM Jr, et al. Underestimation of prosthetic mitral valve areas: role of transseptal catheterization in avoiding unnecessary repeat mitral valve surgery. *J Am Coll Cardiol*. 1985;5:1387–1392.

[16] Sellers RD, Levy MJ, Amplatz K, et al. Left retrograde cardioangiography in acquired cardiac disease: technic, indications, and interpretations in 700 cases. *Am J Cardiol*. 1964;14:437–447.

[17] Sinning J, Hammerstingl C, Vasa-Nicotera M, et al. Aortic regurgitation index defines severity of peri-prosthetic regurgitation and predicts outcome in patients after transcatheter aortic valve implantation. *J Am Coll Cardiol*. 2012;59:1134–1141.

[18] Tuzcu EM, Block PC, Griffin B, et al. Percutaneous mitral balloon valvotomy in patients with calcific mitral stenosis: immediate and long-term outcome. *J Am Coll Cardiol*. 1994;23:1604–1609.

重点综述

[1] Carabello BA. Advances in the hemodynamic assessment of stenotic cardiac valves. *J Am Coll Cardiol*. 1987;10:912–919.

[2] Nishimura RA, Carabello BA. Hemodynamics in the cardiac catheterization laboratory of the 21st century. *Circulation*. 2012;125:2138–2150.

相关书籍章节

[1] Carabello BA, Grossman W. Calculation of stenotic valve orifice area. In: Moscucci M, ed. *Grossman & Baim's Cardiac Catheterization, Angiography, and Intervention*. 8th ed. Philadelphia, PA: Lippincott Williams & Wilkins; 2014:272–283.

[2] Ragosta M. Aortic valve disease. In: Ragosta M, ed. *Textbook of Clinical Hemodynamics*. Philadelphia, PA: WB Saunders Elsevier; 2008:68–90.

[3] Ragosta M. Mitral valve disorders. In: Ragosta M, ed. *Textbook of Clinical Hemodynamics*. Philadelphia, PA: WB Saunders Elsevier; 2008:50–67.

第六篇　心导管血流动力学图谱

Atlas of Cardiac Catheterization Laboratory Hemodynamics

第23章 血流动力学图谱

Atlas of Hemodynamic Tracings

Andrew L. Goodman　著
刘鑫裴　译
刘兴荣　校

一、概述

1929年，Werner Forssmann首次对自己进行了右心导管检查。随后的50年间，有创心导管检查为结构性心脏病患者的治疗提供了重要的临床数据支持。20世纪80年代，二维超声心动图和多普勒超声技术的发展使得结构性心脏病的无创检查变为现实，从而将评估的重心从心导管检查转向超声检查。然而仍需注意，即便超声心动供图技术进步显著，无创血流动力学检查仍存在一些固有的局限性，目前的指南推荐无创检查结果不满意或无创检查结果与患者临床表现存在矛盾时，应行心导管检查。而随着用心导管介入操作治疗结构性心脏病［经导管主动脉瓣置换术（TAVR）、经皮二尖瓣置换和球囊成形术］的兴起，这些复杂介入操作前后精确的血流动力学评估非常重要，故心导管检查的需求又再增加。本章将详细讨论左、右心的心导管检查以及结构性心脏病介入操作中常见的波形。

二、正常的血流动力学压力波形

正常的血流动力学压力波形如图23-1至图23-4，以及表23-1所示。

三、瓣膜狭窄

1．主动脉瓣狭窄

评估主动脉瓣狭窄的心导管操作方法是同时测量左心室和升主动脉的压力波形。计算左心室 - 升主动脉峰值压差及平均压差（整个收缩期压差的积分平均值），其中平均压差是评价左心

表23-1　正常瓣膜测压范围

测量位置	正常压力（mmHg）
右心房	平均压：0～9
右心室	收缩期：15～30 舒张期：0～8
肺动脉	收缩期：15～30 舒张期：2～12
肺毛细血管楔压	平均压：6～12
左心房	平均压：6～12
左心室	收缩期：100～120 舒张期：6～12
主动脉	收缩期：100～120 舒张期：60～80

室流出道梗阻的推荐指标（图 23-5 至图 23-7）。

2．二尖瓣狭窄

评价二尖瓣狭窄的心导管检查方法是同时测量左心室压力和肺毛细血管楔压（PCWP），计算平均跨瓣压差（图 23-8 和图 23-9）。PCWP 可近似地反映左心房平均压，但也须注意其局限性。

3．肺动脉瓣狭窄

连续波多普勒二维超声心动图检查可明确肺动脉瓣狭窄的严重程度和解剖异常。心导管跨瓣压差测量通常在肺动脉瓣成形术中进行，术前术后应测量峰值跨瓣压差（图 23-10 和图 23-11）。

4．三尖瓣狭窄

评价三尖瓣狭窄的心导管检查方法为同时测量右心房和右心室的压力波形，计算平均跨瓣压差（图 23-12）。

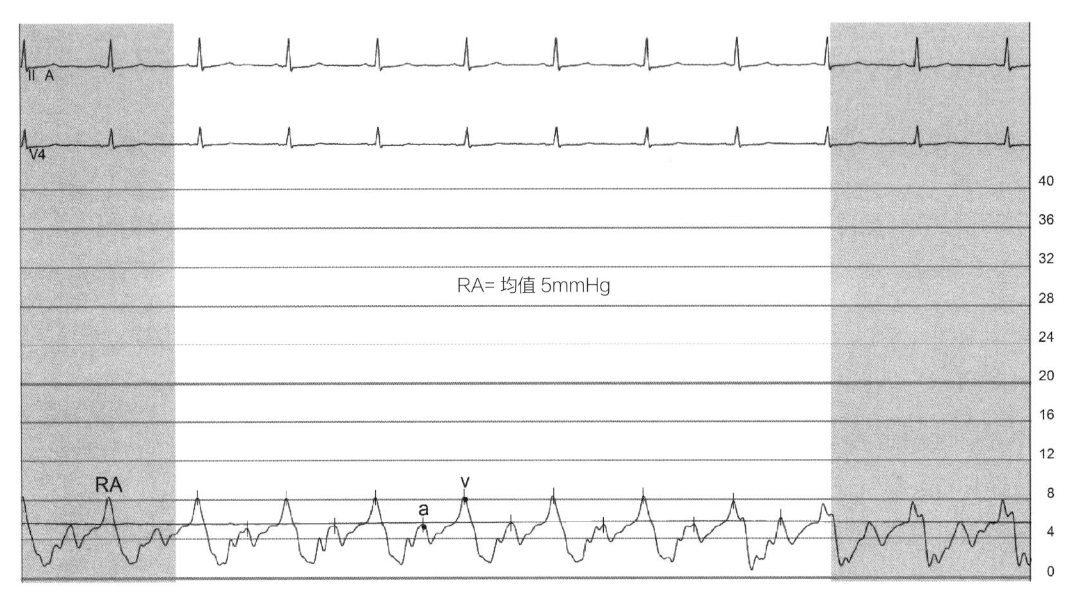

▲图 23-1　正常的右心房导管压力波形

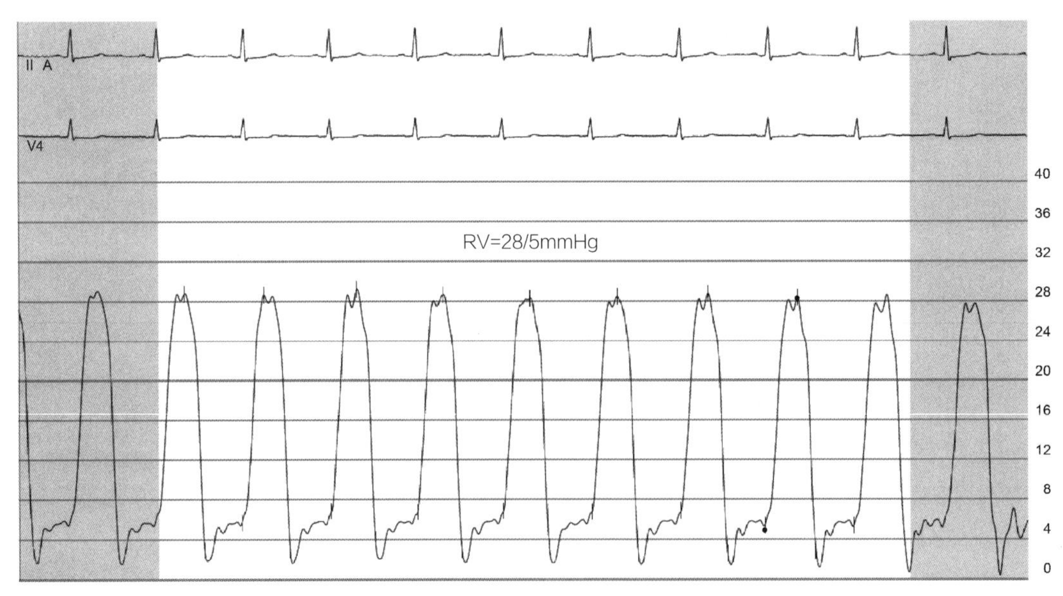

▲图 23-2　正常的右心室导管压力波形

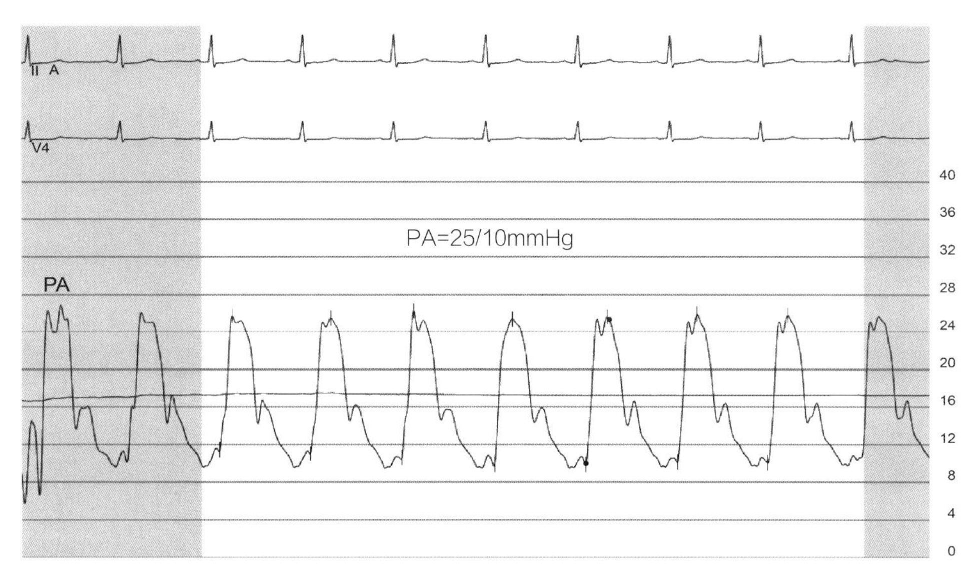

▲图 23-3　正常的肺动脉导管压力波形

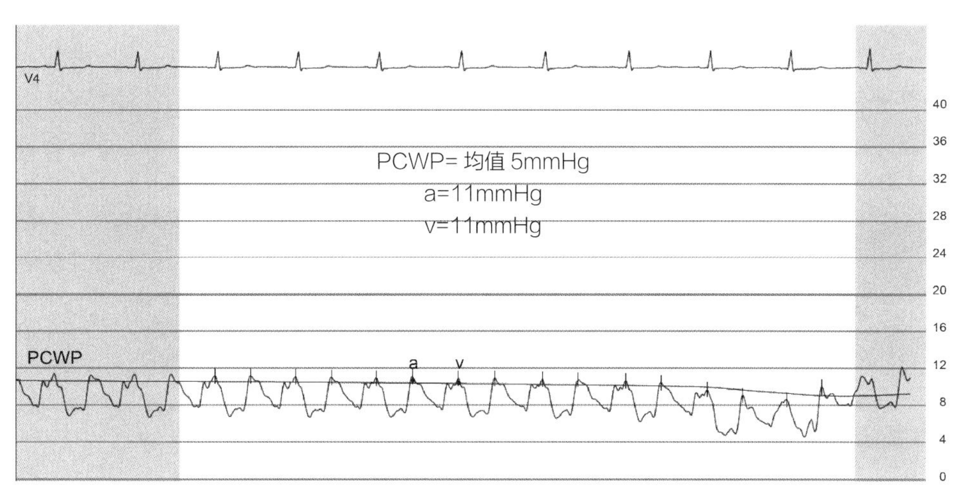

▲图 23-4　正常的肺毛细血管楔压（**PCWP**）压力波形

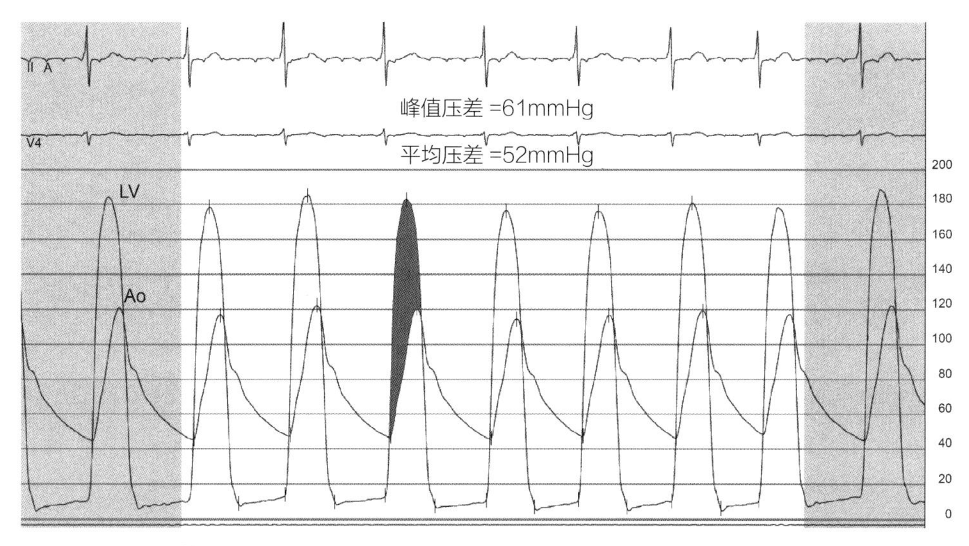

▲图 23-5　主动脉瓣狭窄的心导管波形（同时测量左心室 - 升主动脉）

LV. 左心室；Ao. 升主动脉

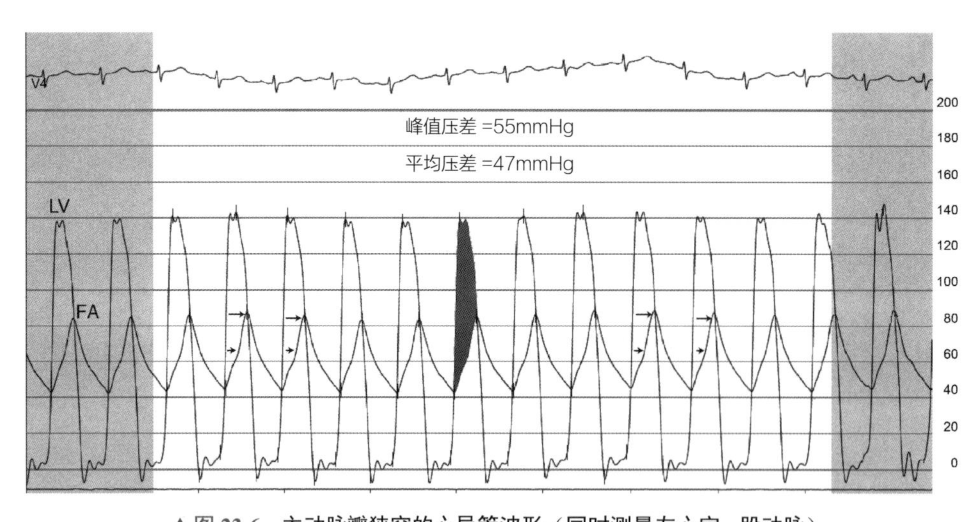

▲图 23-6　主动脉瓣狭窄的心导管波形（同时测量左心室 - 股动脉）

FA 波峰有延迟可能导致压差测值假性升高，从而主动脉瓣狭窄程度被高估。LV. 左心室；FA. 股动脉

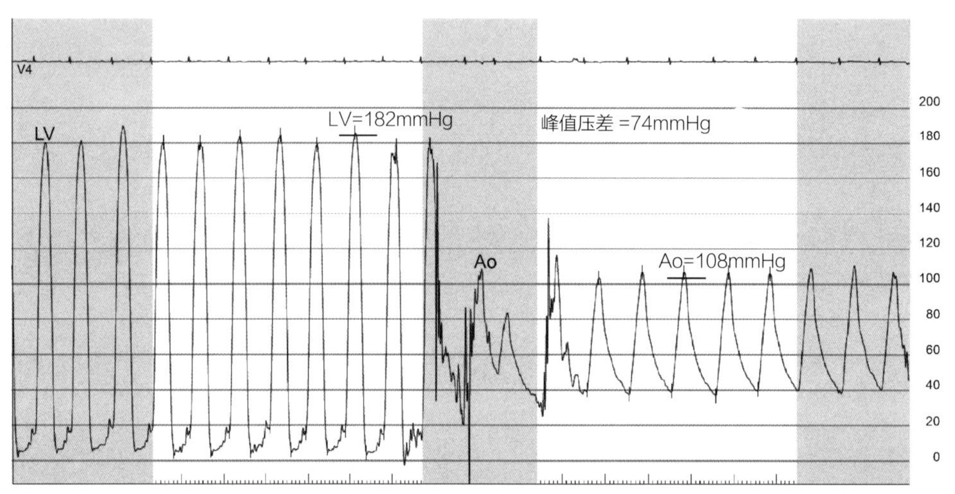

▲图 23-7　主动脉瓣狭窄的心导管波形（回撤法测量左心室 - 升主动脉）计算峰值压差

LV. 左心室；Ao. 升主动脉

四、瓣膜反流

在进行心导管检查前，瓣膜反流的患者通常先行无创的超声心动图评估。而当无创检查结果与患者临床表现不符时，应进一步行心导管检查。心导管检查尤其适用于介入操作（如球囊成形术、TAVR 等）的围术期评估。

1．主动脉瓣反流

见图 23-13。

2．二尖瓣反流

见图 23-14 和图 23-15。

3．肺动脉瓣反流

见图 23-16。

4．三尖瓣反流

见图 23-17A 和图 23-17B。

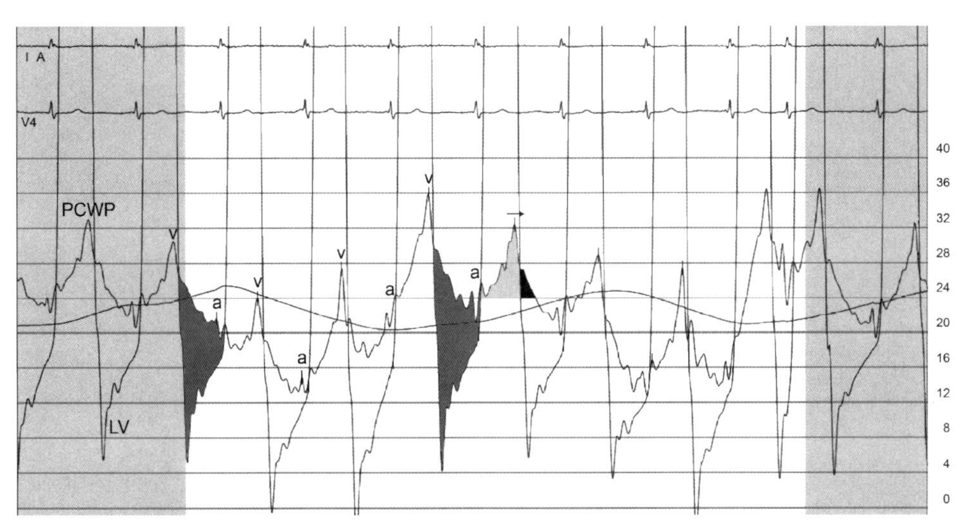

▲图 23-8　二尖瓣狭窄的心导管波形（同时测量左心室 - 肺毛细血管楔压）

LV. 左心室；PCWP. 肺毛细血管楔压

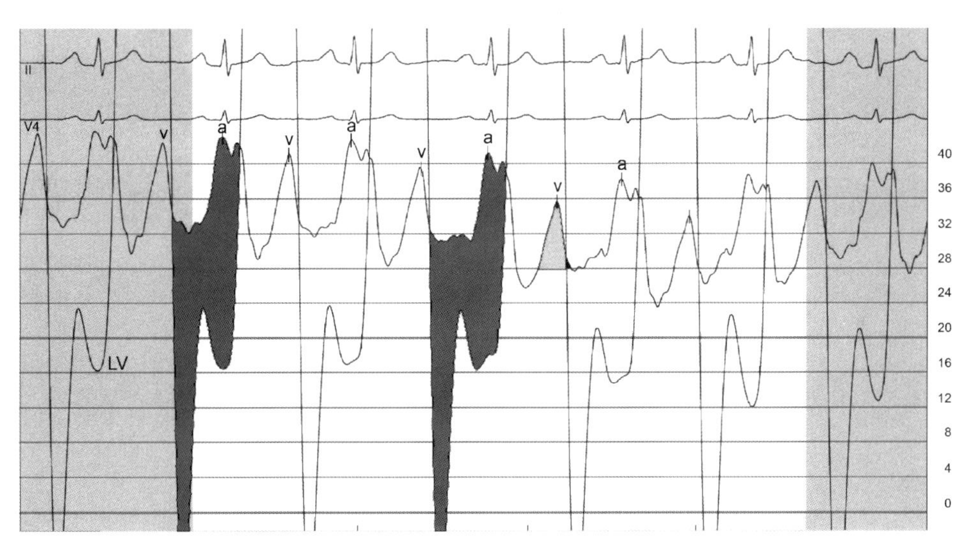

▲图 23-9　二尖瓣狭窄的心导管波形（同时测量左心室 - 左心房）

需注意压力从左心房传往肺血管的时间差导致的 LA 波形和 PCWP 波形之间的差异（图 23-8 阴影部分）。可能导致跨瓣压差测值偏高，从而高估狭窄的严重程度。LV. 左心室

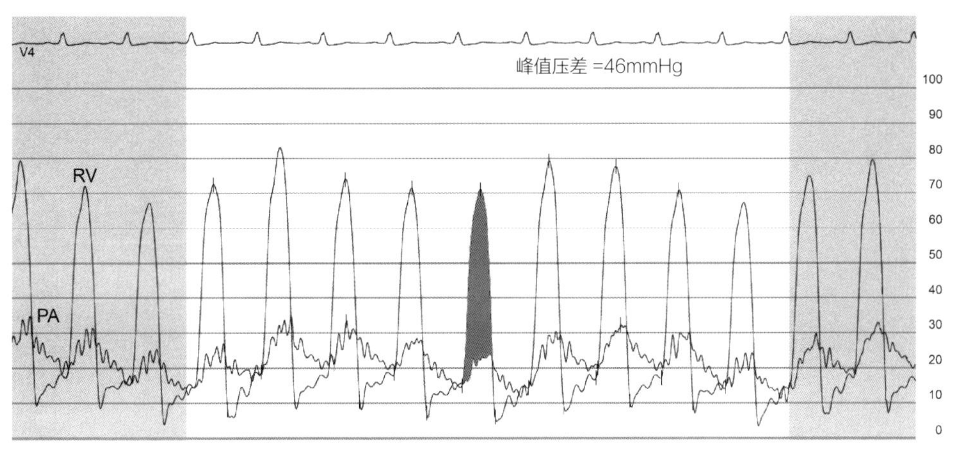

▲图 23-10　肺动脉瓣狭窄的心导管波形（同时测量肺动脉 - 右心室）

RV. 右心室；PA. 肺动脉

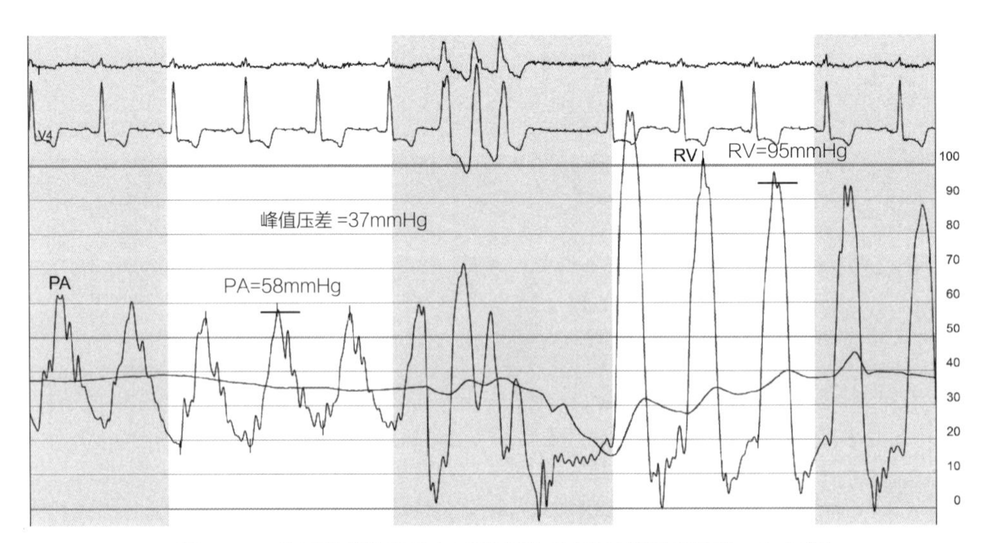

▲图 23-11　肺动脉瓣狭窄的心导管波形（回撤法测量肺动脉 - 右心室）

RV. 右心室；PA. 肺动脉

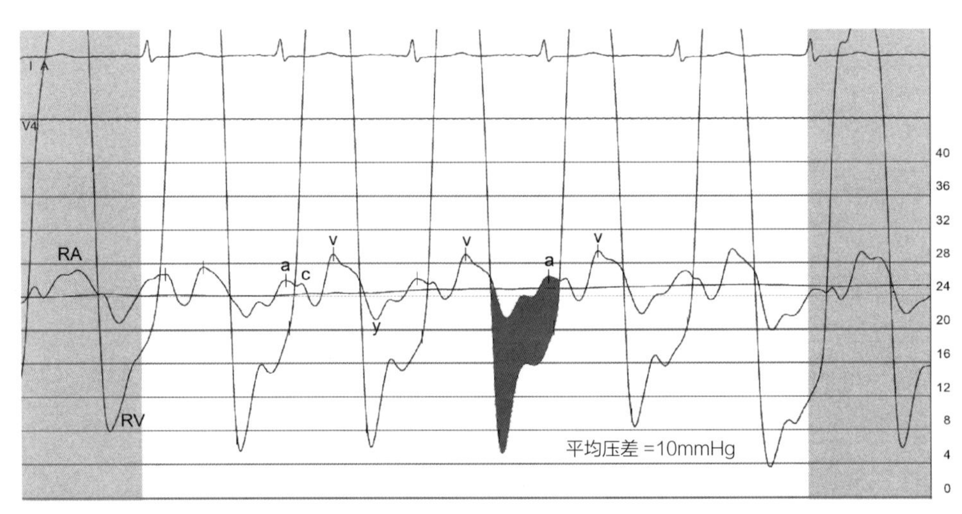

▲图 23-12　三尖瓣狭窄的心导管波形（同时测量右心房 - 右心室）

RV. 右心室；RA. 右心房

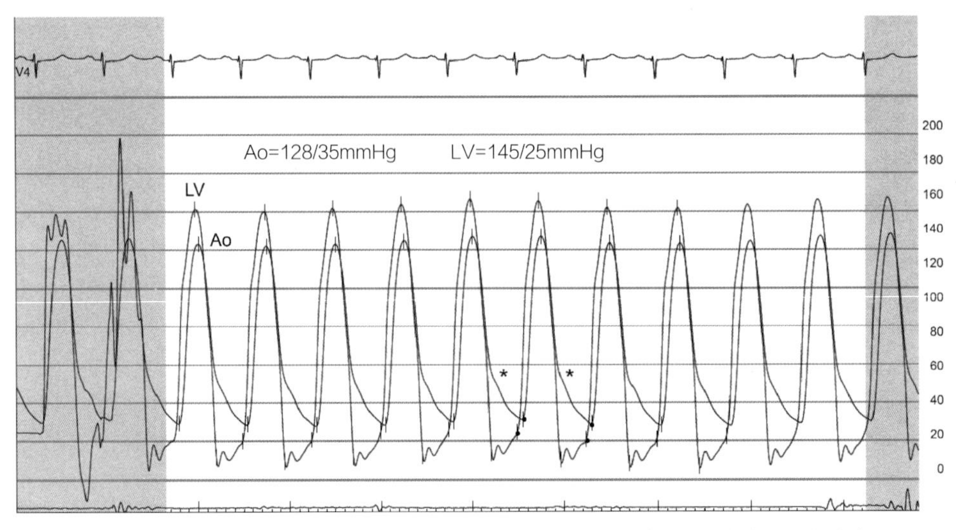

▲图 23-13　急性重度主动脉瓣反流的心导管压力波形（同时测量左心室 - 升主动脉）

注意主动脉波形的重搏波切迹消失（*），主动脉舒张期压力减低，左心室舒张末期压力增加。LV. 左心室；Ao. 升主动脉

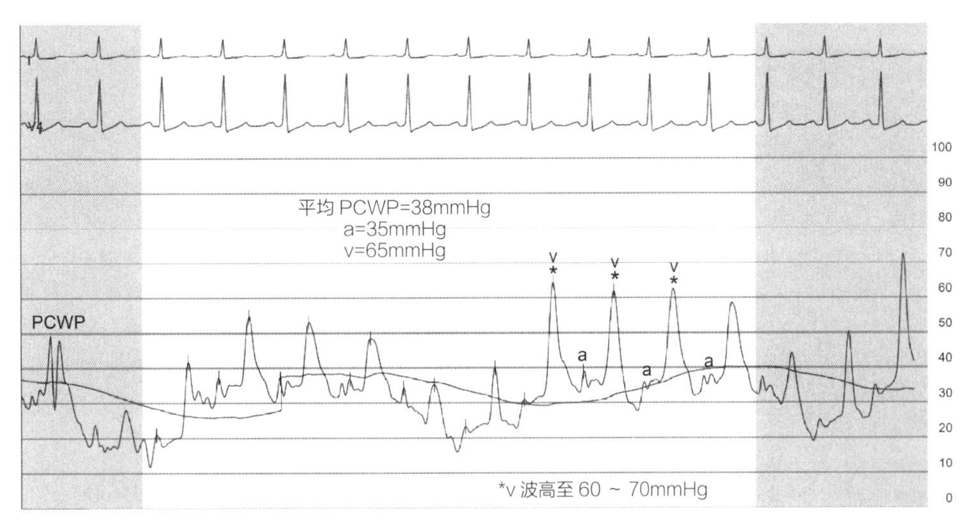

▲图 23-14　二尖瓣反流的 PCWP 波形，可见收缩期巨大 v 波

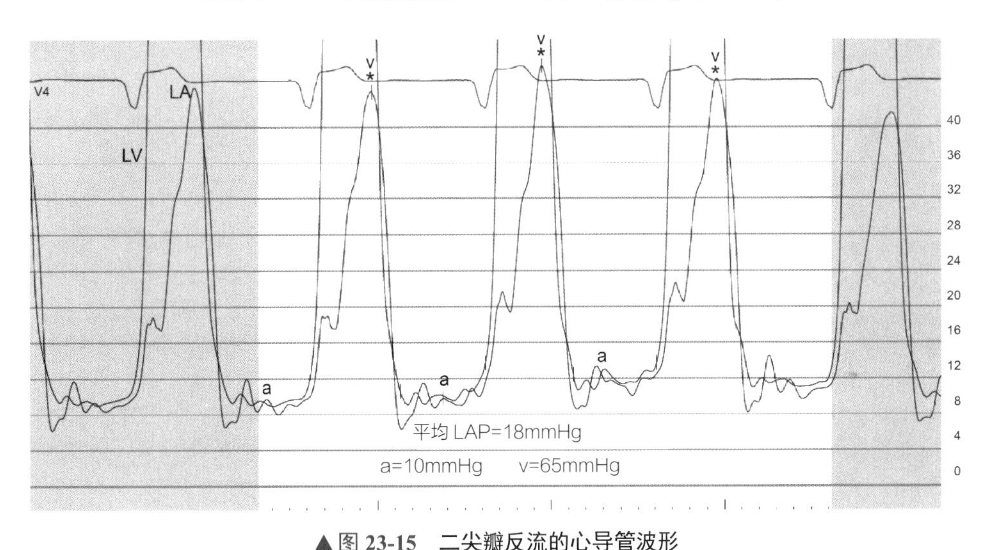

▲图 23-15　二尖瓣反流的心导管波形

同时测量左心房（LA）和左心室（LV），亦可见巨大 v 波

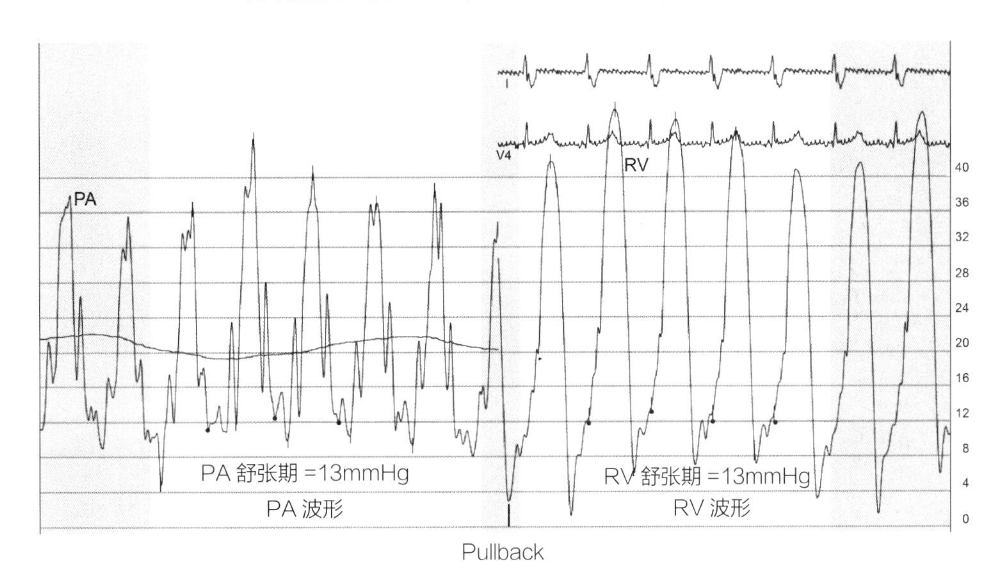

▲图 23-16　肺动脉瓣反流的心导管波形（回撤法测量肺动脉 - 右心室）

可见肺动脉（PA）舒张期压力降低，右心室（RV）舒张末期压力升高。肺动脉和右心室舒张压相等

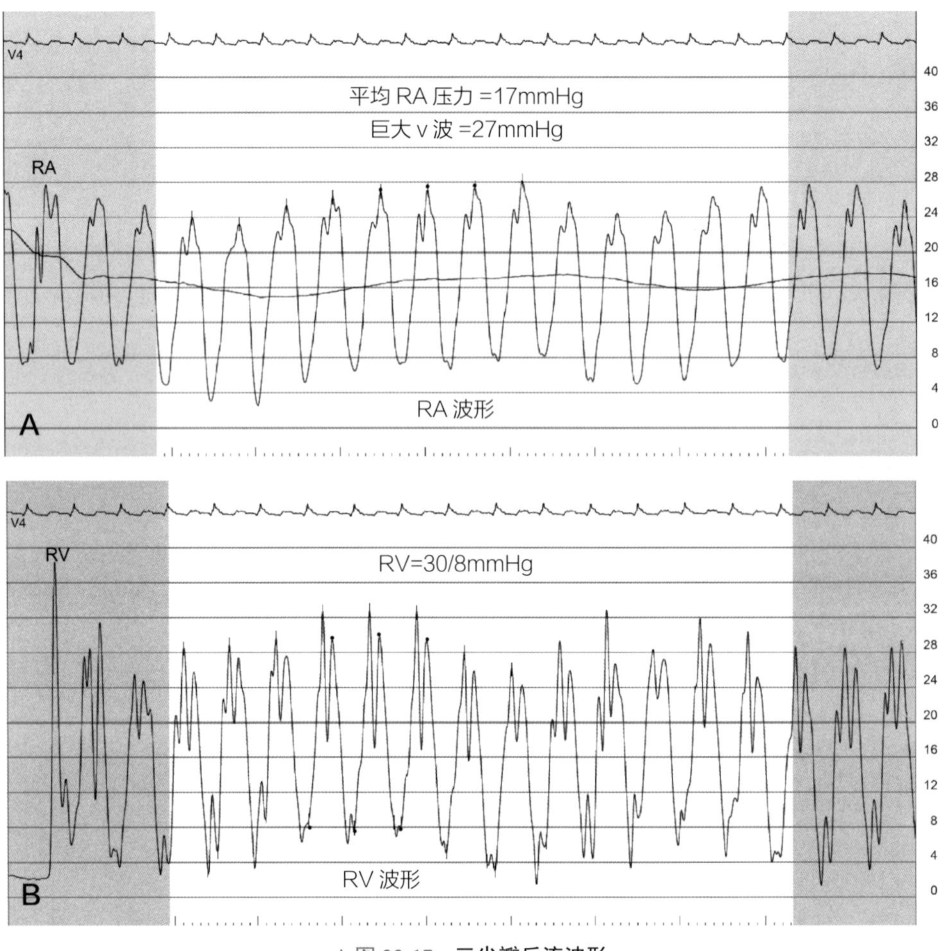

▲图 23-17 三尖瓣反流波形

A. 三尖瓣反流时的右心房压力波形，可见巨大 v 波，波形呈现出类似“心室化”的特点；B. 三尖瓣反流时右心室的压力波形

五、特殊情况

1. 肥厚梗阻性心肌病（HOCM）

HOCM 是指左心室流出道动力性梗阻，可通过同时监测左心室和升主动脉导管压力波形来评估（图 23-18）。

2. 低流量、低压差主动脉瓣狭窄

并非所有主动脉瓣狭窄的患者跨瓣压差都升高。当左心室收缩功能不全时，跨瓣压差可能较低（平均压差＜ 40mmHg）。其中包括真性主动脉瓣狭窄和假性主动脉瓣狭窄，两者不易区分。导管操作下鉴别的方法是使用多巴酚丁胺负荷。另有一种左心室收缩功能正常的反常性低流量、低压差主动脉瓣狭窄，这些患者反常低流量状态的原因可能是较高的后负荷，导管测压时给予血管扩张药有助于发现主动脉瓣真性狭窄的程度（图 23-19 至图 23-21）。低流量、低压差主动脉瓣狭窄通常是指有效瓣口面积≤ $1.0cm^2$、平均跨瓣压差＜ 40mmHg、左心室射血分数≤ 40%。而反常性低流量、低压差主动脉瓣狭窄的 LVEF 正常，心指数＜ $35ml/m^2$。

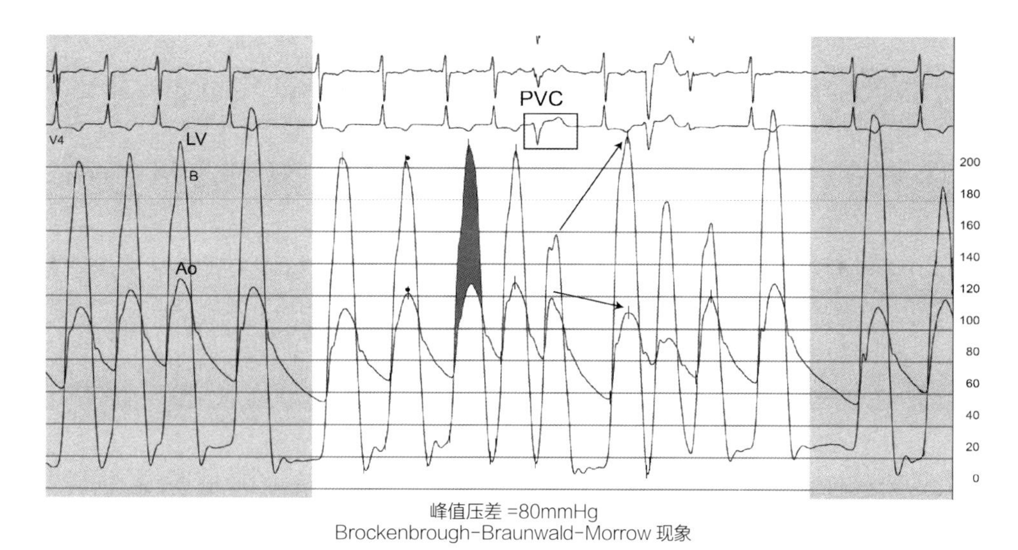

▲图 23-18　肥厚型梗阻性心肌病导管测压波形（同时监测左心室 - 升主动脉）

室性期前收缩后的一次收缩主动脉压力降低而跨瓣压差增加（Brockenbrough 现象），由室性期前收缩后一次心搏增强引起，加重左心室流出道梗阻。Brockenbrough 现象阳性可排除压差固定的狭窄（瓣下型主动脉瓣狭窄）和真性主动脉瓣重度狭窄，因为在如上两种情况下，室性早搏后一次心搏的左心室流出道压力和升主动脉压力都会升高

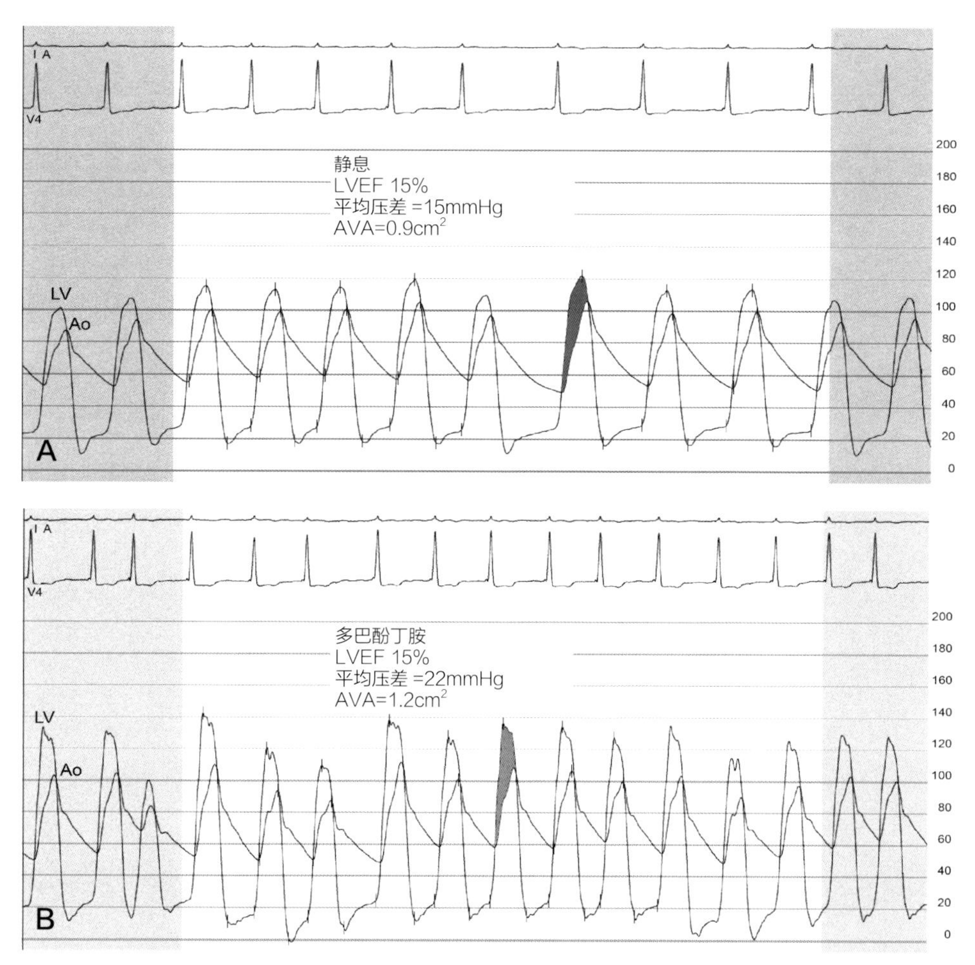

▲图 23-19　假性主动脉瓣狭窄的测压波形

A. 假性主动脉瓣狭窄在静息态的测压波形（同时测量左心室 - 升主动脉）；B. 假性主动脉瓣狭窄在多巴酚丁胺负荷下的测压波形（同时测量左心室 - 升主动脉）

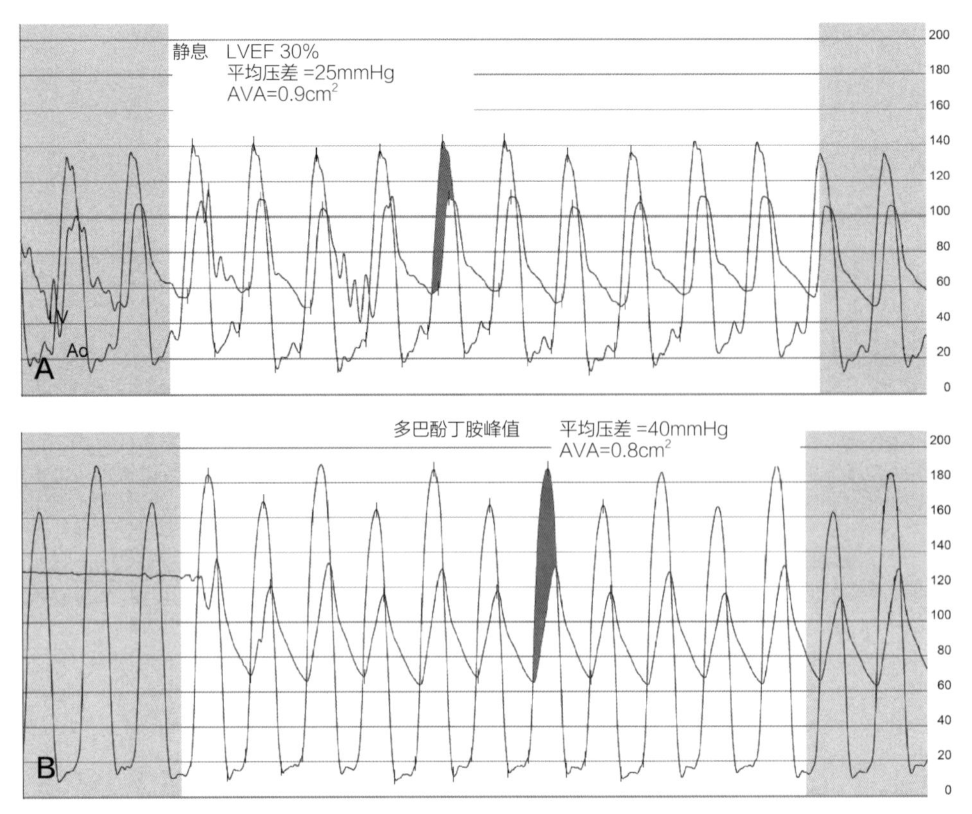

▲图 23-20 真性主动脉瓣狭窄的测压波形

A. 真性主动脉瓣狭窄在静息态的测压波形（同时测量左心室和升主动脉）；B. 真性主动脉瓣狭窄在多巴酚丁胺负荷下的测压波形（同时测量左心室和升主动脉）

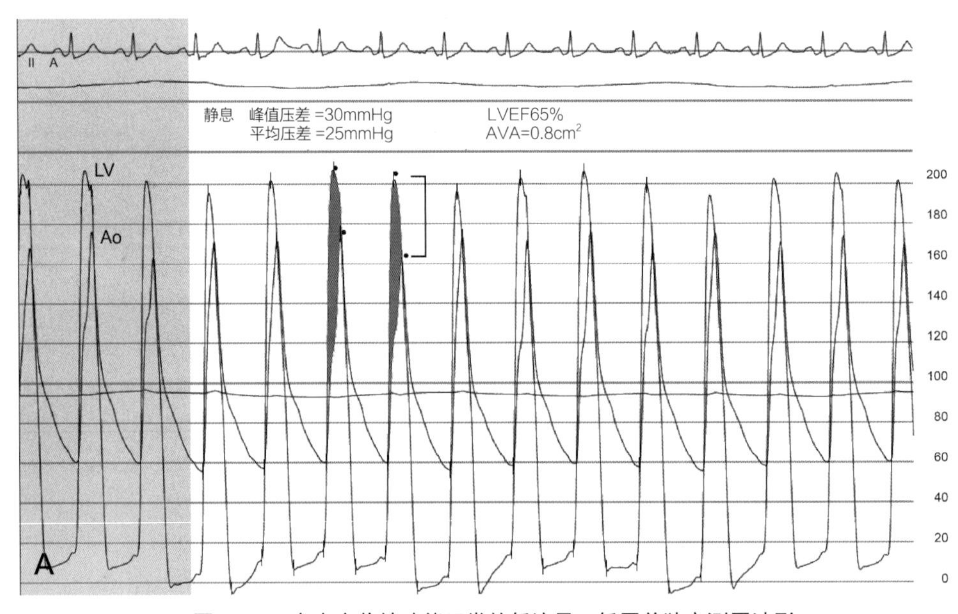

▲图 23-21 左心室收缩功能正常的低流量、低压差狭窄测压波形

A. 左心室收缩功能正常的低流量、低压差（LFLG）狭窄在静息态的测压波形

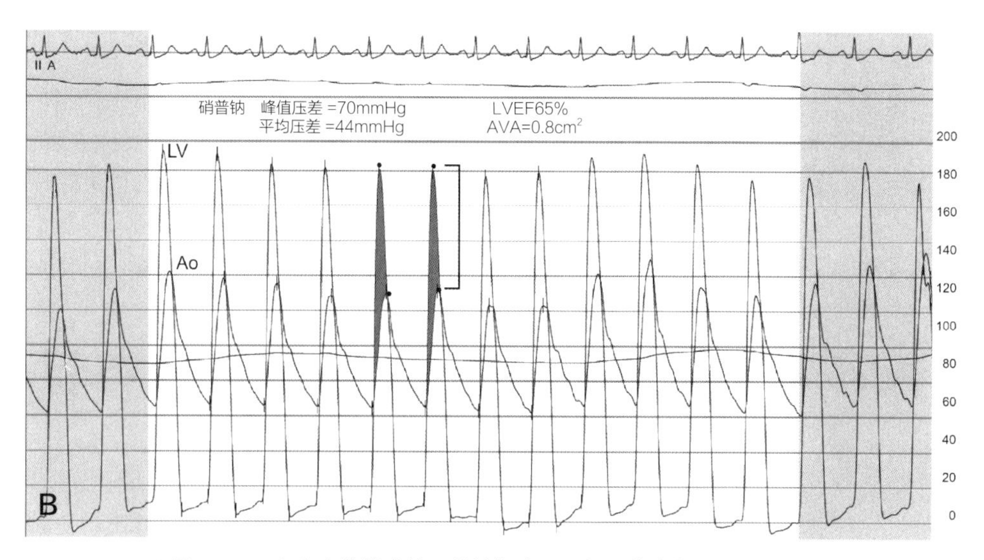

▲图 23-21 左心室收缩功能正常的低流量、低压差狭窄测压波形（续）

B. 左心室收缩功能正常的低流量、低压差（LFLG）狭窄在硝普钠负荷下的测压波形

六、经皮介入操作时的血流动力学测量

1．球囊主动脉瓣成形术

球囊主动脉瓣成形术见图 23-22 A 和 B。

2．二尖瓣球囊成形术

见图 23-23 A 和 B。

3．球囊肺动脉瓣成形术

见图 23-24 A 和 B。

4．酒精消融术

见图 23-25 A 和 B。

5．经皮二尖瓣成形术

见图 23-26 A 和 B。

6．导管主动脉瓣置换术

见图 23-27 和图 23-28。

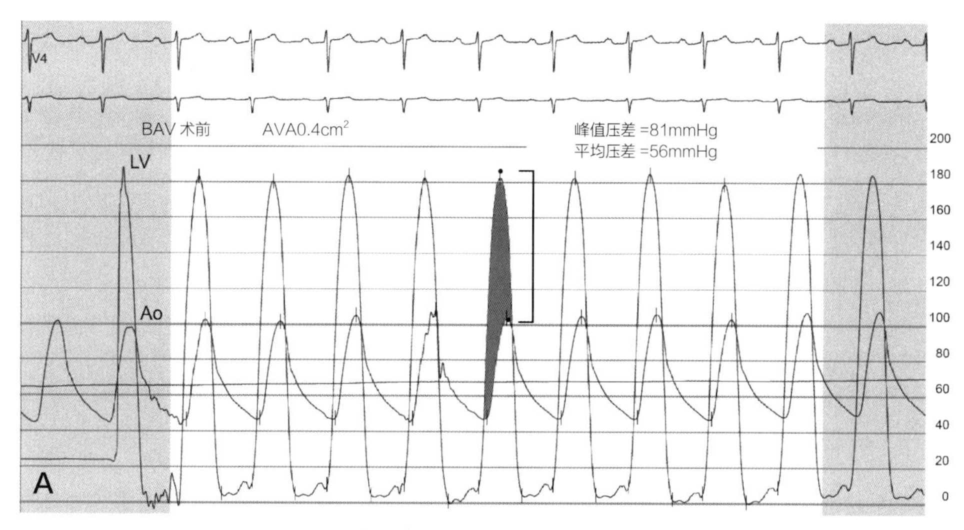

▲图 23-22 主动脉瓣球囊成形术前和术后的测压波形

A. 主动脉瓣球囊成形术前的测压波形（同时测量左心室 - 升主动脉）可见平均压差 56mmHg，主动脉瓣瓣口面积（AVA）0.4cm²

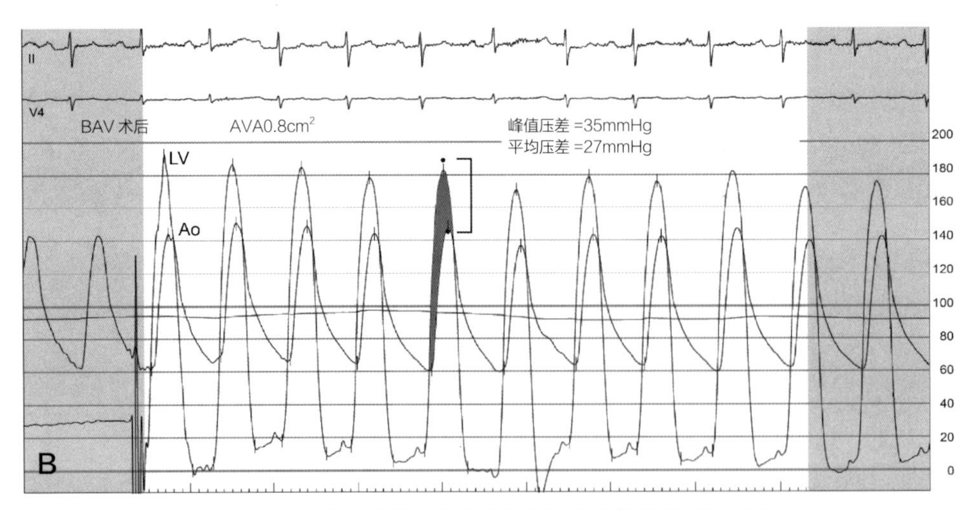

▲图 23-22　主动脉瓣球囊成形术前和术后的测压波形（续）

B. 主动脉瓣球囊成形术（22mm 球囊）后的测压波形（同时测量左心室 - 升主动脉）可见平均压差降至 27mmHg，AVA 增大至 $0.8cm^2$

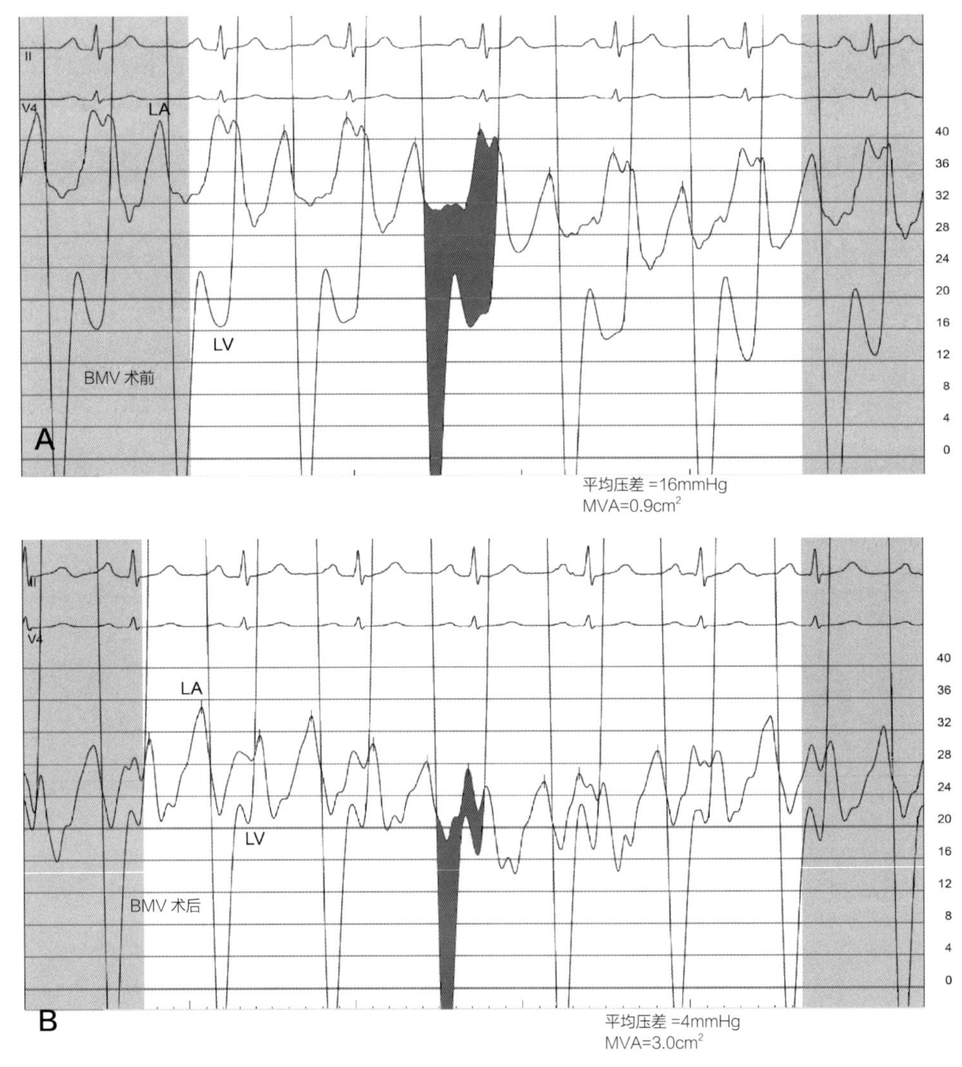

▲图 23-23　二尖瓣球囊成形术前和术后测压波形

A. 二尖瓣球囊成形术前的测压波形（同时测量左心房 - 左心室）可见平均压差为 16mmHg，二尖瓣瓣口面积（MVA）为 $0.9cm^2$；B. 二尖瓣球囊成形术后（26mm 球囊）的测压波形（同时测量左心房 - 左心室）可见平均压差减小至 4mmHg，MVA 增大至 $3.0cm^2$

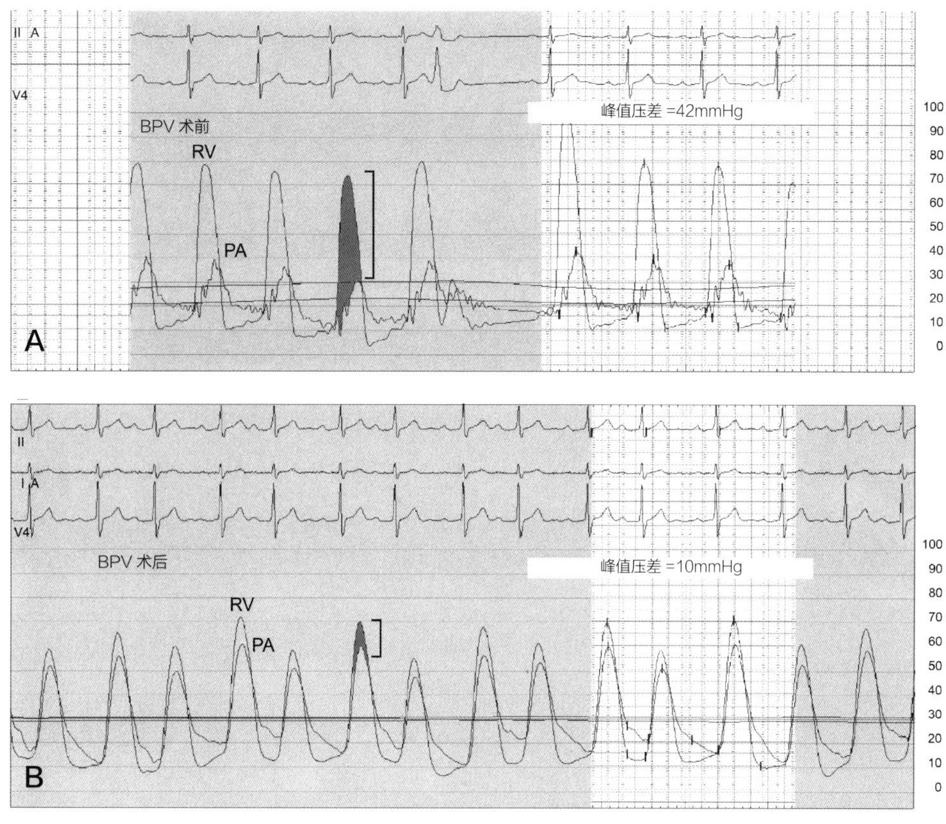

▲图 23-24　肺动脉瓣球囊成形术前和术后测压波形

A. 肺动脉瓣球囊成形术前的测压波形（同时测量肺动脉 - 右心室）可见峰值压差 42mmHg；B. 肺动脉瓣球囊成形术后（26mm 球囊）的测压波形（同时测量肺动脉 - 右心室）可见峰值压差下降至 10mmHg

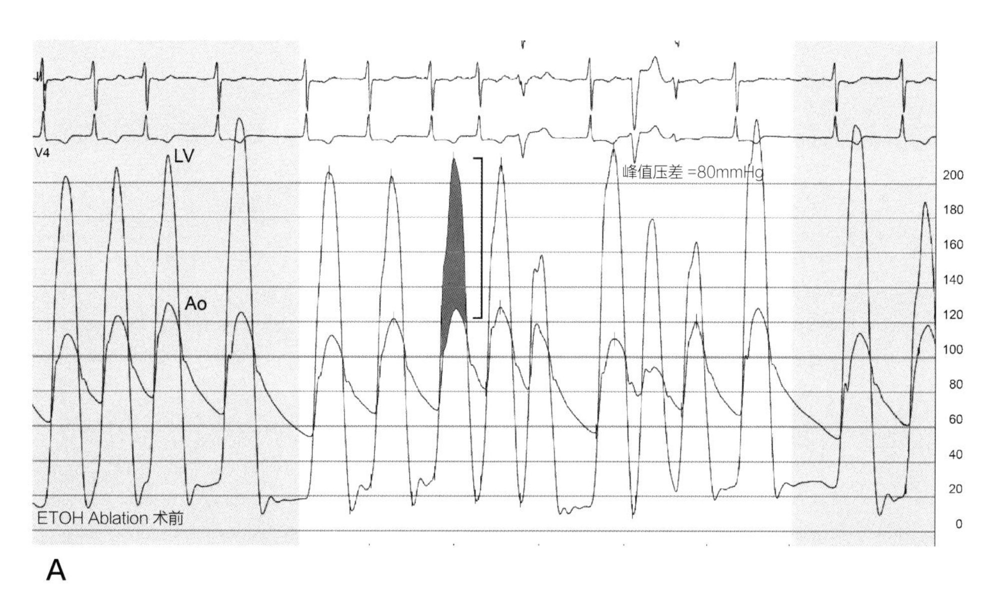

▲图 23-25　主动脉瓣酒精消融术前和术后测压波形

A. 室间隔酒精消融术前的测压波形（同时测量左心室和升主动脉）可见峰值压差为 80mmHg

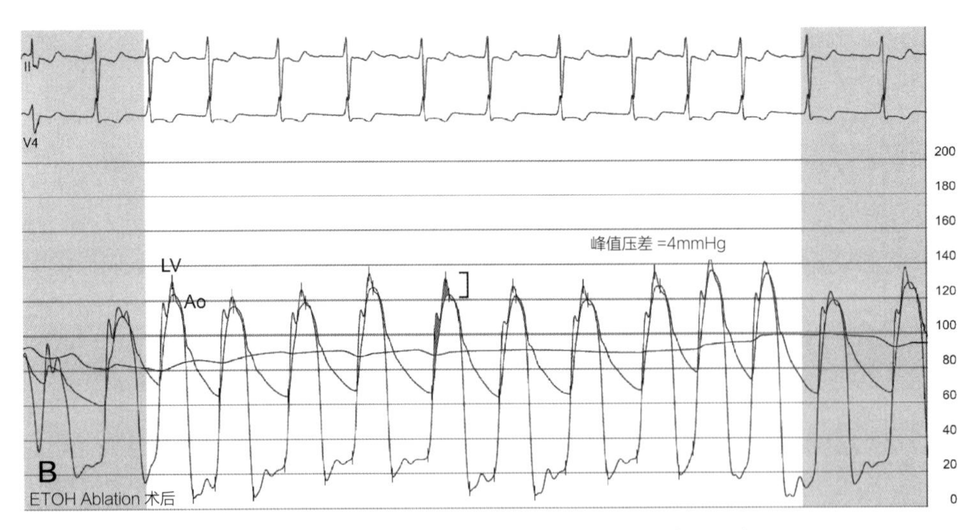

▲图 23-25　主动脉瓣酒精消融术前和术后测压波形（续）

B. 酒精消融术后的测压波形，可见压差显著降低

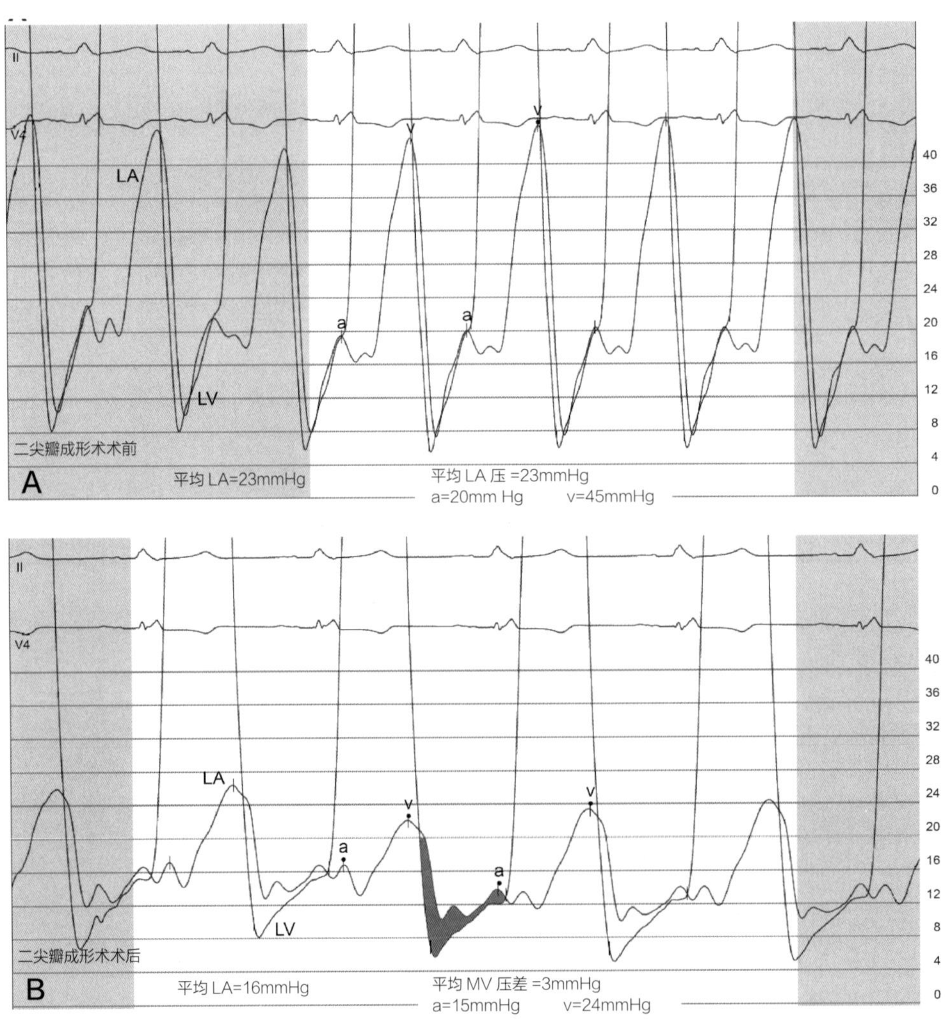

▲图 23-26　经皮二尖瓣成形术前和术后的测压波形

A. 经皮二尖瓣成形术前的测压波形（同时测量左心房 - 左心室）可见巨大的 v 波，波峰可达 50mmHg；B. 经皮二尖瓣成形术后的测压波形（同时测量左心房 - 左心室）可见 v 波降低，左心房平均压降低，舒张期跨瓣压差不再显著

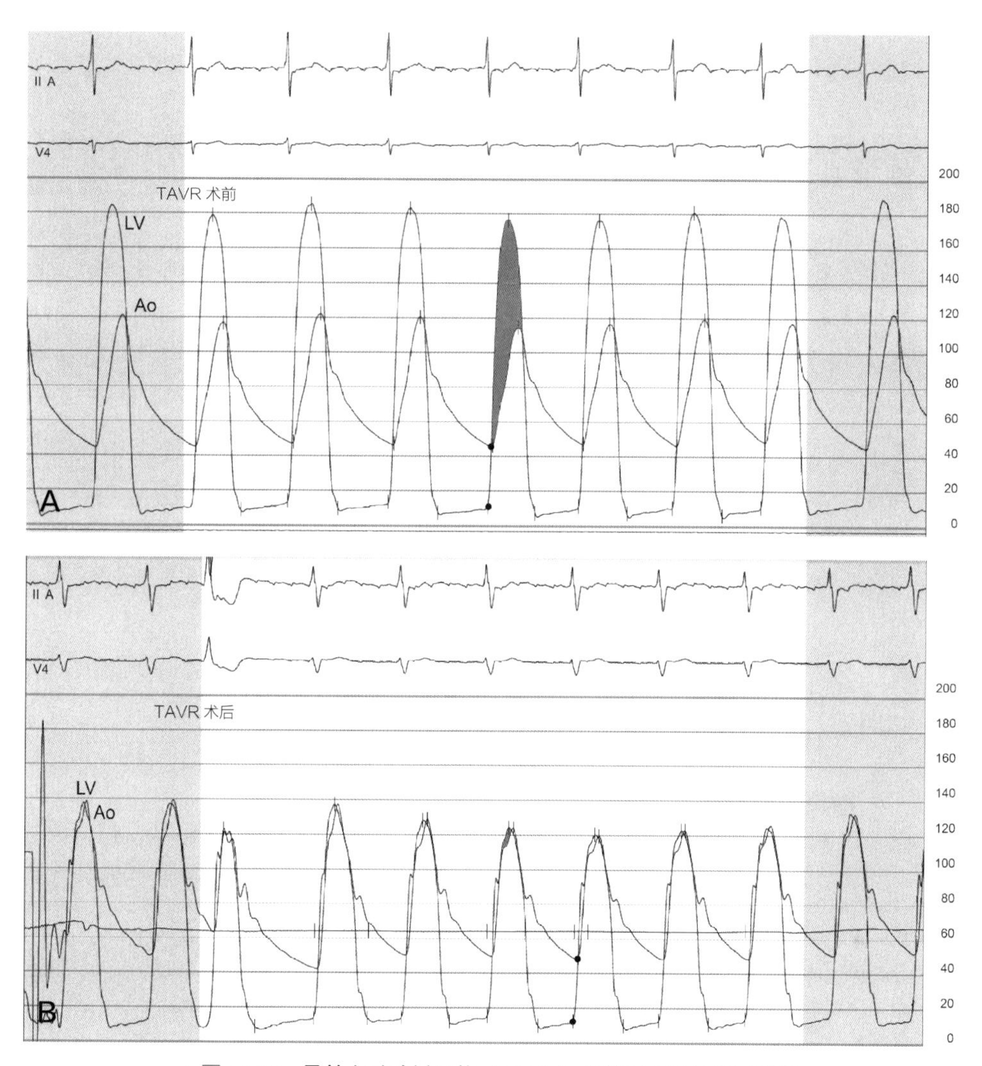

▲图 23-27　导管主动脉瓣置换（TAVR）术前和术后的测压波形

A. 导管主动脉瓣置换（TAVR）术前的测压波形（同时测量左心室 - 升主动脉）可见平均跨瓣压差 52mmHg，主动脉瓣口面积（AVA）0.7cm²；B. 导管主动脉瓣置换术后的测压波形（同时测量左心室 - 升主动脉）可见跨瓣压差消失，升主动脉波形的重搏波切迹仍然存在，左心室舒张末期压力不高，以上都是 TAVR 术后随访的重要的评估指标

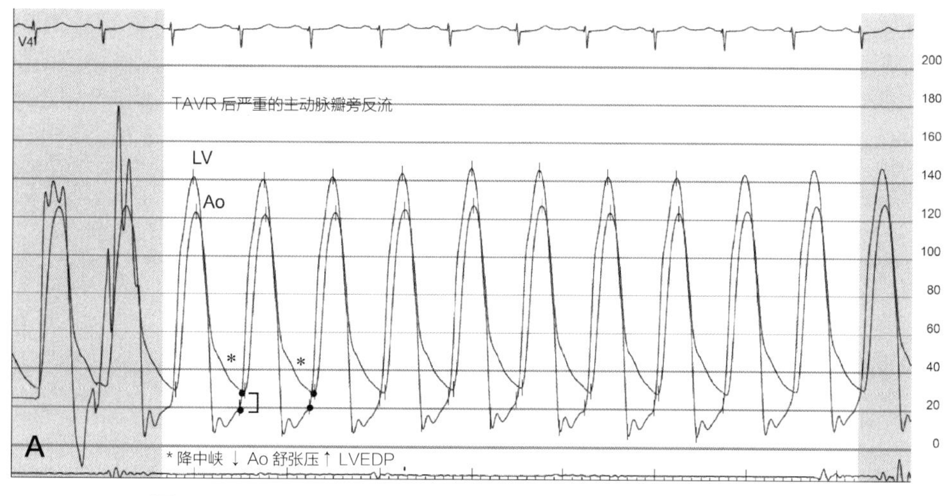

▲图 23-28　TAVR 术后合并重度瓣周漏及经瓣中瓣置入术修补后的波形

A. 同时测量左心室(LV)- 升主动脉(Ao)，显示 TAVR 术后合并重度瓣周漏的波形。与图 23-27B 中波形相比，可见主动脉波形的重搏波切迹消失，主动脉舒张期压力降低，左心室舒张末期压力升高；这些都提示急性瓣周漏

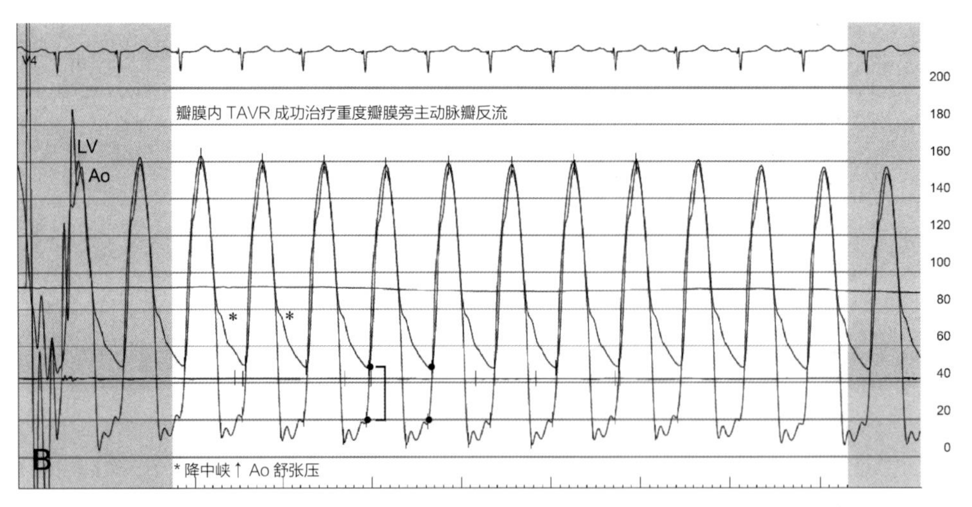

▲图 23-28 **TAVR 术后合并重度瓣周漏及经瓣中瓣置入术修补后的波形（续）**

B. 该患者成功行经瓣中瓣置入术修补后，可见重搏波切迹复现，主动脉舒张期压力升高。TAVR. 经导管主动脉瓣置换术

致谢： 感谢 Dr. Shikhar Agarwal 和 Dr. Terri Obrian 对心导管测量工作的帮助。

推荐阅读

［1］Eleid MF, Nishimura RA, Sorajja P, et al. Systemic hypertension in low-gradient severe aortic stenosis with preserved ejection fraction. *Circulation*. 2013;128(12):1349–1353.

［2］Forssmann W. *Experiments on Myself: Memoirs of a Surgeon in Germany*. New York, NY: St. Martin' s Press; 1974.

［3］Hachicha Z, Dumesil JG, Bogaty P, et al. Paradoxical low-flow, low-gradient severe aortic stenosis despite preserved ejection fraction is associated with higher afterload and reduced survival. *Circulation*. 2007;115(22):2856–2864.

［4］Lou JL, Menon V. Right heart catheterization. In: Griffin BP, ed. *Manual of Cardiovascular Medicine*. 4th ed. Philadelphia, PA: Lippincott Williams & Wilkins; 2013:977–991.

［5］Nishimura RA, Carabello BA. Hemodynamics in the cardiac catheterization laboratory of the 21st century. *Circulation*. 2012;125(17):2138–2150.

［6］Nishimura RA, Grantham A, Connolly HM, et al. Low-output, low-gradient aortic stenosis in patients with depressed left ventricular systolic function: the clinical utility of the dobutamine challenge in the catheterization laboratory. *Circulation*. 2002;106(7):809–813.

［7］Nishimura RA, Otto CM, Bonow RO, et al. 2014 AHA/ACC guideline for the management of patients with valvular heart disease: a report of the American College of Cardiology/American Heart Association Task Force on Practice Guidelines. *J Am Coll Cardiol*. 2014;63(22):e57–e185.

［8］Ragosta M. *Textbook of Clinical Hemodynamics*. Philadelphia, PA: Saunders; 2008.

［9］Warnes CA, Williams RG, Bashore TM, et al. ACC/AHA 2008 guidelines for the management of adults with congenital heart disease: a report of the American College of Cardiology/American Heart Association Task Force on Practice Guidelines (writing committee to develop guidelines on the management of adults with congenital heart disease): developed in collaboration with the American Society of Echocardiography, Heart Rhythm Society, International Society for Adult Congenital Heart Disease, Society for Cardiovascular Angiography and Interventions, and Society of Thoracic Surgeons. *J Am Coll Cardiol*. 2008;52(23):e143–263.